心电图学基础

主　编　　王福军

副主编　　向芝青　安俊华　田君华　刘　芳

审　阅　　方炳森　刘启明

编　委　　（按姓氏笔画排序）

　　　　　王春婷　王福军　尹春娥　田君华　甘　泉

　　　　　向芝青　安俊华　刘　芳　刘红霞　米　艳

　　　　　张　舟　时友瑛　罗　丹　施　琼　贾邢倩

　　　　　詹洪吉

汕头大学出版社

图书在版编目（CIP）数据

心电图学基础 / 王福军主编. -- 汕头 ： 汕头大学
出版社，2022.3
ISBN 978-7-5658-4577-2

Ⅰ．①心… Ⅱ．①王… Ⅲ．①心电图－基本知识
Ⅳ．①R540.4

中国版本图书馆CIP数据核字（2021）第274219号

心电图学基础
XINDIANTUXUE JICHU

主　　编：王福军
责任编辑：汪艳蕾
责任技编：黄东生
封面设计：龙　岩
出版发行：汕头大学出版社
　　　　　广东省汕头市大学路243号汕头大学校园内　邮政编码：515063
电　　话：0754-82904613
印　　刷：廊坊市海涛印刷有限公司
开　　本：787mm×1092 mm　1/16
印　　张：32.75
字　　数：600千字
版　　次：2022年3月第1版
印　　次：2023年5月第1次印刷
定　　价：198.00元
ISBN 978-7-5658-4577-2

编 者 名 单

（按姓氏笔画排序）

王春婷　湖南省胸科医院电生理科

王福军　湖南省湘西土家族苗族自治州人民医院（吉首大学第一附属医院）心血管内科二科

尹春娥　湖南省长沙市第三医院心内科

田君华　湖南省湘西土家族苗族自治州人民医院（吉首大学第一附属医院）心功能科

甘　泉　湖南省湘西土家族苗族自治州人民医院（吉首大学第一附属医院）心功能科

向芝青　湖南省湘西土家族苗族自治州人民医院（吉首大学第一附属医院）心功能科

安俊华　湖南省湘西土家族苗族自治州人民医院（吉首大学第一附属医院）心功能科

刘　芳　湖南省湘西土家族苗族自治州人民医院（吉首大学第一附属医院）心功能科

刘红霞　湖南省湘西土家族苗族自治州人民医院（吉首大学第一附属医院）心血管内科二科

米　艳　湖南省胸科医院电生理科

张　舟　湖南省湘西土家族苗族自治州人民医院（吉首大学第一附属医院）心血管内科二科

时友瑛　湖南省湘西土家族苗族自治州人民医院（吉首大学第一附属医院）心功能科

罗　丹　湖南省湘西土家族苗族自治州人民医院（吉首大学第一附属医院）心血管内科二科

施　琼　湖南省湘西土家族苗族自治州人民医院（吉首大学第一附属医院）心功能科

贾邢倩　新疆维吾尔自治区人民医院心功能科

詹洪吉　湖南省湘西土家族苗族自治州人民医院（吉首大学第一附属医院）心血管内科二科

内 容 提 要

    本书系统介绍了心电图学的基本知识，正常和变异心电图，各种心脏病、药物作用与电解质紊乱时的异常心电图表现，各种心律失常的心电图表现，心律失常的鉴别诊断及心电图的一些特殊波形和心电现象。内容力求深入浅出，简明实用，以利初学者阅读理解。

    本书穿插精湛图例约460幅，供对照阅读，以提高初学者独立分析心电图的能力。

    本书是为初学心电图或未曾系统学习过心电图学的临床医师、全科医师编写的，亦可作为医学院校高年级医学生和研究生的参考读物。

序 一

从1872年，AlexanderMuIrhead博士将导线连接到一个发烧病人手腕上，意外地获得了心脏搏动的电信号并记录了下来；到20世纪初英国科学家AugustusWaller利用一台固定在投影仪上的里普曼微电流计，将心脏产生的电信号经投影仪投射到一个固定于玩具火车上的照相机底片上，而被实时记录下来时，学者们都没有看到这项技术应用于临床的前景。直到1903年，荷兰医生、生理学家Einthoven发明了弦线式检流计，从体表记录到心电活动，从而为心电图发展带来了历史上的第一次重大突破。到如今心电图学历经百年发展，服务于临床已130余年，是一项非常重要的临床无创性常规检查方法。因此，扎实掌握心电图基本知识是每一位临床工作者不可或缺的基本功。然而，要想正确地分析心电图却并非易事，许多实习医生、住院医生甚至心血管专科医生深感学习心电图困难重重，未能掌握其要领。

心电图的学习必须经过系统的临床培训，但目前国内广大医学生、实习医生和住院医生，甚至心血管专科医师并没有经过系统专业的心电图培训，原因可能与国内尚无专门系统培训心电图的学校，再者缺乏系统培训的心电图教材有关。虽然现在市面上出版了许多有关心电图学的书籍，拜读之后常常令人不知所云、晦涩难懂。因此，广大医学工作者，特别是心电图初学者，迫切地需要一本优秀、全面系统的心电图临床指导书籍。由湘西土家族苗族自治州人民医院(吉首大学第一附属医院)心内科王福军主任医师亲自执笔的《心电图学基础》一书，正是一本医学工作者需要的学习心电图的启蒙教材。我批阅全书，受益匪浅，颇多感悟。本书不仅图文并茂，而且把心电图的各项原理与诊断巧妙地融会在一起，让人一目了然，触类旁通，易懂、易记、易用，使医学工作者，特别是初学者轻松入道，可作为临床上心电图系统培训的教材。

我与王福军主任医师学术往来已有20余年，我深知他为人秉直，学风正派，一直带领他的团队在心血管病学的第一线勤勤恳恳工作，曾编著出版过有关心律失常、心力衰竭及心肌病等方面的学术专著。故本人愿将此书推荐给广大医学工作者，我相信本书出版后对医学工作者在学习心电图知识上有很大助益，也为我国心电图学发展和普及献出一份力量，故乐于作序。

湖南省医学会心电生理与起搏专业委员会主任委员
中华医学会心血管病学分会委员
中华医学会心电生理与起搏分会常务委员
中南大学湘雅二医院心内科教授、博士生导师

刘启明
2022年08月

序 二

我与王福军主任相识于20世纪90年代,在学术上开始交流,通过会议、书信往来互有切磋;收到过多本由他主编的,诸如心律失常、心力衰竭、高血压、心肌病等方面的大作,内容广泛,涉及临床诊断、药物治疗、误诊防范等方面。他在心电学方面也有众多论文发表,阅读后我受益良多。他把心电知识与临床紧密结合的思维尤其值得倡导。对于他的勤奋与努力,我深感钦佩。在他的鼓励带动和指导下,不少年轻人员脱颖而出,更是应予赞许。

心电技术与心血管疾病乃至整个临床医学息息相关,其百余年来的发展有目共睹。心电图学在医学中开创了记录、探索心电现象的全新方法,更由于计算机技术、基因研究的深入,以及心电与基因分析的结合,心电图学又成功地进入到心电疾病、离子通道疾病的殿堂;使得人类对疾病研讨进入到分子水平,本书在这方面也有所反映。诚如本书主编在前言中所讲的:为了不使初学者目不暇接、眼花缭乱、无所适从、特编写本书,以馨读者。披阅本书后使我感到:编者的预期目标可以达到,为此,乐于作序。

方炳森

于广西桂林

2022年08月

前　言

心电图具有重要的临床诊断价值，近20年来备受重视，心电图领域已取得令人瞩目的进展。相应的心电图专著层出不穷，常令初学者目不暇接、眼花缭乱，常感迷惑而不知所从。鉴于此，我们特为心电图初学者或未曾系统学习过心电图的临床医师、全科医师撰写了本书。本书亦可作为医学院校高年级医学生、研究生参考读物。

全书共24章，分为三部分：第一部分集中阐述心电学基础知识和正常心电图与正常变异心电图（第1~2章）；第二部分主要讨论各种心脏疾病、各类心律失常的心电图诊断及心电图分析方法（第3~6章、第8章、第10~21章）；第三部分介绍心电图特殊波型、心电现象、药物与电解质紊乱引起的心电图及人工起搏心电图（第7章、第9章、第22~24章）。

在本书编写过程中，承蒙著名心血管病学和心电学专家、湖南省医学会心电生理与起搏专业委员会主任委员、中南大学湘雅二医院心内科心律失常专科主任、博士生导师刘启明教授和我国心电学界老前辈、著名心电学专家方炳森教授的大力支持，在百忙中审阅全书并惠于作序；新疆维吾尔自治区人民医院心电科主任贾邢倩主任医师还特别为本书撰写了第24章起搏心电图，我院心功能科主任向芝青主任医师是一位十分优秀的中青年专家，在心电学领域有深厚的学术造诣，由于她的参与，我的主编工作轻松了许多。在此一并表示诚挚的感谢。

作为过来人，当年初学心电图时的甘苦至今记忆犹新。因此，本书内容力求深入浅出、简明实用，以利初学者阅读理解。但编者水平有限，上述编写目的能否达到，则不敢自比。疏漏错误之处恳请读者批评指正。

王福军

于湘西土家族苗族自治州人民医院（吉首大学第一附属医院）

2023年1月

目　录

第 1 章

心电学基础知识

第1节　心脏电生理基础

一、心肌细胞的组成

心肌细胞根据其结构和功能的特点分为两大类，一类是具有收缩和舒张功能的收缩肌细胞（即普通心肌细胞），包括心房肌细胞和心室肌细胞，它们含有丰富的肌原纤维，具有兴奋性、传导性和收缩性，一般不具有自律性，这类心肌细胞的静息电位稳定。另一类是具有起搏和传导功能的传导系细胞（即特殊心肌细胞），包括P细胞、过渡细胞和浦肯野细胞，组成心脏的特殊传导系统，这类细胞除了具有兴奋性、传导性外，还具有自律性，可自动产生节律性兴奋，控制心脏的节律性活动。

二、心肌细胞的生物电现象

生物细胞无论在静息或活动状态下，都伴有电的活动，称为生物电现象。其主要表现是细胞膜内外电位的变化，这种电位变化是跨膜离子活动的结果，故称跨膜电位，简称膜电位。心肌细胞的膜电位包括静息时的静息电位和兴奋时的动作电位。现以心室肌细胞为例，说明如下。

（一）静息电位

当心肌细胞处于静息状态时，细胞膜表面任何两点的电位都是相等的，但在膜的内、外两侧之间却有明显的电位差，膜内电位较膜外电位低 $80 \sim 90mV$（如果膜外电位为0，则膜内电位为 $-80 \sim -90mV$）。这种静息时细胞内、外的电位差，称为静息电位。

静息电位是怎样产生的呢？细胞的内液与外液存在大量的离子，由于细胞膜的特殊功能，可以选择性地使某些离子通过，造成膜内外离子浓度有很大差异。细胞内 K^+ 浓度明显高于细胞外，而细胞外的 Na^+ 及 Ca^{2+} 浓度却明显高于细胞内。在静息状态下心肌细胞膜上的内向整流Ik1通道开放，其通透性远大于其他离子通道的通透性，因此 K^+ 不断渗出细胞外，逐渐使细胞外聚集一层正离子，而膜内多了一层同等数量的负离子。由于负离子的吸引作用，K^+ 外渗逐渐减少，当细胞内电位达 $-90mV$ 时，负离子的吸引力使 K^+ 外渗停止。此时膜内电位稳定在 $-80 \sim -90mV$（即静息电位为 $80 \sim 90mV$）的水平。这种在静息时膜外带正电荷，膜内带负电荷的相对恒定状态，称为极化状态。

（二）动作电位

心肌细胞受刺激而兴奋时，由于细胞膜对离子的通透性不断发生改变，从而引起离子跨膜运动，膜电位也随之发生一系列变化。这种伴随兴奋过程所发生的并能传导的电位变化，称为动作电位。动作电位包括快速的去极化过程（0相）、缓慢的复极化过程（1相、2相、3相）和静息期（4相）（图1-1-1）。

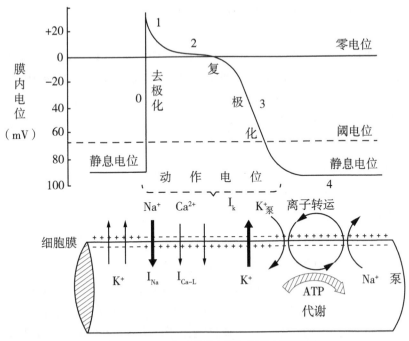

图 1-1-1　心肌细胞的膜电位与离子活动示意图

1. 去极化过程

当心肌细胞受到刺激时，膜发生部分去极化而使静息电位逐渐减少（负值减小）。当静息电位达到阈电位（静息电位降到一定水平时可激发细胞兴奋，此临界水平称为阈电位，心室肌细胞的阈电位约为-70mV）时，细胞膜上电压门控式Na$^+$通道（INa通道）大量开放，于是Na$^+$顺其浓度梯度和电位梯度由膜外快速进入膜内，使细胞膜进一步去极化，膜内电位迅速上升到正电位（+30mV）。由于这是一种快INa通道，激活的速度快，开放时间约1ms，当细胞膜去极到0mV左右时，INa通道就开始失活关闭，这种膜电位由极化状态时的"外正内负"变为"内正外负"的极性逆转过程称为去极化。心室肌细胞去极化过程又称动作电位0相，历时短暂，仅1～2ms；去极化幅度很大，为120mV。此期，相当于心电图上的R波上升支。

2. 复极化过程

当心室肌细胞去极化达到顶峰时，由于INa通道的失活与关闭，立即开始复极。复极过程缓慢，历时200～300ms，包括动作电位的1相、2相、3相3个阶段。

1相：又称快速复极初期，是早期快速复极阶段，此时快INa通道失活，但激活了一过性外向电流（Ito），膜电位从+30mV迅速复极到0mV，历时约10ms。Ito的主要离子成分是K$^+$，因此K$^+$负载的Ito是心室肌细胞1相复极的主要原因。相当于心电图上的R波下降支，1相末为J点。0相和1相形成"峰电位"。

2相：又称平台期，是缓慢复极阶段，在动作电位曲线上，长时间保持在零电位，形成一个平台，历时100～150ms，是心室肌细胞动作电位持续较长的原因。主要是由于外向的延迟整流钾电流（IK）和内向的L型钙电流（ICa-L）同时存在，两者处于平衡状态所致，相当于心电图S-T段。

3相：又称快速复极末期。是复极终末阶段，钾通道开放，大量K⁺从细胞内逸出。3相复极早期主要是由缓慢激活的延迟整流钾电流（IKs）负责，其缓慢的动力学特征产生心电图T波的升支；3相复极后期主要是快速激活的延迟整流钾电流（IKr）负责，产生T波降支。心室肌细胞动作电位3相复极动力学特征决定心电图T波的不对称形态，即升支缓慢，降支快速。

从0相去极化开始到3相复极化完毕就是整个动作电位时间，心室肌细胞动作电位时间200～300ms，相当于心电图上Q-T间期。

3. 静息期

静息期是动作电位4相，即心室肌细胞膜复极化完毕，膜电位恢复至静息电位时期。由于动作电位期间有Na⁺和Ca²⁺流入细胞内及K⁺外流出细胞，因此，静息期主要通过细胞膜上的Na⁺-K⁺泵的主动转运，将3Na⁺运出细胞外和2K⁺运回细胞内。同时通过Na⁺-Ca²⁺交换体和Ca²⁺泵，将Ca²⁺主动运出细胞外，以恢复细胞内外各种离子的正常浓度梯度，维持心肌细胞的正常功能。此期相当于心电图上的T-P段或T-R段。

自律细胞如窦房结P细胞的动作电位曲线则大不一样。对自律细胞而言，动作电位4相称为舒张期。窦房结P细胞舒张期最大复极电位约为−70mV，当窦房结P细胞4相自动去极化达到阈电位水平（−40mV）时，激活细胞膜上的L型Ca²⁺通道，Ca²⁺缓慢地流入细胞内，导致0相去极化，使动作电位缓慢上升至0～20mV，随即开始复极，但复极化过程分不清1、2相，而是从0相直接进入3相。这是因为窦房结P细胞膜上很少表达Ito通道和缺乏IK1通道，其复极主要依赖IK通道来完成（图1-1-2）。

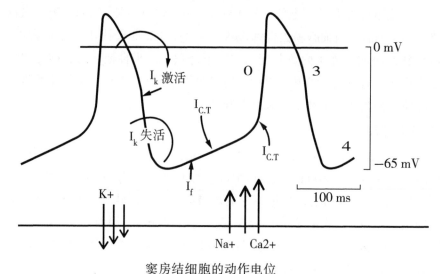

窦房结细胞的动作电位

图1-1-2 窦房结P细胞4期去极化和动作电位发生示意图

三、心肌细胞的电生理类型

根据动作电位的特征及形成原理,可将心肌细胞分为快反应细胞和慢反应细胞。

(一) 快反应细胞

包括心房肌、心室肌、房室束和浦肯野细胞。快反应细胞0相去极化主要与快INa通道开放Na^+内流有关。它们产生的快反应动作电位,其静息电位或最大舒张(复极)电位大($-95 \sim -85mV$),0相去极化速度快,幅度高(图1-1-3A)。

(二) 慢反应细胞

包括窦房结细胞和房室交接区的细胞。慢反应细胞0相去极化主要与慢钙通道开放Ca^{2+}内流有关。它们形成的慢反应动作电位,其最大舒张电位小($-70 \sim -60mV$),0相去极化速度慢,幅度低(图1-1-3B)。

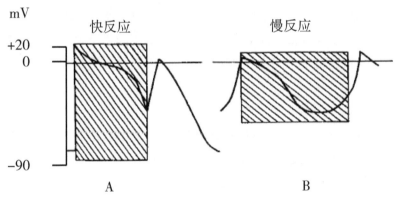

图 1-1-3　快反应细胞电位和慢反应细胞电位

四、心肌细胞的电生理特性

心肌细胞的生理特性包括电生理特性和机械特性两大特性。电生理特性包括自动节律性、兴奋性和传导性,这些电生理特性都是以心肌细胞膜的生物电活动为基础。机械特性即为收缩性,在很大程度上受电生理特性的影响。

(一) 自动节律性

自动节律性是指心肌细胞在无外来刺激的情况下,能自动发生节律性兴奋的特性,简称自律性。

1. 心脏起搏点

在生理情况下,心肌的自律性起源于心脏特殊传导系统的自律细胞,不同部位的自律细胞自律性高低不一。其中窦房结的自律性最高,为60~100次/min,结间束为60次/min,房室交接区40~60次/min,浦肯野细胞自律性最低为20~40次/min。正常情况下,由于窦房结自律性最高，控制了整个心脏的活动，因此窦房结是心脏的正常起搏点，所形成的心跳节律称为窦性心律。其他自律细胞的自律性较低，通常处于窦房结的控制之下，其本身的自律性并不表现，故称为潜在起搏点。在某些病理状态下，潜在起搏点控制部分或整个心脏的活动时，就成为异位起搏点。

2. 影响自律性的因素

（1）4相自动去极化速度：4相自动去极化速度快，到达阈电位的时间缩短，则单位时间内发生兴奋的次数多，即自律性高，反之亦然。4相自动去极化速度为最重要的影响因素。

（2）最大复极电位与阈电位之间的距离：最大复极电位水平上移，或阈电位下移，均使两者差距缩小，自动去极化到达阈电位水平所需的时间缩短，自律性增高，反之自律性降低。

（二）兴奋性

兴奋性是指心肌细胞受适当刺激后产生动作电位的能力。心肌细胞兴奋性的高低可用刺激阈值的大小来衡量，阈值大表示兴奋性低，阈值小表示兴奋性高。心脏各部分心肌细胞的兴奋性不同，浦肯野细胞的兴奋性最高，心房肌和心室肌次之，房室结最低。

1. 兴奋性的周期变化

心肌在每一次兴奋过程中，其膜电位就发生一系列有规律的变化。在这一过程中，心肌细胞的兴奋性也随着发生相应的周期性改变（图1-1-4）。兴奋性的这种周期性变化，使心肌细胞在不同时期内对重复刺激表现出不同的反应能力或特性。

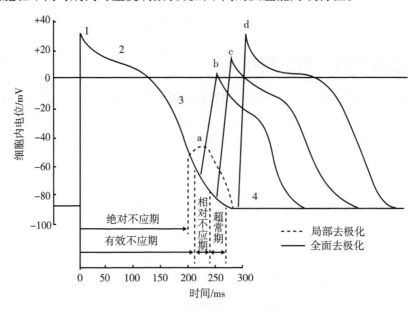

图 1-1-4 心肌细胞兴奋性的周期性变化

（1）有效不应期：包括绝对不应期与局部反应期。前者从 0 相至复极 3 相 -55mV 期间，无论用多强的刺激都不引起兴奋（此时 INa 通道完全失活）；后者从复极 3 相 -55mV 到 -60mV，此期若给予强刺激可产生局部去极化，但不产生动作电位。

（2）相对不应期：从膜电位 -60mV 到 -80mV，用阈上刺激可引起动作电位，主要是 INa 通道已部分复活，兴奋性有所恢复，但仍低于正常。

（3）超常期：从膜电位 -80mV 到 -90mV，此时 INa 通道已基本恢复到备用状态，其距阈电位较近，易产生兴奋，所以若给予心肌一个阈下刺激，就可能引起动作电位，表明心肌的兴奋性高于正常，但这时所产生的动作电位幅度较小（膜电位小），传导亦慢。

（4）易颤期：在相对不应期的最初阶段，给予相当强度的刺激容易诱发颤动，故这一时期称为易颤期（易损期）。心室易颤期相当于心电图上 T 波顶峰前及后 0.03 ~ 0.04s 内。临床上给予额外刺激或室性期前收缩落在 T 波顶峰上，即 R-on-T 现象，可诱发室性心动过速或心室颤动。心房易颤期相当于 R 波降支和 S 波内。病理情况下，心房易颤期可延伸至 T 波内，此时位于 T 波内的房性期前收缩可诱发心房颤动。

2. 影响兴奋性的因素

兴奋产生过程包括静息电位去极化到阈电位水平以及 Na^+ 通道（快反应细胞）或 Ca^{2+} 通道（慢反应细胞）的激活这两个环节。任何能影响这两个环节的因素均能改变心肌细胞的兴奋性。

（1）静息电位或最人复极电位水平：静息电位（在自律细胞则为最大复极电位）绝对值增大，距离阈电位的差距就加大，故引起兴奋所需的刺激强度增大，表现为兴奋性降低；反之，兴奋性增高。

（2）阈电位水平：阈电位水平上移，则与静息电位或最大复极电位的差距增大，引起兴奋所需的刺激强度增大，兴奋性降低；反之则增高。

（3）引起 0 期去极化的离子通道状态：引起快、慢反应细胞 0 相去极化的 Na^+ 通道和 L 型 Ca^{2+} 通道可表现为静息、激活和失活 3 种功能状态。Na^+ 通道（或 L 型 Ca^{2+} 通道）是否处于静息状态，是心肌细胞是否具有兴奋性的前提。而正常静息电位（或最大复极电位）水平又是决定 Na^+ 通道（或 L 型 Ca^{2+} 通道）能否处于或能否复活到静息状态的关键。

（三）传导性

心肌细胞具有传导兴奋的能力，即心肌细胞某处发生的兴奋，能沿细胞膜扩布到整个细胞，并通过闰盘扩布到相邻的心肌细胞，从而引起整块心肌兴奋，这种特性称为传导性。

1. 心脏特殊传导系统

心脏特殊传导系统是由不同类型的特殊分化的心肌细胞组成，包括窦房结、结间束、房室交接区、房室束、左右束支及其分支和浦肯野纤维网（图 1-1-5）。窦房结产生的节律性兴奋通过特殊传导系统扩布到心房肌和心室肌，通过兴奋-收缩耦联，引起心房和心室的节律性收缩。

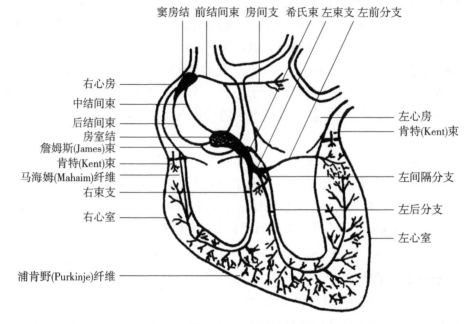

图 1-1-5　心脏特殊传导系统

（1）窦房结：位于右心房和上腔静脉连接处，主要含有P细胞和过渡细胞。P细胞是自律细胞，位于窦房结中心部位。过渡细胞位于周边部位，不具有自律性，其作用是将P细胞自动产生的兴奋性向外传播到心房肌。

（2）结间传导束：又称结间束，位于窦房结与房室结之间。结间束分为前结间束、中结间束和后结间束，其中前结间束又发出房间束到达左心房。结间束连接房室交接区，但可有许多纤维（Kent束、James束）越过房室结形成旁路。多年来，人们就是否存在结间传导束一直争论不休，近20年来的研究也并未能从形态学和细胞学的角度证实心房内确有由特殊传导组织构成的结间传导束存在。目前许多学者也开始否定心房内存在特殊传导束，认为心房内的优势传导不是由特殊传导纤维所组成，而是由心房肌细胞各向异性排列及其电生理特性所决定。解剖证实心房内普遍存在与普通心房肌细胞不同、呈几何结构状的肌纤维，纵行排列的肌纤维因细胞顶与顶的纵向连接较紧密，离子通道密度高，电传导速度快；而细胞边与边的横向连接较松散，离子通道密度低，电传导速度慢。纵向与横向离子通道密度相差3倍以上，造成了纵向传导速度远远快于横向（这种方向不同、传导有异的电生理特性称各向异性传导）。正是这些存在于卵圆窝的前、后方和界嵴内的肌纤维束所具有的各向异性传导的电生理特性构成了心房内的优势传导途径。

（3）房室交接区：又称房室结区，主要包括以下3个功能区。①房结区：位于心房和结区之间，具有传导性和自律性；②结区：即传统意义上的房室结，具有传导性，也有自律性；③结希区：位于结区与希氏束之间，具有传导性和自律性。

（4）房室束及左右束支：房室束又称希氏束，走行于室间隔内，在室间隔膜部开始分为左右两支。右束支较细，分支少，分布于右心室。左束支较宽呈带状在室间隔左侧上 1/3 与下 2/3 交界处分出左前分支、左后分支及左间隔支（60%），分布于左心室。房室束及左右束支主要含浦肯野细胞。

（5）浦肯野纤维：是左右束支的最后分支，由于分支很多，形成网状，密布于左右心室的心内膜下，并垂直向心外膜侧延伸，再与普通心室肌细胞相连接，其作用是将心房下传的激动迅速传播到整个心室。

2. 心脏内兴奋传播的特点

（1）房-室延搁：兴奋从窦房结开始传导到心室外表面为止，整个心内传导时间约为 0.22s。在整个特殊传导系统中，房室交接区激动传导速度较慢，其中尤以结区传导速度最慢，仅 0.02m/s，使激动通过房室交接区时延搁的时间较长，称为房-室延搁。这一延搁具有生理意义，房-室延搁使心室收缩发生于心房收缩完毕之后，因而保证了心室的充盈和射血。在正常情况下，房室结作为心房激动传入心室的唯一通道，具有心房激动下传心室和心室激动逆传心房功能。

（2）心室的同步收缩：在整个特殊传导系统中，由于浦肯野纤维传导速度最快，可达 4m/s，由房室交接区传入心室的激动能沿着浦肯野纤维网迅速传遍左、右心室，保证全部心室肌几乎同步收缩，产生较好的心室射血效果。

3. 影响传导性的因素

（1）心肌细胞直径大小：直径越大，传导速度越快；直径越小，则传导速度越慢。

（2）0 相去极化的速度和幅度：0 相去极化的速度和幅度越大，激动传导的速度也越快。反之，则越慢。

（3）邻近未兴奋部位膜的兴奋性：邻近未兴奋部位膜的静息电位（或最大复极电位）与阈电位之间的差距增大时，膜的兴奋性降低，去极化达到阈电位水平所需的时间延长，因此传导速度减慢。如果邻近未兴奋部位膜上决定 0 期去极化的离子通道处于失活（有效不应期）或部分失活（相对不应期或超常期），则激动传导受阻或激动传导缓慢。

第 2 节　心电图的产生原理

一、典型心电图

心脏在机械收缩之前，首先产生电激动。心脏激动时所产生的微小电流可使体表各个部位发生规律的电位变化。用心电图机将体表一定部位的电位变化加以放大和记录，即为心电图。典型心电图波形由下列波段组成（图1-2-1）。

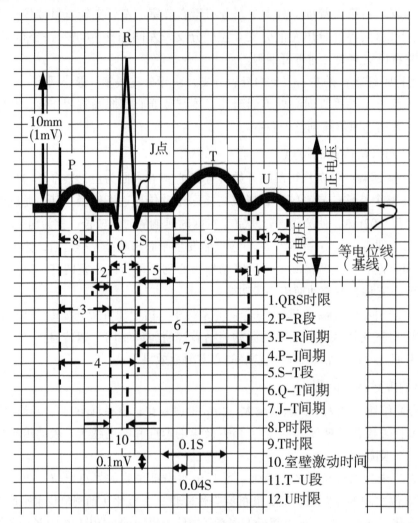

图 1-2-1　典型心电图

P波：代表心房肌去极过程的电位变化，P波又称心房去极波。

P-R段：代表激动通过房室交接区的一段时间。

P-R（P-Q）间期：代表激动通过心房、房室交接区到心室开始去极的时间。

QRS波群：QRS波群又称心室去极波，代表心室肌去极过程的电位变化。

QRS波群的命名（图1-2-2）：Q波——QRS波群的第一个负向波，称为Q波；R波——QRS波群的第一个正向波，称为R波，它前面可有负向波；S波——R波后的负向波；R'波——紧接S波后的正向波，即第二个R波；S'波——紧接R'波后的负向波，即第二个S波。

有人以波的振幅＞0.4mV者选用大写字母，≤0.4mV者则用小写字母；有人主张看整个QRS波群的振幅，以某个最高的波作参照系，为"1"，其他的波≥1/2者用大写，

＜1/2者用小写。应用外文大小字母的本意是为了告诉读者，在未见到图形时有一个对波形的相对印象。因此，最重要的准则是"不能使别人误解"。众所周知，左前分支阻滞者的心电轴有显著左偏（＜-30°），当Ⅰ导联为qR型时，若Ⅱ导联的R波为0.5mV，S波为0.7mV时，无论按上述任一主张，使用"RS"型是可以的。但为了说明其心电轴＜-30°，则Ⅱ导联应该用rS型描述就不会使人误认为心电轴只是-30°（Ⅱ导联上R=S）。诚然，用字母大小写表示仅有相对意义，仍应看原图，始可了解真实情况。

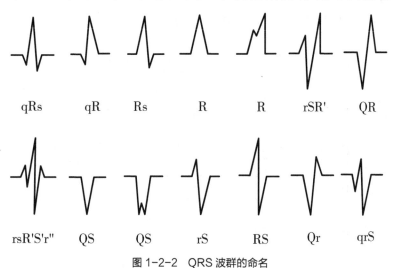

图 1-2-2　QRS 波群的命名

S-T段：从QRS波群终点至T波起点，称为S-T段。它代表心室去极结束至复极开始的一段时间。

T波：T波又称心室复极波，代表心室复极过程的电位变化。

Q-T间期：从QRS波群起点至T波终点的时间，称为Q-T间期。代表心室去极和复极过程的全部时间，故又称为电收缩时间。

U波：位于T波之后，可能代表动作电位的后电位。

二、向量与综合向量

物理量分为标量与向量两类。只用数值就可完全表达其特征的物理量，称为标量（如温度、体积等）。既有一定大小又有一定方向的物理量，称为向量（如力、速度、电偶等）。向量常用箭头来表示，箭头的指向代表向量的方向，箭杆的长度代表向量的大小。

电偶是电量相等、电性相反的一对电荷组成的总体。正电荷称为电偶的电源，负电荷称为电偶的电穴。电偶的方向是由电穴指向电源，其连线称为电偶轴。每个心肌细胞在去极或复极过程中，都可产生一个电偶，即心电向量。一定数量的心肌细胞所产生的心电向量的总和，称为综合心电向量，简称综合向量。就整个心脏而言，其综合向量就是全部心肌细胞心电向量的总和。综合向量的大小和方向时刻都在变化着，每一瞬间都产生一个综合向量。某一瞬间的综合向量，称为瞬间综合向量，简称瞬间向量。如果按时间顺序将各瞬间向量的箭头顶点连接起来，便形成一个环状曲线，这就是心电向量环，简称向量环。在向量环中包括无数个瞬间向量。

　　向量的综合可用图解的方法加以说明。若两个向量方向相同，则综合向量为两者之和，其方向与原来的方向相同。若方向相反，则综合向量为两者之差，其方向与较大的向量一致。两个向量互成一定角度时，其综合向量则以平行四边形法则求之：以两个向量为边，作平行四边形，其对角线即为综合向量（图1-2-3）。

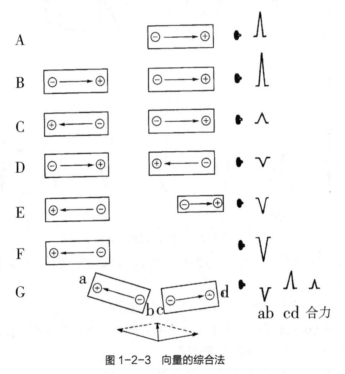

图 1-2-3　向量的综合法

三、容积导电

　　容积导电是一种导电形式。可用以下实验加以说明：把一个电池的阳极和阴极（可看成是电偶的电源和电穴）置于一大盆稀盐水中，由于稀盐水是个均匀导电体，于是电流便沿无数电路自阳极流向阴极，这种导电形式称为容积导电。人体的体液中含有多种电解质，具有导电性能，因此，人体也是一个容积导体，心脏的电活动则相当于电偶。在容积导体内，由于电偶的存在，各处都有一定的电位，在连接阴阳两极轴线中点的垂直平面（CD）上，由于各点与阴阳两极的距离均相等，故电位都等于0。在平面的右侧（近阳极侧），电位为正；愈近阳极，电位愈高。在平面的左侧（近阴极侧），电位为负；愈近阴极，电位愈低。离阴阳两极最远部位的电位接近于0。围绕正负两极可画出无数的等电位线，在同一条等电位线上任何一点的电位都相等（图1-2-4）。实验证明：容积导体中任何一点的电位与电偶的强度和 θ 角的余弦成正比；而与电偶中心的距离（r）的平方成反比。即：$V = \dfrac{E \cdot \cos\theta}{r^2}$，式中V代表在容积导体中任何一点的电位，E代表电偶的强度，r代表该点与电偶中心距离，θ代表该点至电偶中心的连线与电偶轴（AB）的夹角。当 θ=0° 时，cos θ=1；若 θ=90° 时，则 cos θ=0，所以，电位（V）也等于0。

　　心脏激动过程中所产生的电偶，在人体内引起的电位变化并不像上述实验中的容积导电那样简单。因为心脏激动产生的位置也并不在人体的正中心，人体也不是一个规则的几何图形，心脏周围各种组织的导电性能也并非均匀一致，所以人体的实际情况与容积导电的实验模型尚有一定差别，但其基本原理都是大同小异的。

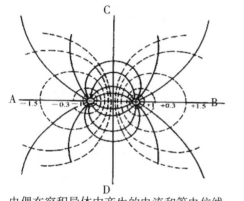
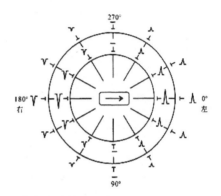

电偶在容积导体中产生的电流和等电位线　　　　在容积导体表面各探查点的电位变化

实线为电流线　　　虚线为等电位线

图 1-2-4　容积导电

四、心肌细胞的去极与复极过程

　　在静息状态下，细胞膜外带正电荷，膜内带负电荷。此时膜内外虽有一定的电位差，但膜外各点的电位相等，并无电流产生，心肌处于极化状态。

　　当心肌细胞受到刺激，其静息电位降到阈电位时，便激活了嵌在细胞膜上的某种蛋白质，使其发生构型变化而形成"钠通道"的开放。于是膜外 Na^+ 便迅速涌入膜内而开始去极。结果，已去极的部分膜外带负电荷（电穴），而邻近尚未去极的部分仍带正电荷（电源）。这样，已去极部分（电穴）与尚未去极部分（电源）之间便形成了电位差，电流不断地由电源流向电穴。随后电源部分也开始去极而变成它前面尚未去极部分的电穴。如此不断地向前扩展，直至整个细胞完全去极为止。去极过程的扩展可看成是一组电偶沿着细胞膜不断地向前移动，其电源在前，电穴在后。在去极完毕后，整个细胞膜便处于去极化状态。此时，膜内带正电荷，膜外带负电荷（图1-2-5A）。

　　去极化过程结束后，膜对离子的通透性又发生一系列变化，最后通过钠-钾泵主动摄钾排钠，使细胞膜内外阴阳离子又恢复到去极化前的排列，这一恢复过程称为复极化。复极过程是从首先去极的部分开始，复极部分的膜外获得阳离子，使该处的电位高于前面尚未复极的部分，形成一组电穴在前，电源在后的电偶。这组电偶不断地向前推进，直到整个心肌细胞复极完毕（图1-2-5B）。

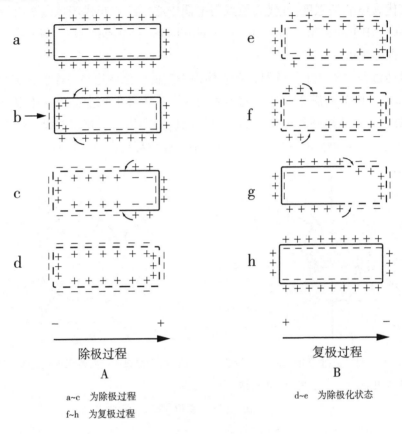

图1-2-5　心肌细胞的去极与复极过程示意图

A：a极化状态，b开始去极，c去极过程，d完全去极。

B：e完全去极，f开始复极，g复极过程，h完全复极。

五、空间心电向量环

心脏在去极或复极过程中，每一瞬间都有心电向量产生，将各瞬间心电向量的顶点连成一环状曲线，即为心电向量环。由于心脏是个立体的器官，它所产生的心电向量环也是立体的，占有三度空间，故又称为空间心电向量环。

P环：窦房结发出激动首先使右房去极，继而左、右心房同时去极，左房最后去极完毕。在心房去极过程中，每一瞬间都有心电向量产生，将各瞬间心电向量的顶点连成一环状曲线，即为P环。P环中的最大瞬间向量代表P电轴。P电轴的方向从右、后、上指向左前、下，即与心脏解剖长轴一致。P环在3个环中最小，环行时间约0.1s。

QRS环：窦性激动通过房室结、房室束、左右束支后，经左间隔支先使室间隔中部的左室面去极，产生一个的自左后指向右前（或左前）稍向上或向下的向量（图1-2-61a）。

约0.01s后，室间隔右室面中下部、右室乳头肌基底部才开始去极，产生较小的自右向左的向量（图1-2-61b）。这两个向量方向相反，但由于1a＞1b，致使起始向量自左后指向右前。

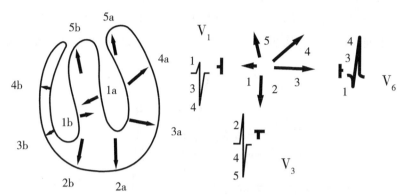

图 1-2-6　心室去极的顺序及各个综合平均向量

　　室间隔去极后，两侧室壁同时自心内膜向心外膜去极，即左、右两侧间隔旁区同时去极。在去极开始后0.02s左右产生2a与2b向量，其平均向量指向前下方。去极开始后0.03s左右，两侧心室游离壁开始去极，产生3a与3b和4a与4b向量。到心室去极开始后0.04s左右，右室去极过程已基本结束，而左室侧壁仍在去极。此时，心室去极向量的方向自右向左。心室最后去极的部位在左室后基底部及靠近右室流出道的室间隔顶部。在去极开始后0.06s左右产生终末向量5a与5b，其向量指向左（或右）后上方。按时间顺序将上述各瞬间综合向量的顶点连成环状曲线，即为空间QRS向量环。QRS环总时间正常不超过0.10s，可大致分为3个阶段：室间隔起始向量时间很短，电量很小，称为室间隔去极向量或称Q向量；继之，两侧室壁大部分去极，心电向量指向左下，与心脏解剖长轴方向平行，称为左室去极向量或称R向量；最后两侧心室已大部分去极完毕，只余下左室后基底部仍在继续去极，此一向量称为基底部去极向量或称S向量。正常QRS环是闭合的，所以在心向量图上一般看不到S-T向量。若QRS环不闭合，则出现S-T向量。S-T向量可使心电图S-T段发生偏移。QRS电轴与P电轴方向相似，即与心脏解剖长轴方向大致相同（图1-2-7）。

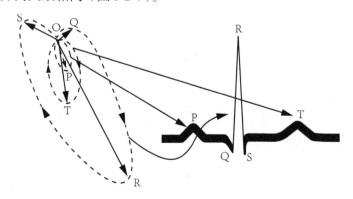

图 1-2-7　正常额面 P、QRS、T 环与心电图的关系

T环：T环系心室复极过程所产生的心电向量环。T环比P环大，但较QRS环小，位于QRS环之中。由于心脏外壁压力小于内壁，温度则高于内壁，因而外膜心肌较内膜心肌先行复极，即复极方向是从心外膜向心内膜、从心尖部指向心室基底部。由于复极时电穴在前，电源在后，所以，正常T电轴与P电轴、QRS电轴方向一致，心电图上则表现为T波方向与QRS主波方向一致（图1-2-8）。由于复极过程较慢，故T波占时较长。

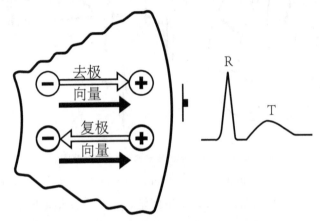

图1-2-8　T波与QRS波群方向一致的原理

六、心电向量图与心电图的关系

为便于读者理解心电图的形成，有必要简单地介绍一下投影的概念。所谓投影，就是指垂直于某一平面的光线投照在空间物体上，该物体在此平面上所形成的影像。利用此一原理，如将铝丝模拟编制的P、QRS、T向量环悬挂在空间，同样也可在某一平面上获得空间向量环的相应投影（图1-2-9）。这一投影，代表平面心电向量。

空间心电向量环是占有三度空间的立体环，但实际上却无法直接描记出立体的向量环。为了确切地反映空间心电向量环的大小、形态和位置，必须从三个互相垂直的平面去记录。额面由左右轴XX'与上下轴YY'构成，用以观察空间心电向量环在左右、上下方位的变化；横面（水平面）由左右轴XX'与前后轴ZZ'构成，用以观察空间心电向量环在左右、前后方位的变化；侧面由上下轴YY'与前后轴ZZ'构成，用以观察空间心电向量环在前后、上下方位的变化。3个轴相交于一点，称为中心点。空间心电向量环在某一平面上的投影，即为平面心电向量图（图1-2-10）。各平面的向量定位坐标如图所示（图1-2-11）。空间心电向量环投影在上述3个平面上即可分别获得额面、横面和侧面的心电向量图。平面心电向量图再投影在各个导联的导联轴上，即可获得相应导联的心电图。可见，心电图实际上就是空间心电向量环经过两次投影的结果。至于心电图波形与导联的关系问题，将在下一节介绍。

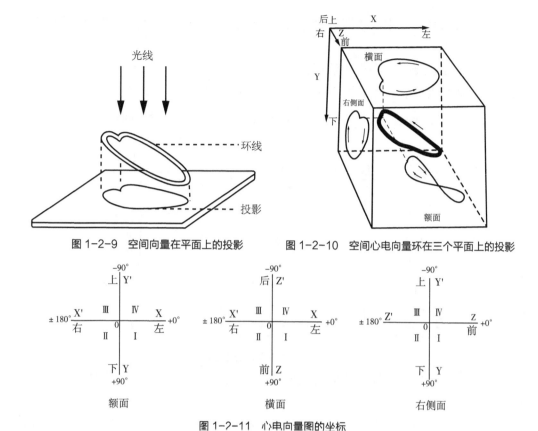

图 1-2-9　空间向量在平面上的投影　　图 1-2-10　空间心电向量环在三个平面上的投影

图 1-2-11　心电向量图的坐标

第 3 节　心电图的导联

将电极置于人体表面的不同两点并与心电图机连接构成电路，即可描记出一系列心电波形。这种放置电极的方法和与心电图机的连接方式，称为心电图的导联。为了对不同患者或同一患者不同时期的心电图进行比较，电极安放的部位与心电图机的连接方式均有严格的规定。

一、常用导联

（一）标准导联（双极肢导联）

标准导联是根据 Einthoven 等边三角形学说的假说采用的导联系统。等边三角形学说的要点是：①人体是一个近于圆形的均匀容积导体，心脏的激动过程可看成一对电偶；②右上肢（R）、左上肢（L）和左下肢（F）分别为等边三角形的三个顶点，心脏处于并保持在人体的正中心（即等边三角形的中心）；③心脏与上述三个肢体均在同一平面（额面）上。

根据Einthoven等边三角形的假说，将左、右两上肢和左下肢分别联成3个导联，称为Ⅰ、Ⅱ、Ⅲ标准导联。标准导联反映的是两个肢体的电位差（图1-3-1）。

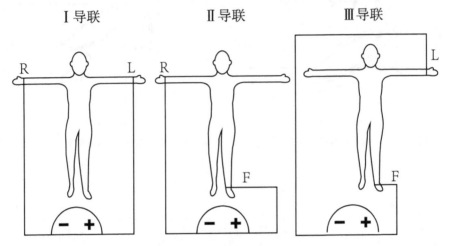

图 1-3-1　标准导联连接方式

Ⅰ导联：左上肢接正极，右上肢接负极。当左上肢电位高于右上肢时，波形向上；反之，则波形向下。

Ⅱ导联：左下肢接正极，右上肢接负极。当左下肢电位高于右上肢时，波形向上；反之，则波形向下。

Ⅲ导联：左下肢接正极，左上肢接负极。当左下肢电位高于左上肢时，波形向上；反之，则波形向下。

三个标准导联的电压关系是在同一瞬间，Ⅱ导联的电压为Ⅰ与Ⅲ导联电压的代数和（爱氏定律）。据此可能推测这三个导联振幅大小的关系。

（二）中心电端与单极导联

标准导联反映的是两个肢体的电位差，而不是直接反映探查电极下的电位变化。为了探查某一部位的电位变化，Wilson把左、右上肢与左下肢的导线各通过5000Ω的电阻，然后并联起来组成一个电端，称为中心电端。中心电端的电位在整个心动周期中始终接近于零。如将心电图机电流计的负极与中心电端相连，而将正极与探查电极相连，所记录的波形即代表探查电极部位的电位变化，这样的导联称为单极导联。根据探查部位的不同，可分为单极肢导联与单极胸导联。

1. 单极肢导联与加压单极肢导联

探查右上肢、左上肢和左下肢电位的单极肢导联，分别用VR、VL、VF表示（图1-3-2）。单极肢导联的探查电极距心脏较远，记录的心电图波形振幅较小，不便观察。在描记某一单极肢导联心电图时，将该肢体与中心电端的连线通过导联选择开关截断，这样可使电压增加 50%。这种连接方式称为加压单极肢导联。右上肢、左上肢和左下肢加压单极肢导联分别以 aVR、aVL、aVF 表示（图 1-3-3）。3 个加压单极肢导联的电压关系是 aVR+aVL+aVF=0。

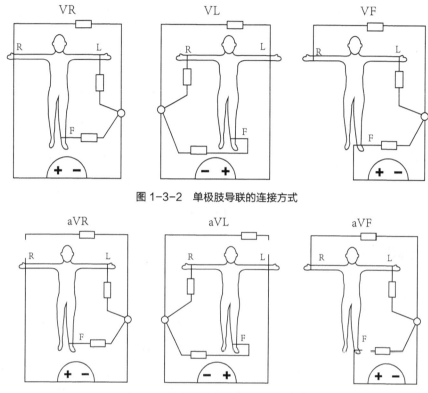

图 1-3-2　单极肢导联的连接方式

图 1-3-3　加压单极肢导联的连接方式

2. 单极胸导联

将中心电端接心电图机的负极，而将探查电极连接心电图的正极，并将探查电极置于胸部几个规定的部位，称为单极胸导联。常用胸导联的探查部位如图 1-3-4 所示。

有时可按需要再向右或左后加作胸导联。在右前胸与 V_3、V_4、V_5 相对应的位置，称为右胸导联，用 V_{3R}、V_{4R}、V_{5R} 表示；右胸导联对右心室肥厚、右位心及右心室梗死有较大的诊断价值。因右心室梗死常伴发于下壁心肌梗死，故急性下壁心肌梗死患者描记心电图时，右胸导联应作为常规导联。V_7 是在左腋后线上，V_8 在左肩胛线上，V_9 在后正中线上，均与 V_4 同一水平，称为后壁导联，对诊断后壁心肌梗死有辅助诊断价值。有时为了诊断某疾病，需升高或降低 1~2 个肋间描记胸导联，分别以 V'_1~V'_5、V''_1~V''_5、$V_{,1}$~$V_{,5}$ 表示；例如，对疑为高侧壁心肌梗死的患者，Ⅰ、aVL 导联改变不明显时，可升高 1~2 个肋间描记 V_5、V_6 导联；慢性阻塞性肺气肿患者有时 V_1~V_4 导联均呈 QS 型，V_5、V_6 导联 r 波很小，酷似前壁心肌梗死，降低 1 个肋间描记胸导联，V_1~V_4 导联可能出现 r 波而呈 rS 型，V_5、V_6 导联 r 波可增大；左前分支阻滞患者，V_1、V_2 导联在 rS 型波之前可能出现小 Q 波，升高 1 个肋间描记 V_1、V_2 导联，Q 波更加明显，降低

一个肋间描记 V_1、V_2 导联，Q波可能消失。有报道，升高 1 ~ 2 个肋间描记 V_1 ~ V_3 导联可增加某些患者 Brugada 波的检出率。

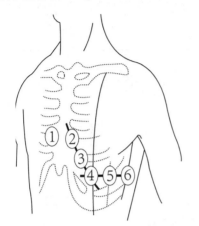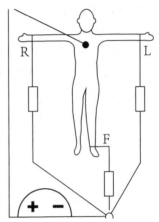

图 1-3-4　单极胸导联的连接方式

二、特殊导联

(一) 食道导联

将探测电极送入食道内，正极与左上肢导线相连，负极与右上肢导线相连，用 I 导联进行描记，即可描记到食道导联心电图并记录食道电极顶端至门齿的距离（cm），分别以 E_{15}……E_{50} 表示。在成人，$E_{15 ~ 25}$ 主要反映心房的电位变化；$E_{25 ~ 35}$ 主要反映房交接区的电位变化；$E_{40 ~ 50}$ 主要反映左室后壁的电位变化（图 1-3-5）。食道导联对诊断心律失常很有价值，对确定阵发性室上性心动过速的发生机制，鉴别室上性心动过速合并室内差传与室性心动过速等均有很大的价值。正常食道导联有 3 种波型：

（1）心房水平（$E_{10 ~ 25}$）：P波与T波倒置，心室波呈 QS 或 QR 型；

（2）房室交接区水平（$E_{25 ~ 35}$）：P波高尖，大多呈双向，心室波呈 QS、Qr 或 QR 型，T波倒置；

（3）心室水平（$E_{40 ~ 50}$）：P波直立，心室波呈 qR、qRs 或 Rs 型，T波倒置。

(二) S_{5R} 导联

正极置于胸骨右缘第 5 肋间隙，负极置于胸骨柄处，用标准 I 导联描记，S_{5R} 导联能显示清晰的 P 波。S_{5L} 导联：正极置于胸骨左缘第 5 肋间隙，其他与 S_{5R} 相同。

(三) 改良的 CL 导联（MCL 导联）

正极置于 V_1 位置，负极置于左肩附近；MCL_6 导联正极置于 V_6 位置，负极置于左肩附近，地线均连接于右肩附近。MCL_1 导联的波形类似于 V_1 导联，MCL_6 导联的波形类似于 V_6 导联。

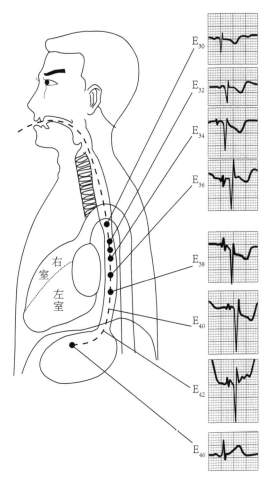

图 1-3-5　食道导联心电图示意图

三、导联轴

导联正负两极之间的假想连线，称为导联轴。导联轴的方向和电偶一样，由导联的负极指向正极。

（一）标准导联的导联轴

等边三角形的三个顶点 R、L、F 分别代表右上肢、左上肢、左下肢，三条边则分别代表三个标准导联的导联轴。RL 代表 Ⅰ 导联的导联轴，RL 中 L 侧为正，R 侧为负；RF 是 Ⅱ 导联的导联轴，RF 中 F 侧为正，R 则为负；LF 是 Ⅲ 导联的导联轴，LF 中 F 侧为正，L 侧为负（图 1-3-6A）。

（二）加压单极肢导联的导联轴

等边三角形的中心点为零电位点，OR、OL、OF 分别为 aVR、aVL、aVF 的导联轴的正侧，而其对侧则为负侧（图 1-3-6B）。标准导联与加压单极肢导联的导联轴都位于同一平面。如将六个肢体导联的导联轴分别平行地移动，使各导联轴的零电位点与等边三角形中心 0 点重合，即组成额面六轴系统（图 1-3-6C），即 Bailey 六轴系统。

（三）单极胸导联的导联轴

OV_1、OV_2……OV_6 分别代表 V_1、V_2……V_6 导联的导联轴。以 0 为中点，探查电极侧为正，其对侧为负。胸导联的各导联轴均位于横面上（图 1-3-6D）。

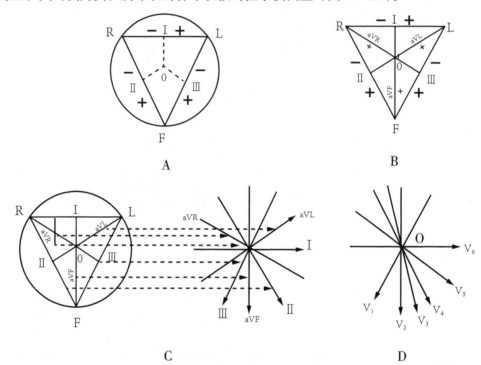

图 1-3-6　A：标准导联导联轴；B：加压单极肢导联导联轴；C：六轴系统；D：单极胸导联导联轴

四、心电图波形与导联的关系

　　心电图实际上就是空间心电向量环经过两次投影的结果。空间心电图向量环投影在某一平面上即可获得该平面的平面心电向量图。平面心电向量环再投影在不同的导联轴上，则可获得相应导联的心电波。肢导联心电图是额面心电向量环在肢导联轴上的投影，胸导联心电图则为横面心电向量环在胸导联轴上的投影。各导联的心电波的方向和大小，则取决于心电向量的方向、大小及其与导联轴所形成的角度。当心电向量的方向与导联轴的方向一致时，投影为正，出现向上的波形；反之，则投影为负，出现向下的波形（图 1-3-7A）。同一心电向量，由于与导联轴所形成的角度不同，其投影大小亦不相同。当心电向量与导联轴平行（$\theta = 0°$）时，投影最大，且与心电向量相等。当心电向量与导联轴垂直（$\theta = 90°$）时，投影最小，即为零（图 1-3-7B）。在 $0 \sim 90°$之间，夹角（θ）愈大，投影愈小（图 1-3-7C）。

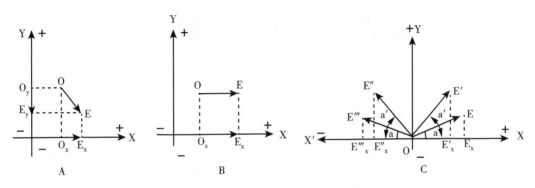

图 1-3-7　心电向量在导联轴上的投影

有了上述投影概念之后，就很容易理解各导联心电图的形成。如图 1-3-8A 所示，额面 QRS 心电向量环的起始向量投影在 Ⅱ 导联的负侧，Ⅱ 导联出现向下的 q 波；额面 QRS 环的最大向量投影在 Ⅱ 导联的正侧，出现向上的 R 波；额面 QRS 环的终末向量投影在 Ⅱ 导联的负侧，最后出现向下的 S 波。同理，根据额面 P 环、QRS 环和 T 环在其他肢导联轴上的投影，亦可画出相应肢导联的 P 波、QRS 波和 T 波。图 1-3-8B 示横面 QRS 向量环投影在 V_1、V_3、V_5、V_6 导联轴上，分别产生 V_1、V_3、V_5、V_6 导联的 QRS 波形。

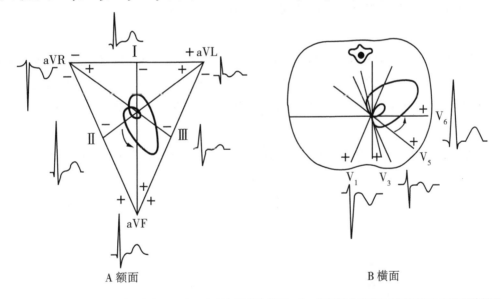

图 1-3-8　A：肢导联心电图与额面 QRS 心电向量环的关系；B：胸导联心电图与横面 QRS 向量环的关系

第4节　平均电轴、钟向转位

一、平均电轴

　　心房或心室在去极或复极过程中各瞬间综合心电向量的总和，称为平均电轴，简称电轴。由于平均电轴方向和额面最大QRS向量的方向基本一致，故临床上用额面最大QRS向量来粗略地测定电轴。根据心电图上P、QRS、T波在不同导联上的波形，可测定各波的平均电轴。通常所说的平均电轴就是指额面QRS平均电轴。仅在特殊情况下才测量P、T或U波的平均电轴。

（一）平均电轴的测定

　　理论上，平均电轴可用任何两个肢导联的QRS波群面积或振幅计算出来，但正确地计算QRS波群面积不容易。因此，临床上普遍以测量QRS波群振幅的方法来计算平均电轴。现将测定电轴比较常用和简便的方法介绍如下。

　　1. 振幅法

　　先测 I、III 导联 QRS 波群的电压，R 为正，Q 与 S 为负，算出 QRS 波群电压的代数和。然后将QRS波群电压的代数和按正负画在 I、III 导联轴上，分别作一垂直线。两垂直线相交于A，将六轴系统中心0点与A相连，0A即为所求的平均电轴（图1-4-1）。

　　2. 目测法

　　最简单的目测法是根据 I、III 导联的QRS主波方向粗略估计平均电轴是否偏移及偏移程度。I 导联主波向上，III 导联主波向下，则电轴左偏；I 导联主波向下，III 导联主波向上，则电轴右偏；I、III 导联主波向下，则电轴极度右偏；I、III 导联主波均向上，则电轴正常（图1-4-2）。

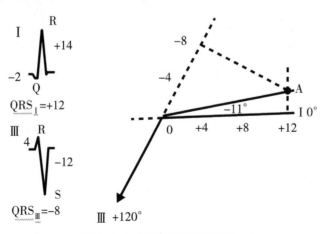

图1-4-1　振幅法测定平均电轴

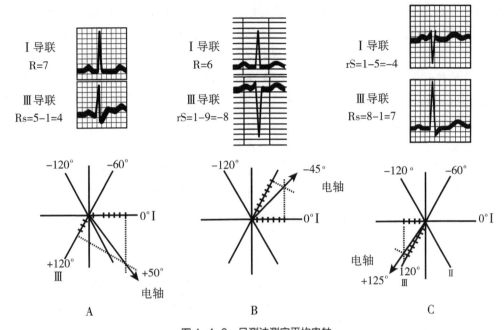

图 1-4-2　目测法测定平均电轴

A：正常心电轴；B：心电轴左偏；C：心电轴右偏。

此外，根据投影原理，可用六轴系统进一步估计电轴的方向：在6个肢导联中，若某一导联QRS波群电压的代数和最大（不论正负），则平均电轴方向大致与该导联轴平行；若某一导联QRS波群电压的代数和等于零（R+S=0或Q-R），则平均电轴方向大致与该导联轴垂直。

3. 查表法

目测法简便实用，可迅速判断有无电轴偏移，但不能精确测定平均电轴偏移的程度。为了准确地测定电轴，可根据计算出来的Ⅰ、Ⅲ导联QRS波群电压代数和的数值直接查表（表1-4-1）求得。

4. 圆形系统测电轴

图1-4-3为测定心电轴的圆形系统，它将6个肢体导联（以Ⅰ、Ⅱ、Ⅲ、aVR、aVL、aVF为序），由圆心向外排列。每个导联圈均由一个正半圈（空白区）和一个负半圈（点状区）组成，空白区和点状区的交界处有两条边界线。测定时，观察每个导联的正相波（R、R'）、负相波（q、S、S'）的面积，然后确定两者的代数和（正、负或零）。如在Ⅰ导联为正，则从圆心开始画通过空白的画线；若代数和为负，则画线通过点状区；当代数和为零，画线就通过两个边界线的一边界。再依次观察Ⅱ导联，方法同Ⅰ导联，画线通过第二区（Ⅱ导联）。依此类推，完成通过全部6个导联圈的程序后，在最外圈即可得到电轴数值。从圆心到标有数值的圈，可以画出一条直线，此直线即在6个导联圈的投影，务必使每个导联圈上直线通过的区域都和实际波形面积的代数和（正、负或零）相吻合。如果有两个导联以上的面积代数和都等于零，则此例心电轴属

变幻型（不定型），说明额面平均心电轴与额面垂直或基本垂直。此法的优点在于它是建立在全部6个额面导联上的一种方法，较之仅仅采取两个导联（Ⅰ/Ⅲ、Ⅰ/aVF……）的方法更为可靠。虽然，它在判别每个导联的"正、负相波"代数和的面积时会出现一定误差，代数和的结果会有偏倚，但是通过6个导联的协调，它可以自行调整至最佳状态，合理地得到相应的数值。如果仅有两个导联的目测估计代数和，则无法自行纠偏。操作此法，耗时不多，它不须测量正波、负波的具体数值，对于非整数者也不必任意舍去某些数值而选择"接近值"（查表法只可取整数），远较查表法为快捷。须要说明的是：此图最外圈的电轴分类是按照《AHA/ACC/HRS（2009）联合声明》中成人QRS波群电轴划定的，目前尚未有一致的看法，更不能用于P波电轴的左、右偏界定。

表1-4-1　查表法测定平均电轴

Ⅲ＼Ⅰ	-10	-9	-8	-7	-6	-5	-4	-3	-2	-1	0	1	2	3	4	5	6	7	8	9	10
10	240	242	244	246	248	251	254	257	261	265	-90	-84	-78	-72	-66	-60	-53	-47	-41	-41	-35
-9	238	240	242	244	247	249	252	256	260	264	-90	-83	-77	-70	-63	-56	-49	-42	-36	-30	-25
-8	236	235	240	242	245	247	251	255	259	263	-90	-82	-75	-68	-59	-51	-43	-37	-30	-24	-19
-7	243	236	238	240	243	245	249	253	257	263	-90	-81	-73	-64	-55	-45	-37	-30	-23	-17	-13
-6	232	234	235	237	240	243	246	251	256	261	-90	80	-70	-60	-49	-39	-30	-22	-16	-11	-7
-5	229	231	233	235	237	240	244	248	254	260	-90	-77	-65	-53	-41	-30	-19	-14	-9	-4	0
-4	226	228	230	231	234	236	240	244	251	258	-90	-74	-58	-43	-30	-19	-11	-5	-1	3	6
-3	223	225	226	228	230	232	235	240	246	255	-90	-68	-50	-30	-15	-7	-1	4	8	11	13
-2	220	221	222	223	224	227	230	234	240	250	-90	-54	-30	-10	-1	6	11	13	16	18	19
-1	215	216	217	218	219	220	222	225	230	240	-90	-30	-2	8	14	18	20	21	22	23	24
0	210	210	210	210	210	210	210	210	210	210	0	30	30	30	30	30	30	30	30	30	30
1	206	204	203	202	200	198	194	187	178	150	90	60	50	44	42	40	39	38	37	36	35
2	199	197	195	193	190	185	179	168	150	124	90	70	60	52	50	47	45	43	42	41	40
3	192	190	188	184	180	173	163	150	132	112	90	75	66	60	56	52	50	48	46	44	43
4	186	184	179	175	169	161	150	137	120	106	90	78	70	65	60	56	54	52	50	48	47
5	180	176	172	166	159	150	139	127	114	103	90	80	74	68	64	60	57	55	53	51	49
6	173	169	161	158	150	141	130	120	110	100	90	82	76	71	67	63	60	58	56	54	52
7	167	162	157	150	143	134	125	113	107	99	90	83	77	73	69	66	63	60	58	56	54
8	161	156	150	144	136	129	120	112	105	98	90	83	79	75	71	68	65	62	60	58	56
9	155	150	145	138	131	126	116	110	103	97	90	84	80	76	72	70	67	64	62	60	58
10	150	145	140	135	127	120	114	108	101	96	90	85	81	77	74	71	68	66	64	62	60

（二）平均电轴的临床意义

平均电轴的正常范围在0°～90°之间，平均为60°。0°～+30°为轻度左偏，-30°～0°为中度左偏，超过-30°为显著左偏。+90°～+120°为轻度或中度右偏，+120°～+180°为显著右偏，＞+180°为重度右偏（图1-4-4）。

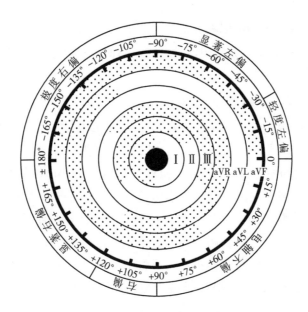

图 1-4-3 圆形系统测定平均电轴

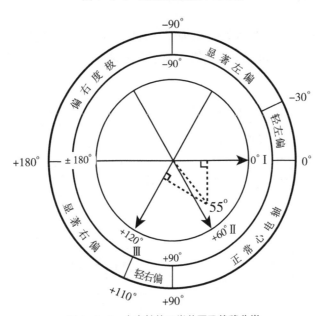

图 1-4-4 心电轴的正常范围及偏移分类

心电轴明显偏移多见于病理状态，但偶可见于正常人，必须结合临床资料与年龄进行判断。一般的规律是婴幼儿电轴右偏，正常儿童电轴有时可达+120°，随着年龄增长电轴逐渐左偏，正常老年人电轴有时达-30°。

1. 电轴显著左偏（-30°以左）

多属病理状态，常见的病因有：①左前分支阻滞；②左心室肥厚；③慢性阻塞性肺气肿（假性电轴左偏）；④下壁心肌梗死；⑤预激综合征。

2. 电轴异常右偏（+100°以右）

常见于：①儿童；②左后分支阻滞；③右心室肥厚；④慢性阻塞性肺气肿；⑤预激综合征。

3. "无人区"电轴（-90°～±180°）

Ⅰ、aVF导联的QRS波均以负向波为主时（S波＞R波），反映QRS波群电轴位于无人区。分为两部分：① -150°～ 90° ：这部分心电图特征为Ⅰ、Ⅱ、Ⅲ、aVF导联QRS波群均以负向波为主；② -150°～ ±180° ：这部分心电图特征为Ⅰ、Ⅱ、aVF导联QRS波群均以负向波为主，而Ⅲ导联QRS波群主波以正向波为主。

"无人区"电轴在临床可见于以下两类情况：①窦性心律伴无人区电轴常见的病因为心尖部心肌梗死、先天性心脏病引起的右心室肥厚、慢性肺气肿等；②宽QRS波群心动过速伴"无人区"电轴高度提示其为室性心动过速，心房颤动心电图出现宽QRS波群伴"无人区"电轴，提示该QRS波群为室性异位搏动。

二、钟向转位

钟向转位是指心脏循其长轴发生顺钟或逆钟向旋转。检查者从患者心尖向心底方向观察。根据胸导联QRS波群的R/S比值，确定有无钟向转位（图1-4-5），从而辅助诊断心室肥大。

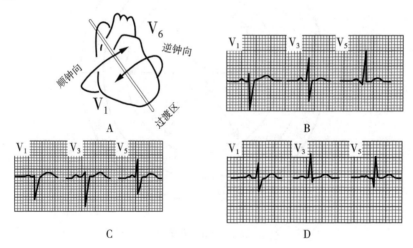

图1-4-5　钟向转位示意图和钟向转位图形

B：正常图形；C：顺钟向转位；D：逆钟向转位。

（一）顺钟向转位

右室向左前移，左室向后推移。心电图表现为 $V_1 \sim V_4$ 甚至 V_5、V_6 均呈rS型（右室波型）。顺钟向转位常见于右室肥大。

（二）逆钟向转位

左室向右前移，心电图表现为 V_3、V_4 呈 qRS、Rs 或 R 型（左室波型）。逆钟向转位较常见于左室肥大。

必须指出：钟向转位是根据错误的单极概念推理而来的，有其片面性。因此，根据胸导联心电图改变推断的心脏转位，有时与实际情况并不相符。

（王福军　向芝青　王春婷）

第 2 章

正常心电图与
正常变异心电图

第1节　正常心电图

一、心电图的测量方法

（一）心电图记录纸的组成

心电图纸由粗、细两种纵线和横线形成的正方形小格子所组成，各细线之间的间距为1mm，横向代表的是时间，纵向代表的是振幅，当走纸速度为25mm/s，定标电压为标准的1mV等于10mm时，一个小格代表时间0.04s，振幅0.1mV。而粗线之间的间距为5个小格，即代表时间为0.2s，振幅0.5mV（图2-1-1）。如果采用非标准的走纸速度或非标准的定标电压，其代表的时间及振幅会相应地改变，记录心电图时必须标明。

（二）心率的测量

心率规则时，用P-P或R-R间期（s）来计算出心房率或心室率。计算公式：心率（次/min）=60/P-P（R-R）间期。目测时，如P-P（R-R）间期与3个大格（0.60s）相等，心率为100次/min，如果与4个大格（0.80s）相等，则心率为75次/min，如果与5个大格（1.0s）相等，则心率为60次/min。当心率不规则时，以一个P波或R波为起点，连续计算6s内的P-P（R-R）间期数，再乘以10，即为每分钟心率数。

（三）振幅和时限的测量

1. 振幅的测量

正向波由基线上缘垂直量至波顶（波的最高处）；负向波由基线下缘垂直量至波底（波的最低处）。基线应以T-P段为标准（图2-1-2）。心动过速时T、P波可重叠，此时可以两个相邻心搏的Q（R）波之间的连线作为基线。振幅大小均以毫米（mm）或毫伏（mV）表示，即1mm=0.1mV。

2. 时限的测量

测量各波的时间应从该波起始部的内缘量至终末部的内缘，正向波量基线下缘的下角转折处；负向波测量基线上缘，测量的原则是量凸面，不量凹面，测量时应选择波幅最大、波形最清晰的导联（图2-1-2）。

3. 振幅和时限的组合指标测量

一个波形的振幅和时限的组合，就成为该波的复合指标。复合指标分为两种：振幅和时限的乘积；振幅和时限的比值。这种复合指标的应用在心电测量上有如下几种情况。

（1）电轴的测量：经典方法测量电轴主要用于额面心电轴（即QRS波群电轴），一般采用QRS波群振幅高度计算，将正向波作为正值，负向波作为负值，计算其代数和。

以Ⅰ导联和Ⅲ导联为测量依据，测量出代数和后对照预先计算好的数字表查找。后来发展为测量T电轴、P电轴、S波电轴、U波电轴，又用来测量R波电轴和T波电轴构成的R-T夹角。

（2）P/P-R比值：又称Macruz指数，以P波宽度为分子，以P-R段长度作为分母，主要用于分析心房的改变。正常值为1.0～1.6，平均1.2，左心房肥大时＞1.6。

（3）PTF_{V1}：又称Morris指数，即V_1导联P波终末指数，以P波终末部分的时间（以s为单位）和终末部分负向电压（以mm为单位）相乘，得到mm·s作为单位的PTF_{V1}，正常值＜-0.04mm·s（1mV=10mm）。

（4）PTI_{V1}：又称V_1导联P波初始指数，以P波初始部分的时间（以s为单位）和初始部分电压（以mm为单位）相乘，得到以mm·s作为单位的PTI_{V1}，正常值≤0.06mm·s（1mV=10mm）。

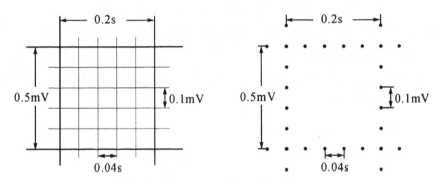

图 2-1-1　心电图图纸

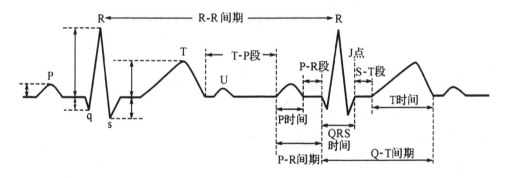

图 2-1-2　心电图各波段时间与电压的测量

二、正常心电图的各波、段及间期

（一）P波和Ta波

1. P波

反应左、右心房除极时的电位变化。正常情况下心房除极的方向由右向左、由上而下，先向前再向后，总的除极方向朝向左下后，因此在Ⅰ、Ⅱ、$V_3 \sim V_6$导联直立，在aVR导联倒置。正常情况下P波的时限小于0.11s，振幅在肢导联小于0.25mV、在胸导联小于0.15mV。正常P波可以双峰，但峰间距小于0.03s。V_1导联P波常呈正负双向，其正向波振幅应小于0.15mV，其负向波的时间（s）和振幅（mm）的乘积称为PTF_{V1}，其绝对值应小于0.03mm·s。在常规走纸速度（25mm/s）记录下，V_1导联P波的负向波面积等于或超过1个小方格即为异常，反映左心房负荷过重或左心房肥大或左心房内传导阻滞。

　　P波振幅的测量应以P波起始前的水平线作为参照基线，正向振幅自P波起始水平线上缘垂直地测量到P波的顶端，负向振幅自P波起始水平线下缘垂直地测量到P波的底端（图2-1-3A）。PTF_{V1}测量时，自P波起始线下缘作水平延长线与P波下降支相交，此点与P波终点之间的水平距离为负向波的宽度，水平线与负向波底端的垂直距离为负向波的深度（图2-1-3B）。P波时限在不同导联可有不同，采用12导联同步心电图测量最为准确，应从12导联同步心电图记录中最早的P波起点测量至最晚的P波终点。鉴于绝大多数情况下额面P环向量投影与肢体导联电轴平行，亦可采用同步记录的肢体导联心电图最早的P波起点至最晚的P波终点的间距作为P波时限。如采用单导联心电图仪，应选择12导联中最宽的P波作为P波时限。

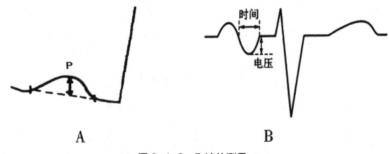

图2-1-3　P波的测量
A：P波振幅的测量方法；　B：PTF_{V1}的测量方法

2. Ta 波

　　为心房复极波，方向与P波相反（图2-1-4A、2-1-4B）。Ta波较小，正常情况下不易辨认，在心率增快时由于心房除极向量增大时，心房复极向量也增大，P-R段下斜型压低，使ST段起始段压低，造成ST段下移的假象。鉴别时可以从P-R段向下延伸和ST段、T波升支相连形成假象的抛物线，抛物线不中断，提示受Ta波影响所致，为生理性（图2-1-5A），抛物线中断（抛物线延长线与ST段相差0.5mV以上）则为病理性（图2-1-5B）。

（二）P-R 段及间期

1. P-R 间期

自P波开始至QRS波群起始为P-R间期，反映激动从心房经房室结、希氏束和束支至浦氏纤维的传导时间。正确的测量方法是选择一个有最大 P 波和最宽 QRS 波群间期的导联，如果是 12 导联同步记录，应以 12 导联中最早的 P 波起点测至最早的 QRS 波群起点（图 2-1-6A、图 2-1-6B）。

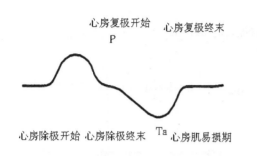

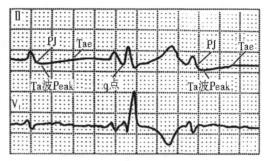

图 2-1-4　Ta 波的测量

A：Ta 波示意图；B：在完全性房室阻滞时 Ta 波显示的全貌；PJ：P 波与 Ta 波的交界点；Ta 波 Peak；Ta 波的顶点；Ta 波的终点。

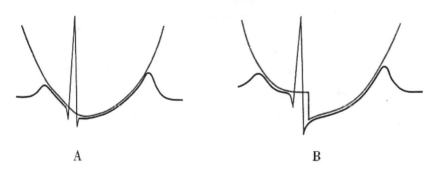

图 2-1-5　Ta 波影响和病理性链接点型 ST 段下移的鉴别

A：Ta 波影响致 ST 段下移；B：病理性连接点型 ST 段下移。

正常范围：P-R 间期受年龄及心率的影响，婴幼儿 P-R 间期短，老年人 P-R 间期较长，心率快时 P-R 间期缩短，心率慢时 P-R 间期长。在分析 P-R 间期是否正常时，应考虑到患者的年龄和心率。成人 P-R 间期的正常范围为 0.12～0.20s，小于或等于 14 岁的儿童为 0.11～0.18s，女性较男性稍短（表 2-1-1）。P-R 间期常随窦性心律的频率快慢而变化，但成人在窦性频率无明显改变时，P-R 间期相对恒定。

表 2-1-1　正常 P-R 间期的最高限度

心率（次 /min）	＜ 70	71～90	91～110	111～130
成人	0.20	0.19	0.18	0.17
0～1.5 岁	0.16	0.15	0.145	0.135
1.5～6 岁	0.17	0.165	0.155	0.145
7～13 岁	0.18	0.17	0.16	0.15

续表

心率 (次 /min)	< 70	71 ~ 90	91 ~ 110	111 ~ 130
> 13 岁	0.19	0.18	0.17	0.16

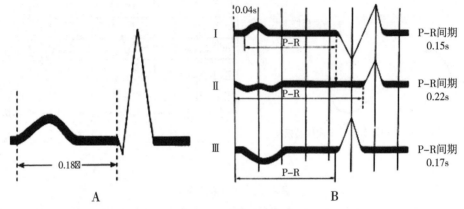

图 2-1-6　P-R 间期测量

A：P-R 间期测量示意图；B：多导联同步测量 P-R 间期（自 Ⅱ 导联 P 波最先出现处测量到 Ⅰ 导联 QRS 波群最早出现处，P-R 间期为 0.17s）。

2. PR 段

P 波结束至 QRS 波群起始为 PR 段。正常人为等电位线，因 P 波复极波重叠于此，在心动过速或 P 波高大时可出现偏移，但如果 PR 段明显下移或抬高提示心房梗死、急性心包炎等。正常 P-R 段抬高不超过 0.05mV，下移小于 0.08mV。

（三）QRS 波群

1. QRS 波群的命名

QRS 波群反映心室肌除极产生的电位变化，为心电图中最高大、快速的波形，其命名规则如下：第一个向下的波称为 Q 波（其前不能有向上的波），第一个向上的波称为 R 波，在 R 波后向下的波称为 S 波，如果在 S 波之后出现的第 2 个向上的波称为 R'(r')波，在 R'(r') 后出现的 S 波称 S' 波，如果 QRS 波群只有一个向下的波称为 QS 型，只有一个向上的波称为 R 型。

2. QRS 波群时限及测量方法

成人正常 QRS 波群时限为 0.06 ~ 0.10s，通常为 0.08s，偶有达到 0.11s 者，儿童 QRS 波群时限的上限为 0.09s，一般男性的时限大于女性。如果 QRS 波群时限大于或等于 0.12s，多为病理性，反映心室除极时间延长，可见于室性异位搏动、束支传导阻滞或心室预激等。QRS 波群时限的测量应在最宽的导联测定，12 导联同步记录时，应在 12 导联中最早的 QRS 波群起点测至最晚的 QRS 波群终点（图 2-1-7）。

室壁激动时间（VAT）又称 R 峰值时间，是从 QRS 波群起点至 R 波顶点间的垂直距离，当R波出现切迹或R'波时，以最后的R波峰为准（图2-1-8）。它代表激动从心内膜到心外膜下的时间，右心室室壁激动时间（VAT_{V1}）0.01～0.03s，左心室室壁激动时间（VAT_{V5}）0.02～0.05s。室壁激动时间延长常提示心室肥大、束支传导阻滞等。

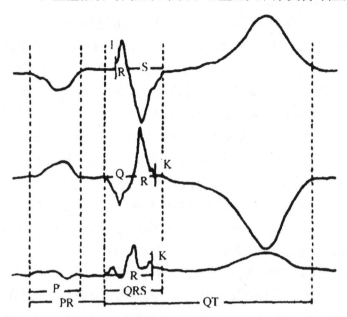

图 2-1-7　多导联同步心电图 P、P-R 间期、QRS 波群、Q-T 间期时限及
特定导联 Q 波、R 波、S 波时限的测量方法

图中 I 和 K 分别表示特定导联 QRS 波群前和波群后的等电位段；测量特定导联的 Q 波、R 波、S 波时限时应排除
等电位段时间。

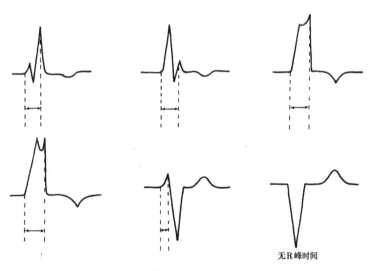

图 2-1-8　各种波形的 R 峰值时间测量方法

3. QRS 波群电轴

QRS波群额面电轴的正常范围为-30°～ +105°，电轴常与年龄和体型相关，儿童

电轴常右偏，随年龄增长向左偏移，临床上小于40岁的QRS波群电轴正常范围为0°～+105°，大于40岁的为-30°～+90°。体型矮胖者电轴常左偏，体型瘦长者常右偏。

4. QRS波群形态及振幅

肢导联QRS波群的形态取决于额面QRS波群电轴的方向，正常范围为-30°～+105°，正常QRS波群在肢导联上的形态如下：Ⅰ导联成人总是以R波为主，儿童和青少年可呈R/S≤1；Ⅱ导联R波＞S波；Ⅲ导联波形态多变，可正可负；aVR导联总以负向波为主，常呈Qr型，T波倒置；aVL导联波形多变，可正可负；aVF导联常直立。

室间隔及左、右心室的顺序除极形成QRS波群，室间隔中部左室面最先除极，然后转向右室面，室间隔的激动向量是从左指向右，因此，V_1、V_2导联出现r波，而V_5、V_6导联出现起始Q波。接着是左、右心室从心内膜向心外膜的同步除极，由于左心室肌的重量是右心室肌的3倍左右，除极综合向量实际上为左心室除极向量，其方向向左后下，使V_1、V_2导联形成S波，V_5、V_6导联形成R波。最后是左心室基底部及右心室肺动脉圆锥部的除极，终末除极向量向上、向前或向后。因此，正常胸导联QRS波群形态为：V_1、V_2呈rS型，称为右胸导联；V_3、V_4呈RS型，称为移行区；V_5、V_6导联呈qRs型、qR型或Rs型，称为左胸导联。V_1～V_6导联R/S的比值逐渐增大，V_1～V_4导联的R波振幅逐渐增大，V_4～V_6的R波振幅又逐渐减小，最大的R波振幅常出现在V_4导联，最大的S波振幅常出现在V_2导联，V_2～V_6导联S波逐渐减小。6个肢体导联每个导联QRS波群电压算数和均＜0.5mV，为肢导联低电压；6个胸导联每个导联QRS波群电压算数和均＜1.0mV，则为胸导联低电压。

R波振幅在各导联在正常值为：R_I＜1.5mV，R_{II}＜2.5mV，R_{III}＜2.0mV，R_{aVR}＜0.5mV，R_{aVL}＜1.2mV，R_{aVF}＜2.0mV，R_{V1}＜1.0mV，R_{V5}＜2.5mV，R_{V6}＜2.5mV。V_1导联R/S＜1，V_5、V_6导联R/S＞1，R_{V5}+S_{V1}男性＜4.0mV、女性＜3.5mV。

5. Q波

正常Q波的时限＜0.03s，振幅＜同导联R波的1/4。正常人常在Ⅲ导联出现Q波，时限常达到0.04s，个别可达0.05s。V_1、V_2导联不应有Q波，但可以呈QS型。

6. J点

QRS波群的终点ST段的起点称J点，代表心室除极结束及复极开始。正常J点常位于等电位线，抬高或下移不超过0.1mV。

（四）ST段

QRS波群的终点至T波开始为ST段，对应于心室复极的平台期。ST段的正常时间＜0.15s，呈频率依赖性。ST段的测量应在J点后0.06～0.08s处进行，此时全部的心肌纤维已经除极完毕，应以T-P段为基线，测量ST段抬高应从基线上缘量至ST段上缘，ST段下移应从基线下缘量至ST段下缘。正常ST段下移除Ⅲ导联外，其他导联均应＜0.05mV，ST段抬高在V_1～V_2导联小于0.3mV，在V_3导联抬高可达0.5mV，在V_4～

V_6 导联及肢体导联抬高小于 0.1mV。相对于 ST 段抬高的幅度，ST 段抬高的形态更应引起重视，ST 段斜直型抬高常提示急性心肌损伤，ST 段凹面向上型抬高常见于正常人（图 2-1-9，图 2-1-10）。

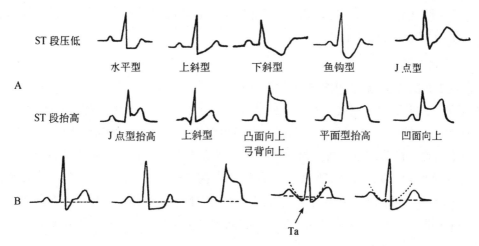

图 2-1-9　不同形态的 ST 段移位及测量方法

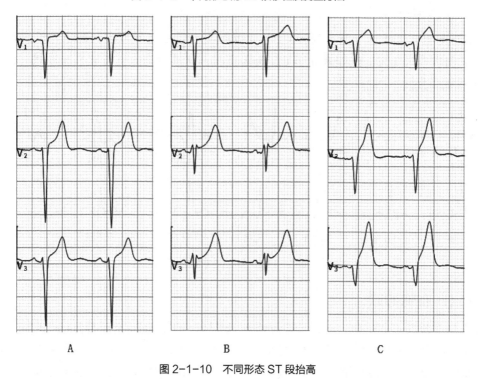

图 2-1-10　不同形态 ST 段抬高

A：正常形态；B：早复极；C：急性心肌梗死，注意图 C 的 ST 段被拉直，与 T 波链接的凹面消失。

（五）T 波

T 波对应于心室肌复极的 3 相。T 波的振幅在不同的个体差异很大，对 T 波的观察更应注意T波的形态与方向。

1. T波形态

T波的上升支缓慢，下降肢陡峭，呈现出双肢不对称且底部宽阔的圆钝波形。如果T波双肢对称呈箭头状，称"冠状T波"，常提示心肌缺血；T波高尖，基底部窄呈帐篷状，见于高血钾症等（图2-1-11）。

2. T波方向

正常T波的方向常与QRS波群主波的方向一致，但在$V_1 \sim V_3$导联T波可倒置、低平或直立，如果倒置应双肢不对称。如果V_1导联T波直立，则其左侧导联的T波不应倒置。在幼儿时期$V_1 \sim V_3$导联T波倒置，随年龄增长逐渐直立，如果成年后$V_1 \sim V_3$导联T波仍然倒置，称为幼稚T波，为正常变异。致心律失常性右室心肌病及右心室扩大患者，右胸导联T波常倒置，其常呈宽大倒置伴右胸导联Q-T间期延长，应注意鉴别。孤立V_3、V_4导联T波倒置，可见于正常变异，称孤立性T波倒置，也可见于左前降支严重病变，鉴别时可以改变电极位置，在下一肋间记录T波变直立者提示正常变异，还需紧密结合临床，以免漏诊。

3. T波振幅

T波振幅应大于同导联R波的1/10。T波振幅与性别差异较大，健康青年男性常在胸导联出现高大T波。但如果此前T波振幅不高，突然变高大且伴有临床症状时，提示急性冠脉综合征。

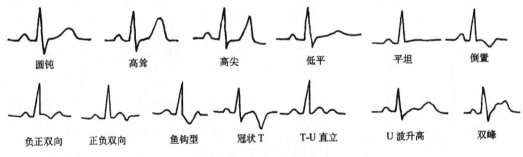

图2-1-11 T波的不同形态

（六）右胸导联

右胸导联的QRS波群形态主要是rS或rSr'型，随电极位置右移，r波逐渐变小而演变成qr型或qs型，如果V_{3R}-V_{7R}均呈qs型，则可能为右室梗死。右胸导联r波振幅＜0.6mV，如果r波振幅增高尤其V_{4R}导联常提示右室肥大。右胸导联的ST段改变一般在J点后40（或60ms）处测量，正常ST段上移不超过0.1mV，一般以V_{3R}或V_{4R}导联作为诊断标准。右室梗死时ST段抬高持续时间短，一半患者在胸痛发作10h内即恢复正常。右胸导联T波常以负向波为主，亦可双向或直立，电极越右T波倒置加深，如果丧失此规律可能为异常。

（七）Q-T 间期、J-T 间期、Q-T 间期离散度和 Tp-Te 间期

Q-T 间期是 QRS 波群起点至 T 波终点的时间间隔（图 2-1-12），是心室除极和复极的总时程，相当于心室收缩期。Q-T 间期受心率影响较大，心率快则短，心率慢则长。临床常采用 Q-Tc 间期，Q-Tc 间期 $= QT/\sqrt{R\text{-}R}$，Q-Tc 间期的正常值上限为 0.44s。Q-Tc 间期延长可诱发各种室性心律失常，尤其是尖端扭转性室速，甚至室颤、猝死。Q-Tc 间期延长可见于长 Q-T 综合征、低血钾、低血镁、低血钙，应用某些抗心律失常药物和抗抑郁症药物后、脑血管意外及严重的心肌病变等。而高血钙及洋地黄应用后可致 Q-Tc 间期缩短。

J-T 间期是 QRS 波群终末至 T 波终末的时间间期（图 2-1-12），反映心室复极总时间。J-Tc 间期 $= JT/\sqrt{R\text{-}R}$，J-Tc 间期的正常值 < 0.36s。在心室除极顺序异常时测量 J-T 间期及 J-Tc 间期有更大的临床意义。

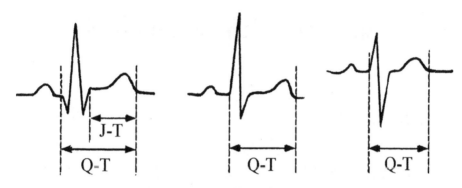

图 2-1-12　Q-T 间期、J-T 间期的测量

Q-T 间期离散度（Q-Td）测定是反应各导联 Q-T 间期存在的差异。测定 Q-Td 宜采用 12 导联同步记录心电图，12 导联中最长 Q-T 间期与最短 Q-T 间期之差即为 Q-Td，正常值为 0.02 ~ 0.05s。某些病理情况下 Q-Td 明显增大，易形成折返性室性心律失常。Q-Td 是反映心肌电生理状态、预测猝死危险性的重要指标之一。

T 波峰末间期（Tp-Te）为 T 波顶峰上缘至 T 波终点的距离，正常值为 0.08 ~ 0.1s。Tp-Te 离散度为 12 导联中最长 Tp-Te 与最短 Tp-Te 差值，正常为（30±15）ms，Tp-Te 对应于心室的相对不应期，相对不应期延长及离散度加大，预测心脏性猝死的价值优于 Q-T 间期。

（八）U 波

U 波位于 T 波结束后 0.02 ~ 0.04s，为一小而圆钝的波，通常在 V_2、V_3 导联最清楚。U 波的振幅 0.05 ~ 0.2mV，不超过同导联 T 波的 1/2，除 aVR 导联外，其他导联 U 波均应直立。U 波增高见于低血钾、脑血管意外、洋地黄应用等，U 波倒置见于高血压性心脏病、冠心病（冠状动脉粥样硬化性心脏病）、心瓣膜病等（图 2-1-13）。U 波的产生机制尚不明确，可能由浦肯野纤维复极所产生。

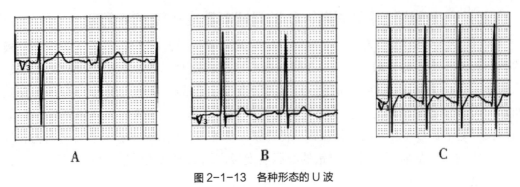

图 2-1-13　各种形态的 U 波

A：正常 U 波；B：高血压性心脏病倒置的 U 波；C：低钾血症增高的 U 波。

第 2 节　正常变异心电图

一、早复极综合征

早复极综合征在临床上十分常见，人群中的发病率为 1% ~ 2%。既往认为其属于正常变异，无临床意义。这些年来，发现早复极综合征与恶性心律失常发作可能有一定联系，并可能与冠心病、心肌病等并存。但从总体发病情况来看，早复极综合征更多见于正常人，多数属于正常变异。

早复极综合征的心电图表现有：①ST 段抬高，在 J 点处即开始凹面向上或上斜型抬高（罕见凸面向上者）。ST 段抬高在 V_3 ~ V_5 导联最明显，可高达 0.3 ~ 0.4mV，在 V_6 导联很少超过 0.2mV，在肢体导联一般也不超过 0.2mV，ST 段抬高不伴有镜像导联 ST 段压低；②出现明显 J 波，表现为 QRS 波群终末部出现切迹、粗钝，也可呈尖峰型，并参与构成 ST 段的起始部分。J 波在 V_3 ~ V_5 导联最明显；③T 波高大，双支不对称，升支缓慢、降支陡峭。少数变异型病例 T 波倒置；④ST 段抬高相对稳定，可持续数天、数月不变；运动、过度换气可使 ST 段回落到基线（图 2-2-1）。

少数早复极综合征患者可发生猝死，为恶性早复极综合征，属于高危型。目前认为具有以下特点的早复极综合征患者可能属于高危型：①出现头晕，特别是发作性晕厥者；②有青年猝死家族史、家族性早复极综合征或家族中有 Brugada 综合征患者；③J 波和 ST 段抬高出现于下壁导联、侧壁导联和下侧壁导联；④J 波电压≥0.2mV；⑤伴有 Q-T 间期明显延长或缩短者。

早复极综合征易被误认为急性心肌梗死及急性心包炎，偶尔也可被误认为 Brugada 综合征，应注意鉴别。另外，早复极综合征也有可能与肥厚型心肌病、冠心病等器质性心脏病并存，因此不能认为早复极综合征是良性心电图改变，而漏诊了器质性心脏病。

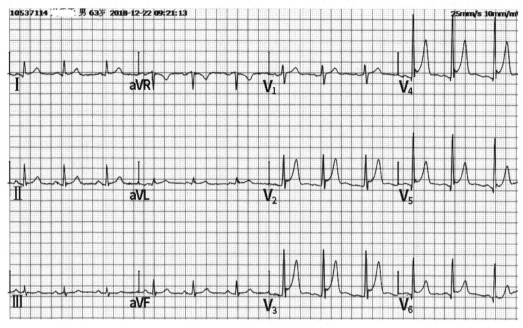

图 2-2-1 早复极综合征心电图

青年男性健康体检，$V_2 \sim V_6$ 导联 ST 段呈凹面向上型抬高，$V_3 \sim V_6$ 导联可见 J 波，$V_2 \sim V_6$ 导联 T 波高耸。

二、$S_I S_{II} S_{III}$综合征

$S_I S_{II} S_{III}$综合征是指心电图上 I 、 II 、 III 标准导联都出现 S 波。当 QRS 波群终末向量来自右室流出道或室间隔的后基底部，其方向向上、向右时，在体表心电图上就可以记录到 S 波。

$S_I S_{II} S_{III}$综合征有两种诊断标准：① I 、 II 、 III 导联均出现明显的 S 波，S 波不一定大于 R 波，S 波也不一定超过 0.3mV ；② I 、 II 、 III 导联均出现 S 波，S 波 > 0.3mV，$S_{II} > S_{III}$，$R_{aVR} > R_{aVL}$，可有顺钟向转位（图 2-2-2）。$S_I S_{II} S_{III}$综合征可见于正常变异，此时多见于婴幼儿和青少年是生理性右室占优势的特征之一。还可见于右室肥大、肺气肿、肺心病、前壁心肌梗死及直背综合征，应注意鉴别。

三、室上嵴图形

V_1 导联 QRS 波群形态呈 rSr' 或 RsR' 图形，而 QRS 波群时限小于 0.12s，称之为室上嵴形，可见于 2.4% 的正常人，第二个 r' 或 R' 波为右室流出道的室上嵴部位生理性延迟除极所致（图 2-2-3）。此图形需与不完全性右束支传导阻滞、右室肥大或 Brugada 波鉴别。正常变异时，R' < R 波，R' 波振幅 ≤ 0.5mV，小于同导联 S 波，I 、V_5、V_6 导联无增宽的 S 波；第一个 R 波振幅应 < 0.7mV；降低一肋间记录，R' 消失。

四、胸导联R波递增不良

正常情况下，胸前导联$V_1 \sim V_4$导联的R波振幅递增，即$R_{V4} > R_{V3} > R_{V2} > R_{V1}$。如果从$V_1 \sim V_4$导联R波不能逐导递增，称为R波递增不良。按照Zemma的诊断标准，$R_{V3} < 0.3\text{mV}$，$R_{V3} \leqslant R_{V2}$为R波递增不良（图2-2-4、图2-2-5）。R波递增不良多见于前壁心肌梗死、左心室肥大、C型右室肥大，还可见于正常人，属于正常变异，约7%正常人可出现胸导联R波递增不良。R波递增不良不属于钟向转位的范畴，应注意鉴别。

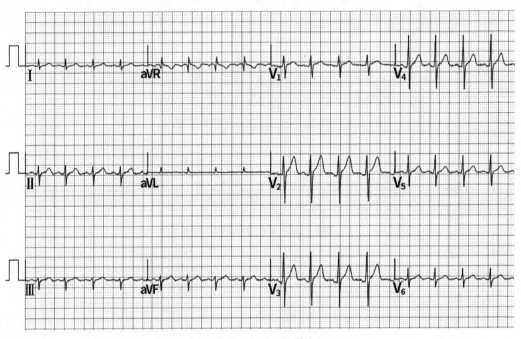

图2-2-2　$S_I S_{II} S_{III}$综合征

青年女性健康体检，Ⅰ、Ⅱ、Ⅲ导联均出现明显的S波，$S_{II} > S_{III}$，$R_{aVR} > R_{aVL}$，伴顺钟向转位，胸片及心脏彩超检查均正常，此$S_I S_{II} S_{III}$综合征为正常变异。

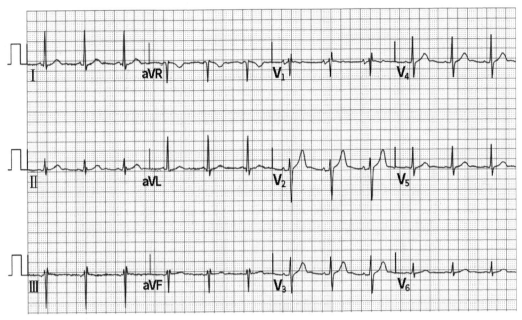

图 2-2-3　室上嵴图形

青年女性，V_1 呈 rSr' 型，I、V_5、V_6 导联 S 波无增宽，QRS 波群时限 90ms，无临床症状，
胸片及心脏彩超检查均正常。

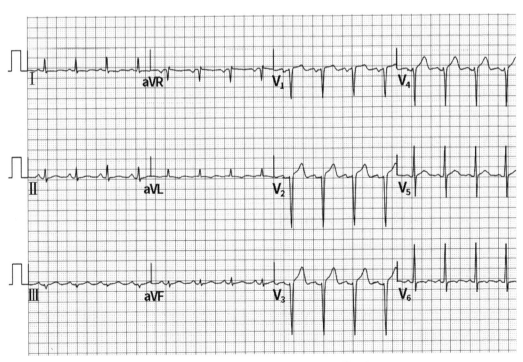

图 2-2-4　左心室肥大致胸导联 R 波递增不良

患者老年男性，高血压病，PTF_{V1} 绝对值增大，$V_1 \sim V_4$ 均呈 rS 型，$R_{aVL} + S_{V3} > 2.8mV$，
aVL、V_6 伴有继发性 ST-T 改变，心脏彩超提示左心扩大。

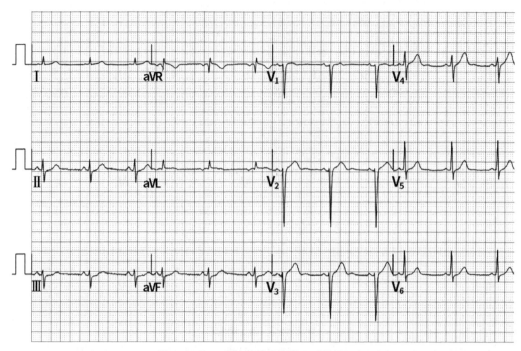

图 2-2-5　正常变异的胸导联 R 波递增不良

青年女性，$V_1 \sim V_3$ 均呈 rS 型，r 波振幅＜ 0.3mV，ST-T 正常，无临床症状，胸片及心脏彩超检查正常。

五、位置性 Q 波

无心脏疾患者由于心脏位置变化等因素可在某些导联出现异常 Q 波，Q 波时间 ≥ 0.04s 及（或）深度＞ 1/4R 波，称为位置性 Q 波。

正常心室间隔向量的除极方向自左后指向右前上或下，左胸导联（V_5、V_6）及某些肢体导联出现小的起始负向波——Q 波（又称间隔 Q 波）。由于正常室间隔除极时间不超过 0.03s，故间隔 Q 波时限通常＜ 0.04s，其深度＜后继 R 的 1/4。但是时限等于或大于 0.04s，电压相对高的 Q 波在正常人的 aVL、aVF、V_1、V_2 导联也屡见不鲜。

（一）aVL 导联呈 QS 或 QR 型

当 QRS 波群起始向量与额面电轴接近 +90° 时，与 aVL 导联轴几乎垂直，此时 QRS 向量若逆钟向运行，起始向量投影在 aVL 的负侧，aVL 可呈 QS 型，偶呈 Qr 型。同时 P 环和 T 环也投影在 aVL 的负侧，P 波与 T 波亦倒置，与 aVR 的波形类似。此时与病理性 Q 波的鉴别点有：① Ⅰ 导联和 $V_5 \sim V_6$ 导联无异常 Q 波；②不伴有显著 ST-T 异常；③伴有 P 波及 T 波倒置。

（二）Ⅲ和 aVF 导联呈 QS 或 QR 型

当 QRS 波群的额面电轴在 0° ~ +30° 之间，若 QRS 向量环顺钟向运行，起始 0.04s 向量投影在 Ⅲ 导联的负侧，Ⅱ、aVF 的正侧，则 Ⅲ 导联出现 Q 波而 Ⅱ 和 aVF 导联不出现

Q波。若起始向量在-30° ～ 0° 之间，投影在Ⅲ、aVF导联的负侧，Ⅱ的正侧，则Ⅲ、aVF导联出现Q波而Ⅱ导联不出现。

1. Ⅲ导联呈 QS、QR 或 Qr 型

可见于Ⅲ导联的正常变异（常伴T波轻度倒置），也可见于心肌梗死。其鉴别诊断如下：①$Q_Ⅲ$宽度＞0.04s和深度超过后继R波的25%仅是鉴别正常变异与病理性Q波的参考标准；②正常变异的Q波与其后R波振幅相等；③吸、屏气时描记$Q_Ⅲ$明显变小，甚至消失，有助于两者的鉴别，但病理性Q波振幅在吸气、屏气时也可减少，故此法也不是鉴别的可靠依据；④病理性Q波常合并Ⅲ导联或其他下壁导联的ST-T变化；⑤如Ⅱ和aVF导联无异常Q波，则$Q_Ⅲ$一般为体位性变异。

2. Ⅲ导联和 aVF 导联均有 Q 波

如果两者的Q波均很明显，很难与下壁心肌梗死鉴别，但亦可为正常变异（图2-2-6）。一般说来Q_{aVF}振幅超过其后R波的25%，时间超过0.04s，应视为异常。但正常人可呈QS、QR或Qr型，T波直立或轻度倒置。$Q_Ⅲ$或Q_{aVF}被认为与心脏位置有关，呼气使横膈抬高时，Q波增大，吸气时Q波减小甚至消失，Q_{aVF}可能在卧位时较小，立位时增大，但这两种方法不能严格区别正常Q波和病理性Q波。可靠的鉴别诊断方法如下：①观察aVR导联，如aVR为rS或Qr型，则$Q_Ⅲ$和Q_{aVF}一般为病理性，若aVR呈QR型，则$Q_Ⅲ$和Q_{aVF}可能为正常变异（位置性）。但如aVR呈QS型则对两者无鉴别诊断价值。②观察Ⅱ导联，如Ⅱ导联也有明显Q波，则Ⅲ和aVF导联的Q波无疑是病理性的，但未必是梗死性的。如心电轴为垂直性（+90° 左右），正常Ⅱ导联可有小q波，但其振幅及时间正常。

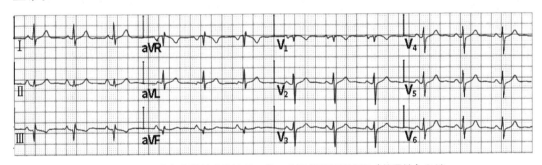

图 2-2-6　青年女性健康体检者，Ⅲ、aVF 导联正常变异（位置性）Q 波

（三）右胸导联呈 QS 型

正常情况下，V_1导联呈QS较常见，V_1和V_2均呈QS则较少见。室间隔的起始除极向量向前向右，在右胸导联产生小的间隔r波。在下列情况右胸导联可呈QS型：①起始间隔除极向量与探测电极垂直；②起始间隔除极向量背离右胸导联（＞90° ）。这种正常变异可以是因为室间隔与胸导联相对关系的解剖变异，也可以由于早期除极力的固有变化引起。当室间隔起始除极向量垂直于右胸导联电极时，心电图上在相当于间

隔r波的地方为一等电位线，V_1或$V_1 \sim V_2$呈QS型，r波被掩盖。这种心电变异与前间隔心肌梗死或纤维化很难鉴别。以下几点有助于两者的区分：①右胸导联的正常QS型通常不超过V_2、V_3导联，临床上$V_1 \sim V_3$呈QS型最常见于前壁心肌梗死，其次为左心室肥大、左束支传导阻滞及慢性阻塞性肺病等；②QS波的形态，正常变异性QS波清晰无切迹或顿挫，而心肌梗死或损伤时QS波的下降支常有切迹或变形，为梗死内阻滞的表现；③正常$V_1 \sim V_2$导联的变异性QS波之后的T波可为正向、平坦或轻度倒置。若伴有明显ST段压低或深倒置的T波，则高度提示心肌缺血或右室劳损。若T_{V1}直立而T_{V2}倒置则肯定是异常的。

（四）I、aVL同时呈QS波

先天性右位心时，胸导联R波的振幅正常递增规律消失，而且R波自右向左进行性降低，乃至V_5、V_6呈QS型，加上I和aVL也呈QS型，此心电图改变酷似高侧壁心肌梗死。两者鉴别要点：①aVR、aVL导联的P波和QRS波群与正常恰好相反，据此不难诊断心脏位置的异常；②若将左、右上肢电极交换，同时描记右胸导联（$V_{3R} \sim V_{6R}$）则心电图可被"矫正"。

六、Edeiken型ST段抬高

由Edeiken于1954年首先报道的一种ST段抬高类型，认为系正常变异心电图，Schamroth称之为Edeiken型ST段抬高。

Edeiken型ST段抬高心电图表现：ST段抬高呈马鞍状，局限于V_2、V_3导联，低一肋间描记，ST段可恢复正常；心电图无其他异常改变（图2-2-7）。此型ST段抬高容易被误诊为前间壁心肌梗死，但临床无心肌梗死相关症状，超声心动图无异常发现，低一肋间描记，抬高的ST段可恢复正常，不难鉴别。根据ESC（2002年）对Brugada综合征的分型诊断，Edeiken型ST段抬高可能属于2、3型Brugada波。因此，当见到Edeiken型ST段抬高，不能过分大意，应仔细询问病史，注意有无晕厥发作，有无青年猝死家族史，升高$1 \sim 2$肋间描记$V_1 \sim V_3$导联，注意其是否转变成I型Brugada波，必要时进行药物激发试验。

七、心尖现象（孤立性T波倒置综合征）

多见于瘦长型年轻人，发生机制可能由于心尖与胸壁之间的接触或压力（特别当探查电极紧压于胸壁时），干扰心室肌的复极过程，致使T波倒置。其心电图改变有以下特点：①T波倒置多见于V_4导联，偶见于V_4、V_5导联；②右侧卧位时由于心脏与左胸壁脱离接触，T波可转为直立（图2-2-8）。

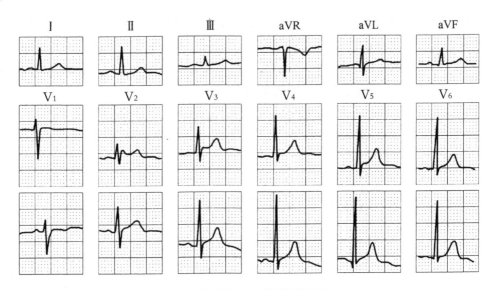

图 2-2-7　Edeiken 型 ST 段抬高

V_2、V_3 导联 ST 段抬高；下图为胸导联低一肋间描记，V_2、V_3 导联 ST 段恢复正常。

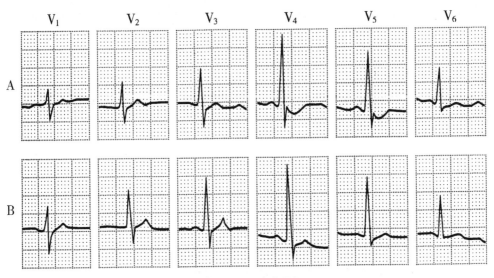

图 2-2-8　心尖现象

A 为平卧位描记，V_4、V_5 导联 T 倒置；B 右侧卧位描记，V_4、V_5 导联 T 波转为直立。

八、$T_{V1} > T_{V6}$ 综合征

本征系心电图上 V_1 导联 T 波大于 V_6 导联 T 波的心电图综合征。最早由 Rritz（1995）提出，即 T 波在左心前导联平坦或轻度倒置，在右心前导联直立，使 T_{V1} 大于 T_{V6}，称为 $T_{V1} > T_{V6}$ 综合征。

正常 T_{V6} 直立，T_{V1} 亦多为直立，也可为低平、双相或倒置，左心前导联和右心前导

联 T 波直立时，$T_{V1} < T_{V6}$。心肌缺血时，缺血区复极延缓，T 向量在额面上从左前下移向右前下，在横面随着 T 向量向右偏移，T_{V6} 逐渐降低、低平乃至倒置，形成原发性 T 波改变；T_{V1} 逐渐增高，当 T_{V1} 与 T_{V6} 均直立时，$T_{V1} > T_{V6}$（图 2-2-9）。左心室肥厚所致的继发性 T 波改变，其 T 向量也有同样的变化。

$T_{V1} > T_{V6}$ 综合征可见于正常变异，也可见于心肌缺血和左心室肥厚。

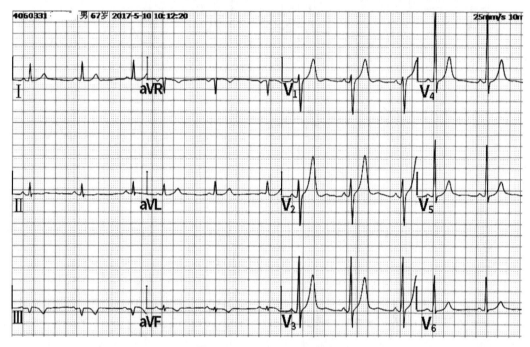

图 2-2-9　$T_{V1} > T_{V6}$ 综合征

患者男性，67 岁，患陈旧性下壁心肌梗死，此图为患者感胸闷时描记，$V_1 \sim V_6$ 导联 T 波均直立，$V_1 \sim V_4$ 导联 T 波高耸，$T_{V1} > T_{V6}$，提示心肌缺血。

九、持续性"幼稚型"T 波

在婴幼儿，$V_1 \sim V_4$ 导联 T 波通常倒置，但少数人此现象可持续至成人。多见于 20 ～ 40 岁者，年轻黑人发生率远高于白人。Hiss 等（1962 年）调查了 122043 例正常人中，"幼稚型" T 波的发生率达 1.15%，多数人可以作为一种正常变异而持续存在，其特征：①倒置 T 波多在右胸导联，伴随 QRS 波群呈 RS 型，倘 T 向量偏向左后，则 $V_3 \sim V_4$ 导联 T 波亦倒置或双向，伴随 QRS 波群呈 RS 型；②倒置 T 波的深度通常 < 0.5mV，深吸气，口服钾盐倒置 T 波变浅或暂时性直立；③临床上无器质性心脏病（图 2-2-10）。但易与前壁心肌缺血、右室肥大并劳损，以及过早复极变异伴良性 T 波倒置等相混淆。

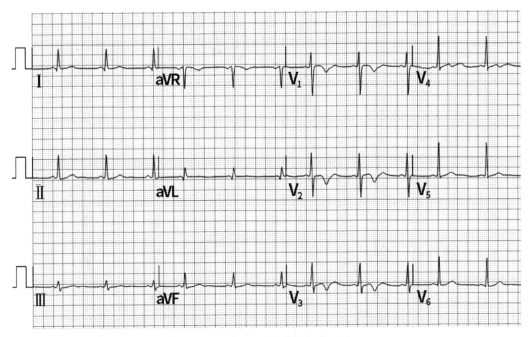

图 2-2-10　持续性"幼稚型"T 波

女性，25 岁，$V_1 \sim V_3$ 导联 T 波倒置，无心脏病史，心脏彩超正常。

十、直立性 T 波改变

T 波的极性和形态，随体位改变而改变。直立时 Ⅱ 导联 T 波倒置尤甚，或平卧时 $T_{Ⅱ}$ 呈浅倒置，而取直立位或深吸气时加深；反之，可使倒置 T 波转为直立。多见于心脏神经症者和瘦长体型者。肥胖、妊娠、腹水等横膈抬高时 $V_5 \sim V_6$ T 波也可低平，乃至倒置，经减肥、分娩、抽腹水后转为直立。普萘洛尔治疗有效。

十一、"两点半"综合征

当额面 QRS 波群电轴为 +90°（相当于钟表之长针指向 6 字）而 T 电轴为 -30°（钟表短针指向 2 字）时，T-QRS 电轴类似于钟表的两点半。正常人额面 T-QRS 向量夹角 <45°，但少数人可达 120°，从而形成"两点半综合征"。其心电图特点：①Ⅰ导联 QRS 波振幅的代数和等于零；②Ⅱ、Ⅲ、aVF 导联 QRS 波群主波向上，而 T 波均倒置；③钾盐或运动可促使倒置 T 波转为直立；④无器质性心脏病（图 2-2-11）。

"两点半综合征"的 $T_Ⅱ$、$T_Ⅲ$、T_{aVF} 倒置，故年轻者易误为心肌炎；年长者易误为慢性冠状动脉供血不足；倘以上各导联伴有 Q 波者，则易误为陈旧性下壁心肌梗死。

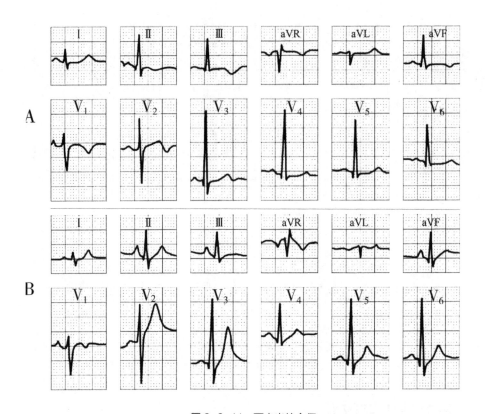

图 2-2-11　两点半综合征

A：图Ⅱ、Ⅲ、aVF 导联 T 波倒置；B：运动后倒置 T 波转为直立。

第3节　人 工 伪 差

一、操作失误

（一）导联误接

1. 左右手反接

左右手反接时心电图在肢导联类似右位心心电图改变。Ⅰ、aVL 导联 P、QRS、T 波均倒置，Ⅰ导联呈镜像改变，Ⅱ与Ⅲ导联图形互换，aVR 与 aVL 导联图形互换，但胸导联图形 R 波正常递增，可与右位心鉴别（图 2-3-1）。

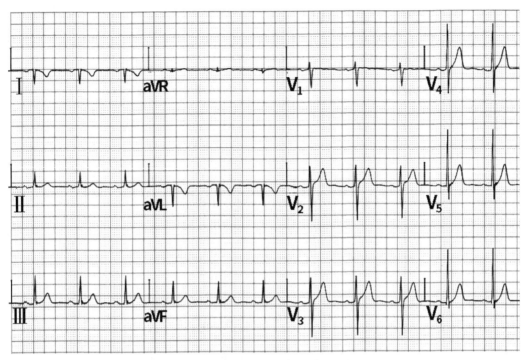

图 2-3-1　左右手反接的心电图伪差

肢体导联心电图的表现酷似右位心，但心前导联的图形仍是正常的。

2. 上下肢导联反接

在描记心电图时，错将双上肢导联接在双下肢时，Ⅰ导联将无电位差，表现为等电位线，而Ⅱ、Ⅲ、aVF导联常呈Qr型，酷似下壁心肌梗死。鉴别时应注意到Ⅰ导联的等电位线，在导联连接正常时，很少出现直线波形，如果出现，则提示导联连接错误（图2-3-2）。

3. 胸导联电极位置错误

胸导联电极放置顺序错误时QRS波群振幅变化不符合规律，可根据胸导联R波递增及S波递减规律做出判断。如电极位置放置过高可出现QS型，R波振幅减低，酷似心肌梗死。在描记心电图时导联位置需正确，对需动态观察的患者还应在胸部做好标记，以便记录的图形前后对比准确。

在解释心电图时，下列表现有助于判别导线连接错误或电极放置错误及判定哪一个导联可能错误：①如果Ⅰ导联心电图各波群（包括P波）倒置，而胸导联又未提示镜像右位心改变，则两上肢导线可能接反；②如果某一个肢体导联几乎呈直线，则右下肢导线可能接到对侧肢体某个导联；③在加压单极肢体导联中，均呈负向波（包括P波）的导联提示是否为右上肢导线接错，如在aVR导联出现这样的波形，则右上肢导联未接错，如出现在aVL导联，则右上肢导线可能接到左上肢，如出现在aVF导联，则右上肢导线可能接到左下肢；④如没有以前的心电图做对照，很难识别或不可能识别左上肢与左下肢导线接反；⑤如果QRS波群（包括P波）的移行难以解释，则应怀疑胸导联线连接错误；⑥如没有以前的心电图做对照，很难识别或不可能识别胸导联电极放置错误；⑦如果不是窦性心律，导联误接更难识别，个别情况例外。

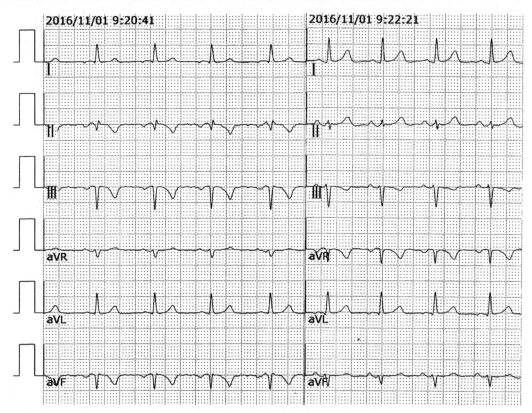

图 2-3-2　左图右上肢与左下肢反接图形，右图正常连接图形

右上肢与左下肢电极反接，酷似陈旧性下壁心肌梗死；电极正常连接，图形恢复正常，注意左图 I 导联倒置的 P 波和 aVR 导联直立的 P 波和 T 波。

（三）接触不良或其他因素

在采集心电图时，心电图机走纸障碍、电极板松动、某些导联接触不良可产生类似 f 波、F 波及伪差性心房扑动、伪差性室性心动过速、伪差性心室颤动、伪差性心室停搏等伪差性心律失常，应注意鉴别（图2-3-3）。

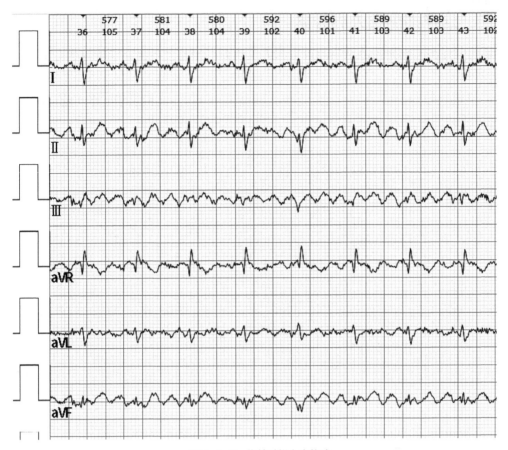

图 2-3-3　伪差酷似心房扑动

二、患者因素

肌肉抖动、膈肌痉挛可产生类似 f 波、F 波的波形。帕金森病患者由于肌肉震颤可产生类似 f 波的波形。肌阵挛有时可产生类似室性期前收缩二联律的波形。呼吸肌电干扰可产生类似心房分离的心电图波形（图 2-3-4）。

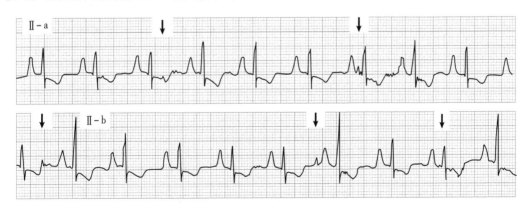

图 2-3-4　肺型 P 波，呼吸肌肌电伪差

三、治疗措施和外界因素

某些治疗措施如快速静脉滴注可引起人工伪差。网络设备的电干扰等也可引起人工伪差。

（田君华　米　艳　施　琼）

第 3 章

房 室 肥 大

第1节 心房肥大

心房肥大的病理改变主要为心房扩张，很少伴有心房增厚。心房肥大的心电图表现为窦性心律时P波电压增高、时间增宽、电轴偏移和复极改变。这种心电图表现不仅见于心房肥大，也可见于心房负荷（压力、容量）增加、房内传导阻滞等。在非窦性心律时，因尚未制定出心房肥大的诊断标准，故一般不能做出心房肥大的诊断。

一、右心房肥大

右心房比左心房除极早，结束也早。右心房位于心脏右前方，右心房肥大，心房除极向量随之增大，空间P向量环体向右前下方明显增大。额面最大P环向量投影在Ⅱ、Ⅲ、aVF导联正侧，P波异常增高；横面P环主要变化是向前方增大，因此，V_1、V_2导联P波异常高尖。P环投影在V_5、V_6导联轴正侧，且形成的角度较大，因此，P波振幅无明显增高。

（一）心电图表现

P波电压增高、形态高尖，在肢导联振幅达0.25mV或以上，在胸导联达0.15mV或以上，尤其在Ⅱ、Ⅲ、aVF导联及V_1、V_2导联明显（图3-1-1），因多见于肺源性心脏病者，又称为肺型P波。在慢性肺气肿时，QRS波群及P波的电压会降低，若P波形态高尖，振幅达同导联R波的1/2时也可是右心房肥大的表现。某些先天性心脏病如房间隔缺损、肺动脉狭窄等均可致右心房肥大，称为先天性P波。心电图表现为高尖的P波出现在Ⅰ导联，Ⅰ导联的P波高于Ⅱ、Ⅲ导联的P波。P波时限正常，一般不超过0.10s；心房复极波增大，使P-R段轻度下移。

（二）诊断标准

（1）肢导联P波振幅≥0.25mV，胸导联P波振幅≥0.15mV。

（2）P波电轴右偏，+75°～+90°。

（3）P波时限正常。

（4）V_1导联R/S>1（无右束支传导阻滞）。如果增加此指标，可明显增加上述指标的特异性。P波电轴右偏、P波高尖，但未达0.25mV也是右心房异常的辅助诊断指标。

（三）鉴别诊断

1. 假性肺型P波

左心房肥大时也可在下壁导联出现高尖P波，酷似肺型P波。此时P波形态略增宽，增高的P波出现在P波的后半部分，同时V_1导联的PTF_{V1}负值增大，胸导联可伴有左室肥大的图形改变。

2. 一过性肺型 P 波

急性肺栓塞、右室梗死时右房内压力急剧增高，可出现一过性肺型 P 波。交感神经兴奋、心动过速及胸腔内压力改变时也可致一过性肺型 P 波。

3. 房内传导阻滞

当房内传导阻滞表现为右心房除极时间延长时也可致肺型 P 波。如间歇出现，称间歇性房内传导阻滞。

4. 低钾血症

低钾血症时可出现肺型 P 波，但伴有低钾血症的其他心电图改变，如 T 波低平，U 波增高，T-U 融合，ST 段下移，QT-U 间期延长等。

5. 心房梗死

心房梗死时 P 波可高大变形酷似心房肥大，此时可伴有 P-R 段抬高或水平型下移。

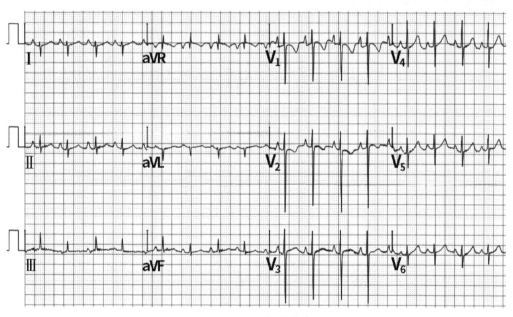

图 3-1-1 右心房肥大

II、$V_1 \sim V_3$ 导联 P 波形态高尖，P_{V_1} 最高达 0.35mV。

（四）临床意义

右心房肥大的心电图改变必须结合临床考虑。如果患者有先天性心脏病或慢性阻塞性肺疾病，往往提示右心房肥大和（或）右心房负荷增加，经有效治疗后，P 波电压可能降低，甚至恢复正常。如果患者突然发作胸痛、呼吸困难、心电图出现"肺型 P 波"，提示肺栓塞、右心室梗死等，需结合临床资料进行判断。心率偏快伴单纯肺型 P 波要警惕甲状腺功能亢进，应进一步检查。如果患者无引起右心房肥大的病因，也无任何症状，不能因为P波电压增高而轻易下右心房肥大的诊断，应根据具体情况采用其他检查技术以排除或确定右心房肥大的存在。

二、左心房肥大

窦房结激动最先引起右心房除极，产生P环的前半部，稍后左心房除极，产生P环的后半部，P环中部代表右心房与左心房共同除极的向量。左心房肥大，心房除极时间延长，同时左心房肥大以后，房间传导束的功能降低，左心房除极时间延长，表现为P波时限延长、双峰间距增大。

（一）心电图表现

1. P波时限延长

P波时限≥0.11s；V_1、V_2、V_{3R}导联出现以负向波为主的正负双向型P波，PTF_{V1}绝对值≥0.04mm·s（图3-1-2）。

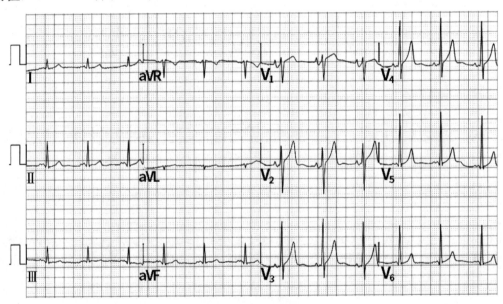

图3-1-2　左心房肥大

Ⅱ、Ⅲ、aVF、V_3～V_6导联P波增宽切迹，时限0.12s，峰间距≥0.04s，PTF_{V1}绝对值≥0.04mm·s，另有 R_{V5} + S_{V1}=4.47mV。

2. P波呈双峰型

Ⅰ、Ⅱ、aVF、V_4～V_6导联P波常呈双峰型，第二峰大于第一峰，峰间距≥0.04s。

3. 合并房性心律失常

早期以房性期前收缩多见，以后逐渐发展为房性心动过速，心房扑动、心房颤动最常见。

4. P/P-R 段比值＞ 1.6

（二）诊断标准

（1）P 波时限延长，≥0.11s。

（2）P 波呈双峰，峰间距≥0.04s。

（3）PTF$_{V1}$ 绝对值≥0.04mm·s。

（三）鉴别诊断

1. 心房内传导阻滞

心房内传导阻滞时可致左心房除极时间延长，心电图出现 P 波增宽改变，可见于冠心病、心肌梗死、高血压病等，如有左心房肥大心电图表现，但各种检查均未证明存在左心房肥大时，即提示为心房内传导阻滞。

2. 左心房负荷增加

急性左心衰时常见 PTF$_{V1}$ 绝对值增大，P 波时限亦可增宽，但为一过性，随心功能好转而恢复正常。

3. 慢性缩窄性心包炎

慢性缩窄性心包炎时常出现 P 波增宽切迹，可能为瘢痕组织压迫心房所致，鉴别需结合临床。

（四）临床意义

出现左心房肥大心电图表现且伴有右心室肥大的诊断条件时，提示二尖瓣狭窄，具有病因诊断价值。如出现于左侧心脏疾患，常提示左心房负荷增加，左心室舒张末压增加和左心功能不全。心电图出现左心房肥大的表现时多为病理性，但是否为真正的左心房肥大需要结合临床诊断。

三、双心房肥大

双侧心房肥大以后，除极程序仍是右心房在先，左心房在后，右心房与左心房除极时间均延长。左、右心房肥大的除极向量均可以显示出来，而不致相互抵消。在心电图上表现为 P 波异常高大及时间延长。

（一）心电图表现及诊断标准

（1）P 波振幅增大≥0.25mV；P 波时限≥0.11s（图 3-1-3）。

（2）V$_1$ 导联 P 波正负双向，起始部分高尖，振幅≥0.15mV，终末部分宽深，PTF$_{V1}$ 绝对值≥0.04mm·s。

（二）鉴别诊断及临床意义

心电图诊断双心房肥大不像诊断双心室肥大那样困难，因为右心房肥大和左心房肥大各自影响P波的不同部分。双心房肥大几乎均见于严重器质性心脏病，如风湿性心脏病联合瓣膜病变、左向右分流的先天性心脏病并发肺动脉高压等。

　　总之，无心房肥大或扩大者也可有P波异常，因此，诊断心房异常应该联合应用多种心电图诊断标准。心电图有"不正常的P波出现"时，在没有结合临床资料综合判断之前，应称之为"左或右心房异常"。

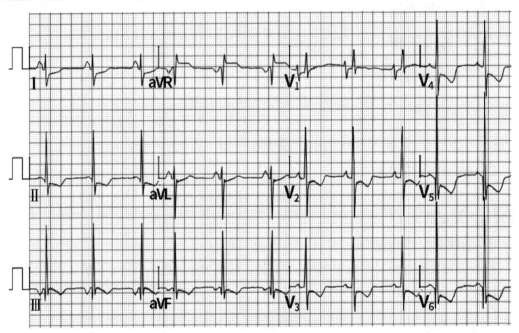

图 3-1-3　双心房扩大

患者 9 岁，临床诊断为限制型心肌病。Ⅰ、aVL 导联 P 波振幅 > 0.25mV，V_2、V_5 导联 P 波振幅 > 0.15mV，P 波时限 0.12s，PTF_{V_1} 绝对值 ≥ 0.04mm·s。

第 2 节　心 室 肥 大

　　心室肥大可为单侧或双侧，其主要病理改变为心室肌纤维增粗、增长，而肌纤维数量并不增多。在心室肥厚的同时，常伴有心室扩张，故一般统称为心室肥大。不论心室肥大或心室扩张，都会影响到心肌的除极和复极过程，其心电图主要表现为：心室肌除极向量增大，QRS波群电压增高和心电轴偏移，QRS波群时间和ST-T变化。

一、右心室肥大

　　右心室重量增大，称为右心室肥大。右心室肥大对心电活动的影响机制与左心室肥大不同。生理情况下，左心室壁比右心室壁厚2～3倍，左心室肥大主要引起"量"的变化。右心室肥大就不同了，主要引起QRS向量向下、向右、向前，QRS环并无明显增大。轻度右心室肥大，向右向前的向量可被左心室除极向量所抵消，右心室肥大或右心室扩大的心电图特征被抵消。心电图上诊断右心室肥大的敏感性较左心室肥大低，一旦出现右心室肥大图形，诊断右心室肥大的准确性比左心室肥大高。

（一）心电图表现

1. QRS 波群电压的改变

（1）肢体导联：Ⅰ、aVL呈rS型或QS型。Ⅱ、Ⅲ、aVF导联R波增高，$R_Ⅲ > R_{aVF} > R_Ⅱ$。aVR导联终末R波增高＞0.5mV。

（2）胸导联：$V_1 \sim V_3$、V_{3R}导联的R波增高，$R_{V1} > 1.0mV$，常呈Rs、qR、R、qRs或rSR'型。$V_4 \sim V_6$导联S波增深，呈RS或rS型。$R_{V1} + S_{V5} > 1.2mV$。

2. QRS 波群电轴右偏

右心室肥大时额面QRS波群电轴右偏，超过+100°～+110°为诊断右心室肥大的重要条件之一。

3. 右室室壁激动时间延长

V_1导联VAT＞0.03s，具有辅助诊断价值。

4. 继发性 ST-T 改变

右胸导联R波增高的导联ST段轻度下移，伴T波倒置或双向。通常R波振幅越高，ST-T改变越明显。

5. 急性右心室负荷过重

多见于急性肺栓塞，心电图可出现肺型P波、QRS波群电轴右偏、顺钟向转位、右胸导联ST段下移或轻度抬高伴T波倒置，一过性右束支阻滞等。

（二）诊断标准

1. QRS 波群电压和波形改变

（1）$R_{V1} > 1.0mV$，V_1导联R/S≥1。

（2）$R_{V1} + S_{V5} > 1.2mV$。

（3）$R_{aVR} > 0.5mV$。

（4）显著顺钟向转位，$V_1 \sim V_6$导联均呈rS型。

2. QRS 波群电轴右偏＞+110

3. ST-T 改变

$V_1 \sim V_3$或V_{3R}导联ST下移，T波倒置或双向。

4. 出现肺型 P 波或先天性 P 波（图 3-2-1、图 3-2-2、图 3-2-3）

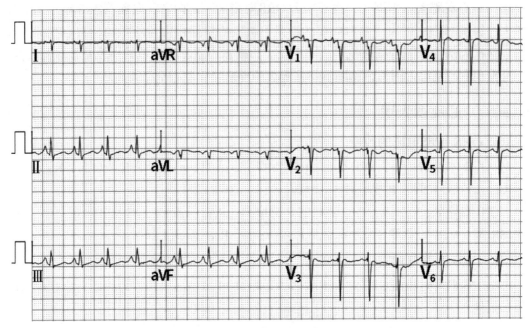

图 3-2-1　右心房、右心室肥大

Ⅱ、Ⅲ、aVF 导联 P 波高尖，振幅 > 0.25mV，V_1 导联 P 波振幅 > 0.15mV，QRS 波群电轴 +117°，$V_1 \sim V_6$ 均呈 rS 型，$V_1 \sim V_3$ 导联呈碎裂 QRS 波群伴有 R 波递增不良。

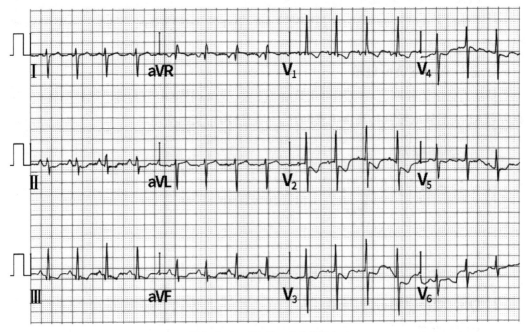

图 3-2-2　右心房、右心室肥大

Ⅱ 导联 P 波高尖，振幅 > 同导联 1/2R 波，QRS 波群电轴 +128°，aVR 呈 qR 型，R 波 > 0.5mV，V_1 呈 qR 型，R 波振幅达 1.7mV。

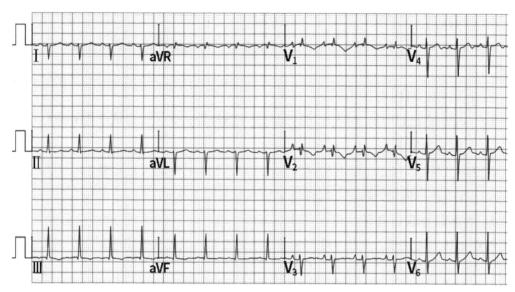

图 3-2-3　右心房、右心室肥大

P 波在 V_1、V_2 导联高尖，振幅 > 0.15mV，QRS 波群电轴 +112°，V_1、V_2 导联呈 rsR′ 型，V_5、V_6 导联 S 波增深，QRS 波群时限 0.09s。

（三）右心室肥大的心电图分型

1. 收缩期负荷过重型

V_1 导联呈高大的 R 波或呈 qR 型，伴明显的继发性 ST-T 改变。常见于先心病肺动脉狭窄、法洛四联症。

2. 舒张期负荷过重型

右胸导联呈 rSR′ 型，类似不完全性右束支阻滞，伴继发性 ST-T 改变，同时伴有电轴右偏。常见于先心病房间隔缺损。

3. rS 型右心室肥大

V_1 ～ V_6 均呈 rS 型，V_1 ～ V_3 亦可呈 QS 型，右胸导联 ST 段下移伴 T 波倒置，QRS 波群电轴右偏。多见于慢性肺源性心脏病。

此外，Chon 和 Helm 根据心电图表现把右心室肥大也分为 3 种类型：①A 型：V_1 导联 R 波电压增高，V_6 导联 S 波明显增深；②B 型：V_1 导联 R/S 比值 > 1，R > 0.5mV；③C 型：V_1 导联 R/S 比值 < 1，V_5、V_6 导联的 S 波明显增深。

A 型提示重度右心室肥大，见于肺动脉狭窄；B 型右心室肥大与风湿性心脏病相关；C 型右心室肥大与肺源性心脏病相关，有时亦与二尖瓣狭窄相关。

（四）鉴别诊断

1. 左后分支传导阻滞

左后分支传导阻滞电轴常右偏 > +120°，胸导联 QRS 波群形态正常或伴心肌梗死图形。

2. 侧壁心肌梗死

侧壁心肌梗死时 Ⅰ 导联无起始 r 波，呈 QS 型，胸前侧壁导联出现异常 Q 波伴 ST-T 改变。

3. 正后壁心肌梗死

V_1、V_2 导联 R 波增高，时限增宽，通常伴 T 波高耸，$V_6 \sim V_9$ 导联出现异常 Q。

4. A 型预激综合征

A 型预激综合征经房室结下传成分比较多时，酷似右室肥大，此时 V_1、V_2 导联 R 波增高，但 P-R 间期缩短，起始部位有 δ 波可与右室肥大鉴别。

5. 右胸前导联高 R 波

少数健康人可出现右胸前导联高 R 波的正常变异，但无其他心电图改变，无引起右室肥大的病因，其他检查不存在右室肥大。

（五）临床意义

心电图诊断右心室肥大敏感性差，但特异性比较强，对某些心脏疾患有一定的病因诊断价值。心电图表现右心室肥大及 P 波增宽切迹提示二尖瓣狭窄。心电图出现 rSR' 图形，肺动脉瓣区闻及类似功能性杂音提示房间隔缺损。不明原因呼吸困难患者心电图出现急性右心室负荷过重表现时，高度提示肺栓塞。

二、左心室肥大

正常成年人左心室壁厚 8 ~ 11mm，是右心室壁厚的 3 倍。当左心室肥大时，心肌细胞增粗、增长，左心室表面积增加，产生的电偶数目增多，粗大的心肌细胞内部电阻减小，致使左心室除极产生的电动力增大，QRS 环向左向后增加，表现为 QRS 波群振幅异常增大。左心室肥大或扩大后距胸壁之间的距离缩短，QRS 波群振幅进一步增大。左心室肥大时，心室除极时间延长，表现 QRS 波群时限延长。

（一）心电图表现

1. QRS 波群电压增高

（1）肢体导联 QRS 波群电压增高：当 QRS 向量偏向左上时，Ⅰ、aVL 导联出现高 R 波，$R_I > 1.5mV$，$R_{aVL} > 1.2mV$，$R_I + S_{III} > 2.5mV$。当 QRS 向量偏向左下时，Ⅱ、Ⅲ、aVF 导联出现高 R 波，$R_{II} > 2.5mV$、$R_{III} > 1.5mV$、$R_{aVF} > 2.0mV$。肢体导联诊断指标敏感性差，特异性较强。

（2）胸导联 QRS 波群电压增高：左胸导联 R 波增高，$R_{V5(V6)} > 2.5mV$，$R_{V6} > R_{V5}$ 时可靠性更大。右胸导联 S 波增深，$S_{V1} > 2.5mV$，$S_{V2} > 2.9mV$，$R_{V5} + S_{V1} > 4.0mV$（男性），或 $> 3.5mV$（女性）。

2. QRS 波群时限延长

左心室肥大时，QRS波群时限常轻度延长，一般不超过0.11s。V_5导联VAT延长，可超过0.05s。

3. QRS 波群电轴左偏

左心室肥大时，QRS波群电轴常轻度左偏，一般不超过-30°。

4. 继发性 ST-T 改变

在QRS波群主波向上的导联Ⅰ、Ⅱ、aVL、V_4～V_6导联ST段呈凹面向下型下移伴T波负正双向或低平或倒置。右胸导联ST段常呈凹面向上型斜形抬高伴T波高耸，通常S波的深度越深，ST段抬高的程度越大。左心室高电压伴随典型形态的ST-T改变，诊断左心室肥大假阳性率低。

5. 其他改变

（1）$R_{aVL} + S_{V3}$，男性＞2.8mV，女性＞2.0mV，其敏感性接近49%，特异性90%。

（2）右胸前导联R波丢失，左胸前导联Q波缩小或消失。左心室肥大时V_1、V_2，甚至V_1～V_3导联均呈QS型，而V_5、V_6导联的Q波缩小或消失，可能由于室间隔纤维化或不完全性左束支阻滞所致。

（3）U波倒置，左心室肥大时左胸导联可出现U波倒置，可一过性出现，提示心室舒张功能受损（图3-2-4、图3-2-5、图3-2-6）。

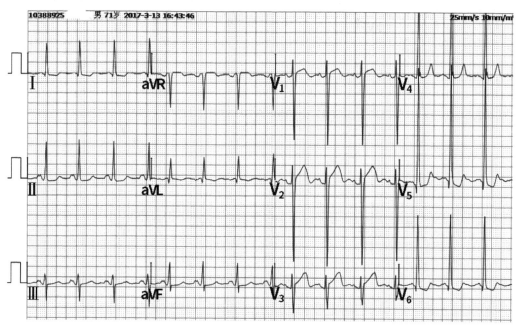

图 3-2-4　左心房扩大、左心室肥大

主动脉瓣重度狭窄患者，Ⅱ、Ⅲ、aVF、V_5、V_6导联P波增宽切迹，时限0.12s，峰间距0.04s，R_{V5}=5.6mV，R_{V5} + S_{V1}=8.86mV，ST-T呈继发性改变。

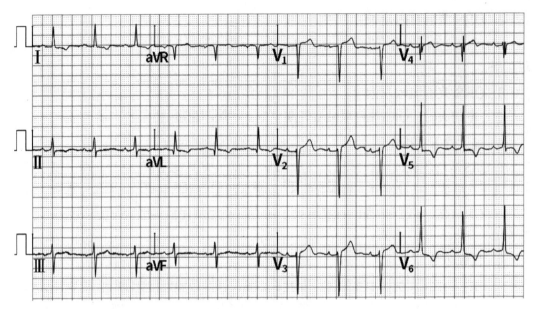

图 3-2-5　左心室肥大

患者老年男性，高血压病患者，$R_{V6}+S_{V1} > 3.5mV$，$S_{V3}+R_{aVL} > 2.8mV$，伴有继发性 ST-T 改变。

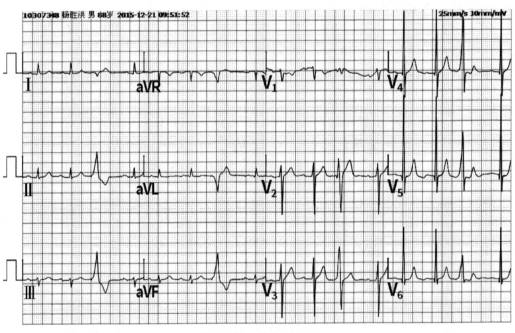

图 3-2-6　左心室肥大

患者老年男性，高血压、冠心病患者，$R_{V5}=3.69mV$，$R_{V5} + S_{V1}=4.18mV$，$V_4 \sim V_6$ 导联 T 波高尖及 U 波倒置，可见室性期前收缩。

（二）诊断标准

　　心电图诊断左心室肥大需根据 QRS 波群电压增高、继发性 ST-T 改变，QRS 波群时限延长及 QRS 波群电轴左偏进行综合诊断。单纯的左心室高电压而不伴随 ST-T 改变等其他的指标时不能诊断左心室肥大，只能诊断左心室高电压。Romhilt-Esters 计分法诊断左心室肥大（表3-2-1）内容全面，为公认的比较准确的诊断方法，其特异性为 96.8%，敏感性可达 60%。

此外，该作者还提出了适用于 35 岁以上人群的诊断标准：3 分表示可能，4 分考虑左心室肥大，具体内容如下：$R_{V6}+S_{V1} > 3.5mV$ 为 2 分；$S_{V3}+R_{aVL} > 2.8mV$（男）或女性 $> 2.0mV$ 为 3 分；PTF_{V1} 绝对值大于 0.04mm·s 或 Ⅱ、Ⅲ、aVF 导联 P 波时间 ≥ 0.12s 为 2 分；V_5、V_6 不对称性 ST 段下移为 2 分。

表3-2-1　Romhilt-Esters 计分法诊断左心室肥大

诊断条件	计分
QRS 波群电压达到下列任何一项者 ①肢导联的最大 R 波或 S 波 ≥ 2.0mV ② V_1 或 V_2 最深的 S 波 ≥ 3.0mV ③ V_5 或 V_6 的 R 波 ≥ 3.0mV	3 分
劳损型 ST-T 改变 ①未用洋地黄者 ②服用洋地黄者	3 分 1 分
PTF_{V1} 绝对值 ≥ 0.04mm·s（无二尖瓣狭窄者）	3 分
QRS 波群电轴左偏 30° 或以上	2 分
QRS 波群时间 > 0.09s	1 分
V_5 或 V_6 的 VAT > 0.05s	1 分

注：总分达到 5 分肯定为左心室肥大，4 分为可能左心室肥大。

（三）左心室肥大心电图分型

部分学者认为不同类型血流动力学改变引起的左心室肥大，在心电图上表现不同，将左心室肥大的心电图改变分为收缩期负荷过重型和舒张期负荷过重型。不少学者认为此类分型的重点是 ST-T 改变的形态，其受影响的因素很多，因此仅有参考价值。

1. 收缩期负荷过重型

高血压病、主动脉瓣狭窄时使左心室收缩期负荷增大，左室壁肥厚，发生向心性肥厚，心电图表现为 R 电压增高的导联 ST 段呈凹面向下型下移伴 T 波负正双向或倒置，呈"心肌劳损"型改变。

2. 舒张期负荷过重型

左心室发生离心性肥厚，以左心室扩张为主，主要见于主动脉瓣关闭不全、二尖瓣关闭不全、动脉导管未闭等。心电图表现为左胸导联出现深窄 Q 波，R 波电压增高，ST 段呈凹面向上型轻度抬高伴 T 波高尖。

（四）鉴别诊断

1. 左胸导联高电压

某些体型瘦长的健康人可出现左胸导联 QRS 波群电压增高，心电图无其他异常改变，临床无导致左心室肥大的病因，其他检查无左心室肥大的证据。

2. 前间壁心肌梗死

某些左心室肥大者 V_1、V_2 甚至 V_3 导联出现 QS 型，且伴随 ST 段抬高及 T 波高耸，酷似前间壁心肌梗死。其与前间壁心肌梗死的不同点在于：①QS 型波光滑锐利，无顿挫，不会累及到 V_4 导联，也不会出现在 Ⅰ、aVL 导联；②右胸导联 ST 段呈凹面向上型抬高及 T 波高耸，无动态演变；③将 $V_1 \sim V_3$ 导联降低一肋间描记，可出现 rS 型；④V_5、V_6 导联 R 波电压增高，无病理性 Q 波。

3. B 型预激综合征

"B"型预激综合征在 V_1 导联可呈 QS 型，在左胸导联 R 波电压增高，并伴随继发性 ST-T 改变，酷似左心室肥大。但 P-R 间期缩短及有 δ 波不难鉴别。

4. 右心室肥大

某些右室肥大者 Ⅱ、Ⅲ、aVF 导联出现高 R 波，但 $R_Ⅲ > R_{aVF} > R_Ⅱ$。

5. 左室肥大的继发性 ST-T 改变与心肌缺血引起的原发性 ST-T 改变

两者鉴别需结合临床，如果 ST 段呈水平型下移伴随典型的"冠状 T 波"，且患者有心绞痛症状，需警惕心肌缺血；如果 ST-T 改变呈典型的"劳损型"改变，且无临床症状，考虑继发性改变。

（五）临床意义

心电图诊断左心室肥大敏感性差，不如超声心动图准确可靠，但其操作简单，重复性好，费用低。心电图诊断左心室肥大特异性较好，心电图出现典型左心室肥大图形，高度提示器质性心脏病的存在。但个别病例心电图提示左心室肥大存在，而多次心脏超声检查并无左室壁肥厚或左室腔扩大，提示心电图诊断左室肥大仍有一定的假阳性率。新近一些研究资料显示，某些家族性肥厚型心肌病心电图改变可早于超声心动图异常之前，故心电图可作为筛选肥厚型心肌病的重要手段。

三、双侧心室肥大

（一）心电图表现

双侧心室肥大时左右心室产生的向量相等，可相互抵消，心电图可无心室肥大的表现；如果一侧心室产生的向量占优势时，则表现为该侧心室肥大图形，通常以左心室肥大多见；少数病例双侧心室肥大均有表现（图3-2-7）。

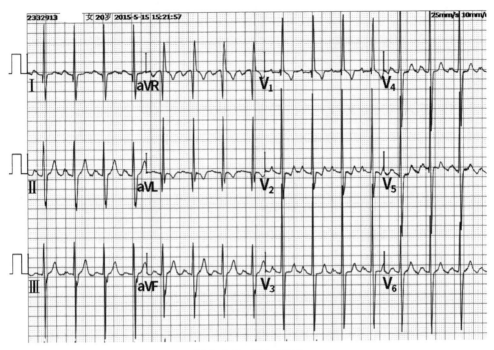

图 3-2-7　双心室肥大

患者青年女性，先心病。P 波增宽增高，时限 0.13s，最高振幅 0.35mV，V_1 呈 rsR′ 型，R′ 振幅达 2.9mV，V_5、V_6 导联 S 波增深，R_{V_5}=4.07mV，S_{V_5}=3.45mV，R_{V_5} + S_{V_5}=7.52mV。

（二）诊断标准

1. 心电图同时有左心室和右心室肥大的一项或多项指标

2. 胸前导联出现左心室肥大图形，同时合并以下心电图改变之一者

（1）额面 QRS 电轴右偏超过＋90°。

（2）显著顺钟向转位。

（3）V_1 导联 R/S ＞ 1，V_5、V_6 导联 R/S ＜ 1。

（4）右心房肥大。

（5）aVR 导联 R ＞ Q 波，R ＞ 0.5mV。

3. Katz-Wachtel 征

V_3、V_4 导联或两个肢体导联 QRS 波群呈双向（RS 型），R＋S ≥ 2.5mV。

（三）临床意义

心电图诊断双侧心室肥大敏感性差，但特异性较好。双侧心室肥大常见于风湿性心脏病联合瓣膜病变。左向右分流的先天性心脏病出现双侧心室肥大，提示肺动脉高压和艾森曼格综合征。

（田君华　甘　泉　时友瑛）

第 4 章

心肌缺血心电图

第 1 节　心肌缺血的基本图形

冠状动脉血流量相对或绝对减少，不能满足心肌代谢需要，心肌细胞通过消耗自身的糖原储备进行无氧代谢时称心肌缺血。当心肌的大部分糖原储备被消耗时即使立即恢复其供血，收缩能力也不能立即恢复时称心肌顿抑。一旦心肌细胞完全耗尽其糖原储备，将发生不可逆损害即心肌梗死。心肌缺血可引起心绞痛，也可呈无症状性。世界卫生组织将心绞痛分为劳力型、自发型和混合型。从实用角度出发临床上将其分为稳定型和不稳定型，两者的治疗原则和预后有所不同。稳定型心绞痛一般指发病时间超过 1 个月的心绞痛，持续时间较恒定，多由劳力诱发。不稳定型心绞痛是指新近（1个月内）发作的心绞痛、休息发作的心绞痛、在稳定型心绞痛基础上病情恶化的心绞痛以及心肌梗死后心绞痛。不稳定型心绞痛是介于稳定型心绞痛和急性心肌梗死之间的一组临床心绞痛综合征，属于急性冠脉综合征（acute coronary syndrome，ACS）的一种。ACS 是指冠状动脉因斑块破裂导致血栓形成，造成完全或不完全闭塞，引起心肌缺血或坏死的临床综合征，包括不稳定型心绞痛（unstable angina pectoris，UA）、非 ST 段抬高型心肌梗死（non-ST segment elevation myocardial infarction，NSTEMI）和 ST 段抬高型心肌梗死（ST segment elevation myocardial infarction，STEMI）。前两者的心电图改变及临床表现基本相似，主要依据血清心肌坏死标志物有无升高加以鉴别。

心肌缺血主要影响心肌的复极过程，心电图表现为 ST-T 改变，有时也可引起 U 波倒置，Q-T 间期延长，甚至 QRS 波群形态变化。

一、缺血型 T 波改变

（一）发生机制

1. 心外膜下心肌缺血

心外膜下心肌缺血时，心外膜心肌的复极延迟，复极顺序发生逆转，即从心内膜向心外膜推进，复极时电穴在前，电源在后，心外膜导联出现 T 波倒置。

2. 心内膜下心肌缺血

心内膜下心肌缺血时，心内膜心肌的复极延迟，复极顺序不变，心内膜心肌复极时无与之抗衡的心电向量存在，心外膜导联出现直立高耸的 T 波。

（二）心电图改变

1. T 波形态改变

心肌缺血时可出现冠状 T 波，是典型的缺血性 T 波。所谓冠状 T 波是指无论 T 波直立或倒置，双支对称，波形变窄，顶部或底部尖锐，呈箭头状（图 4-1-1、图 4-1-2）。T

波也可高耸，即肢导联 T 波＞ 0.5mV，胸导联＞ 1.0mV，但不能单凭 T 波高耸诊断心肌缺血。

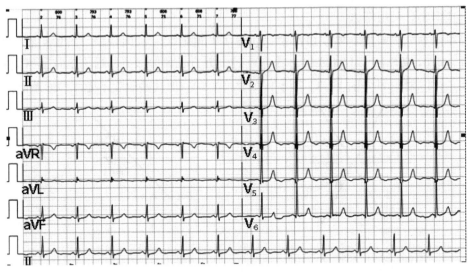

图 4-1-1　冠状 T 波

患者女性，70 岁。临床诊断：冠心病，高血压病。常规 12 导联心电图示：窦性心律，R_{v5} ＞ 2.5mV，$V_2 \sim V_6$ 导联 T 波高耸，双支对称，顶部尖锐，为典型的"冠状 T 波"，$V_3 \sim V_6$ 导联 U 波倒置。

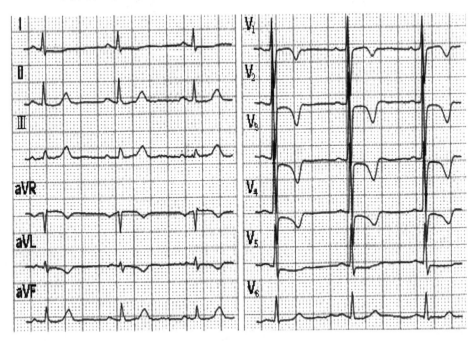

图 4-1-2　冠状 T 波

患者男性，78 岁。临床诊断：冠心病。心电图示：窦性心律，心率 71 次 /min，$V_1 \sim V_5$、Ⅰ、aVL 导联 ST 段下移，V_5 导联 T 波低平，Ⅰ、aVL 导联 T 波浅倒置，本图特征性改变是 $V_1 \sim V_4$ 导联 T 波倒置，双支对称，呈典型的"冠状 T 波"（引自吕聪敏主编《临床实用心电图学》）。

2. T 波方向改变

心肌缺血时心室壁受累的程度不等，T波方向改变不一。最典型的是T波倒置。

3. QRS-T 夹角增大

心肌缺血时T向量背离缺血部位，QRS-T夹角增大。额面导联T向量向右下偏移，出现$T_{III}>T_I$综合征（I导联以R波为主时，方有诊断意义）；横面T向量指向右前，出现$T_{V1}>T_{V5}$综合征（图4-1-3、图4-1-4、图4-1-5），但这些改变不能作为诊断依据。

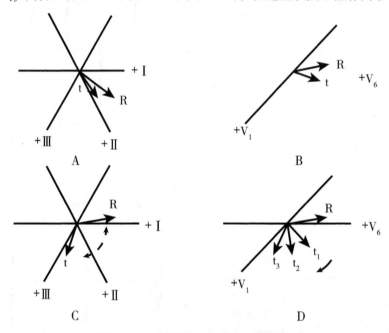

图 4-1-3　心肌缺血 QRS-T 夹角的变化

A、B 为正常情况下额面、横面的 QRS-T 夹角；C、D 为心肌缺血时额面、横面的 QRS-T 夹角。

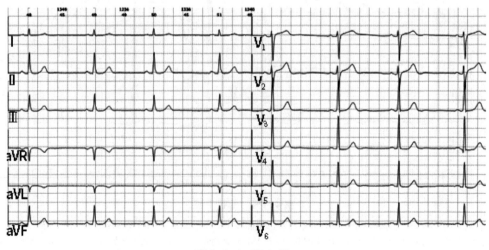

图 4-1-4　$T_{III}>T_I$

患者女性，63 岁，冠心病患者治疗后复查心电图：窦性心动过缓，$T_{III}>T_I$。

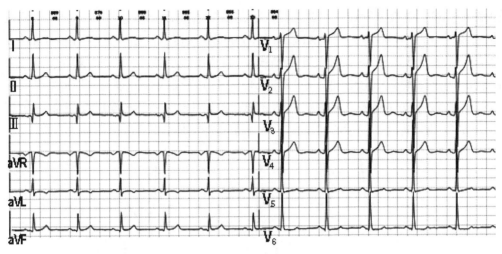

图 4-1-5　$T_{V1} > T_{V5}$

患者男性，37 岁。反复心悸 1 月，加重 10 周余入院。有高血压病史 3 年余。常规心电图示：窦性心律，$R_{V5}+S_{V1} >$ 4.0mV，$T_{V1} > T_{V5}$，Ⅰ导联 T 波低平，aVL 导联 T 波倒置。

4. T 波伪性改善

急性心肌缺血时原倒置的 T 波转为直立时，称为伪性改善或伪正常化。

二、缺血型 ST 段改变

（一）发生机制

1. ST 段下移

心肌缺血时，心肌紧急进行无氧代谢，消耗大量糖原储备，导致钾离子大量进入细胞内，引起细胞内外钾离子浓度增大，缺血区膜电位增加，动作电位 4 相对应的 TP 段抬高，ST 段相对下移。

2. ST 段抬高

心肌严重缺血时，心肌细胞膜受损，细胞内钾离子外溢，细胞内外钾离子浓度差降低，静息膜电位降低，动作电位 4 相对应的 TP 段下移，ST 段相对抬高。

（二）心电图改变

1. ST 段形态改变

心肌缺血早期可出现 ST 段水平延长，超过 0.12s，ST-T 交接角变锐。

2. ST 段下移

ST 段下移反映心内膜下心肌缺血。典型缺血型 ST 段下移呈水平型或下斜型，即下移的 ST 段与 R 波的夹角 ≥ 90°。一般认为 ST 段压低的幅度在 0.05 ~ 0.1mV 有诊断价值。此外，还有缓慢上升连接点型 ST 段压低、快速上升连接点型 ST 段压低和假性 ST 段压低（图4-1-6）。缓慢上升连接点型ST段压低是指J点明显压低，从J点处ST段缓慢上升至基线，在J点后0.08s处测量ST段下移的幅度。快速上升连接点型ST段压低是J点明显压低，从J点处ST段快速上升至基线。假性ST段压低是当Ta向量增大，延伸到ST段近段引起J点型ST段压低，难以和病理性ST段压低鉴别。如果把PR段向下延伸与ST段、T波升支连起来形成假想的抛物线，抛物线中断（P-R段延长线与ST段相差＞0.05mV）为病理性，提示心肌缺血，抛物线不中断提示生理性（图4-1-7）。

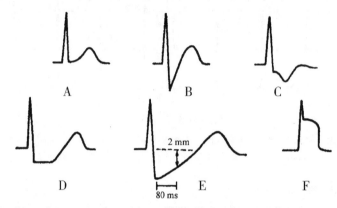

图4-1-6　ST段偏移的常见类型

A：正常ST段；B：快速上升连接点型ST段压低（J点压低）；C：下垂型ST段压低；D：水平型ST段压低；E：缓慢上升连接点型ST段压低；F：ST段抬高。

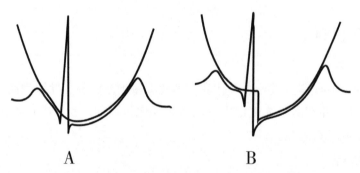

图4-1-7　生理性和病理性连接点型ST段压低的鉴别

3. ST段抬高

ST段抬高反应心外膜下心肌缺血或透壁性心肌缺血。主要见于变异型心绞痛。缺血性ST段抬高呈弓背向上，同时伴对应导联ST段下移。

三、U波改变

以R波为主的导联，T、U波都应直立，出现U波倒置则为异常，常见于左胸导联（图4-1-8）。排除高血压、左心室肥大等疾病后，U波倒置提示心肌缺血。其发生机制目前不清楚。可能是心肌缺血引起舒张功能障碍，导致机械-电反馈机制延迟发生所致。

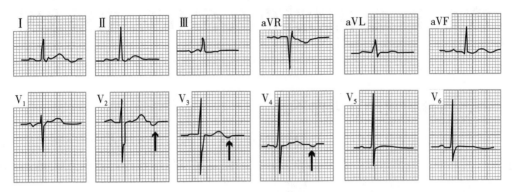

图 4-1-8　U 波倒置

四、QRS 波群的变化

（一）一过性 Q 波

少见。可能因严重心肌缺血导致心肌发生电静止所致，呈一过性。

（二）室内阻滞

心肌缺血可引起一过性或永久性室内阻滞，如完全性或不完全性束支阻滞。

五、其他改变

（一）心律失常

严重心肌缺血可引起各种心律失常，但都没有特异性，不能作为心肌缺血的直接诊断依据。常见的有各种期前收缩、心房颤动等，其中以室性期前收缩多见。

（二）Q-T 间期延长

心肌缺血常常导致 Q-T 间期延长。

（三）PTF$_{V1}$ 绝对值增大

这种改变多见于慢性冠状动脉供血不足，反映左房受累和房内传导延迟。但诊断前需先排除二尖瓣狭窄、左心室肥大、左心功能不全等。

第2节　冠状动脉供血不足的心电图表现

一、急性冠状动脉供血不足

急性冠状动脉供血不足多为一过性心肌缺血表现，持续约10（5～30）min左右，缺血发作时出现心电图改变，缓解时恢复正常或恢复至发作前状态。急性冠状动脉供血不足可出现以下一项或多项心电图改变。

（一）一过性心电图改变

急性冠状动脉供血不足可出现多种一过性心电图改变：①一过性ST段偏移，多呈水平型或下垂型下移（图4-2-1）；②一过性T波变化，T波倒置或高耸（图4-2-2），多见于Ⅰ、aVL导联和左胸前导联，也可出现T波伪性改善；③一过性心律失常，如一过性期前收缩、心房颤动、房室传导阻滞、室内阻滞等；④一过性U波倒置；⑤一过性Q波、Q-T间期延长等。

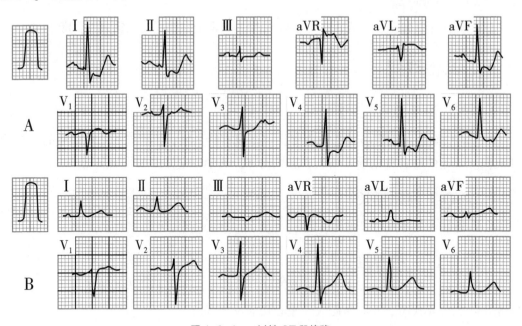

图4-2-1　一过性ST段偏移

A：胸痛发作时，Ⅰ、Ⅱ、aVF、V₄～V₆ST段下移；B：胸痛缓解后，ST恢复正常。

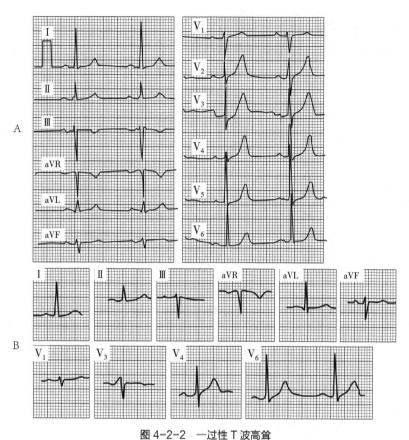

图 4-2-2　一过性 T 波高耸

A：胸痛发作时，Ⅰ、Ⅱ、V_1～V_6 T 波高耸；B：胸痛缓解后，T 波恢复正常。

（二）左前降支 T 波（Wellens T 波征）

左前降支 T 波是指心绞痛发作后，心电图胸导联出现持续性对称深倒置或双向 T 波改变及演变的特征性 T 波（图 4-2-3、图 4-2-4）。

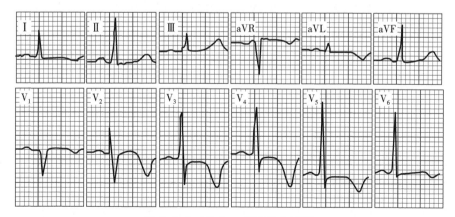

图 4-2-3　Wellens T 波征（Ⅰ型）

患者女性，66 岁。反复胸闷、胸痛 1 个月。血清心肌酶正常。心脏超声示左室前间壁局限性变薄，左室肌壁节段性运动不协调。心电图示：Ⅰ、aVL、V_1、V_6 导联 T 波浅倒置，V_2～V_5 导联 T 波双支对称深倒置。

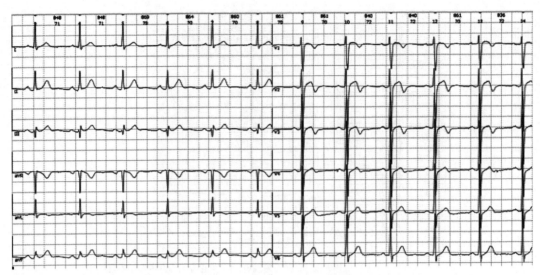

图 4-2-4　Wellens T 波征（2 型）

患者男性，53 岁。反复胸痛 4 年余，加重 10d。胸痛缓解后描记心电图示：窦性心律，V_2、V_3 导联 T 波双向，V_1 导联 T 波倒置。符合 Wellens T 波征。冠脉造影：左前降支开口及近中段弥漫性病变，近段狭窄 60%～70%，中段最狭窄，达 95%。

（三）De Winter ST-T 改变

2008 年 De Winter 等首先报道的一种 ST 段不抬高，而与左前降支近端闭塞相关的心肌梗死超急性期心电图表现模式：①胸前 V_1～V_6 导联 J 点压低 0.01～0.03mV，ST 段呈上斜型下移，随后 T 波对称高尖；②QRS 波群通常不宽或轻度增宽；③部分患者胸前导联 R 波上升不良；④多数患者 aVR 导联 ST 段轻度上抬（图 4-2-5）。

（四）左主干病变心电图

左主干病变心电图诊断，心绞痛发作心电图比静息心电图更有参考价值。心绞痛发作时表现为广泛导联 ST 段压低伴 aVR、V_1 导联 ST 段抬高，压低主要表现为 Ⅰ、Ⅱ、Ⅲ、aVF、V_4～V_6 导联（图 4-2-6）。

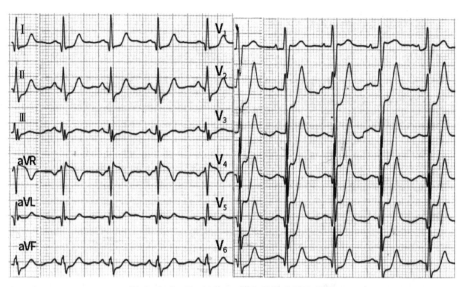

图 4-2-5　De Winter ST-T 改变的心电图

窦性心律，$V_2 \sim V_6$ 导联 ST 段上斜型压低伴 T 波高尖对称，aVR 导联 ST 段抬高。

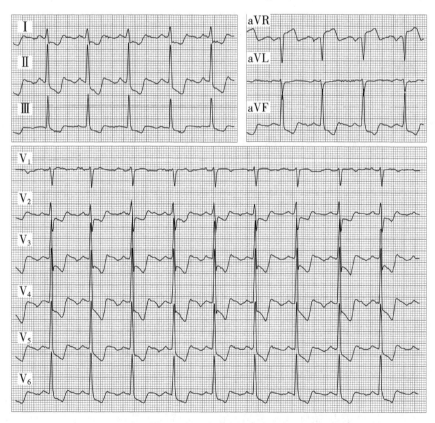

图 4-2-6　左主干病变心电图

患者 55 岁女性，胸痛 10d 入院，心电图示 Ⅰ、Ⅱ、Ⅲ、aVF、$V_2 \sim V_6$ 导联 ST 段呈水平型或下斜型压低伴 T 波倒置，aVR 导联 ST 段抬高 0.2mV＞V_1 导联 ST 段抬高。冠脉造影示：左主干弥漫性狭窄 60%～80%，开口狭窄 80%～90%。

二、慢性冠状动脉供血不足

慢性冠状动脉供血不足患者心电图改变是相对稳定、长期的异常变化。缺乏特异性，敏感性低。表现为正常和大致正常，也可出现非特异性ST-T改变，偶见典型的心肌缺血心电图改变。仅根据单次心电图改变难以做出正确诊断，需结合临床资料，多次心电图对比，或者进一步行24h动态心电图、心电图负荷试验、超声心动图负荷试验等检查，以明确诊断。

（一）心电图改变

1. QRS-T 夹角增大

如$T_{III} > T_I$、$T_{V1} > T_{V5}$，中老年患者出现这种改变时要追踪观察。

2. 缺血型 T 波

左胸前导联出现T波倒置，右胸前导联T波相对增高，有时可见典型的冠状T波。

3. ST 段形态改变及 ST 段下移

I、II、aVL及左胸前导联ST段水平延长，交接角变锐，ST段下垂型、水平型下移，也可呈连接点型下移。

4. U 波倒置

多出现在左胸前导联。

5. 传导阻滞

可出现房室传导阻滞、室内阻滞，但无特异性诊断价值。

6. PTF_{V1} 绝对值增大

当PTF_{V1}绝对值超过$0.03 \sim 0.04$mm·s，在排除其他引起该值增大的疾病后，对慢性冠状动脉供血不足有一定诊断价值。

7. Q-T 间期延长

ST-T改变伴Q-T间期延长可作为与"非特异性ST-T改变"鉴别的条件。

（二）对慢性冠状动脉供血不足心电图概念的质疑

近有学者对慢性冠状动脉供血不足心电图概念提出质疑，认为慢性冠状动脉供血不足的心电图改变实际并不存在。绝大多数持续性ST-T改变患者可能由于缺血性心肌病、冠心病合并高血压、电解质紊乱（如低钾血症）等所致。但我们认为，慢性冠状动脉供血不足是客观存在的，只是心电图的表现缺乏特异性，与其他疾病或情况引起的ST-T改变难以区别。慢性冠状动脉供血不足心电图的特征主要是动态改变，即上述心电图改变可长期存在，也可缓解，特别是治疗后心电图可以改善（图4-2-7）。

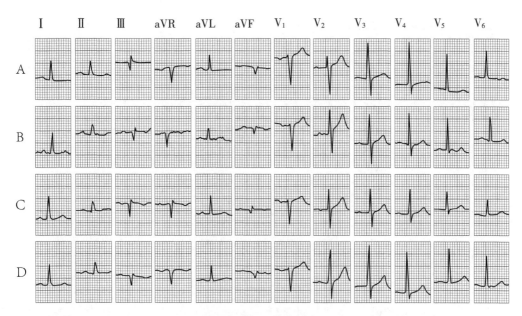

图 4-2-7 经皮冠状动脉腔内成形术后 ST-T 变化逐渐改善

患者男性，48 岁。反复胸痛 5 个月入院。冠状动脉造影示：冠状动脉供血左主干中段、远端偏心性狭窄 30%，前降支近端管壁不光滑，弥漫性病变，狭窄 50%~80%。第 1、第 2 对角支近端狭窄 80%~85%，前降支远端给右冠发出侧支循环前向血流 TIMI 2 级，回旋支开口一亮斑块，狭窄 50%。右冠近端 100% 闭塞，前向血流 TIMI 0 级。PTCA 后右冠及左前降支各放一支架，狭窄消失，血流通畅，前向血流 TIMI 3 级。

A（术前）：窦性心律；ST-T 异常。B（术后 1d）：窦性心律；ST-T 可疑。C（术后 1 周）：窦性心律；ST-T 基本恢复正常。D（术后 2 周）：窦性心律；ST 恢复正常。

三、变异型心绞痛

变异型心绞痛属自发性心绞痛的一种，发生在休息时，程度较重，持续时间较长。冠状动脉造影证实变异型心绞痛是因为冠状动脉痉挛所致。冠状动脉可能正常，也可能有粥样硬化病变。可出现以下心电图改变。

（一）ST 段抬高

短暂性 ST 段抬高是变异型心绞痛患者的特征性心电图表现，是区别于其他类型心绞痛的最直接证据。胸痛发作时，心电图出现与"痉挛"的冠状动脉相对应导联的 ST 段抬高，ST 段抬高多呈弓背向下型或下斜型（急性心肌梗死常呈弓背向上型抬高）。可伴有对应导联 ST 段压低，发作缓解后 ST 段迅速恢复至基线或原有水平（图 4-2-8、图 4-2-9、图 4-2-10）。

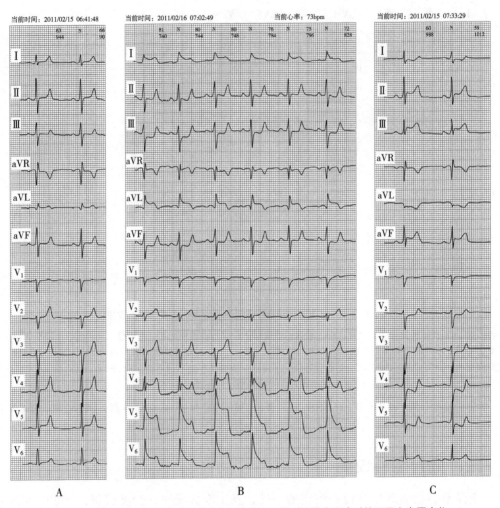

图 4-2-8 动态心电图记录的变异型心绞痛患者不同时间发作胸痛时的不同心电图变化

A 为无症状时全导联动态心电图，B、C 分别为 2 次胸痛发作时全导动态心电图记录，2 次发作间隔时间约 0.5h。B 中可见Ⅰ、aVL、V₄~V₆导联 ST 段抬高及胸导联出现电交替现象；C 中可见Ⅱ、Ⅲ、aVF 导联 ST 段抬高，前次心绞痛发作时的胸前及侧壁导联 ST 段抬高消失。

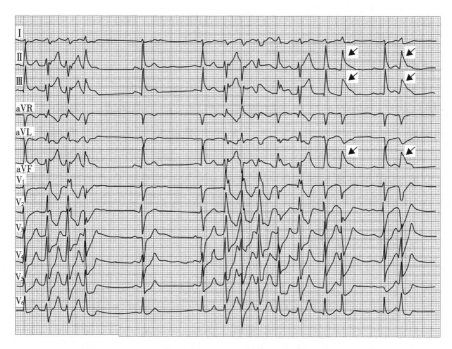

图 4-2-9　变异型心绞痛并发房性期前收缩时可见缺血性 J 波

可见 Ⅱ、Ⅲ、aVF 导联 ST 段轻微弓背向下型抬高，并有短暂性室性心动过速及房性期前收缩，房性期前收缩时 ST 段呈明显下斜型抬高并可见清晰 J 波（箭头所指处）。

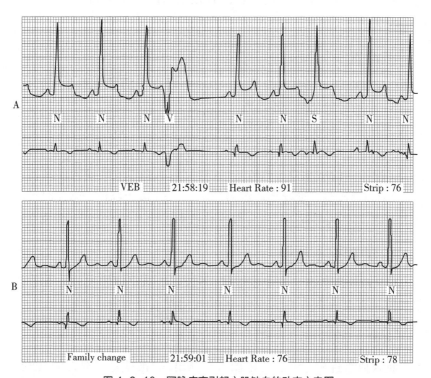

图 4-2-10　冠脉痉挛引起心肌缺血的动态心电图

动态心电图 A、B 图中 ST 段从抬高逐渐恢复正常，整个 ST 段演变时间约为 3min 30s。

冠状动脉痉挛并非总是引起患者的心电图ST段抬高，有些情况下可能表现为ST段压低或/和T波倒置。这是由于冠状动脉痉挛没有导致血管完全闭塞或仅为血管部分功能性狭窄所致。有时，变异型心绞痛患者胸痛症状不严重或"轻型"患者于发作时心电图ST段呈轻微抬高，如观察不仔细易导致漏诊，应格外警惕。

巨R波形ST段抬高是变异型心绞痛发作时心电图ST段抬高的一种表现形式，在R波为主的导联上出现，由R波降支与呈下斜型抬高的ST段融合在一起而成，酷似"巨大R波"。此种心电图表现与下文中提到的变异型心绞痛发作时QRS波群变化有本质不同，巨R波形ST段抬高者R波振幅和宽度本身并没有变化，而是由于下斜型抬高的ST段充当了R波的部分降支而貌似R波变大，实则是ST段抬高形式的又一种变异结果。

（二）T波直立、高耸

多数病例可见ST段抬高的同时出现T波的增高、变尖、胸痛缓解后T波恢复如前。少数轻型病例或胸痛开始时可无ST抬高而仅出现T波直立、高耸，甚至T波呈"帐篷样"改变，其临床意义等同于ST段抬高，应仔细观察，以防漏诊。

有的患者平时心电图相应导联T波低平、倒置，变异型心绞痛发作时T波倒置变浅，或变为直立、增高，呈所谓"伪性改善"，如不仔细观察心电图则常常导致误诊，临床上应引起注意。

有研究者观察到，在更为严重的患者，ST段抬高恢复后可能继以数小时至数天的T波倒置。

（三）U波倒置

部分患者在发病时偶可出现U波倒置，且常出现在与ST段抬高相同的心电图导联。U波倒置常于ST段抬高恢复时开始出现，然后逐渐明显并缓慢消失。Miwa等发现，行激发试验诱发变异型心绞痛期间，胸前导联ST段抬高者U波倒置明显多于下壁导联出现ST段抬高的患者；胸前导联出现ST段抬高的患者，V_5导联出现U波倒置的敏感性（71%）高于ST段抬高的敏感性（41%），且有35%的患者发病期间仅出现U波倒置而不伴随有ST段抬高性改变。变异型心绞痛缓解后，ST段抬高已经恢复时可能U波倒置仍存在，尤其是在V_4、V_5导联。U波一般振幅较小，如不仔细观察，常常忽略其改变。

（四）QRS波群形态改变

发病时出现R波幅度增高、变小或增宽，S波幅度减小或增大，胸痛缓解后QRS波群形态恢复如前。有人认为是发生了暂时性束支阻滞或分支阻滞所致。

（五）缺血性J波

严重的心肌缺血事件发生时，心电图可以新出现J波或原来存在的J波振幅增高或时限延长，称为"缺血性J波"。有学者将此视为急性心肌缺血的标志。其心电图特点包括：①与急性心肌缺血同时出现；②除 aVR 导联外其他导联均直立；③J 波出现的导联与心肌缺血部位基本一致，持续时间短，易遗漏；④不同个体心电图可有多种表现。变异型心绞痛是导致心电图出现缺血性 J 波的原因之一，该型心绞痛发病时心电图常并发缺血性 J 波，此已成为其常见的临床表现（图 4-2-9）。缺血性 J 波反映患者处于心电图极不稳定状态，是发生恶性室性心律失常的预警性心电图表现，出现缺血性 J 波时室性心律失常发生率明显增加。

（六）心律失常

变异型心绞痛发作过程中可出现各种不同类型的心律失常，这些心律失常通常与冠状动脉痉挛所引起的急性心肌缺血有关，其发生率明显高于其他类型的心绞痛。此外，在少数情况下，一些变异型心绞痛于症状缓解及心电图 ST 段恢复至基线后出现一过性心律失常，此时出现的心律失常多与冠状动脉痉挛解除后心肌恢复血流有关，临床称之为"再灌注性心律失常"，此类心律失常不出现在其他类型的心绞痛中。

四、无症状性心肌缺血

无症状性心肌缺血是指有心肌缺血的客观证据，但无心肌缺血的临床症状。临床上这类心肌缺血多见，但难以发现。心电图对无症状性心肌缺血的诊断有重要的价值。常规心电图偶可发现无症状性心肌缺血患者出现的一过性缺血性 ST-T 改变。24h 动态心电图是无症状性心肌缺血最有价值的检查方法，可定量监测患者 24h 内日常活动状态下出现的无症状性心肌缺血的时间、频度。其诊断标准以往为"三个一"，即 $1 \times 1 \times 1$：①ST 段下垂型或水平型下移 > 0.1mV（J 点后 80ms 处测量）；②ST 段下移出现时间 > 1min；③2 次缺血发作时间间隔至少 1min。ACC/AHA（1999）建议第 2 次心肌缺血发作间隔至少 5min（图 4-2-11）。

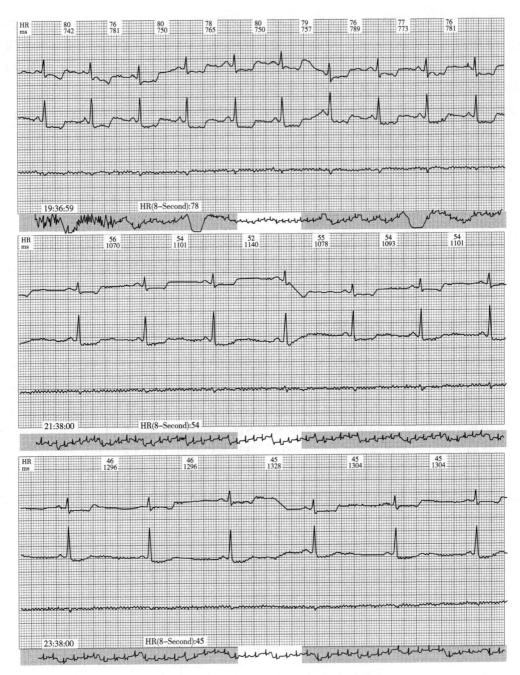

图 4-2-11   无症状性心肌缺血发作时的心电图表现

患者女性，56 岁，Holter 监测有两个通道分别在 3 次间隔 2h 的不同时间内记录到的 ST 段和 T 波改变，ST 段呈水平型压低 0.1 ~ 0.15mV，T 波为负正双向。

无症状性心肌缺血患者行活动平板试验常可出现缺血型 ST-T 改变，而且 ST 段下移的程度和导联范围与冠状动脉病变程度密切相关。

第 3 节　心电图负荷试验

心电图负荷试验是通过增加心脏负荷，使心率增快，血压升高，心肌耗氧量增加，从而诱发心肌缺血，了解受试者冠状动脉病变情况的一种试验。常用方法有运动试验和药物激发试验。虽然冠状动脉造影是诊断冠心病的金标准，而且运动试验有一定的假阳性和假阴性，但是运动试验简便实用、相对安全、费用低，仍是诊断心血管疾病的重要辅助手段。

一、心电图运动试验的方法及基本要求

平板运动试验引起心肌耗氧量最高，是目前应用最广泛的运动负荷试验，通过依次递增平板速度及坡度来调节负荷量，直至达到目标心率，分析运动前、中、后的心电图变化。可根据患者选择不同的运动方案。最常用的运动方案是 Bruce 方案。老人和恢复期患者可采用改良的 Bruce 方案。

有资料显示平板运动试验死亡率为 10/100 000，并发症发生率为 24/100 000。为保障运动试验安全，试验室需备好急救药物、除颤仪等。试验前详细询问病史，向受试者介绍检查目的以及原理，取得患者的配合，并排除禁忌证（表 4-3-1），让受试者签约知情同意书，试验过程密切观察患者、心电图以及血压变化，建议由训练有素的心内科医生协助监护。试验医生熟练掌握运动终止指征。

表 4-3-1　平板运动试验的主要禁忌证

急性心肌梗死	未控制的充血性心力衰竭
不稳定型心绞痛	肺栓塞
急性心肌炎、心包炎、风湿热、感染性心内膜炎	任何急性或严重疾病
严重未被控制的心律失常	活动能力障碍
严重的高血压和低血压	患者不愿意
严重的主动脉瓣或瓣下狭窄	

二、平板运动试验的应用指征

平板运动试验不仅可以提示心肌缺血、心律失常，还可以反映受试者的心血管功能状态及运动耐量。其主要应用指征见表 4-3-2。

表4-3-2 心电图运动试验的应用指征

(1) 评估胸痛综合征	①典型心绞痛 ②不典型胸痛疑为心源性 ③不典型胸痛考虑为心外性
(2) 评估有无心肌缺血和运动耐量	①心肌梗死后患者探测残余心肌有无缺血 ②冠状动脉再通术后评估手术疗效 ③心瓣膜病患者评估运动耐量 ④心脏病患者术前评估能否耐受手术
(3) 探测有无运动诱发的心律失常	-
(4) 评估疗效	①高血压患者运动时血压 ②抗心绞痛药物的疗效 ③抗心律失常药物对运动诱发心律失常的疗效

三、运动引起的心电图改变（表 4-3-3）

表4-3-3 运动试验引起的心电图改变

(1) 正常反应	① P 波：P 电轴垂直，下壁导联 P 波振幅增加 ② P-R 段缩短，呈下垂型压低 ③ QRS 波群：最大运动量时 V_5 导联 R 波振幅降低，V_5、aVF 导联 S 波加深 ④ J 点：多数导联 J 点下移 ⑤ ST 段：多数导联出现连接点型 ST 段压低（快速上升型） ⑥ T 波：运动早期 T 波振幅降低，极量运动时 T 波振幅增加 ⑦ U 波：无变化，因与 T、P 波接近，不易辨认
(2) 异常反应	① ST 段压低：多呈下垂型或水平型，也可能呈缓慢上升连接点型 ST 段压低 ② ST 段抬高：比较少见 ③ ST 段"伪性改善"：原有 ST 段压低导联 ST 段回至基线 ④ T 波变化：出现 T 波低平、倒置；原有 T 波倒置导联 T 波可恢复直立（"伪性改善"） ⑤ U 波：可能倒置

四、平板运动试验检查方法

（一）试验前准备

试验前测量血压并描记12导联心电图作为对照选择预估心率，国内多用次极量运动试验使心率达到最大预计数的90%（表4-3-4）。

表4-3-4　分级平板运动试验预估心率

单位：心率（次/min）

年龄（岁）	25	30	35	40	45	50	55	60	65	70
极量级（最大心率）	195	193	191	189	187	184	182	180	178	176
次极量极（极量级90%）	175	173	172	170	168	166	164	162	160	158

（二）跑步运动

受检查者站在平板上跑步运动，在运动中通过示波屏采用CM5或CC5（双极心前导联）导联对心律及ST-T改变进行连续监测，每3min记录V_1、V_5、aVF导联心电图和测血压1次。

（三）平板运动试验分级

活动平板运动试验分1～7级（表4-3-5）自转速1.7英里/h（1英里≈1.61千米）、坡度10%开始，每3min增加自转速度0.8英里/h、坡度2%，直到心率达到预估心率，立即停止运动并测量血压，同时记录即刻、2min、4min、6min 12导联心电图。

表4-3-5　活动平板运动试验分级标准

级别	时间（min）	速度（mi/h）	坡度（%）
1	3	1.7	10
2	3	2.5	12
3	3	3.4	14
4	3	4.2	16
5	3	5.0	18
6	3	5.5	20
7	3	6.0	22

mi：英里。

五、平板运动试验的诊断标准

（一）阳性标准

（1）运动激发心绞痛。

（2）运动中或运动后ST段呈水平型或下垂型下移≥0.10mV，原有下移者在原基础上再下移≥0.10mV，持续2min（图4-3-1、图4-3-2）。

（3）ST段抬高≥0.10mV。

（4）T波高耸。

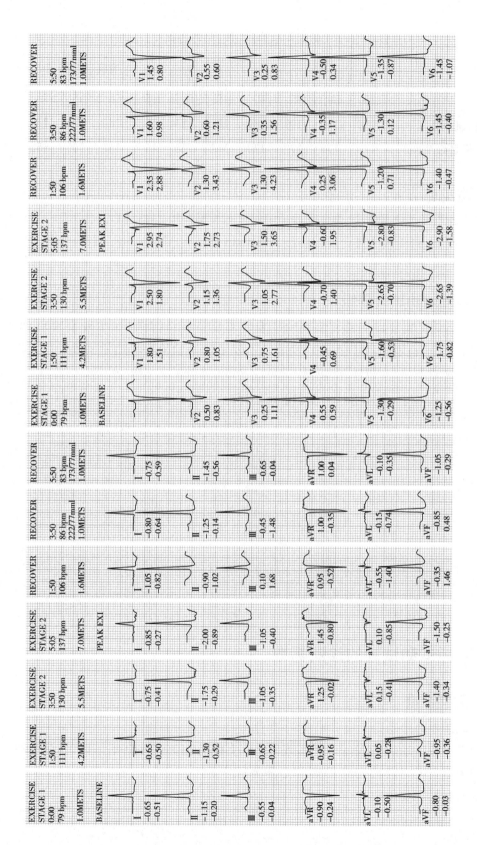

图 4-3-1　运动试验下壁或前侧壁阳性

患者男性，69 岁，冠心病。对照心电图Ⅰ、Ⅱ、Ⅲ、aVF、V₅、V₆导联 ST 段下降 0.05～0.13mV，运动 3min50s，Ⅱ、aVF、V₅、V₆导联 ST 段在原有基础上再下降 0.10～0.15mV，持续时间 2min 以上，无症状。

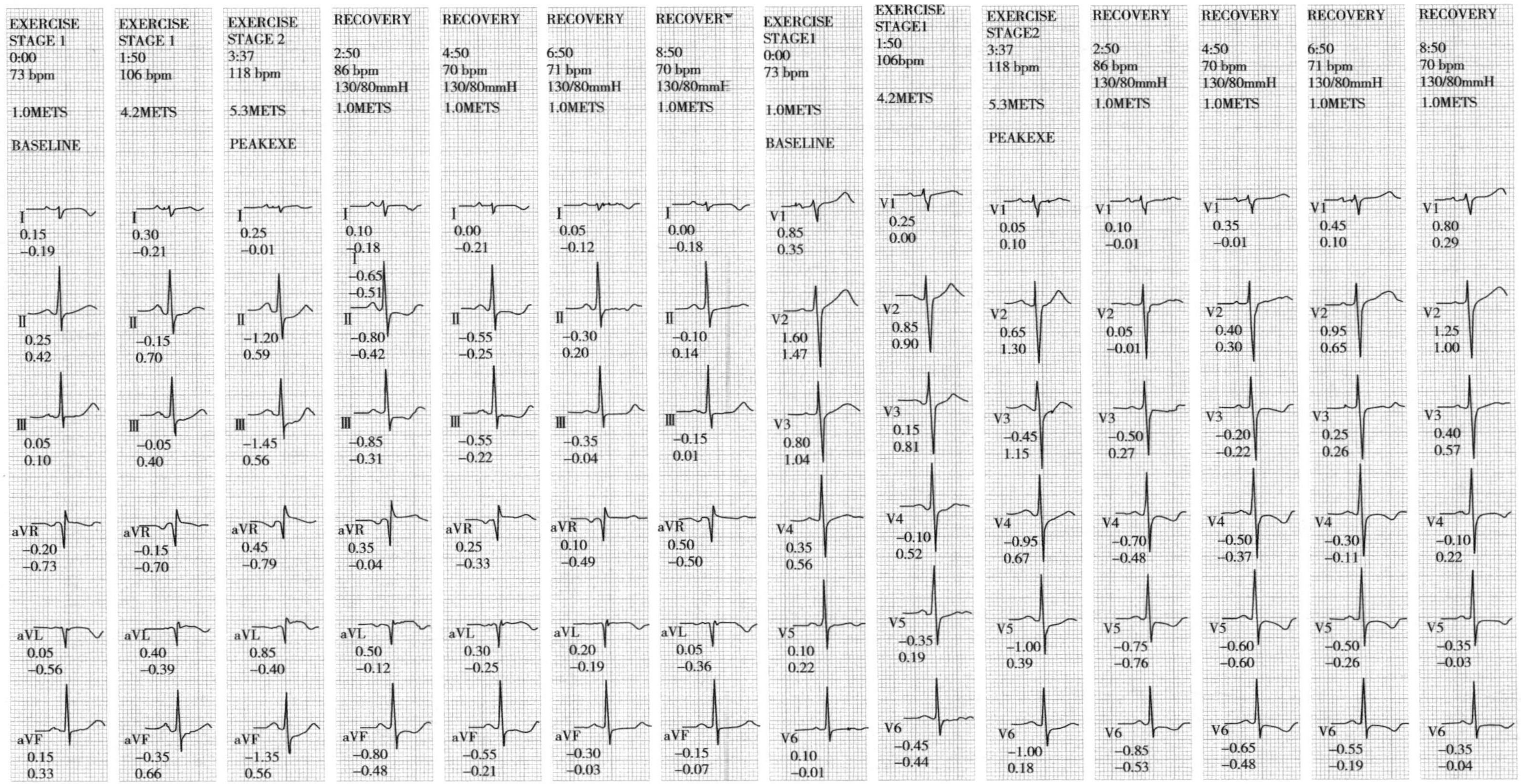

图 4-3-2　前降支与右冠状动脉病变，运动引起下壁、前壁及前侧壁缺血

患者男性，60 岁，冠心病。运动前 V_4 导联 T 波低平，V_5、V_6 导联 T 波倒置。运动结束后 2min 50s 至 6min 50s，Ⅱ、Ⅲ、aVF、$V_3 \sim V_6$ 导联 ST 段下斜型下降 0.10 ~ 0.125mV，伴 T 波双向正双向或倒置，无症状，冠状动脉造影前降支弥漫性病变，右冠状动脉狭窄 80%。

（二）可疑阳性标准

运动中或运动后ST段呈水平型或下垂型下移≥0.05mV，而≤0.10mV，持续时间＜2min（图4-3-3）。

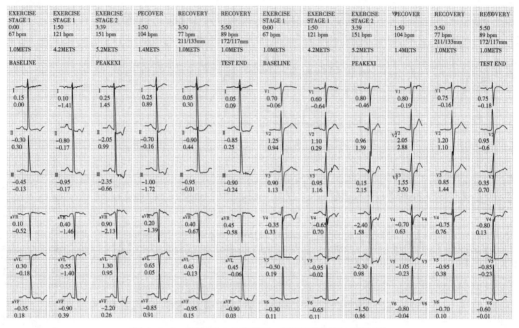

图 4-3-3　高血压、左室肥厚，运动平板试验可疑阳性

患者男性，60岁。高血压，左室肥厚13mm。运动前窦性心律，V_5导联R波2.8mV，Ⅱ、Ⅲ、aVF、V_4～V_6导联T波倒置，运动3min 39s，Ⅱ、Ⅲ、aVF、V_4～V_6导联ST段水平型和下斜型下降0.12～0.20mV，持续时间＜2min，无症状。

六、平板运动试验的注意事项

1. 试验前向受检者讲明方法

2. 试验前做好急救准备工作

3. 运动中出现下列情况之一时应终止试验

（1）受检者心绞痛发作、呼吸困难、面色苍白、步态不稳定等，不能坚持运动。

（2）运动中收缩压比前一阶段下降＞10mmHg，或急剧上升超过250～280mmHg，舒张压超过130mmHg。

（3）运动负荷增加，心率不但不快，反而减慢。

（4）ST段下降＞0.2mV或显著抬高。

（5）严重的心律失常。

4. 试验后休息观察 20～30min，无不适后方可离去

（向芝青　时友瑛　田君华）

第 5 章

心肌梗死心电图

第1节 概 述

急性心肌梗死（acute myocardial infarction，AMI）是指心肌缺血性坏死，即在冠状动脉病变的基础上出现冠状动脉血供急剧降低或中断，使相应的心肌发生严重而持久地急性心肌缺血导致心肌坏死。一直以来临床诊断AMI采用WHO的3∶2诊断模式——缺血性胸痛、典型的心电图改变和心肌酶异常3项中具备其中2项。当前已演变成1+1/5模式——即在血清生化标志物（肌钙蛋白、心肌酶）的动态演变基础上再满足以下5项中的1项：①心肌缺血临床症状；②心电图出现新的心肌缺血变化，即新的ST段改变或左束支传导阻滞；③心电图出现病理性Q波；④影像证据显示新的心肌活动丧失或区域性室壁运动异常；⑤冠脉造影或尸检发现冠脉内存在新鲜血栓。尽管如此，心电图迄今仍然是诊断AMI的重要手段，因其具有快捷、无创、在患者床旁即可描记、短期内可以重复检测的优点，尤其是在AMI发病后1~2h即可出现改变，对早期诊断和治疗有指导价值，是其他检测方法无法取代的。但是心电图诊断AMI的特异性高，敏感性不是很高。为了提高心电图诊断心肌梗死的能力，对于疑诊AMI患者应做18导联心电图，必要时每隔2~3h重复描记心电图，尤其注意某些特殊病例如后下壁心肌梗死ST段过早降至基线，而病理性Q波尚未形成，心电图可能呈一过性"伪正常化"。

曾经将AMI分为心内膜下心肌梗死和透壁性心肌梗死，后来根据有无病理性Q波分为Q波型心肌梗死（Q-myocardial infarction，QMI）和非Q波型心肌梗死（non-Q-myocardial infarction，NQMI）。目前按照急性冠脉综合征的概念分为不稳定型心绞痛、非ST段抬高型心肌梗死（non-ST segment elevation myocardial infarction，NSTEMI）和ST段抬高型心肌梗死（ST segment elevation myocardial infarction，STEMI）。QMI或NQMI只是一个回顾性诊断，把AMI分为NSTEMI和STEMI非常符合临床实际情况对治疗有指导意义。STEMI反映完全性冠状动脉血栓性闭塞应采取溶栓治疗，NSTEMI反映以血小板为主的白色血栓造成不完全性冠状动脉闭塞应采取抗血小板治疗，溶栓治疗有害无益。

随着更为敏感的心脏生物标志物的出现，欧洲心脏病学会（ESC）、美国心脏病学基金会（ACCF）、美国心脏协会（AHA）和世界心脏联盟（WHF）在2000年首次使用生物化学和临床方法对心肌梗死做出了统一定义；2007年上述组织联合发布了专家共识文件《心肌梗死的全球统一定义》。2008年，中华医学会心血管病学分会和中华心血管病杂志编辑委员会也推荐我国使用该"全球定义"。2012年8月ESC年会上发布了《第3版心肌梗死全球统一定义》，对2007年的第2版定义进行了修订。

2018年以来"心肌梗死通用定义"已更新至第4版。最新的心肌梗死定义是指急性心肌损伤[cTn增高或/或回落，且至少1次高于正常值上限（参考值上限值的99百分位值）]，同时有急性心肌缺血的临床证据，通常将心肌梗死分为5型，详见表5-1-1。

表 5-1-1　第 4 版 "心肌梗死通用定义" 中心肌损伤和心肌梗死的通用定义

心肌损伤的标准

　　当心肌肌钙蛋白（cTn）值升高，且至少有一个值高于 99% 参考值上限（URL）时，可诊断为心肌损伤。如果 cTn 值有升高和 / 或下降，则心肌损伤是急性的

AMI（1 型、2 型和 3 型 MI）

　　1 型 MI：由冠状动脉粥样硬化斑块急性破裂或侵蚀，血小板激活，继发冠状动脉血栓性阻塞，引起心肌缺血、损伤或坏死

　　2 型 MI：与冠状动脉粥样斑块急性破裂或侵蚀、血栓形成无关，为心肌供氧和需氧之间失衡所致

　　3 型 MI：指心脏性死亡伴心肌缺血症状和新发生缺血性心电图改变或心室颤动，但死亡发生于获得生物标志物的血样本或有明确心脏生物标志物增高之前，尸检证实为 MI

　　当存在急性心肌损伤伴有急性心肌缺血的临床证据，且 cTn 值升高和 / 或下降、至少有一个值高于 99%URL 时，并至少存在如下情况之一，可诊断为 AMI：

　　（1）急性心肌缺血症状

　　（2）新的缺血性心电图改变

　　（3）新发病理性 Q 波

　　（4）新的存活心肌丢失或室壁节段运动异常的影像学证据

　　（5）冠状动脉造影或腔内影像学检查或尸检证实冠状动脉血栓（不适用于 2 型或 3 型 MI）

与冠状动脉手术相关的 MI 的标准（4 型和 5 型 MI）

　　4a 型 MI：PIC 相关的 MI

　　4b 型 MI：冠状动脉内支架或支撑物内血栓形成相关的 MI

　　4c 型 MI：再狭窄相关的 MI

　　5 型 MI：CABG 相关的 MI

　　（1）对于基线 cTn 值正常的患者，与冠状动脉手术相关 MI 的 cTn 值是人为定义的，在手术后 ≤ 48 小时内：cTn 值升高大于 99% URL 的 5 倍为 4a 型 MI；大于 99% URL 的 10 倍为 5 型 MI。

　　（2）对于术前 cTn 值升高的患者，其中术前 cTn 值水平是稳定的（≤ 20% 变化）或在下降，必须要满足升高 > 5 倍或 > 10 倍并表现为高于基线 20% 变化的标准，方能诊断冠脉手术相关 MI。此外，至少要有如下一项：

　　· 新的缺血性 ECG 改变（这一标准仅与 4a 型 MI 相关）

　　· 发生新的病理性 Q 波

　　· 影像证据显示新发的存活心肌丢失或与缺血病因一致的局部室壁运动异常

　　· 冠状动脉造影发现有影响冠状动脉血流的并发症证据，如冠状动脉夹层、主要心外膜动脉或边支闭塞或移植血管闭塞、影响侧支循环或远端栓塞等

　　（3）如果 cTn 值已升高或正在升高，但低于原先指定的 PCI 和 CABG 相关 MI 的阈值，那么，孤立的新发生的病理性 Q 波符合诊断血运重建术相关的 4a 型 MI 或 5 型 MI 的标准

既往的或无症状 / 未识别的 MI 标准

下述任一标准都符合既往或无症状 / 未识别的 MI 诊断：

　　（1）在缺乏非缺血性原因的情况下，伴或不伴症状的异常 Q 波

　　（2）影像证据显示有存活心肌丢失或与缺血病因一致的局部室壁运动异常

　　（3）有心肌梗死已愈期或愈合期的病理表现

AMI: 急性心肌梗死；CABG: 冠状动脉旁路手术；ECG: 心电图；MI: 心肌梗死；PCI: 经皮冠状动脉介入治疗。

第2节 心肌梗死的心电图诊断

一、心肌梗死的基本图形

心肌梗死中心部分心肌发生坏死，坏死周围发生损伤和缺血，故心电图可出现心肌缺血、损伤和坏死3种类型的心电图改变。

（一）缺血性T波

AMI发病数小时内（超急期）T波高耸，具体机制不清，可能因为坏死心肌细胞内钾离子外逸引起细胞外局部高血钾所致。当ST段开始回落时，T波转为倒置，多呈"冠状T波"。因T向量背离缺血区，面向心外膜的导联出现T波倒置（图5-2-1）。

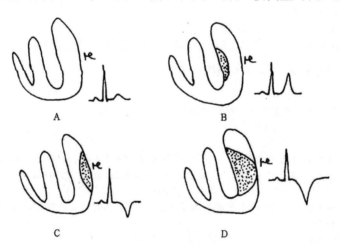

图 5-2-1 缺血性 T 波示意图

A：正常除极与复极，T 波与 QRS 波主波方向一致；B：急性心内膜下心肌缺血，T 波急剧高耸；C：心外膜下心肌缺血，T 波倒置呈箭头状；D：急性穿壁性心肌缺血，T 波倒置呈箭头状，缺血程度越重 T 波倒置越深。

（二）损伤型 ST 段抬高和对应性 ST 段压低

临床上以心外膜心肌损伤多见，心肌损伤引起的 ST 向量指向损伤部位，故其心电图表现为 ST 段抬高（图 5-2-2）。尤其是透壁性心肌损伤也出现 ST 段抬高。AMI 时 ST 段抬高的幅度大，有时可达 10mm，多呈弓背向上抬高，局限于某几个相关的导联，呈动态变化，一般 2～4 周降至基线。

面向坏死部位的导联出现 ST 段抬高，而其对应部位则出现 ST 段的压低，称为对应性 ST 段压低。譬如急性后壁心肌梗死时 V_1、V_2 导联可出现 ST 段压低，急性下壁心肌梗死时 Ⅰ、aVL 导联可出现 ST 段压低均为对应性 ST 段压低。这种改变限于对应部位，非对应部位的 ST 段下移需要用其他机制解释。

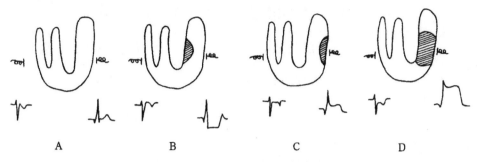

图 5-2-2　损伤型 ST 段抬高示意图

A：正常心电图；B：心内膜下心肌损伤，ST 段显著下降；C：心外膜下心肌损伤，ST 段显著抬高；D：急性穿壁性心肌损伤，ST 段抬高形成单向曲线。

（三）坏死型 Q 波

　　心肌坏死心电图改变是出现异常或病理性Q波（图5-2-3）。Q波的时限≥0.04s，深度＞同导联1/4R。新近欧洲心脏病学会（European Society of Cardiology，ESC）/美国心脏病学会（American College of Cardiology，ACC）的梗死性Q波诊断标准为Q波时限≥0.03s，深度≥0.1mV（表5-2-1）。当某部位心肌坏死后，该部位心肌没有电活动，其对应心肌产生的心电向量增大，形成"梗死向量"。

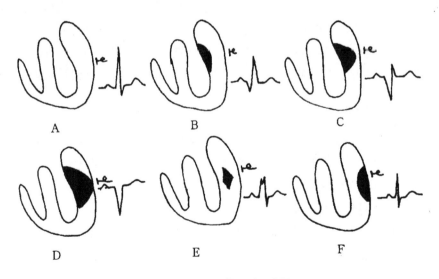

图 5-2-3　异常 Q 波示意图

A：正常；B 与 C：心内膜下心肌坏死层加深，出现 Q 波逐渐加深；D：穿孔肌壁性心肌坏死，出现 QS 波；E：心肌内坏死，R 波顿挫；F：心外膜下心肌坏死，R 波降低。

表5-2-1 AMI心电图诊断标准（ESC/ACC，2000）

导联	进展性 AMI	确定的 AMI
	ST 段抬高（mV）	Q 波时间（ms）
V_1、V_2	≥ 0.2	任何 Q 波
其他导联（aVR 除外）	≥ 0.1	≥ 30

上述的心电图改变至少出现于 2 个导联，且 Q 波≥ 0.1mV。

二、急性心肌梗死图形的演变

急性心肌梗死的心电图是动态变化的，有一定的演变规律。一般可分为超急性期、急性充分演变期（进展期和确定期）及恢复期。

（一）超急性期

此期持续时间短暂，仅数分钟至数十分钟。主要的特点是T波高耸，有时可达2mV，同时多伴不同程度的ST段斜直形抬高。有学者描述该期心电图经典的动态改变过程：最早期面向心外膜导联的正常凹面向上的ST段开始拉直，与增高的T波融合，逐渐上拉呈斜直形，ST-T交接角消失。接着ST段逐渐抬高，T波更高、加宽，ST段变为凹面向上或弓背向上，甚至单向曲线。超急性期（图5-2-4）是溶栓治疗的好时机，也是心室颤动的高发期，其早期心电图改变不典型，易被忽略，应加强认识。

（二）急性心肌梗死进展期

此期主要的心电图改变是ST段抬高。抬高的ST段具有多种形态，包括上凹形、弓背形、斜直形、墓碑状和巨R波。ST段抬高持续的时间不一，随着ST段下降出现T波倒置，反映梗死相关血管再通。

1. 上凹形（新月形）ST 段抬高

此形ST段抬高多见，敏感性高，特异性差（图5-2-5）。需与早复极综合征、急性心包炎及严重高钙血症鉴别。

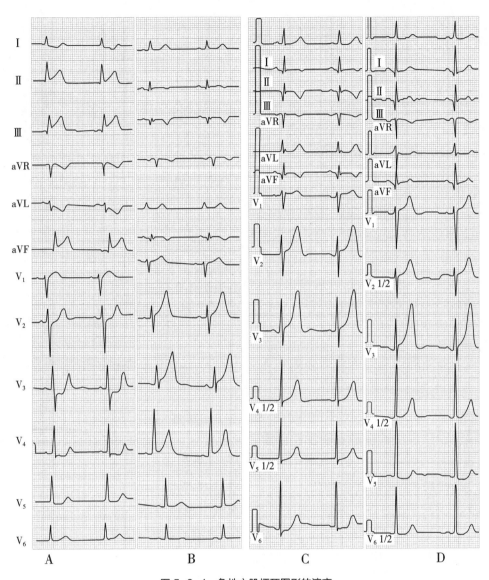

图 5-2-4　急性心肌梗死图形的演变

患者男性，69 岁。胸痛 3h 入院。A 为胸痛时描记：窦性心律，心率 58 次 /min，Ⅱ、Ⅲ、aVF 导联 ST 段呈斜直形上抬，Ⅰ、aVL、$V_3 \sim V_5$ 导联 ST 段下垂型压低，Ⅰ、aVL 导联 T 波倒置，其余导联 T 波直立，心电图诊断超急性下壁心肌梗死。B 为入院后第 10d 复查：Ⅱ、Ⅲ、aVF 导联 QRS 波群电压明显降低，出现病理性 Q 波伴 T 波倒置，ST 段恢复至基线，演变为亚急性期。C 为 2 月后描记：Ⅱ、Ⅲ、aVF 导联病理性 Q 波伴 T 波倒置，D 为 3 年后描记仅见Ⅱ、Ⅲ、aVF 病理性 Q 波，T 波直立。

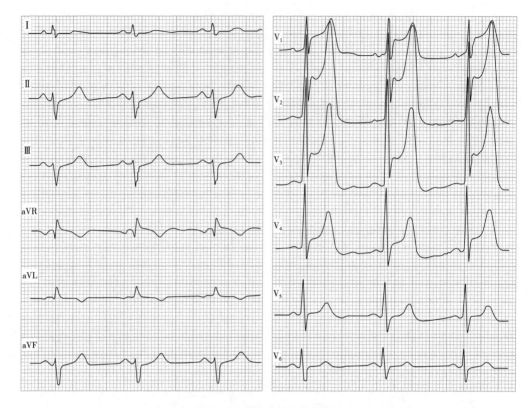

图 5-2-5　ST 段呈上凹型抬高

患者男性，60 岁，冠心病，前降支病变，心电图记录于心绞痛时，$V_1 \sim V_4$ 导联 ST 段抬高 $0.25 \sim 1.10$mV，T 波异常高耸，ST 段凹面向上抬高。

2. 弓背形 ST 段抬高

即 ST 段与 T 波融合，两者之间无明显分界线，形成一条弓形曲线，也称单向曲线（图 5-2-6）。这种形态 ST 段抬高可见于 AMI、变异型心绞痛、室壁瘤、急性心包炎、心肌炎、心肌挫伤、心肌病、肺栓塞、高钾血症等。

3. 斜直形 ST 段抬高

斜直形 ST 段抬高（图 5-2-7）的特异性最差，多见于超急性期心肌梗死，也可见于进展期，还见于早复极综合征、急性心包炎等非心肌梗死疾病。

4. 墓碑状 ST 段抬高

此型 ST 段抬高多见于前壁心肌梗死，冠脉造影多显示左前降支近端严重狭窄，预后差，并发症多。其心电图特点为：①ST 段呈上凸型快速上升，高达 $0.8 \sim 1.6$mV，与 T 波升支融合，r 波矮小，时限 < 0.04s，抬高的 ST 段峰值高于 r 波；②Q 波有时巨大，终末 T 波直立（图 5-2-8）。

5. 巨 R 波形 ST 段抬高

ST 段呈尖峰状抬高，J 点消失，R 波降支与抬高的 ST 段、T 波融合形成一尖峰、边直、底宽的类三角形，各波分解不清，酷似巨 R 波。巨 R 波型 ST 段抬高可见于心肌梗死（图 5-2-9），也可见于心绞痛患者（图 5-2-10）。

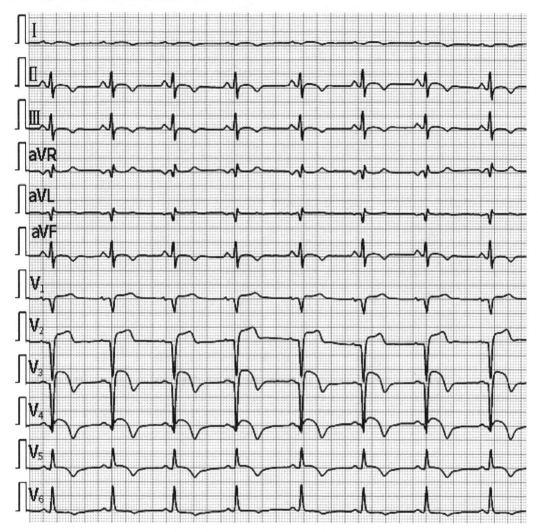

图 5-2-6 急性广泛前壁心肌梗死，ST 段弓背形抬高

患者女性，70 岁，胸前区疼痛 1d 就诊。上图为动态心电图片段：窦性心律，Ⅰ、V_1 ~ V_4 导联 QRS 波群呈 QS 型，Ⅱ、Ⅲ、aVF、V_2 ~ V_5 导联 ST 段呈弓背上抬 0.1 ~ 0.4mV 伴 T 波倒置。肌钙蛋白＞ 16ng/ml。心电图诊断：窦性心律，急性广泛前壁心肌梗死。

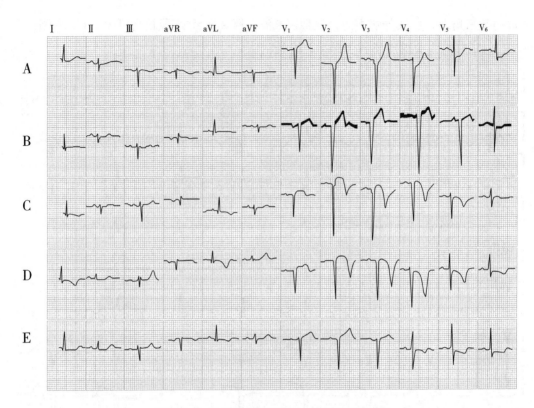

图 5-2-7　急性心肌梗死患者心电图动态演变过程

患者男性，51 岁。胸痛 4h。临床诊断：冠心病，急性心肌梗死。A 为患者胸痛时描记：$V_2 \sim V_6$ 导联呈上斜型上移 0.1～0.3mV；B 为经皮冠脉介入术（percutaneouscoronaryintervention，PCI）后 3h 心电图：$V_2 \sim V_6$ 导联 ST 段呈斜直形抬高伴 T 波直立；C、D、E 分别为 PCI 术后 1d、2 月、5 月心电图：ST 段呈弓背形抬高直至恢复至基线，T 波由浅倒置演变为深倒置，最后直立。

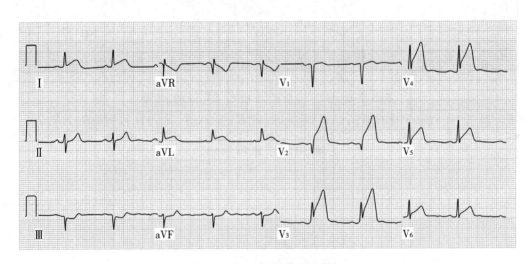

图 5-2-8　ST 段呈墓碑状抬高

Ⅰ、aVL、$V_4 \sim V_6$ 导联 ST 段呈上斜型抬高，V_2、V_3 导联 ST 段呈墓碑状抬高，Ⅲ、aVF 导联 ST 段呈水平型下移。
（引自卢喜烈主编《心电学技术规范化培训纲要》，2014）。

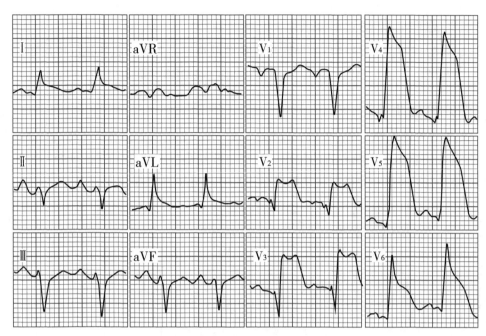

图 5-2-9 巨 R 波形 ST 段抬高

心电图描记到 V₄～V₆ 导联 ST 段呈巨 R 波形抬高，QRS 波群呈 QR 型，反映了 MI 周围的存活心肌传导缓慢和激动延迟，处于急性心肌梗死的充分发展期。

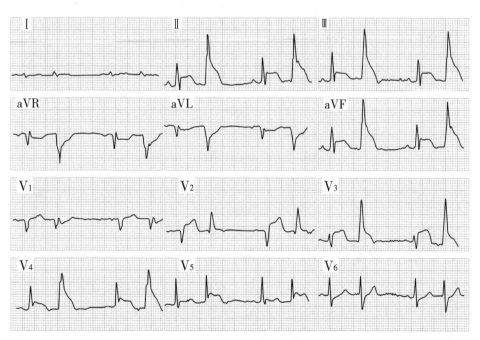

图 5-2-10 室性期前收缩伴巨 R 波形 ST 段抬高

患者男性，56 岁。因反复心前区压榨样疼痛 1d，再发加重 1h 就诊。临床诊断：冠心病，不稳定型心绞痛。上图为患者再次发作心绞痛时动态心电图片段：窦性心律，频发性室性期前收缩二联律，Ⅱ、Ⅲ、aVF、V₁～V₅ 导联窦性搏动 ST 段弓背型抬高，Ⅱ、Ⅲ、aVF、V₃、V₄ 导联室性期前收缩的 ST 段呈巨 R 波形抬高。心脏彩超示左心室心尖部运动幅度减退。冠脉造影示：前降支近中段狭窄 85%～95%，中间支近段狭窄约 70%。

（三）急性心肌梗死确定期

该期多数患者在 ST 段抬高的导联出现病理性 Q 波，表明心肌坏死的厚度超过室壁的 50%，梗死的直径在 25%～30%，坏死 Q 波发生在 QRS 波群的前 30～40ms。

（四）恢复期

恢复期也称陈旧期（图 5-2-11）持续 2～3 个月，心电图主要遗留坏死的 Q 波，或随着疤痕组织的缩小和周围心肌的代偿性肥大 Q 波变小甚至消失。ST-T 改变不明显或有轻微改变，也可能由于慢性冠状动脉供血不足引起明显的 ST-T 改变。

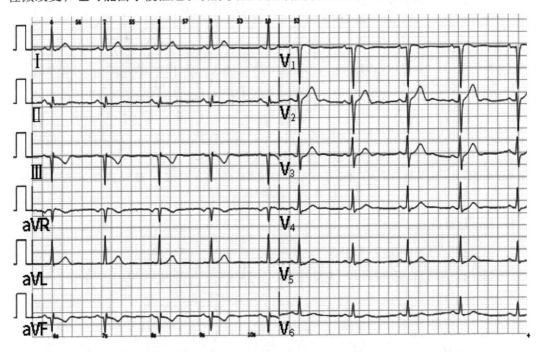

图 5-2-11　陈旧性下壁心肌梗死

患者男性，53 岁。2 年前因胸痛 7h 入院。当时临床诊断：急性下壁及右心室心肌梗死。上图为治疗后 2 年复查常规 12 导联心电图：窦性心律，心率 55 次 /min，Ⅱ、Ⅲ、aVF 导联 QRS 波群呈 Qr 型，T 波倒置。陈旧性下壁心肌梗死。

三、急性心肌梗死的定位诊断

各部分心肌接受不同冠状动脉及分支的血液供应，故心肌梗死心电图改变常具有明显的区域性、节段性。STEMI 最早出现相关导联 ST 段的抬高，继而出现坏死 Q 波，当 ST 段开始回落时 T 波转为倒置。根据以上心电图改变出现的导联做出定位诊断（表 5-2-2）。

表 5-2-2　心肌梗死的定位诊断

导联	梗死部位	病变血管
V_1～V_3	前间壁	左前降支
V_2～V_4	前壁（心尖）	左前降支

续表

导联	梗死部位	病变血管
$V_4 \sim V_6$	前侧壁	左前降支、左回旋支
I、aVL	高侧壁	左前降支、左回旋支
I、aVL、$V_1 \sim V_6$	广泛前壁	左前降支
II、III、aVF	下壁	右冠状动脉或左回旋支
$V_7 \sim V_9$（$V_1 \sim V_3$）	正后壁	左回旋支
II、III、aVF、$V_4 \sim V_6$	下侧壁	右冠状动脉或左回旋支
II、III、aVF、$V_7 \sim V_9$	下后壁	右冠状动脉或左回旋支

注：后壁心肌梗死 V_1、V_2 导联可出现高 R 波，V_1、V_2 导联可出现 ST 段压低。

四、不典型心肌梗死

（一）非 ST 段抬高的急性心肌梗死

"典型"的急性心肌梗死，心电图变化为 ST 段抬高，随后持续病理性 Q 波，过去曾称为透壁性心肌梗死或 Q 波型心肌梗死。对无 ST 段抬高，而只有 ST 段下移、T 波规律或不规律变化者过去称心内膜下心肌梗死或非透壁性、非 Q 波型心肌梗死等。目前称为"非 ST 段抬高型心肌梗死"（图 5-2-12）。这类患者心电图因无 ST 段抬高、无 Q 波形成，ST-T 改变无特异性，应密切结合血清心肌标志物进行诊断，应与一般的心绞痛、急性心包炎、电解质紊乱及药物影响、急性脑血管疾病等鉴别。

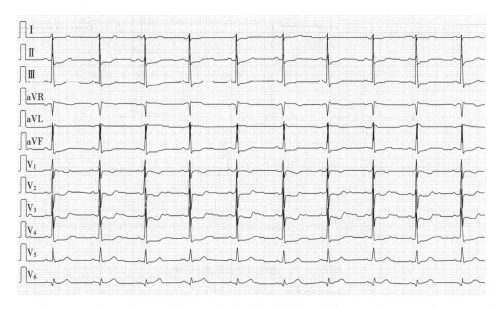

图 5-2-12　非 ST 段抬高心肌梗死

患者女性，65 岁，胸痛、心悸 5d，加重 1d 入院。既往有高血压病、糖尿病，心肌坏死标志物：肌红蛋白、肌钙蛋白及心肌酶均增高。心脏彩超：左房轻度增大，左室后壁运动欠协调。冠状动脉造影：左前降支近、中段 60%～85% 弥漫性狭窄，左回旋支近中段最重 90% 弥漫性狭窄，右冠状动脉开口闭塞。上图为动态心电图片段：窦性心律，心率 60 次 /min，II、III、aVF、$V_2 \sim V_4$ 导联 ST 段呈水平型或下垂型下移 0.1mV 左右，伴 T 波低平或倒置，结合临床符合非 ST 段抬高心肌梗死。

（二）右心室心肌梗死

常规12导联心电图不能提供右心室梗死的诊断依据，必须加做右胸壁导联V_{3R}、V_{4R}、V_{5R}、V_{6R}，根据这些导联出现相应的Q、ST、T动态演变才可诊断（图5-2-13）。心电图不能诊断陈旧性右心室梗死。新近有学者否认急性右心室心肌梗死的存在，认为右心室的侧支循环丰富，跨壁灌注压均一，肺循环高容低阻，右心室做功少，耗氧低，因此仅存在右心室心肌缺血而不存在心肌梗死。我们认为，无论临床还是病理，右心室心肌梗死都是存在的。

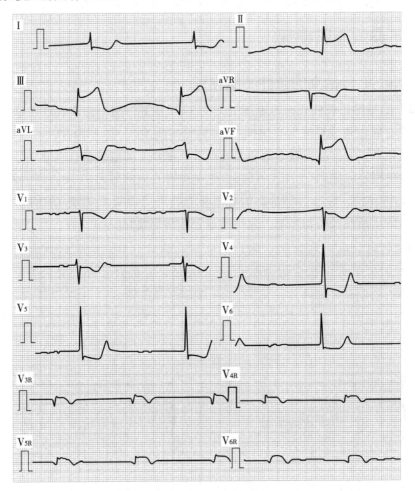

图 5-2-13　急性下壁及右室心肌梗死

患者男性，55岁。胸痛2h。入院时急诊心电图示：窦性P波消失，代之以大小不等的f波，QRS波群时限正常，心室率为38次/min，Ⅱ、Ⅲ、aVF、$V_{3R} \sim V_{6R}$导联ST段呈上斜型或弓背型上抬0.1～0.6mV，Ⅰ、aVL、$V_4 \sim V_6$导联ST段呈下垂型压低0.2～0.3mV，aVL、$V_{3R} \sim V_{6R}$导联T波倒置。心电图诊断：心房颤动，三度房室传导阻滞，过缓的交接区逸搏心律，急性下壁及右心室心肌梗死。

（三）等位性 Q 波

由于梗死面积小、心肌坏死的深度不够以及放置的导联位置探查不到等原因，部分心肌梗死患者不出现病理性 Q 波。因此有些学者提出等位性 Q 波（相当于病理性 Q 波）的概念，为小灶性心肌梗死、不典型心肌梗死的诊断提供依据。

（1）Q 波的深度＜同导联 R 波 1/4（或＜0.1mV），但宽度大于 0.03s，且 Q 波内有切迹或顿挫。

（2）V_1、V_2 导联呈 qrS 型时，提示室间隔心肌梗死，需除外右心室肥大和左前分支阻滞。

（3）V_3~V_6 导联呈 qR 或 qRs，Q 波的深度和宽度递减，但导联放置位置必须准确、固定。

（4）V_1~V_6 导联 R 波递增不良，即 $R_{V4} < R_{V3} < R_{V2} < R_{V1}$，但要注意与慢性阻塞性肺疾病心电图鉴别。

（5）V_1、V_2 导联出现高而宽的 R 波，T 波高耸可能是正后壁心肌梗死的镜像反应。

（6）原有的 Q 波加深、加宽或没有 Q 波的导联新出现小 Q 波，称进展性 Q 波。

（7）Ⅰ、aVL、V_5、V_6 导联原有的间隔性 Q 波消失。

（8）某些导联 Q 波未达病理性 Q 波的诊断标准，在该导联的上下左右描记均有 Q 波，提示 Q 波区的存在。

第 3 节　心肌梗死合并心律失常

一、心肌梗死合并右束支传导阻滞

右束支传导阻滞影响心室除极的终末向量，心肌梗死影响心室除极的起始向量，两者合并时不会造成诊断困难（图 5-3-1）。

二、心肌梗死合并左束支传导阻滞

左束支传导阻滞时心室除极的整个过程均发生异常变化，当其合并心肌梗死时诊断困难，多依赖临床症状和酶学检查。心电图可出现的改变：①原发性 ST-T 改变：呈动态变化符合 AMI 的演变规律（图 5-3-2）；②Ⅰ、aVL、V_5、V_6 导联出现 Q 波，右胸导联 r 波增大提示 MI（图 5-3-3）；③V_6 导联出现 Rs 型：T 波直立反映左心室游离壁梗死；④Cabrera 征和 Chapman 征：V_2~V_5 导联 S 波升支出现切迹，时限≥0.05s 称 Cabrera 征，Ⅰ、aVL、V_5、V_6 导联 R 波升支出现切迹称 Chapman。二者均提示合并前壁心肌梗死。以上指标特异性强，敏感性差。新近 Sgarbossa 提出心肌梗死合并左束支传导阻滞的诊断标准：①同向性改变，即 QRS 主波向下的导联如 V_1~V_3 导联 ST 段压低≥0.1mV，QRS 主波向上的导联 ST 段上抬≥0.1mV；②异向性改变，QRS 主波向下的导联 ST 段抬高≥0.5mV（图 5-3-4）。

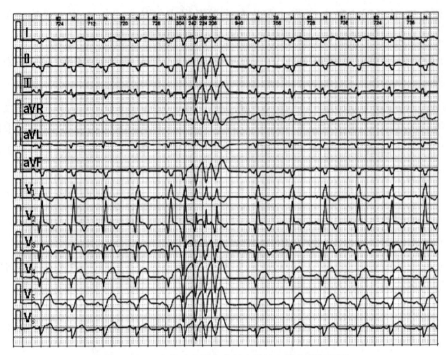

图 5-3-1   急性心肌梗死合并完全性右束支传导阻滞

患者男性，68 岁，反复胸痛 1 周入院。图为动态心电图片段：窦性心律，急性广泛前壁心肌梗死，R-on-T 室性期前收缩诱发短阵室性心动过速，完全性右束支传导阻滞。心脏彩超示节段性室壁运动异常（前壁基底段至心尖段）。冠状动脉造影结果显示 LAD 中段 D1 发出后完全闭塞，D1 开口及近段狭窄 50% ~ 60%。

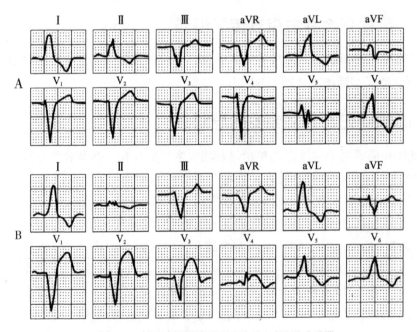

图 5-3-2   急性心肌梗死合并完全性左束支传导阻滞

A：发作胸痛前描记：完全性左束支传导阻滞合并继发性 ST-T 改变；B：发作胸痛 10h 描记，V_1 ~ V_5 导联 ST 段呈弓背型明显抬高，提示合并急性心肌梗死（引自张文博主编《心电图诊断线索与误区》，2010）。

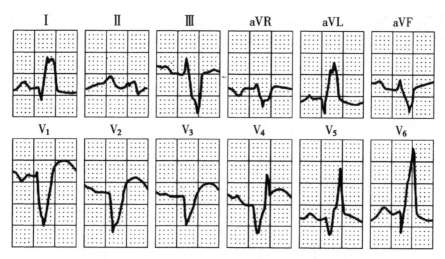

图 5-3-3　急性心肌梗死确定期合并完全性左束支传导阻滞

各导联 QRS 波群时间均增宽，＞ 0.12s，V_1 导联呈 rS 型，V_6 导联呈 QR 型，$V_1 \sim V_4$ 导联 ST 段呈弓背抬高，Ⅰ 、aVL、$V_1 \sim V_4$ 导联均出现 Q 波。

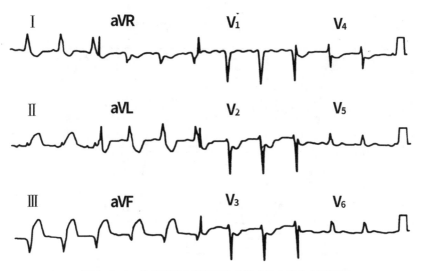

图 5-3-4　急性下壁心肌梗死合并完全性左束支传导阻滞

Ⅱ导联 QRS 波群主波向上，ST 抬高＞ 0.1mV，Ⅲ 、aVF 导联 QRS 波群主波向下，ST 段抬高＞ 0.5mV，V_2、V_3 导联主波向下，ST 段压低＞ 0.1mV。Sgarbossa 提出左束支传导阻滞合并心肌梗死的 3 项指标全具备。

　　Sgarbossa 诊断标准用于 CLBBB+AMI 的心电图诊断的特异度高达 94%，而敏感度只有 17%。因此，Smith 等对 Sgarbossa 诊断标准提出了改良标准，即将 Sgarbossa 标准中反向偏移≥0.5mV 的固定值修定为：ST 段的反向偏移与 S 波或 R 波的比值，以 S 波为主的导联，ST 段上抬幅度≥S 波幅度的 25% 为阳性；以 R 波为主的导联，ST 段下移幅度≥R 波幅度的 30% 为阳性（图 5-3-5、图 5-3-6）。

　　2020 年，在 AHA 杂志发表了应用 ST 段偏移诊断 CLBBB+AMI 的巴塞罗那新标准。该标准敏感性高，特异性强，包括两点：①CLBBB 患者的心电图任一导联，出现 ST 段的同向偏移（压低或抬高）≥0.1mV；②CLBBB患者的心电图任一导联，ST段存在反向偏移≥0.1mV（但同导联的QRS波群的R波或S波幅度需≤0.6mV）。两项中一项阳性时则心电图诊断CLBBB患者发生了AMI（图5-3-7）。

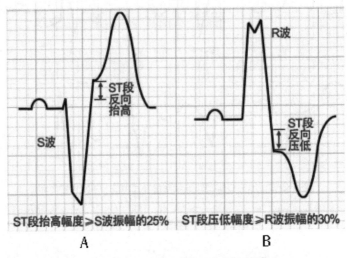

图 5-3-5　Smith 修定标准的示意图

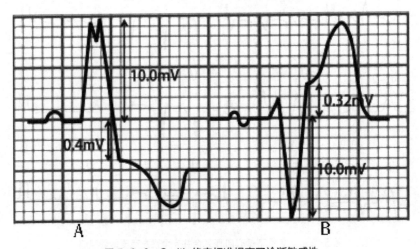

图 5-3-6　Smith 修定标准提高了诊断敏感性

A图中ST段的反向压低0.4mV，以原标准判断为阴性，而应用修定标准时，0.4mV≥R波（1.0mV）的30%，判断结果为阳性；B图中ST段的反向抬高0.32 mV，应用原标准属阴性（≤0.5mV），但ST段抬高的0.32mV≥S波幅度（1.0mV）的25%，根据修定标准为阳性。本图两例都说明修定标准明显提高了诊断的敏感性（引自《临床心电学杂志》，2020）。

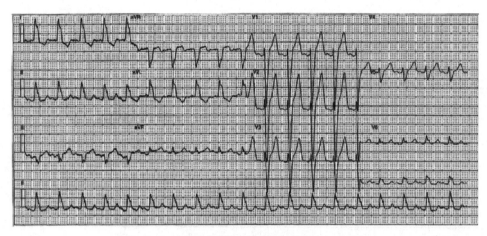

图 5-3-7　巴塞罗那新标准的诊断敏感性优于其他标准

　　本图为 1 例 76 岁女性。CLBBB 患者伴 AMI 的心电图，QRS 波群时限 136ms。① 图中 V_2 导联 ST 段的反向偏移 0.542mV，满足了 Sgarbossa 标准，但因最终积 2 分而使判断结果为阴性，不足以诊断 AMI；② V_4 导联 S 波的振幅为 0.7mV（无低电压），未能满足 Smith 的修定标准；③ 应用巴塞罗那新标准时，其 ST 段反向的向上偏移 ≥ 0.1mV，且 S 波振幅为 0.482mV（≤ 0.6mV）。心电图结果满足了巴塞罗那新标准，进而诊断患者发生了 AMI。本例证实，巴塞罗那新标准的诊断敏感性优于其他标准（引自《临床心电学杂志》，2020）。

三、心肌梗死合并预激综合征

　　预激综合征可以影响QRS波群的起始、中间及终末向量，因此预激综合征既可酷似心肌梗死（图5-3-8），又可掩盖心肌梗死（图5-3-9），给临床诊断造成困难。只有预激综合征间歇性出现时可以判断室内传导正常时有无心肌梗死图形存在。如果预激综合征持续存在，可用药物阻断旁路传导再观察是否合并心肌梗死。

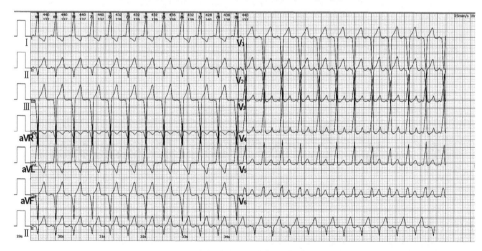

图 5-3-8　预激综合征 B 型酷似下壁心肌梗死

　　患儿女性，2 岁。临床诊断：室上性心动过速，预激综合征。心电图示：窦性心律，心率约 137 次 /min，P-R 间期 0.08s，QRS 波群时限 0.12s，QRS 波群起始部粗钝，为预激波，预激波在 Ⅱ、Ⅲ、aVF 导联负向导致 QRS 波群呈 QS 型，酷似陈旧性下壁心肌梗死。Ⅰ、aVL 导联 ST 段呈下垂型下移伴 T 波倒置。心电图诊断：窦性心动过速，B 型预激综合征，继发性 ST-T 改变。

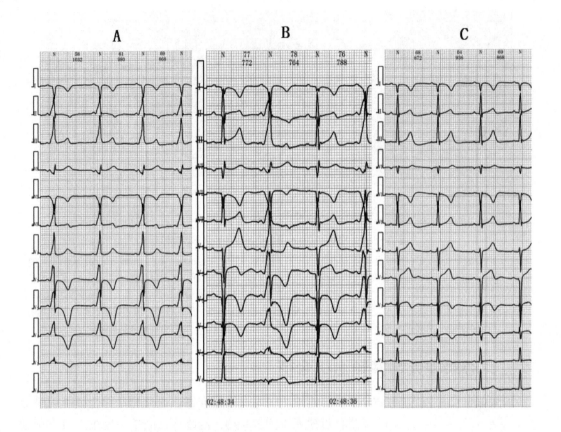

图 5-3-9　预激综合征合并心肌梗死

患者男性，32 岁。1 个月前因突发胸痛伴胸闷、憋气、大汗在外地住院诊治。当时心电图（图略）示 Ⅰ、aVL、$V_2 \sim V_6$ 导联 ST 段呈弓背抬高 0.1 ~ 0.2mV 考虑急性 ST 段抬高型心肌梗死。冠脉造影示 LAD 近段 100% 闭塞。心脏彩超示左室壁节段性运动异常。图 A、B、C 为患者出院后 1 月复查动态心电图片段：图 A 示窦性心律，P-R间期 0.10s，QRS 波增宽，起始部见预激波，V_1 导联 QRS 呈 R 波，Ⅰ、aVL 导联呈 QS 型，V_3、V_4 导联 ST 段呈下垂型下移，Ⅰ、aVL、$V_2 \sim V_5$ 导联 T 波倒置。图 B 示间歇性 A 型预激综合征，预激波消失后心肌梗死图形显露。图 C 预激波完全消失，呈现亚急性广泛前壁心肌梗死图形。本例证实预激综合征可以掩盖心肌梗死图形。

第 4 节　心肌梗死图形的鉴别诊断

非心肌梗死疾病可出现类似 AMI 样的心电图改变，需仔细加以鉴别。

一、T 波高耸的鉴别诊断

超急性期心肌梗死主要表现 T 波高耸，持续时间短，早期心电图表现不典型，应与以下疾病鉴别。

1. 心肌缺血

为一过性，因前壁心内膜下或后壁心外膜下心肌缺血在胸导联出现的T波高耸，多呈"冠状T波"，可伴ST段下移，U波倒置等。

2. 早期复极综合征

在ST段抬高的导联可出现T波高耸。

3. 尼加拉瀑布样 T 波

是指脑血管意外等患者出现的一种形态特殊的巨大倒置T波，有时可出现T波高耸。其特点为：①T波宽大，双支不对称；②U波增高；③Q-T间期明显延长；④不伴ST段偏移和病理性Q波；⑤T波高耸常见于右胸导联，也可出现在其他导联。

4. 高钾血症

有引起高钾血症的病史，心电图特点：①T波高尖，基底变窄，常呈"帐篷状"；②随着血钾进一步增高，T波可能增宽，P波低平甚至消失，QRS波群增宽，甚至与ST-T形成正弦波；③Q-T间期正常或缩短。

5. 左束支传导阻滞

左束支传导阻滞时右胸导联可出现继发性的ST段抬高及T波高耸。

6. 舒张期负荷过重型左心室肥大

见于室间隔缺损等引起的左心室舒张期负荷过重。心电图特点有：①左胸导联R波增高，Q波加深；②左胸导联T波高耸，伴ST段凹面向上轻度抬高。

二、ST 段抬高的鉴别诊断

1. 变异型心绞痛

发作时相关的几个导联出现ST段抬高，持续时间短暂，随症状消失心电图迅速恢复正常。

2. 急性心包炎

广泛导联（除V_1、aVR）ST段呈凹面向上轻度抬高，无异常Q波，多数导联出现P-R段压低。

3. 高钾血症

严重的高钾血症心电图可出现ST段抬高，可伴QRS波群增宽、P波低平甚至消失等异常改变，有引起高钾血症的相关病史。

4. 早期复极综合征

为正常变异心电图改变（见第二章第2节）。

5. 低温

出现J波可造成ST段向上牵拉的表现。

6. 高钙血症

（见第七章第2节）。

三、病理性 Q 波和 QS 型的鉴别诊断

1. 肥厚型心肌病

肥厚型心肌病患者病理性Q波深而窄，可出现在Ⅰ、Ⅱ、Ⅲ、aVF、aVL、V_5、V_6等多个导联，T波往往直立，V_1、V_2导联R波可增高。

2. 左心室肥大

V_1、V_2导联甚至V_3导联出现QS型，ST段上斜型或凹面向上抬高，酷似前间壁心肌梗死。但左心室肥大时V_5、V_6的Q波不消失甚至加深，左胸导联R波振幅增高，低一肋描记可能出现rS型，无动态演变的特点。

3. 左束支传导阻滞

右胸导联可呈QS型，易与前间壁心肌梗死混淆。左束支传导阻滞时QRS时限增宽≥0.12s，右胸导联ST段呈凹面向上或上斜型抬高，Ⅰ、V_5、V_6导联QRS波群顶部有切迹，上述心电图变化长期恒定不变。

4. 预激综合征

δ波向量可位于−70°～+120°，形成负向的预激波类似病理性Q波。除此之外，还伴有P-R间期缩短、QRS波群增宽、部分导联正向预激波、继发性ST-T改变，不难鉴别。

5. 急性肺栓塞

急性肺栓塞最典型的心电图改变是$S_ⅠQ_ⅢT_Ⅲ$，类似下壁心肌梗死，此外还可出现窦性心动过速或快速房性心律失常，病理性Q波只出现在Ⅲ导联，不伴明显ST段抬高，不符合AMI动态演变规律，且呈一过性（图5-4-1）。

6. 慢性阻塞型肺气肿伴右心室肥大

右胸导联QRS波群呈rS或QS型，可伴T波倒置，酷似前间壁心肌梗死。慢性阻塞型肺气肿伴右心室肥大可出现QRS波低电压，电轴右偏，肺型"P"波，低一肋描记右胸导联QRS波群可能由QS型转为rS型。

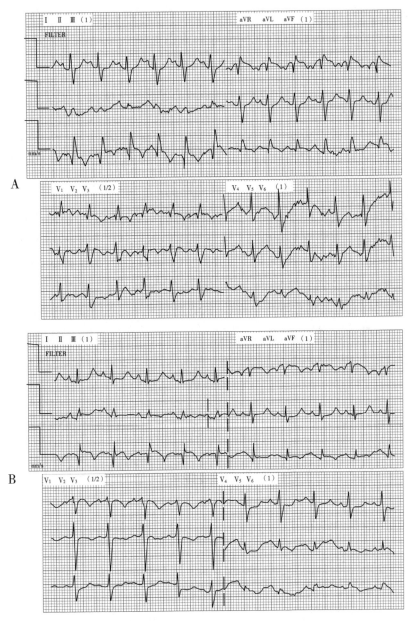

图 5-4-1　急性肺栓塞

A：患者男性，69 岁。临床诊断：左肺癌合并肺炎、冠心病。患者大便后突然呼吸困难，及时大量吸氧，半卧位仍不缓解，血压测不出。心电图示：窦性心律（心率 150 次 /min），Ⅰ 导联 QRS 波呈 RS 型，Ⅲ 导联 QRS 波呈 QR 型伴 T 波倒置，呈现典型的 $S_Ⅰ Q_Ⅲ T_Ⅲ$ 改变，符合急性肺栓塞。V_1 导联 QRS 波由原来的 rS 型变为 rsR' 型，此与急性右心室负荷过重有关，也是急性肺栓塞的一个典型表现；B：缓解期，是 A 图后 5h 再次记录的心电图，窦性心律由 150 次 /min 降为 120 次 /min，Ⅰ 导联由 RS 型转为 qRs 型，Ⅲ 导联仍为 $Q_Ⅲ T_Ⅲ$ 图形伴 ST 段轻度弓背向上抬高，V_1 导联由 rsR' 型变为 rS 型，说明急性肺栓塞经用溶栓药后右心室负荷减轻。

7. 左前分支阻滞

有时在 V_1、V_2 导联出现 Q 波，类似前间壁心肌梗死。低一肋描记 Q 波可消失。

8. 位置性 Q 波

是指无心脏疾患者因心脏位置变化等因素引起某些导联出现异常 Q 波，其时限 ≥0.04s，深度＞1/4R。多为正常变异而无病理意义。

第 5 节　室壁瘤

心肌梗死部位心肌收缩力丧失，当其他部位心室肌收缩时，该部位心肌向外突出呈瘤状，称室壁瘤。室壁瘤多发生于左室前壁心尖部。AMI 患者抬高的 ST 段如果持续 2 个月应考虑室壁瘤的存在，当然无 ST 段持续抬高也不能排除室壁瘤。其心电图特点：①ST 段持续抬高＞2 个月；②ST 段抬高幅度≥0.20mV，呈弓背向上形抬高；③ST 段抬高的导联同时存在坏死的 Q 波或 QS 波，代表室壁瘤发生的部位（图 5-5-1）。

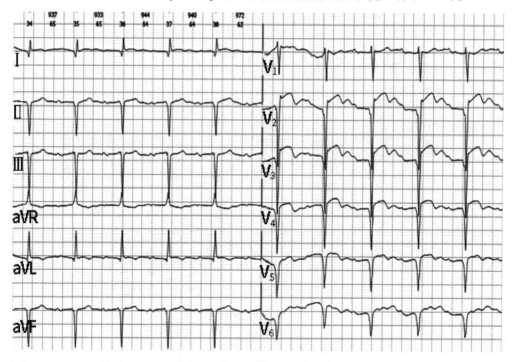

图 5-5-1　陈旧性广泛前壁心肌梗死合并室壁瘤形成

患者男性，75 岁，胸闷、气促 60 余天再次入院。曾于 2014 年 3 月 2 日诊断急性心肌梗死住我院心血管内科。上图为再次入院时描记常规 12 导联心电图：窦性心律，频率 65 次 /min，P-R 间期 0.32s，Ⅱ、Ⅲ、aVF、V₂～V₆ 导联 QRS 波群呈 QS 型，Ⅰ、aVL 导联呈 QR 型，V₂～V₆ 导联 ST 段呈弓背抬高 0.1～0.3mV。心脏彩超示：左室壁中间段及心尖段室壁变薄，运动幅度低平，左心室扩大，心尖部心脏扩张圆钝——考虑心肌梗死合并心尖部室壁瘤形成。

（向芝青　王春婷　罗　丹）

第 6 章

某些心脏疾患的心电图表现

第1节　先天性心脏病的心电图表现

一、房间隔缺损

房间隔缺损是胚胎在发育过程中，房间隔发育不完全所致，为常见的先心病，女性多见。根据解剖学可分为继发孔型房间隔缺损、原发型房间隔缺损。由于早期左心房压力高于右心房，左心房血液经缺孔流至右心房，引起右心房、右心室逐渐扩大。晚期肺动脉内膜增厚，肺动脉高压形成，血液由右心房分流至左心房，形成艾森曼格综合征。缺损小者分流量少，血流动力学无明显改变，心电图可正常。缺损大者分流量多，出现心电图异常表现。

（一）继发孔型房间隔缺损心电图表现

（1）不完全性右束支传导阻滞（最常见的），也可见完全性右束支传导阻滞。

（2）右心房、右心室肥大。

（3）一度房室传导阻滞。

（4）QRS波群电轴右偏。

（5）窦性心动过速、房性心律失常（心房颤动、心房扑动）。

（6）下壁导联可见钩形R波（CrochertageR波切迹）：下壁导联R波的顶端、上升支或下降支有明显切迹（图6-1-1、图6-1-2）。

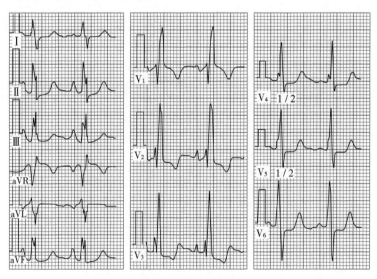

图6-1-1　房间隔缺损

患者女性，42岁，心电图示：窦性心律，心率96次/min，Ⅱ、Ⅲ、aVF、V_2、V_3导联P波高尖，V_1导联PTF_{V_1}负值增大，完全性右束支阻滞，下壁导联R波顶端可见切迹（钩形R波），左室面高电压，ST-T改变。心电图诊断：窦性心律，右心房、右心室肥大。心脏彩超示房间隔缺损，右心扩大。

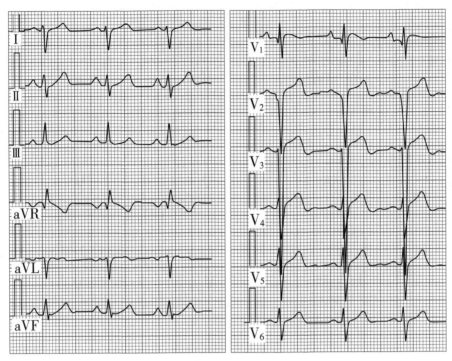

图 6-1-2　房间隔缺损

　　患者男性，32 岁，心电图示：窦性心律，心率 81 次 /min，QRS 波群电轴明显右偏，aVR 导联呈 qR 型，V₁ 导联呈 qRS 型，V₂ 导联呈 QS 型。心电图诊断：窦性心律，右心房、右心室肥大。心脏彩超示房间隔缺损，右心扩大，左向右分流。

（二）原发孔型房间隔缺损心电图表现

（1）一度房室传导阻滞，发生率较继发孔型缺损高。

（2）QRS 波群电轴常左偏，类似左前分支传导阻滞图形。

（3）不完全性右束支传导阻滞和右心室肥厚，发生率低于继发孔型缺损。

二、室间隔缺损

　　室间隔缺损为常见的先心病，男性多见，为室间隔在胚胎期发育不全所致。心室收缩期左心室压力高于右心室，室间隔缺损时自左向右分流。缺损小时右心室扩张性差和肺循环阻力增加者，肺循环血流量仅略大于体循环；缺损大时右心室扩张性好和肺循环阻力低者，肺循环血流量为体循环的 3 ～ 5 倍，导致左侧心脏容量负荷过重，造成左心房、左心室肥大，严重者出现双侧心室肥大。其心电图可有以下表现：①正常心电图，见于缺损小、分流量小者；②左心房、左心室肥大（舒张期负荷过重型）；③巨大缺损时可出现双侧心室肥大图形；肺动脉高压时，以右心室肥大为主（图6-1-3）；④圆顶尖角型 T 波常出现在 V₃ 导联，心电图显示 T 波第一波峰呈圆顶状，第二波峰呈尖角状（图22-9-1，图22-9-2）。

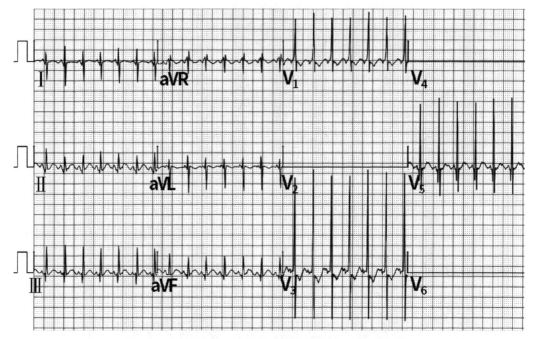

图 6-1-3　室间隔缺损

患儿 1 岁。心电图示：窦性心律，心率 150 次 /min，P-R 间期 80ms，QRS 波群时限正常，电轴右偏，V_1 呈 RS 型，R_{V1}=2.1mV，R_{V5}=3.5mV，ST_{V1}、ST_{V3} 呈下垂型下移，T_{V1}、T_{V3} 倒置。心电图诊断：双室肥大，心脏彩超示室间隔缺损，心室水平双向分流，右心室及左心房扩大。

三、动脉导管未闭

动脉导管未闭是胎儿期连接肺动脉主干与降主动脉的动脉导管在出生后未闭合。动脉导管常在出生后 2～3 周闭合，6 个月闭合少见，其后如未闭合则永久开放。由于主动脉压高于肺动脉压，主动脉血液经未闭的动脉导管流入肺动脉，肺血流量增加，加重左心负荷，引起左心扩大，晚期可出现肺动脉高压，产生右向左分流，出现发绀及右心室肥大。心电图表现：①分流量小者心电图正常；②分流量大者可出现左心房肥大、左心室肥大（舒张期负荷过重型）；③肺动脉高压形成，心电图出现右心房、右心室肥大或双侧心室肥大（图6-1-4）。

四、主动脉口狭窄

主动脉口狭窄可发生在主动脉、主动脉瓣或左心室流出道，占先心病的 3%～6%。主动脉口狭窄使左心室排血受阻，左心室压力增高而主动脉压力降低，左心室出现扩张和肥厚。心电图表现为：①轻度狭窄时心电图可正常；②重度狭窄时出现左心室肥大（收缩期负荷过重型）；③晚期可出现房室传导阻滞或左、右束支传导阻滞（图6-1-5）。

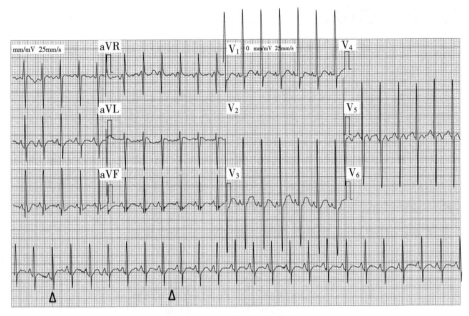

图 6-1-4　动脉导管未闭

患儿 3 岁。心电图示：窦性心律，心率 136 次 /min，Ⅱ、V_1、V_2 导联 P 波高尖，V_1 导联呈 Rs 型，R_{V1}=3.5mV，R_{V5}=3.2mV，R_{V5}+S_{V1}=6.7mV，心电图诊断：窦性心律，双心室肥大，心脏彩超示动脉导管未闭，右心扩大，肺动脉高压（重度）。

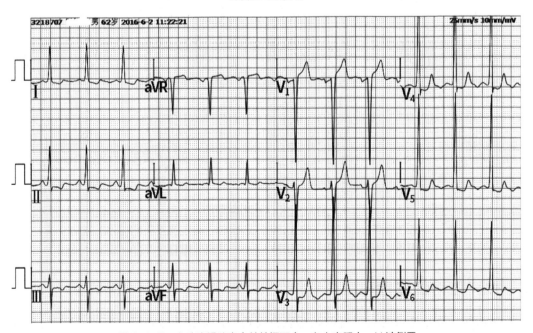

图 6-1-5　主动脉瓣狭窄合并关闭不全，左心室肥大，U 波倒置

患者男性，62 岁。主动脉瓣狭窄合并关闭不全，PTF_{V1} 负值增大，QRS 时限 0.11s，R_{V5}=4.76mV，S_{V1}=4.17mV，R_{V5}+S_{V1}=8.93mV，Ⅰ、Ⅱ、V_4~V_6 导联 ST 段下移 0.1~0.3mV，T 波双向或双肢对称，V_3~V_6 导联 U 波倒置。提示左心房、左心室肥大。

五、肺动脉瓣狭窄

肺动脉狭窄常单独出现，是由于各种原因致肺动脉瓣结构改变，造成右心室收缩时肺动脉开放受限，是独立存在的先天性肺动脉瓣狭窄畸形。肺动脉狭窄使右心室排血受阻，右心室压力增高，右心室肥厚扩大，三尖瓣相对关闭不全及受血流回冲而损伤，血液反流，右心房也相应扩大。肺动脉狭窄时心电图改变随着狭窄程度及右心室压力高低表现不同：①轻度狭窄，右心室收缩压轻度增高，心电图可正常或心电轴右偏；②中度狭窄，不完全性右束支传导阻滞，右心室肥大，V_1 导联 R 波明显增高，呈 RS 或 rSR' 型；③重度狭窄，右心室肥大，V_1 导联呈 qR 型或 R 型，R 波振幅常超过 2.0mV 伴 T 波倒置，QRS 电轴明显右偏。部分出现右心房扩大；④极重度狭窄，右心房、右心室肥大，右胸导联出现 Q 波，多数胸导联 T 波倒置（图 6-1-6）。

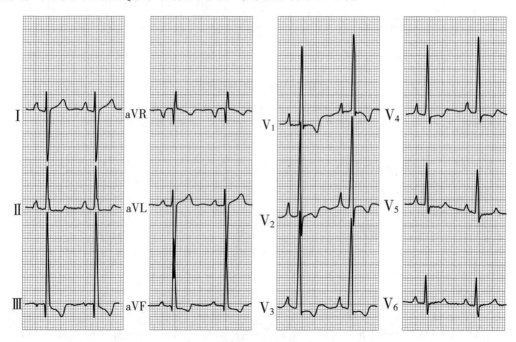

图 6-1-6　肺动脉瓣狭窄

患者女性，26 岁，肺动脉瓣狭窄。心电图示：窦性心律，心率 75 次 /min，胸导联 P 波高度达 0.4mV，P-R 间期 0.18s，QRS 电轴右偏，R_{V1}=3.0mV，R_{aVR}=0.6mV。心电图诊断：窦性心律、右房肥大、右室肥大。

六、法洛四联症

法洛四联症是患者同时具有四种心脏血管畸形，即肺动脉狭窄、室间隔缺损、主动脉瓣骑跨、右心室肥厚，为右心室流出道梗阻性疾病。为最常见的发绀型先心病，基本病变是室间隔缺损和肺动脉狭窄，由于肺动脉狭窄使右心室排血受阻，右心室压力增高，致使右心室血液大部分经室间隔缺损进入骑跨的主动脉，使体循环动脉血氧饱和度下降，出现发绀，但右心室肥大的程度反而不如单纯肺动脉狭窄严重。

心电图表现为：①右心室肥大：右胸导联R波明显增高伴ST段下移及T波倒置，QRS波群电轴右偏；②部分病例出现右心房肥大；③部分病例出现不完全性右束支阻滞（图6-1-7）。

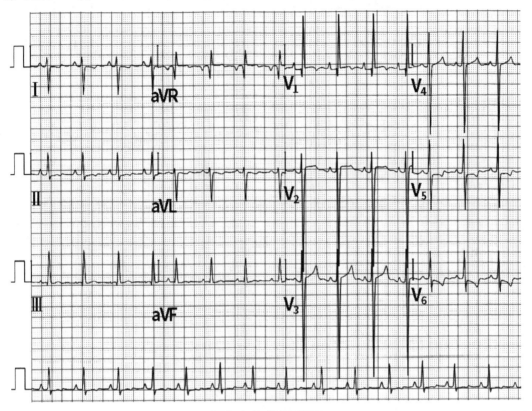

图6-1-7　法洛四联症

患儿男性，12岁，QRS波群电轴明显右偏，V_1导联呈qR型，R_{V_1}波振幅达2.5mV。心电图诊断：窦性心律，右心室肥大。

七、Ebstein 畸形

Ebstein畸形又称三尖瓣下移畸形，是三尖瓣及其瓣下结构形态异常，隔瓣和后瓣的起源处均有不同程度下移至右心室，同时存在右心室发育畸形。此时，右心室被分为两个腔，瓣膜以上心室壁变薄与心房连成一个腔，形成房化右心室；瓣膜下心腔为心尖和流出道，形成功能右心室，但心腔狭小，引起三尖瓣关闭不全或偶有狭窄。

心电图表现：①右心房肥大，Ⅱ、Ⅲ、aVF、V_1、V_2导联P波高大，酷似双侧心房扩大；②一度房室传导阻滞；③完全性或不完全性右束支传导阻滞，呈持续性或间歇性；④胸导联QRS波群低电压，V_1（甚至$V_1 \sim V_4$导联）导联出现Q波，伴T波倒置；⑤可出现B型预激综合征；⑥房性心律失常，包括房性心动过速，心房颤动，心房扑动（图6-1-8）。

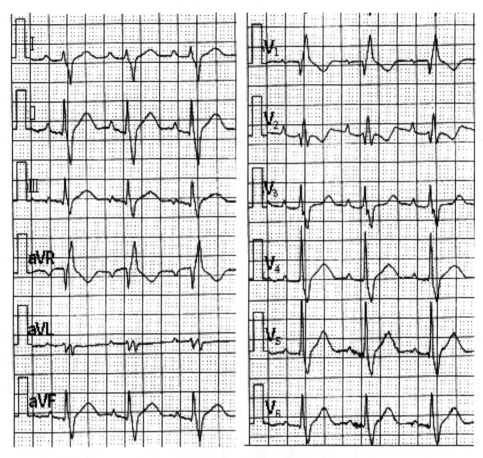

图 6-1-8　Ebstein 畸形

患者女性，30 岁，心脏彩超示 Ebstein 畸形，心电图表现为肺型 P 波，一度房室传导阻滞，完全性右束支传导阻滞，V_1 导联呈 QR 型，V_2、V_3 导联碎裂 QRS 波群。

八、单心室

单心室是严重的室间隔缺损型先天性心脏病，两个心房通过两侧房室瓣或共同房室瓣与一个心室腔相连接，室间隔完全缺失，左、右心房的血液分别通过各自的房室口流入共同的心室腔，尔后由共同的心室腔分别流入主动脉和肺动脉再分流到体循环和肺循环。这种不合乎常规的血流动力学改变和解剖结构的异常，成为心电学改变的原因。

心电图表现：①右心室或左心室肥大心电图改变；②双侧心室肥大心电图改变；③所有胸导联出现深S波或异常高大的R波，无间隔性Q波；④有时可出现QRS波电轴偏移与心室肥大呈矛盾现象，即左心室肥大图形伴电轴右偏；右心室肥大图形出现电轴左偏（图6-1-9）。

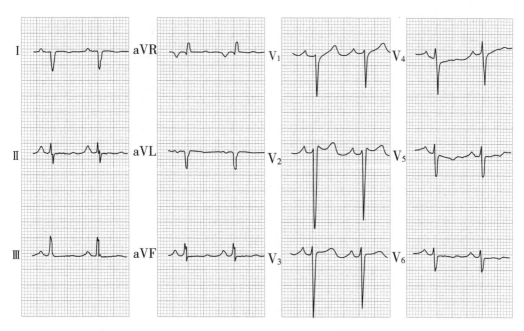

图 6-1-9　单心室、大动脉转位，右室肥大

患者女性，19 岁，先心病，单心室，大动脉转位，肺动脉瓣狭窄，窦性心律，心率 97 次 /min，P 波高尖，右房肥大，Ⅰ、aVL 呈 QS 型，QRS 电轴 +150°，$V_1 \sim V_6$ 均呈 rS 型右心室肥大。

有学者认为具有以下心电图改变者，可提高心电图在单心室中的诊断价值：①电轴右偏、右心室肥大图形；②出现 QRS 波电轴偏移和一侧心室肥大矛盾现象；③胸导联呈一致性 rS 型伴重度电轴左偏或 +150° 以上的电轴右偏；④校正型大血管转位图形伴电轴右偏和 aVR 导联主波向下；⑤胸导联呈 Rs、RS 和 qRs 一致性伴电轴右偏；⑥胸壁导联一个或几个导联 S 波增深或 R 波增高，或 QRS 波形变异较大。

九、右位心

右位心是心脏在胸腔的位置移至右侧的总称。不伴有心脏其他先天性心血管畸形的单纯右位心不引起明显的病理生理变化，患者无症状，常在体检时发现。临床上根据心脏解剖学分为镜像右位心、右旋心、心脏位置右移。

（一）镜像右位心

又称真正右位心，心脏位于右侧胸腔内，心房、心室和大血管的位置宛如正常心脏的镜像，伴或不伴内脏转位。心电图具有特征性改变：①Ⅰ导联的 P 波倒置，QRS 波群主波向下（常呈 Qr 型），形成Ⅰ导联图形上下翻转；②Ⅱ与Ⅲ导联图形互换，aVR 与 aVL 导联图形互换，aVF 图形不变；③$V_1 \sim V_6$ 导联 R 波递减（图 6-1-10）。如果出现以上心电图特征时，应将左、右上肢的电极反接，同时胸导联以 V_2、V_1、$V_{3R} \sim V_{6R}$ 由左到右顺序描记校正的心电图。

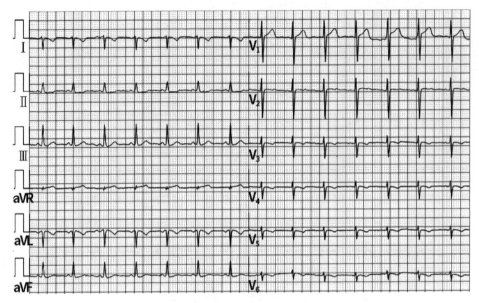

图 6-1-10 镜像右位心

常规心电图连接，Ⅰ导联 P、QRS、T 均倒置，aVR 的图形出现在 aVL 导联，胸导联均呈 rS 型，$V_2 \sim V_6$ 振幅递减。

（二）右旋心

右旋心是指心脏在发育过程中下降和左旋不良，甚至右旋，使心脏不同程度地移至右胸腔，心尖指向右前方，但各心腔的左、右位置基本正常，未形成镜像倒转，不伴有内脏转位。心电图表现：①Ⅰ导联 P 波直立，QRS 波群主波向下，T 波倒置；②Ⅱ、Ⅲ、aVF 导联 QRS 波群主波向上，T 波直立；③Ⅰ、Ⅱ、Ⅲ、aVL、aVF 导联可见 Q 波；④右胸导联以 R 波为主伴 T 波直立，左胸导联 QRS 波群低电压伴 T 波倒置。

（三）心脏右移

由于肺、胸膜或膈肌的病变使心脏位于胸腔右侧，左、右心腔解剖位置无改变，血流动力学无明显变化。心电图表现：①心电图大多正常；②偶有Ⅱ、Ⅲ导联 Q 波加深及Ⅰ导联 T 波倒置；③QRS 波群电轴右偏；④少数出现类似高侧壁心肌梗死图形。

第 2 节　后天性心脏病的心电图表现

一、二尖瓣狭窄

二尖瓣狭窄为风湿性心脏病最常见的瓣膜病变。二尖瓣狭窄时左心房压力负荷增大致左心房肥大，随着肺循环压力增高，引起电轴右偏和右心室肥大。最常合并的心律失常是心房颤动。心电图有两大类表现：一是具有病因诊断价值的心电图改变即左心房肥大和右心室肥大图形；二是具有提示诊断的心电图改变：① I 导联 P 波≥R 波；②心房颤动合并电轴右偏（图 6-2-1）。

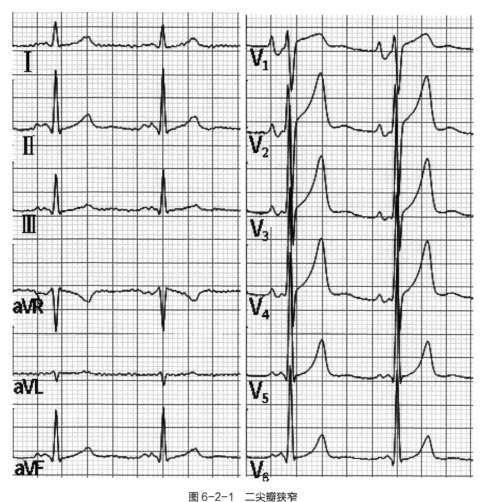

图 6-2-1   二尖瓣狭窄

患者男性，50 岁，心电图示 P 波时限增宽达 0.14s，呈双峰型，峰间距达 0.05s，PTF_{V1}= -0.06mm•s，为典型的
"二尖瓣 P 波"，心脏彩超示二尖瓣狭窄，左心房扩大。

二、慢性肺源性心脏病

慢性肺源性心脏病大多继发于慢性支气管炎、阻塞性肺气肿。由于肺动脉压长期增高，引起右心室与右心房肥大。肺气肿造成的膈肌下降和导电不良，可分别引起心脏顺钟转位和 QRS 波群低电压。典型慢性肺源性心脏病的心电图表现如下（图 6-2-2）。

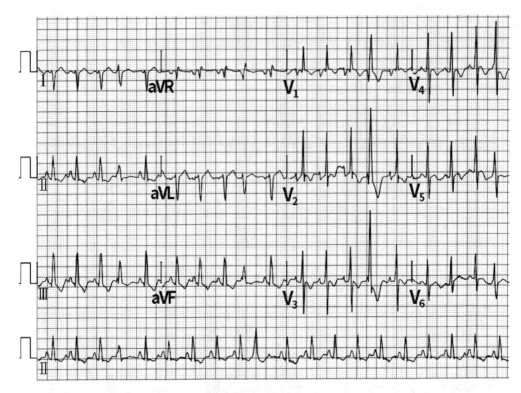

图 6-2-2 慢性肺心病

患者男性，68 岁，窦性心动过速，多源室性期前收缩，Ⅱ、Ⅲ、aVF、V_3 导联 P 波高尖，PTF_{V_1} 负值增大，QRS 波群电轴明显右偏，V_1 导联呈 qR 型，R_{V_1}=1.2mV，顺钟向转位，心脏彩超示右心扩大，肺动脉高压（重度）。

（一）QRS 波群形态的改变

（1）胸导联显著顺钟向转位，V_1 ～ V_6 均呈 rS 型。

（2）V_1 导联高 R 波，V_1 导联 R/S＞1，R_{V_1}＞1.0mV，当 V_1 呈 qR 时提示重度肺动脉高压。

（3）aVR 导联 R/Q 或 R/S＞1。

（4）QRS 波群电轴右偏≥＋90°或假性左偏。

（5）V_1 ～ V_3 导联呈 QS、Qr 或 qr 型，多见于急性发作时，病情缓解时变为 rS 型。

（6）肢体导联 QRS 波群低电压。

（二）肺型 P 波

P 波电压≥0.22mV；或电压≥0.20mV，呈尖峰型，结合 P 电轴＞+80°；或当低电压时 P 电压＞1/2R，呈尖峰型，结合 P 电轴＞+80°。

（三）ST-T 改变

Ⅱ、Ⅲ、aVF、V_1 ～ V_3 导联 ST 段下移，下移程度轻，可能为心房复极向量（Ta）增大所致，下移程度明显则反映右心室肥大并心肌劳损；V_1 ～ V_3 导联 T 波倒置、Q-T 间期相对延长。

（四）心律失常

可出现各种心律失常，常见为房性心律失常，频发性多源性房性期前收缩，房性心动过速、心房颤动。

三、心肌炎

心肌炎是由于感染性、变态反应性、物理或化学等因素引起的心肌本身的炎症，其中以病毒性心肌炎最为常见。急性心肌炎患者心肌细胞发生弥漫性炎症浸润，心肌细胞变性、溶解和坏死，并可累及起搏及传导系统，引起一系列心电图改变，但缺乏特异性，需紧密结合临床，方可做出诊断。心电图表现如下（图6-2-3）。

（一）心律失常

1. 激动起源异常

窦性心动过速，窦性心动过缓，窦性停搏，各种快速异位心律失常，严重时可出现室性心动过速、心室颤动。

2. 激动传导异常

房室传导阻滞，室内传导阻滞，窦房传导阻滞，以一度房室传导阻滞或右束支传导阻滞多见，重症心肌炎可发生二度、三度房室传导阻滞。

（二）QRS 波群异常

1. 异常 Q 波

重症心肌炎时心肌溶解、坏死，心电图可出现异常Q波，需与心肌梗死鉴别。与心肌梗死不同的是，心肌炎好发于儿童及青壮年，常有病毒感染史，以胸闷、心悸为主要症状，异常Q波多呈QS型，常为一过性和可逆性，一般短期（3～7d）内消失。

2. QRS 波群低电压

重症心肌炎患者心肌损害严重，除极向量减低，产生QRS波群低电压。

（三）ST-T 改变

为心肌炎最常见的心电图改变，多为非特异性ST-T改变，ST段下移伴T波低平或倒置，重症心肌炎可出现损伤型ST段抬高酷似急性心肌梗死。部分患者可出现Q-T间期延长。

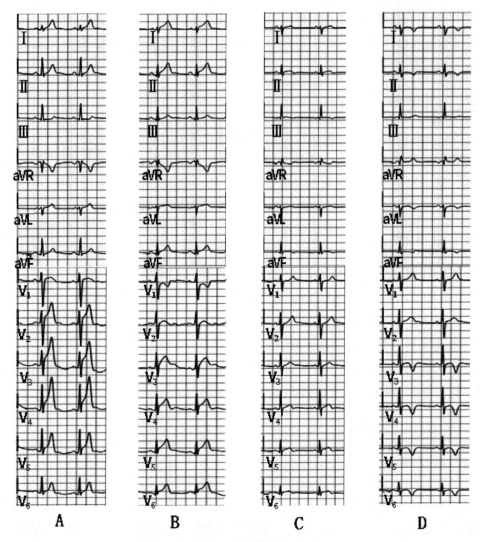

图 6-2-3 急性心肌炎

患儿男性，13 岁，因胸闷、胸痛数小时前来就诊，体查有低热，心肌酶轻度增高，肌钙蛋白 I 弱阳性，心脏彩超示三尖瓣少量反流。A：胸痛当日心电图，Ⅰ、Ⅱ、aVL、aVF、V₁～V₆ 导联 ST 段多呈凹面向上型抬高伴 T 波高耸，Ⅲ、aVR 导联 ST 段下移；B：第 2 天复查心电图，除了 aVR 及 V₁ 导联 ST 段下移伴 T 波倒置（T_{V1} 负正双向）外，余导联 ST 段均呈斜直型抬高伴 T 波直立，V₂～V₆ 导联 T 波振幅较第 1 天降低，QRS 波群振幅普遍较第 1d 降低，Ⅰ、aVL 导联 S 波增深；C：第 3 天复查心电图，QRS 波群电轴明显右偏，呈左后分支传导阻滞图形，各导联 ST 段改变程度减轻，Ⅱ、Ⅲ、aVF、V₄～V₆ 导联 T 波由直立转为正负双向，V₁ 导联 T 波由负正双向转为直立；D：第 20 天复查心电图，QRS 波群电轴＋120°，左后分支传导阻滞，Ⅰ、Ⅱ、aVL、aVF、V₃～V₆ 导联 T 波倒置，Ⅲ、aVR、V₁、V₂ 导联 T 波直立。

四、心包炎

心包脏层和壁层之间发生的炎症改变称为心包炎。心包炎可与心肌炎并存，也可单独存在，可分为急性和慢性两类，急性心包炎常有液体渗出，形成心包积液。慢性心包炎心包膜增厚、缩窄，形成慢性缩窄性心包炎。

（一）急性心包炎

急性心包炎因炎症累及心外膜下浅层心肌而产生损伤电流，心电图表现有一定特征性（图6-2-4）。

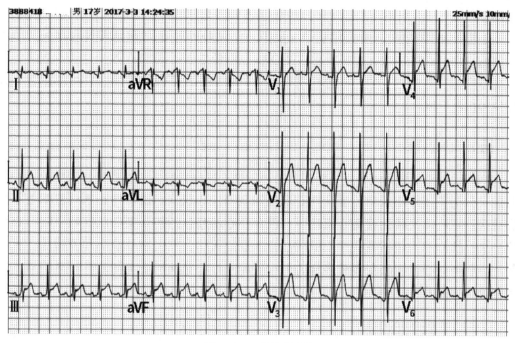

图 6-2-4　急性心包炎

患者男性，17岁，胸痛、气促、发热1d入院。可闻及心包摩擦音，心脏彩超无明显异常，多次复查心肌酶正常。心电图示窦性心动过速，除了 aVR、aVL 导联 ST 段下移外，余导联 ST 段均抬高，且 ST 段抬高的导联 PR 段下移，而 aVR 导联 PR 段抬高。

1. ST-T 改变

在急性期，所有面向心外膜的导联（aVR除外）均出现ST段呈斜直型抬高伴T波直立，而面向心室腔的aVR导联ST段下移，ST段抬高的程度一般不超过0.4～0.5mV。此为急性心包炎最具特征性的心电图改变。急性期过后，抬高的ST段回至基线，T波转为低平或倒置。痊愈后，心电图可恢复正常，若转为慢性心包炎，则T波可不再恢复。

2. P-R 段改变

ST段抬高的导联出现P-R段下移，而aVR导联（偶见 V_1 导联）则P-R段抬高。P-R段下移反应心房损伤。ST段抬高与P-R段下移并存高度提示急性心包炎。

3. QRS 波群形态改变

急性心包炎有心包积液时可出现QRS波群低电压和QRS波群电交替。当心电图出现完全性电交替时，即P波、QRS波群和T波均发生交替性变化，提示大量心包积液伴心包填塞。

4. 窦性心动过速

（二）慢性缩窄性心包炎

慢性缩窄性心包炎可形成坚厚的瘢痕，压迫心脏及大血管，累及心房可引起 P 波增宽切迹，出现房性心律失常；瘢痕压迫右室流出道可引起右心室肥大和电轴右偏；累及浅层心肌可使心肌萎缩及纤维化，出现 QRS 波群低电压和 T 波改变。

心电图表现：①P 波增宽伴切迹，酷似"二尖瓣 P 波"，可出现房性心律失常如房性期前收缩、心房扑动、心房颤动；②QRS 波群低电压；③ST-T 改变；④少数病例可出现右室肥大和电轴右偏，部分病例仅出现电轴右偏而不伴右室肥大，可能由于心脏转位和扭曲所致。

五、心肌病

2006 年美国心脏病协会将心肌病分为原发性心肌病和继发性心肌病。其中原发性心肌病又分为遗传性心肌病、混合性心肌病和获得性心肌病。遗传性心肌病包括肥厚性心肌病、致心律失常性右室心肌病等；混合性心肌病包括扩张型心肌病和限制型心肌病；获得性心肌病包括炎症性心肌病、应激性心肌病、围生期心肌病和酒精性心肌病等。心肌病的心电图改变多种多样，但一些原发性心肌病的心电图改变相对特异，可为临床诊断提供线索及依据。

（一）扩张型心肌病

是心肌病最常见的类型。病理改变主要是心室呈弥漫性、对称性扩大，松弛无力，尤其以左心明显，心肌增厚不明显，心室收缩功能减退，射血分数降低，产生心力衰竭。其心电图几乎均有异常，但缺乏特异性。

1. 房室肥大

以左心房、左心室肥大多见，偶见双侧心房、心室肥大，单纯右心室肥大少见。有时肢体导联的 P 波振幅几乎与 QRS 波群振幅相等，为本病的心电图特征之一。

2. QRS 波群形态改变

（1）肢体导联与胸导联电压矛盾现象：①肢体导联低电压与胸导联高电压：有学者认为，肢体导联相对低电压（6 个肢体导联 R＋S 均小于 0.8mV）＋胸导联 QRS 波群高电压（R_{V5} 或 R_{V6}＋$S_{V1} \geqslant 3.5mV$）为扩张性心肌病特征性改变；②肢体导联相对高电压与胸导联低电压：我们观察到部分病例合并室内传导阻滞时胸导联电压反而降低，而肢体导联则相对高电压。

（2）异常 Q 波：$V_1 \sim V_4$ 常呈 QS 型，酷似前壁心肌梗死。

（3）胸导联 R 波递增不良。

（4）胸导联碎裂 QRS 波群。

3. 传导障碍

左束支传导阻滞常见，左前分支传导阻滞也比较多见，右束支传导阻滞少见，有一些病例出现非特异性室内传导阻滞。有学者认为心电图出现左束支传导阻滞伴QRS电轴右偏，高度提示扩张性心肌病。一度房室传导阻滞较常见，三度房室传导阻滞少见。

4. 心律失常

伴发各种快速的心律失常为本病的特点，以心房颤动、多源室性期前收缩多见，可出现室性心动过速，甚至心室颤动而猝死。

5. ST-T 改变

多为左室肥大或室内传导阻滞引起的继发性ST-T改变，部分病例心电图无左室肥大及室内传导阻滞表现，单独出现ST-T改变。

6. Q-T 间期延长（图 6-2-5、图 6-2-6、图 6-2-7）

有学者以左胸导联高电压标准作为分析指标，如Sokolow标准：R_{V5}或$R_{V6}+S_{V1}\geqslant 3.5mV$；Spodick标准：$R_{V6}/S_{V5}$比值>1；Comstant标准：QRS波群总电压$V_6>V_5$；Momiyama标准：$R_{V6}/R_{max}$（取连续3个心搏的R波及S波电压之和为QRS波群总电压，Rmax指R_I、R_{II}和R_{III}振幅最高值）$\geqslant 3$。分析结果显示，上述4个标准中前3个标准与其他原因（高血压、心脏瓣膜疾病）引起的左心室肥厚比较，其敏感性和特异性不高，而R_{V6}/R_{max}比值增大（$\geqslant 3$）是扩张型心肌病患者心电图的特征性表现，对扩张型心肌病及其预后具有重要价值。从而提出：①左胸导联高电压；②肢体导联低电压；③胸前导联R波递增不足。此3项可作为扩张型心肌病心电图表现的三联征，对诊断扩张型心肌病具有重要价值。

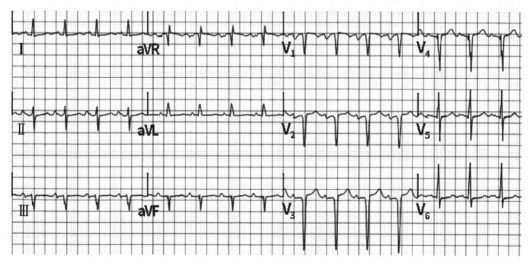

图 6-2-5 扩张型心肌病

患者男性，32 岁，I、II、$V_4\sim V_6$导联P波增宽切迹，PTF_{V1}负值增大，$R_{aVL}+S_{V3}>2.8mV$，$V_1\sim V_3$呈QS型，V_4呈qrS型，伴有轻度非特异性ST-T改变，心脏彩超提示全心扩大，左室射血分数28%。

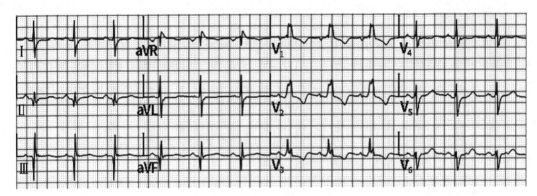

图 6-2-6　扩张型心肌病

患者男性，38 岁，心脏彩超示扩张型心脏病，全心扩大，左心明显，左室心尖部圆钝，左室射血分数 38%，心电图表现窦性心律，心率 75 次 /min，P-R 间期 0.02s，QRS 波群增宽，时限达 0.12s，呈右束支传导阻滞，下壁导联异常 Q 波及 V₆ 导联 R 波几乎丢失，胸导联 QRS 波群相对低电压。

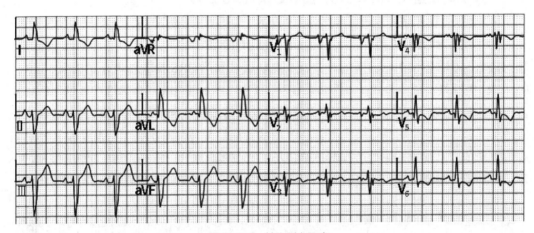

图 6-2-7　扩张型心肌病

患者男性，43 岁，心脏彩超示全心扩大，室壁运动弥漫性减弱，肺动脉高压（重度），心电图示 V₃ ~ V₅ 导联 P 波增宽切迹，PTF_{V1} 负值增大，QRS 波群时限 0.14s，肢导联呈左前分支传导阻滞图形，胸导联呈非特异性室内阻滞图形，V₁ ~ V₄ 导联呈碎裂 QRS 波群，继发性 ST-T 改变，此病例特殊的是肢导联相对高电压而胸导联却低电压。

（二）肥厚型心肌病

　　以左室心肌肥厚为主，偶可累及右室。主要病理改变为左室心肌细胞极度肥大，排列紊乱。根据心室壁肥厚的范围及程度不同分为：非对称性室间隔肥厚，即室间隔肥厚型，占 90%；对称性左心室肥厚，占 5%；特殊部位肥厚：最常见为心尖肥厚型心肌病，占 3%。其中以非对称性室间隔肥厚和心尖肥厚心电图改变有一定的特异性（图 6-2-8、图 6-2-9、图 6-2-10）。

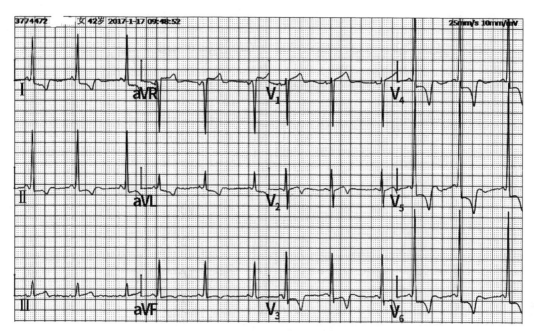

图 6-2-8　肥厚型心肌病（梗阻型）

心电图示：窦性心律，心率 68 次 /min，QRS 波群时限 0.08s，R_{V5}=5.0mV，R_{V6}=4.1mV，R_{V5}+S_{V1}=7.0mV，ST_I、ST_{II}、aVL、$V_3 \sim V_6$ 呈水平型下移 1~3mm，T_I、T_{II}、aVL、aVF、$V_4 \sim V_6$ 倒置。心电图诊断为左室肥大伴继发性 ST-T 改变。

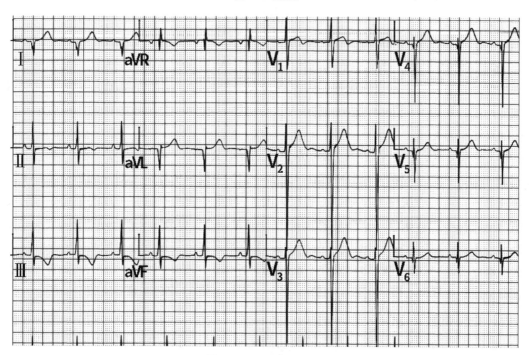

图 6-2-9　肥厚型心肌病

Ⅰ、aVL、$V_5 \sim V_6$ 导联出现异常 Q 波伴 T 波直立，aVR、V_1 导联 R 波增高，为室间隔肥厚特征性表现，心脏彩超示室间隔肥厚。

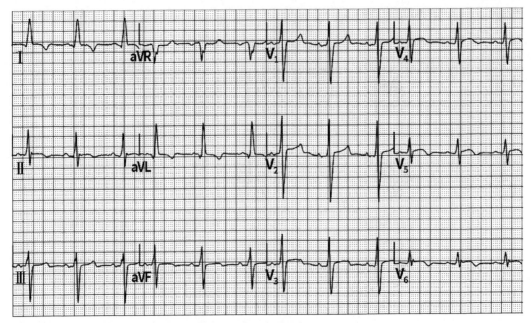

图 6-2-10　肥厚型心肌病

患者女性，33 岁，P 波形态无明显异常，QRS 波群时限 0.13s，Ⅰ、aVL 导联呈 qR 型，V_1、V_2 呈 RS 型，V_5、V_6 导联 QRS 波群低电压，$V_4 \sim V_6$ 导联 ST 段呈弓背状抬高 0.1mV，Ⅰ、aVL、$V_5 \sim V_6$ 导联 T 波倒置，酷似后侧壁心肌梗死改变，心脏彩超提示左房左室扩大，左室壁非对称性肥厚，以室间隔肥厚明显，心尖部室壁变薄，室壁瘤形成。

1. 非对称性室间隔肥厚

　　室间隔异常肥厚，指向右前的起始向量增大，V_1 导联出现高大的 R 波，前侧壁导联则出现异常 Q 波；左室心肌肥厚，左室除极及复极异常，出现左室肥大并继发性 ST-T 改变；左心房排血受阻出现左心房肥大。心电图表现为：①左心房肥大，左心室肥大伴继发性 ST-T 改变；②异常 Q 波：以Ⅰ、aVL、$V_4 \sim V_6$ 导联多见，也可出现在Ⅱ、Ⅲ、aVF 或前壁导联，Q 波深而窄，深度常大于同导联 R 波的 1/4，但宽度小于 0.04s，后继 ST 段可呈凹面向上型抬高，T 波直立。此型 Q 波为室间隔肥厚性心肌病的特征性心电图表现之一，可与心肌梗死鉴别，心肌梗死时 ST 段呈弓背型抬高伴 T 波倒置。在疾病晚期，室间隔心肌纤维化，产生的室间隔除极向量减小，Q 波可缩小或消失；③V_1 导联出现高 R 波伴 T 波倒置，类似右心室肥大；④心律失常：常见为心房颤动、阵发性室上性心动过速、室性期前收缩、室性心动过速、各部位传导阻滞等，其中 QR 型室性期前收缩是诊断肥厚型心肌病的特异性图形之一，可能是室间隔除极异常所致。

2. 心尖肥厚型心肌病

　　心肌肥厚局限于心尖部，室间隔无明显肥厚，有其特征的心电图改变：①ST-T 改变：胸前导联 ST 段明显下移（可达 0.5mV），T 波深倒置（可达 1.0mV），在 $V_2 \sim V_5$ 导联最明显，酷似非 ST 段抬高型心肌梗死，不同点为本病的 ST-T 改变持续多年不变；②$V_4 \sim V_6$ 导联出现高 R 波，无异常 Q 波，通常 V_4 导联的 R 波振幅最高，T 波倒置最深（图 6-2-11）。

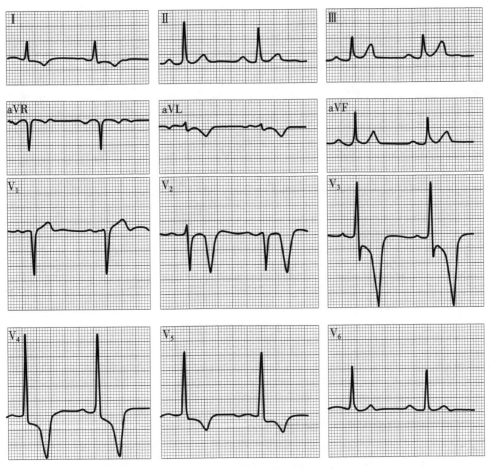

图 6-2-11　心尖肥厚型心肌病

$V_3 \sim V_5$ 导联高电压，V_4 导联 R 波振幅最高，$V_2 \sim V_5$ 导联 ST 段明显下移伴 T 波深倒置（引自张文博《心电图诊断手册》，2015）。

（三）应激性心肌病

　　应激性心肌病又称左室心尖球囊样综合征、Tako-tsubo 心肌病，临床表现与急性心肌梗死类似，具有以下特点：①多见于绝经期后的女性；②发病前多有强烈的精神刺激；③发病症状与心电图改变酷似急性心肌梗死；④冠脉造影基本正常；⑤血清心肌生化标志物正常或轻度升高；⑥超声心动图和心室造影可见左心室心尖部和心室中部运动消失，心底部代偿性运动增强，左心室心尖部呈球囊状，心肌运动不协调改变；⑦转归一般良好，心室收缩功能一般在 4 ~ 6 周恢复，心电图也可恢复正常。

　　本病由儿茶酚胺分泌过多引起心肌损伤和冠脉痉挛是心电图改变的主要因素，典型心电图改变为：①损伤型 ST 段抬高伴 T 波高耸，出现导联通常广泛，可以为前壁和部分下壁导联；②无病理性 Q 波或出现一过性 Q 波；③可以出现新的束支传导阻滞；④ST 段回落较快；⑤Q-T 间期延长；⑥心律失常，常见快速性房性及室性心律失常（图6-2-12）。

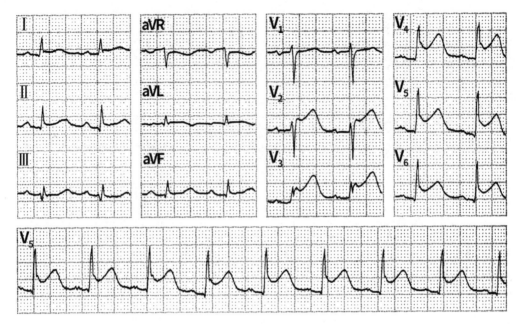

图 6-2-12　应激性心肌病

患者女性，64 岁，心悸、胸闷 1h 来诊，Ⅰ、Ⅱ、aVL、aVF、$V_2 \sim V_6$ 导联 ST 段抬高 0.05～0.4mV，心肌酶增高，Tni 5.16ng/ml，冠脉造影正常。心脏彩超：第 1 天示左室心尖部向外呈瘤样膨出，心尖部室壁运动消失；第 5 天心尖部室壁运动减低；第 2 周室间隔及心尖部室壁运动减低（引自许源，郭继鸿.伪似急性心肌梗死的应激性心肌病.心电学杂志，2008，27）。

Kosuge 提出提示本病的 4 项心电图指标：①V_1 导联 ST 段不抬高；②aVR 导联 ST 段压低；③无异常 Q 波（个别患者急性期可出现 Q 波）；④下壁导联无镜像（对应性）改变。这 4 项指标诊断本病的敏感性为 91%，特异性为 96%。此外，V_2 导联 ST 抬高＜0.175mV，V_3 导联＜0.25mV，亦提示为本病引起的心电图改变。

六、急性肺栓塞

急性肺栓塞是内源性或外源性栓子堵塞肺动脉或其分支引起的急性肺循环障碍综合征。急性肺栓塞时，由于栓子大小及心电图记录时间不同，加之原有心肺疾病的影响，心电图可有多种表现，也可以完全正常。典型的急性肺栓塞心电图如下，①$S_1 Q_{\text{Ⅲ}} T_{\text{Ⅲ}}$ 型：即Ⅰ导联 S 波变深（＞0.15mV），Ⅲ导联新出现 Q 波和 T 波倒置；②ST-T 改变：胸导联 T 波倒置是心电图上最早期的改变，常见于 $V_1 \sim V_3$ 导联（也可见于 $V_4 \sim V_6$），多呈对称性倒置，倒置的深度不等，一般自右向左逐渐变浅。部分患者 $V_1 \sim V_3$ 出现轻度 ST 段弓背向上型抬高，$V_5 \sim V_6$ 轻度 ST 段呈水平型下移或水平型延长，而肢导联 ST 段可压低也可抬高，但程度一般较轻；③电轴右偏、顺钟向转位：电轴一般比发病前右偏 20°以上，多位于 +90°～+100°；胸导联过渡区左移到 $V_4 \sim V_5$ 或 V_6 导联，有时 $V_1 \sim V_6$ 导联均呈 rS 型；④右束支传导阻滞：可为完全性或不完全性右束支传导阻滞，多为一过性，持续数日或数周，随右心血流动力学好转而消失；⑤肺型 P 波、P-R 段压低；

⑥窦性心动过速和房性心律失常；⑦其他，如 aVR 导联出现终末 R 波并可伴 ST 段抬高，右胸导联 R 波振幅增高、R/S 比值增大，肢导联出现一过性 QRS 波群低电压等（图6-2-13）。

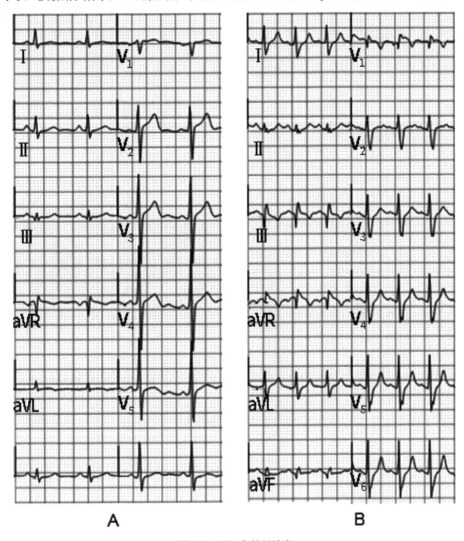

图 6-2-13　急性肺栓塞

患者男性，骨盆骨折，A：入院时描记，Ⅰ、aVL、V₅、V₆ 导联 T 波低平，余无异常；B：入院后第 8 天，突发胸痛、呼吸困难时描记，窦性心动过速，不完全性右束支阻滞，肢导联出现 S₁Q_ⅢT_Ⅲ，胸导联显著顺钟向转位，V₁ 呈 Qr 型，aVR、V₁ 导联 ST 段抬高伴 T 波倒置。

（田君华　詹洪吉　罗　丹）

第 7 章

药物与电解质紊乱引起的心电图改变

第1节 电解质紊乱引起的心电图改变

电解质紊乱是指血清电解质浓度的增高或降低超过正常范围。电解质紊乱时，首先是心肌复极过程（ST-T）发生改变。嗣后，激动的形成与传导亦相继受到影响。体内电解质种类甚多，其中以钾、钙对心电图的影响较为明显，而血镁、血钠变化则没有特异性心电图改变。当血钾或血钙浓度超过或低于正常范围时，心电图上常可发生相应改变。但血清离子浓度与心电图改变之间并无绝对的平行关系。这是因为：①电解质紊乱的心电图改变主要取决于心肌细胞内的电解质浓度，但血清离子浓度的测定并不能及时地反映细胞内离子含量的真实情况；②某一电解质紊乱引起的心电图改变可因其他电解质紊乱而加重或减轻，例如：高血钠、高血钙或碱中毒可加重低血钾引起的心电图改变，而减轻高血钾对心电图的影响；低血钠、低血钙或酸中毒则可加重高血钾引起的心电图改变，而减轻低血钾对心电图的影响；③心脏病变（如心室肥大）或药物（如洋地黄）作用，也可使电解质紊乱的心电图表现变得不典型。

一、高钾血症

正常血清钾浓度为 $3.5 \sim 5.5$ mmol/L，当血清钾浓度 > 5.5 mmol/L 时即为高钾血症。

（一）心电图表现

（1）T波高尖，双肢对称基底变窄，呈帐篷状T波，胸导联最为明显，原T波倒置也可转为直立。

（2）QRS波群振幅降低，时间增宽，S波变深。

（3）ST段下移。

（4）P波减小，甚至消失。

（5）可出现窦性心动过缓或不齐，窦性静止，窦室传导，房内、房室及室内传导阻滞，室性心动过速，心室颤动，心室停搏等心律失常（图7-1-1、图7-1-2、图7-1-3）。

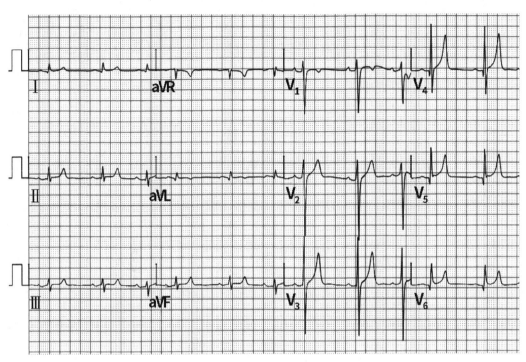

图 7-1-1　高钾血症

血钾 5.7mmol/L，窦性心律 54 次 /min，Ⅱ、Ⅲ、aVF、$V_2 \sim V_5$ 导联 T 波形态尖、基底变窄。

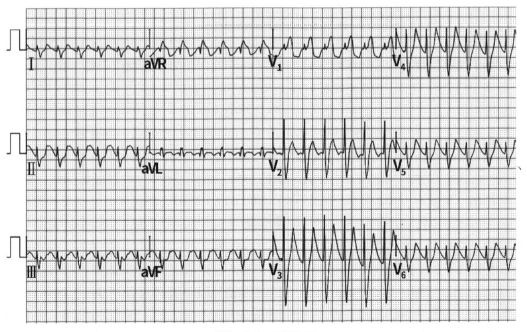

图 7-1-2　高钾血症

患儿 10 岁，毒蛇咬伤，血钾 7.0mmol/L，窦性心律，心率 150 次 /min，胸导联 S 波增宽增深，T 波高尖，S 波升支与 T 波升支形成一条直线。

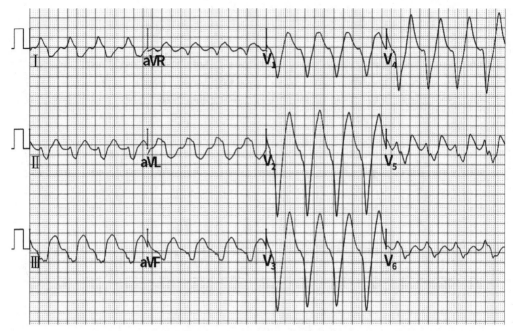

图 7-1-3　高钾血症，窦室传导

患者血钾 7.9mmol/L，未见 P 波，出现窦室传导。心率 93 次/min，QRS 波群时限达 0.28s，T 波形态尖、基底变宽，S 波升支与 T 波升支融合形成一条直线。

（二）电生理机制

　　高钾血症对血脏的毒性反应主要是抑制其自律性和传导性，钾离子对心肌的影响程度取决于血清钾浓度，其轻度增高时（＞5.5mmol/L）主要影响动作电位 3 相，细胞膜对钾离子通透性增加，使 3 相复极时间缩短，心电图表现为 T 波高尖，Q-T 间期缩短。当血清钾浓度达 6.5mmol/L 时，心肌细胞静息膜电位升高，心肌传导速度减慢，心电图出现 T 波高尖，QRS 波群时间增宽，S 波增深，Q-T 间期相应延长。随着钾浓度进一步升高至 7.0mmol/L 以上时，静息膜电位更高，膜反应性减低，QRS 波群时间更宽，出现室内、房内、房室传导阻滞，可出现心房肌麻痹形成窦室传导，T 波振幅降低，ST 段下移酷似心肌缺血，少数呈损伤型抬高（右胸导联）酷似心肌梗死。当血清钾浓度达 10mmol/L 以上时，QRS 波群更宽大，T 波变圆钝，互相融合形成正弦波形，最后心脏停搏或心室颤动。血清钾离子浓度的高低与心电图改变一般呈以下规律：①血清钾浓度＞5.5mmol/L 时 T 波高尖，Q-T 间期缩短；②血清钾浓度＞6.5mmol/L 时可有 QRS 波群增宽；③血清钾浓度＞7.0mmol/L 时 P 波振幅降低，P 波时间、QRS 波群时间、P-R 间期延长，ST 段下移；④血清钾浓度＞8.5mmol/L 时 P 波消失，形成窦室传导；⑤血清钾浓度＞10mmol/L 时 QRS 波群与 T 波融合形成正弦曲线，最后心脏停搏。

（三）诊断与鉴别诊断

　　根据典型的心电图改变，结合病史即可诊断。

1. 高钾血症引起高耸 T 波可能被误诊为超急性期心肌梗死

超急性期心肌梗死最早期的心电图表现为 T 波高耸呈"帐篷状"，易与高钾血症发生混淆（图7-1-4、图7-1-5）。高钾血症与超急性期心肌梗死不同点为：①前者多有急、慢性肾功能不全等引起尿少的疾病，后者多有冠心病高危因素；②前者不一定出现胸痛、呼吸困难等症状，后者多有胸痛、呼吸困难等症状；③前者心电图动态变化不明显，后者30min、60min心电图ST即可能出现明显动态变化；④前者心电图还可能出现一些高钾血症的其他表现，如P波低平、消失，QRS波群时限增宽、Q-T间期缩短等，后者多无此种心电图表现；⑤高钾血症如因肾衰竭所致者肌钙蛋白也可能升高（发生率为16%～94%），但动态演变不如超急性期心肌梗死明显；⑥急查血钾对两者的鉴别有肯定价值，高钾血症给予对症处理后心电图可迅速恢复正常。

2. 高钾血症可引起 I 型 Brugada 波

肾衰竭引起的高钾血症可能产生 I 型Brugada波心电图改变（图7-1-6）。当临床见到无家族史、无晕厥发作、心电图出现典型Brugada波者，不要忘记高钾血症的可能。静注氯化钙或采用纠正高血钾的紧急措施后，心电图可迅速恢复正常。

3. 高钾血症伴室上性心动过速可能被误诊为室性心动过速

严重高钾血症心电图P波消失，QRS波群加宽，如伴室上性心动过速发作可被误诊为室性心动过速。临床见到宽QRS波群心动过速特别是伴发于慢性心力衰竭患者一定要排除高血钾的可能。心电图T波高耸、对称是一个诊断线索，确诊依靠实验室检查。

4. 高钾血症引起心房肌麻痹可能被误诊为心房静止

血钾＞8.5mmol/L，心房肌应激性消失（心房肌麻痹），此时窦房结发放的激动通过结间束、房室交接区到达心室，称为窦-室传导。窦-室传导心电图上无P波可见，与心房静止相似，但具有以下特点：T波高耸而对称，QRS波群多呈宽大畸形。心电图上见不到P波疑为心房静止时，不要忘记高钾血症引起窦-室传导的可能。绝大多数引起心房静止的疾病很难纠正，高钾血症经过对症处理血钾降至正常范围后，心房应激性可能恢复，P波可以重现。

（五）临床意义

急、慢性肾功能衰竭、溶血性疾病、严重创伤、重度酸中毒等可致高钾血症。其对心脏的毒性反应与钾的浓度及钾浓度的升高速度有直接关系，血钾明显升高或急剧上升常危及生命。心电图诊断高钾血症方便快捷，且能直接反应高钾对心肌的影响程度，当患者心电图出现严重高血钾改变时，应及时行透析治疗，对危急病例，可在监护下静注10%氯化钙10～30ml以对抗高血钾对心脏的毒性作用。

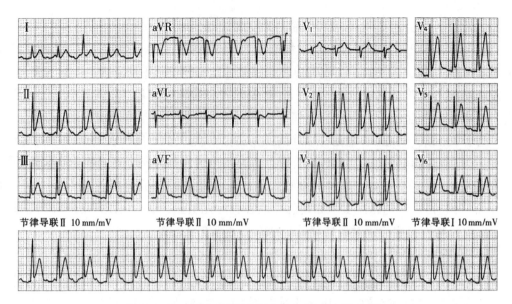

图 7-1-4 高钾血症引起 T 波高耸及 ST 段上斜型抬高

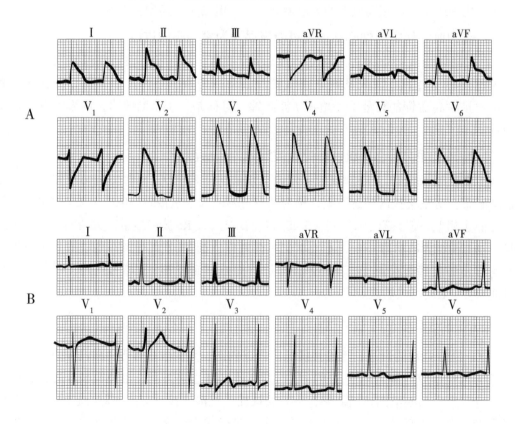

图 7-1-5 高钾血症表现为损伤电流样改变

A 图为一例糖尿病合并酸中毒患者，血钾 6.9mmol/L，心电图除 V_1、aVR 导联外，余导联 ST 段普遍性抬高，酷似
急性心肌梗死图型。B 图为患者血钾正常后复查心电图 ST 抬高消失，亦未出现异常 Q 波。

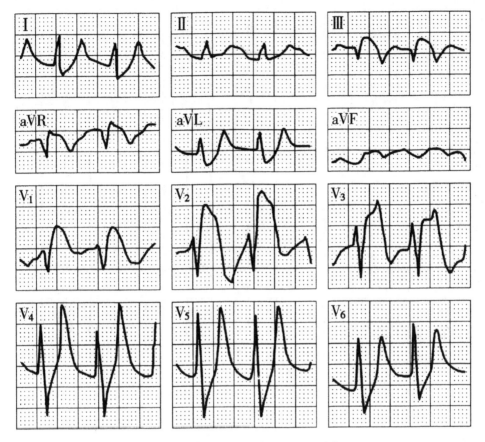

图 7-1-6　高钾血症引起 Brugada 波

急性肾功能衰竭合并高钾血症。QRS 波群增宽，时限 0.12s，Ⅲ、aVR、aVF、$V_1 \sim V_3$ 导联 ST 段抬高，其中 V_1、V_2 导联 ST-T 呈穹隆型改变，符合 I 型 Brugada 波，但 Ⅰ、aVL、$V_4 \sim V_6$ 导联 S 波增宽增深，T 波高尖，S 波升支与 T 波升支融合为典型的高钾血症改变。

二、低钾血症

血清钾浓度＜ 3.5mmol/L 时即为低钾血症。

（一）心电图表现

（1）T 波低平，严重时可倒置。

（2）U 波增高，与 T 波形成驼峰状，也可高于同导联 T 波或与 T 波融合。

（3）ST 段下移，可与融合的 TU 波形成一横卧的 "S" 形。

（4）出现 "肺型 P 波"。

（5）可出现各种心律失常，常见快速性心律失常如期前收缩，房性心动过速及尖端扭转性室性心动过速等，也可伴有房室传导阻滞、室内传导阻滞（图 7-1-7、图 7-1-8、图 7-1-9）。

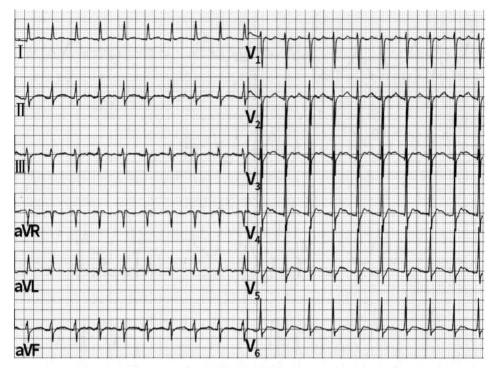

图 7-1-7 低钾血症

血钾 2.9mmol/L，窦性心动过速，各导联 T 波低平，V$_2$、V$_3$ 导联可见增高的 U 波，Ⅱ 导联 T-U-P 融合成拱桥状，QT-U 间期延长。

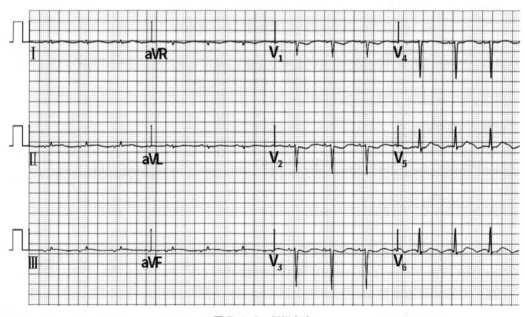

图 7-1-8 低钾血症

血钾 2.5mmol/L，肢导联低电压，胸导联 R 波递增不良，V$_1$ ~ V$_3$ 导联 ST 段下移，ST-T-U 融合形成一横卧的 S 形，QT-U 间期延长。

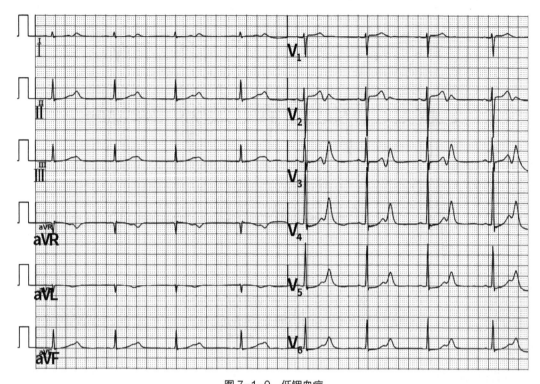

图 7-1-9　低钾血症

血钾 1.9mmol/L，$V_3 \sim V_6$ 导联巨大的 U 波酷似高尖的 T 波。

（二）电生理机制

血清钾浓度降低时，可影响心肌的除极、复极过程，并使心肌的应激性增高。低钾血症引起的心电图改变，主要原因是细胞外钾浓度降低致细胞膜内外钾含量比值增大。低钾时细胞膜对钾的通透性降低，心肌细胞动作电位的 3 相时间延长，浦肯野纤维动作电位时间延长更明显，心电图出现 T 波低平，U 波增高。当心肌细胞静息膜电位负值进一步增大（＞-90mV）时，可引起过度极化出现传导延缓。低血钾时起搏细胞 4 相舒张期自动除极化加速，可出现自律性增高心律失常；也可使心肌细胞传导减慢，不应期不一致性增加，可诱发折返性心律失常。

（三）诊断与鉴别诊断

临床上引起 T-U 波改变，QT-U 间期延长的因素很多，心电图出现低钾血症心电图改变需结合病史方可做出诊断。低钾血症样心电图改变也可见于先天性长 Q-T 综合征、脑血管意外所致的神经源性改变、胺碘酮等抗心律失常药物应用、心肌缺血、心力衰竭等，也可伴随上述疾病同时出现，诊断时需注意。

U 波增高是低钾血症的最早期心电图表现，有时可能被误诊为其他情况，如 U 波可能与 T、P 波等高，形成 T-U-P 现象，酷似心房纤颤（图 7-1-10）；U 波增高有时可能误认为 P 波，特别当 P 波不明显或缺如时，如房室交接区性心律。

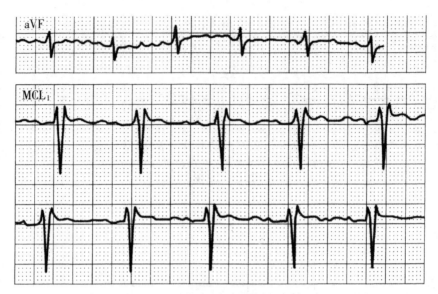

图 7-1-10   T-U-P 现象酷似心房颤动

U 波与 T 波、P 波等高，粗看之下，似乎基线不稳定，酷似心房颤动；仔细观察，P 波、T 波与 U 波顺序发生，十分规律，R-R 间期规整。

（四）临床意义

低钾血症为临床疾病常见的合并症之一，也常为一些临床医生所忽视。禁食、术后钾摄入不足、呕吐和腹泻、失钾利尿剂的应用、甲状腺功能亢进、周期性瘫痪等均可引起；在急性心肌梗死、心力衰竭洋地黄应用中，更应使血钾保持正常较高浓度；大面积脑血管意外常合并严重的神经源性低血钾而出现室性心律失常。低钾临床表现主要为神经肌肉应激性降低和心肌细胞兴奋性增高所引起的症状，严重的低钾血症可致尖端扭转型室性心动过速、心室颤动、猝死。低钾引起的心电图改变有时比血清钾变化还要早，但并非与血清钾浓度的高低绝对平行。

低钾血症可增加一些药物的促心律失常作用。有一些药物对血电解质正常者可能无明显的促心律失常作用，在低钾血症患者可能引起严重的心律失常。对心电图出现低钾血症改变者，使用某些药物如抗心律失常药物、大环内酯类抗生素等，必须事先补钾。服用可能具有促心律失常药物时，常需进行心电图监测，既往心电图监测往往只注意QTc有无延长。不少文献报道，U 波增高、变形可能是更有价值的监测指标。

三、高钙血症

正常人血清钙为2.25 ~ 2.75mmol/L，当血清钙浓度＞2.75mmol/L时，称为高钙血症。

（一）心电图表现

（1）ST 段缩短或消失，部分病例ST 段抬高，R 波后立即继以突然上升的T 波。

（2）Q-T 间期缩短，常伴有明显 U 波。

（3）T 波低平或倒置。

（4）严重高钙血症（血钙达 6.0mmol/L）可出现 QRS 波群时间增宽、P-R 间期延长，有时可出现二度或完全性房室传导阻滞，偶见期前收缩、阵发性心动过速、窦房传导阻滞或窦性静止等心律失常（图 7-1-11、图 7-1-12）。

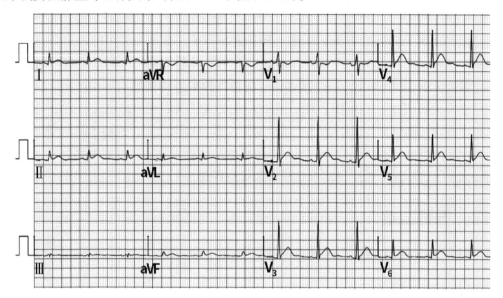

图 7-1-11　高钙血症

骨转移癌患者，血钙 3.18mmol/L，各导联 ST 段消失，QRS 波群结束即 T 波开始，Q-T 间期缩短。

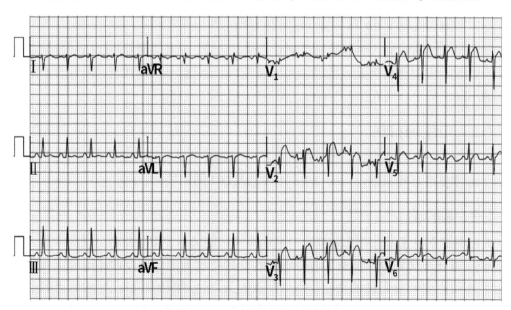

图 7-1-12　高钙血症伴 ST 段改变

肺癌骨转移，慢性肺心病，Ⅰ型呼吸衰竭患者，血钙 4.59mmol/L，动态查心肌酶正常，$V_2 \sim V_4$ 导联 J 点抬高，达 0.3 ~ 0.6mV，ST 段消失使 J 点即成 T 波起点，Q-T 间期缩短。

（二）电生理机制

高钙血症使心室复极过程加快，钙离子主要作用于心肌细胞动作电位的2相，当血钙增高时2相平台期缩短，阈电位水平升高，对静息膜电位改变不明显。

（三）临床意义

高钙血症常由甲状旁腺功能亢进、骨转移性癌、多发性骨髓瘤等引起。其对心脏的影响与血钙浓度上升速度有关，缓慢上升者症状较少，急剧上升可危及生命。钙离子可增加洋地黄的毒性反应，在使用洋地黄过程中禁忌使用钙剂。高钙血症可引起类似急性心肌梗死的ST段改变，应注意鉴别。在恶性肿瘤患者突然出现昏迷，应描记心电图，注意有无高钙血症心电图表现。老年人突发四肢软弱无力，也应注意心电图有无高钙血症表现。高钙血症是引起Q-T间期缩短的重要病因之一，对Q-T间期缩短者应排除高钙血症的可能。高钙血症的出现，提示恶性肿瘤骨转移。对抗高血钙危象（血钙＞3.75mmol/L）可静注大量生理盐水和呋塞米促进钙排泄。

四、低钙血症

当血清钙＜2.25mmol/L时，即为低钙血症。

（一）心电图特征

（1）S-T段平直延长，其延长程度通常与低血钙的程度成正比。

（2）Q-T间期延长。

（3）严重低血钙时T波可倒置、低平或直立小而尖。

（4）可见期前收缩。单纯低钙血症时心率、心律、P-R间期及P-QRS-T各波均无明显变化，如合并其他电解质紊乱时，会出现S-T段延长伴相应的改变；若伴有心肌病变时可出现T波低平或倒置（图7-1-13、图7-1-14、图7-1-15）。

（二）电生理机制

血钙浓度降低时，心肌细胞膜对钙离子的通透性发生障碍，使动作电位2相平台期延长，心室复极过程减慢，造成心电图S-T段及Q-T间期延长。

（三）临床意义

低钙血症常见于慢性肾功能衰竭、甲状旁腺功能减退、甲状腺部分切除术后、急性胰腺炎、呕吐及腹泻等。低血钙时心电图改变的程度与血钙浓度的高低成正比。低钙血症可加重高血钾对心脏的毒性作用。严重的低血钙可影响心脏收缩功能引起心排血量减少。低钙血症是引起Q-T间期延长的病因之一，对不明原因的Q-T间期延长，应排除低钙血症。

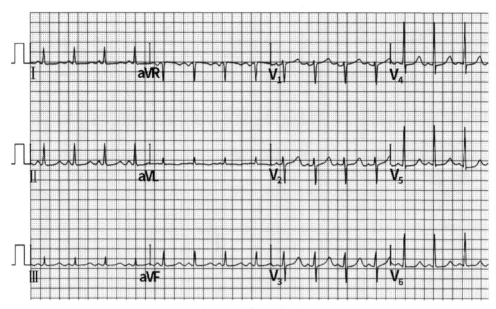

图 7-1-13　低钙血症

尿毒症患者，血钙 1.56mmol/L，心率 94 次 /min，Ⅰ V_6 导联 ST 段水平延长 0.24s，T 波形态正常，Q-Tc0.56s，主要为 ST 段延长至 Q-T 间期延长。

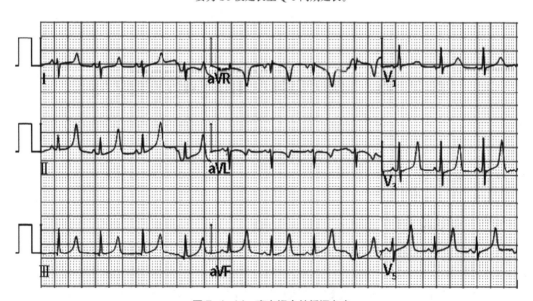

图 7-1-14　高血钾合并低钙血症

患儿 1 岁，腹泻、休克，血钾 6.1mmol/L，血钙 1.46mmol/L，T 波普遍高尖呈"帐篷状"，各导联 ST 段延长致Q-T 间期延长。

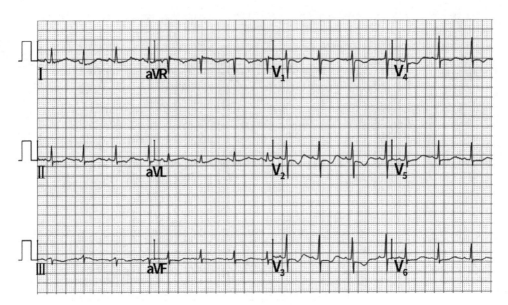

图 7-1-15　低血钾合并低钙血症

患者 17 岁，血钾 1.2mmol/L，血钙 1.86mmol/L，$V_2 \sim V_4$ 导联可明显增高的 U 波，QT-U 间期延长，Ⅱ、$V_4 \sim V_6$ 导联 ST 段水平延长达 0.24s。

第 2 节　药物引起的心电图改变

一、洋地黄

（一）洋地黄效应

应用治疗剂量的洋地黄后可引起心电图 ST-T 改变，Q-T 间期缩短，称为洋地黄效应。其机制为洋地黄直接作用于心室肌，使动作电位 2 相平台期缩短，并减少 3 相坡度，因而动作电位时程缩短。洋地黄效应反映患者使用过洋地黄，而并不意味洋地黄中毒。常见的心电图改变如下：①以 R 波为主的导联 ST 段呈下垂型下移伴 T 波低平、倒置或负正双向，双向 T 波的终末直立变窄，呈"鱼钩型"改变；②Q-T 间期缩短；③P-R 间期可有轻度延长（图 7-2-1）。

（二）洋地黄中毒

洋地黄中毒主要表现是各种心律失常，包括激动起源异常、激动传导异常、激动起源和传导异常并存，可伴有消化道症状和神经系统症状。常见的心律失常有：频发性、多源性室性期前收缩（二联律或三联律），可见室性心动过速，特别是双向性心动过速，甚至心室颤动；交接区性心动过速，房性心动过速；也可发生传导阻滞，当出现二度或三度房室传导阻滞时，则是洋地黄严重中毒表现。此外也可发生窦房传导阻滞伴房室交接区性逸搏或窦性静止、心房扑动、心房颤动等（图 7-2-2）。

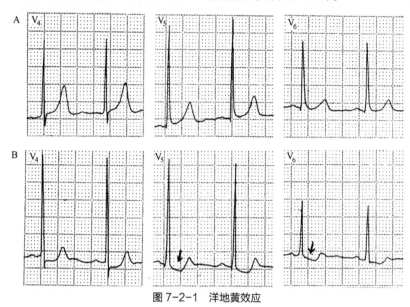

图 7-2-1　洋地黄效应

A：使用洋地黄前，ST-T 形态基本正常；B：使用洋地黄后，ST 段呈下斜行下移，T 波后负后正，ST 段与 T 波融合，呈鱼钩状。

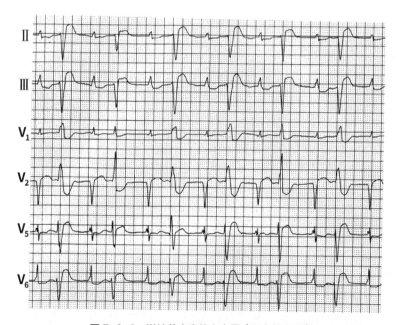

图 7-2-2　洋地黄中毒的心电图（双向性室速）

QRS 波群宽大畸形，两种方向不同的 QRS 波群交替出现，R-R 基本规则，心率平均 125 次 /min。患有风湿性心脏病合并心力衰竭，使用洋地黄治疗。

二、抗心律失常药

（一）奎尼丁

属Ⅰa类抗心律失常药，为钠通道阻滞剂，减慢动作电位0相上升速率，延长不应期及动作电位时程，对动作电位3相钾外流（Ikr）也有阻滞作用。治疗剂量时心电图表现为：①T波低平或倒置，U波增高，Q-T间期延长；②P波增宽切迹，P-R间期稍延长。中毒剂量时心电图表现为：①Q-T间期明显延长（Q-T间期延长至0.5～0.6s，QTd＞0.06s应停药）；②QRS波群时限明显延长（QRS波群时限不应超过原来的25%，如达到50%应立即停药）；③不同程度的房室传导阻滞、窦性心动过缓、窦性静止或窦房传导阻滞；④各种室性心律失常，严重时发生尖端扭转性室性心动过速、心室颤动或心室停搏而晕厥（奎尼丁晕厥）或死亡。奎尼丁目前已较少使用，但其对Brugada综合征、特发性心室颤动和短QT综合征可能有效。

（二）普罗帕酮

属Ⅰc类抗心律失常药，阻滞动作电位0相的快钠通道，延长不应期，但不延长动作电位时程。尚有β受体阻滞剂的作用。心电图改变表现为：P-R间期延长，QRS波群时限增宽（心室内传导减慢），Q-T间期不延长或轻度延长。普罗帕酮主要用于治疗室上性心律失常，尤其是快旁路参与的房室折返性心动过速。大剂量快速静脉注射时可致室内传导不同步而诱发严重室性心律失常，已有心室肥大、心肌梗死、心力衰竭者更易发生，应慎用。

（三）β受体阻滞剂

为Ⅱ类抗心律失常药，对心脏的电生理作用是阻断儿茶酚胺对β受体的兴奋作用和限制钙离子内流，降低窦房结和异位起搏点的4相除极坡度和自发性激动发放频率，降低其自律性，可减慢心率，延缓房室传导，对心肌梗死、洋地黄中毒、甲状腺功能亢进等引起的自律增高性心律失常效果明显，还因其延长窦房传导、房内传导和房室传导作用而终止折返性室上性心动过速。β受体阻滞剂可引起P-R间期延长，对QRS波群时限无影响。

（四）胺碘酮

为Ⅲ类抗心律失常药，具有多通道阻滞作用，能减慢窦房结4相自动除极而降低自律性，可延长心房肌、心室肌及心脏传导系统各部位动作电位时程及延长其有效不应期，对旁路不应期的延长尤为明显，故能有效地终止旁路参与的房室折返性心动过速。应用胺碘酮时心电图可表现为：窦性心动过缓、窦房传导阻滞、P-R间期及Q-T间期延长、T波低平、U波增高。其引起Q-T间期延长为心室肌复极均匀一致延长所致，故一般不触发尖端扭转性室性心动过速，但合并低钾血症或应用其他延长Q-T间期的药物时，可发生尖端扭转性室性心动过速。

（五）维拉帕米

Ⅳ类抗心律失常药代表，钙拮抗剂，阻止钙离子从慢钙通道进入细胞内，作用于结细胞动作电位的0相，也能阻止心肌细胞钙离子内流，可以降低窦房结自律性，减慢房室结传导，用于心房颤动时控制心室率和终止分支性室性心动过速；可扩张冠脉治疗缺血性心脏病。应用维拉帕米的心电图主要改变为：心率减慢及P-R间期延长，心动过缓、房室传导阻滞。

三、有机磷农药

有机磷农药中毒临床常见，可致中毒性心肌损害及多种心律失常，其心电图异常率可达80%。Ludomirskyt等认为，有机磷农药对心脏的毒性可分为三期：一期有短暂的交感神经张力增强，表现为窦性心动过速；二期即长时间极度副交感神经释放期，常表现为各种程度的房室传导阻滞、心房颤动；三期毒性作用表现为Q-T间期延长和尖端扭转型室性心动过速，此可发生于中毒早期或迟至中毒后5d，是由于心肌受到强而不均的交感刺激所致，可能是中毒后期的死亡原因。心电图可以有ST-T改变、Q-T间期延长和各种心律失常。常见的心律失常有窦性心动过速、窦性心动过缓、传导阻滞、异位心律、室上性心动过速、Q-T间期延长、多形性室性心动过速、心室颤动（图7-2-3）。

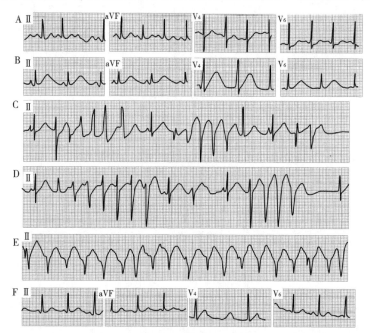

图7-2-3 有机磷农药中毒心电图

患者男性，65岁，误吸大量Phosdrin（一种有机磷农药），入院时昏迷、肺水肿、紫绀、呼吸困难。A：入院时记录，窦性心动过速；B：6小时后记录，Q-T间期明显延长；C、D：尖端扭转型室速；E：心室起搏终止尖端扭转型室速；F：出院前记录，Q-T间期正常。

四、乌头碱

乌头属毛茛科植物，主根为乌头，支根为附子。同科野生植物有草乌头、一支蒿、落地金钱、搜山虎、铁棒锤（陕西乌头）等共70余种。中成药小活络丸、复方宜乌片中含有乌头成分。乌头的有毒成分为乌头碱、新乌头碱、中乌头碱、次乌头碱、异乌头碱、乌头原碱等。乌头碱毒性最强，内服0.2mg即可中毒，3～4mg即可致死。乌头碱可强烈兴奋迷走神经，特别是兴奋心脏迷走神经引起窦房结的4相除极坡度减低，降低窦房结的自律性及减慢结内传导速度，房室结亦受抑制。同时，乌头碱还可直接作用于心室肌产生高频异位节律。心电图有ST-T改变、心动过缓及心律失常，常见的心律失常有交接区性心律，多源、频发的期前收缩、二联律、房室脱节、房室传导阻滞、尖端扭转型室性心动过速、心室扑动、心室颤动等（图7-2-4）。

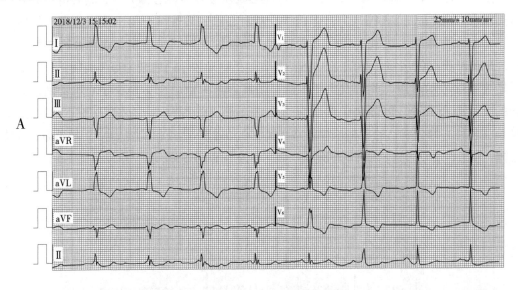

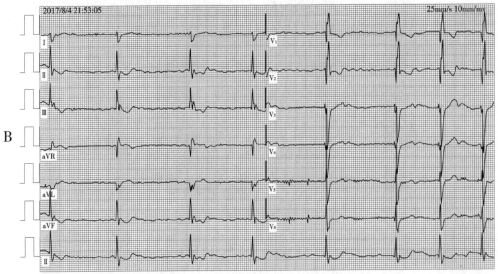

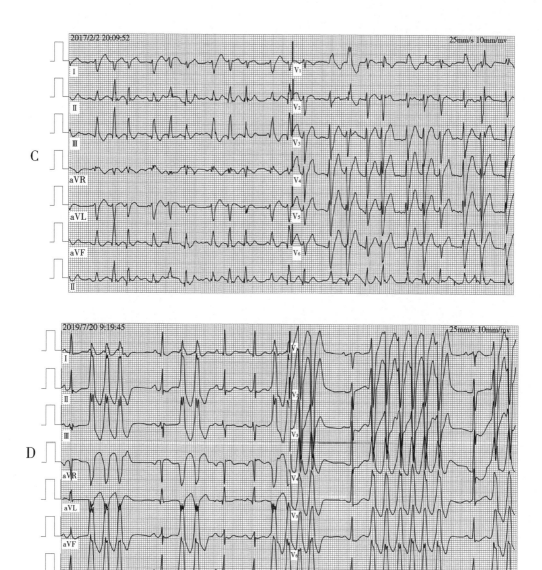

图 7-2-4　不同患者乌头碱中毒后的心电图表现

　A：窦性心动过缓，一度房室传导阻滞，加速性室性逸搏心律，ST-T 改变；B：心房颤动伴长 R-R 间期，完全性右束支阻滞；ST-T 改变；C：频发成对房性早搏，短阵房性心动过速（不等比房室下传），阵发性心房颤动伴快心室率，频发室性早搏，短阵室性心动过速，不完全性右束支阻滞伴左后分支阻滞；D：窦性心律，成对频发室性早搏，短阵室性心动过速。

（田君华　张　舟　尹春娥）

第 8 章

心律失常概论

第1节　心律失常的原因、分类及临床意义

正常情况下，心脏的激动起源于窦房结，其节律基本规则，频率为每分钟60～100次（成年人），激动先传播到右心房、左心房，然后再经过房室结和左右束支，以一定的速度传播到左心室、右心室，这种心律称为正常窦性心律。凡偏离这种正常心律的心脏激动都属于心律失常。它可由心脏内激动发生或传导不正常或二者同时存在异常所致，结果使整个或部分心脏的活动变得过快，过缓或不规则，或使心脏各部分活动的顺序紊乱。在人工心脏起搏时，激动的发生和传导均发生了改变，然而此时是否应称为心律失常，尚有争议。体表心电图迄今仍是心律失常最简便且较准确的检查方法。

一、心律失常的原因

临床上导致心律失常的原因很多，主要分为生理性和病理性两大类或心脏性和心外性两大类。

（一）生理性因素

心律失常的生理性因素常见于运动、兴奋、焦虑、吸烟、饮茶、饮咖啡、饮酒、进食、体位变化、睡眠、冷热刺激及某些药物等，多为一过性，去除诱因后即可恢复正常。生理情况引起心律失常以窦性心动过速、窦性心动过缓、期前收缩、一度房室传导阻滞等多见。生理性因素引起的心律失常不会影响血流动力学，对人体无明显危害。

（二）病理性因素

1. 器质性心脏病

各种器质性心脏病如冠心病、心肌病、风湿性心脏病、高血压病、致心律失常性右室心肌病、先心病、肺心病、心肌炎等是引发心律失常的最常见病因。此外，遗传性心律失常如Brugada综合征、长QT综合征常因合并恶性心律失常而导致严重的临床后果。

2. 心外疾病

（1）内分泌及代谢疾病：如甲状腺功能亢进症、甲状腺功能减退症、甲状旁腺疾病、嗜铬细胞瘤、肢端肥大症及糖尿病等。

（2）中枢神经系统疾病：如蛛网膜下腔出血、急性脑卒中、癫痫等。

（3）药物及毒物影响：如抗心律失常药、洋地黄类、中枢神经兴奋药（如冰毒、可

卡因、咖啡因等）、抗精神失常药（如三环类抗抑郁药等）、化学治疗药（如多柔比星等）、乌头碱中毒等。

（4）电解质紊乱和酸碱平衡紊乱：如低钾血症、高钾血症、低镁血症、酸中毒、碱中毒等。

（5）其他：如麻醉、手术或心导管检查、胃肠疾病、胆结石、肝病、尿路结石及各种感染等。

二、心律失常分类

（一）激动起源异常引起的心律失常

1. 激动起源于窦房结

（1）窦性心动过速。

（2）窦性心动过缓。

（3）窦性心律不齐。

2. 激动起源于窦房结以外的节律点

（1）被动性异位心律：房性逸搏及逸搏心律、房室交接区性逸搏及逸搏心律、室性逸搏及逸搏心律。

（2）主动性异位心律：期前收缩（房性、房室交接区性、室性）；阵发性心动过速（室上性、室性）；加速的房性、房室交接区性或室性逸搏及逸搏心律；心房扑动、心房颤动；心室扑动、心室颤动。

（二）激动传导异常引起的心律失常

1. 干扰及干扰性房室脱节

2. 心脏传导阻滞

窦房传导阻滞，房内传导阻滞，房室传导阻滞（一、二、三度），室内传导阻滞（束支传导阻滞、分支传导阻滞）。

3. 房室旁路传导

各种类型的预激综合征，隐匿性预激综合征（旁路只有逆传功能）

4. 折返心律

（1）阵发性心动过速：窦房结折返、房内折返、房室结折返、希氏束折返及束支内折返形成的心动过速。

（2）反复心律。

（三）自律性异常与传导性异常并存

1. 并行心律

（1）并行性自搏心律：房性、房室交接区性、室性。

（2）并行性心动过速：房性、房室交接区性、室性。

（3）双重性心动过速：一个节律点位于心房、房室交接区或心室，另一个节律点位于不同的部位，如房性心动过速合并室性心动过速。

（4）成双性心动过速：最多见的情况是交接区内有两个并行节律点：一个位于房室交接区上部，另一个位于房室交接区下部。

2. 异位心律伴外出阻滞

3. 扑动或颤动

（四）人工心脏起搏器引起的心律失常

三、心律失常的临床意义

心律失常的临床意义在于心律失常对血流动力学可产生不同程度的影响。影响的大小与心律失常的性质和持续时间密切相关。轻度的窦性心动过速、过缓或不齐，偶发的期前收缩以及一度、二度房室传导阻滞，对血流动力学的影响较轻；阵发性室上性心动过速、心室率不甚快的心房颤动，对血流动力学的影响较重；极速型心房颤动、心室率很慢的完全性房室传导阻滞及阵发性室性心动过速，对血流动力学的影响更重，可引起头晕、晕厥、休克，诱发或加重心绞痛、心肌梗死或心力衰竭。心室颤动或扑动对血流动力学的影响最严重，可致血液循环中断。

此外，室性心律失常对血流动力学的影响，一般较相应的室上性心律失常为大。心律失常对血流动力学的影响除与心律失常的性质和持续的时间有关外，还与患者的心、脑、肾等重要器官的状况密切相关，其中又以有无器质性心脏病最为重要。

第2节　心律失常的发生机制

大多数心律失常都是由于折返激动引起，少数是因为自律性改变和触发活动所致。

一、折返激动

（一）折返激动发生的机制

心脏的任何部位均可发生折返激动。形成折返激动的条件是存在解剖上或功能上互相分离的两条径路（α、β），在近端或远端结合形成一闭合的环。α 径路（慢径路）不应期短，传导速度慢，β 径路（快径路）不应期长，传导速度快。当一个较早的激动到达折返环路的近端时，α 径路已脱离不应期，而 β 径路处于不应期，激动只能沿 α 径路下传，当其传导至折返环路远端时，β 径路可能脱离不应期，激动由远端传出的同时可由 β 径路逆传，当激动逆传至近端时又可再次进入 α 径路形成折返激动（图 8-2-1）。一次折返激动可形成期前收缩或反复心搏，连续折返便形成折返性心动过速或扑动、颤动。

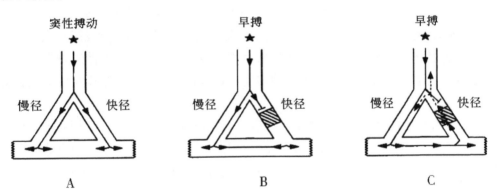

图 8-2-1　折返激动的发生机制

（二）折返激动引起的心律失常

程序电刺激可诱发或终止折返性心律失常，临床常见的折返性心律失常有以下几种，其中以房室结折返性心动过速和房室折返性心动过速最典型。

（1）窦房结内折返：少见。

（2）心房内折返：常见。如房性期前收缩、阵发性房性心动过速及心房扑动、心房颤动。

（3）房室交接区内折返：各种反复心律、房室交接区性期前收缩和房室结折返性心动过速。

（4）心室内折返：可引起室性期前收缩、阵发性室性心动过速、心室扑动、心室颤动。

（5）旁路折返：引起房室折返性心动过速。

（三）2 相折返

经典的折返由 0 相电流介导，即 0 相折返。2 相折返则由 2 相平台电流介导。所谓"2

相折返"是指在药物作用或缺血等病理情况下，心室肌复极离散，部分心外膜心肌细胞呈全或无的复极模式，具体表现为动作电位2相平台期丢失，动作电位时程（action potential duration，APD）缩短40%～70%，而其他心外膜心肌细胞的动作电位具有明显的2相平台期，APD甚至延长；心外膜心肌2相平台区与平台丢失区之间出现显著的电压梯度，产生局部电流，由平台存在部位流向平台丢失部位，最终导致偶联间期短的室性期前收缩，甚至室性心动过速、心室颤动。

二、自律性改变

自律性改变引起的心律失常发作时可能出现"温醒现象"，即频率逐渐加快然后达到稳定的频率。程序电刺激既不能诱发也不能终止自律性心律失常。临床常见的心律失常有以下几种。

（1）窦房结发出激动的频率发生改变，如窦性心动过速、窦性心动过缓等。

（2）激动形成转移至次级起搏点，由于窦房结的频率过低或传导受阻，或者次级起搏点的自律性增高。前者引起的心律失常为被动性，如房室交接区性逸搏心律、室性逸搏心律；后者为主动性，如非阵发性房室交接区性心动过速、非阵发性室性心动过速等。

（3）异常自律性引起的心律失常，心房及心室普通心肌纤维在心肌梗死等病理情况下可转为慢反应纤维，发生4相舒张期除极化引起心律失常，临床上异位自律性房性心动过速、心肌梗死患者出现的非阵发性室性心动过速可能是异常自律性所致。

三、触发活动

（一）触发活动的发生机制

不同于自律性，触发活动引起的心律失常是激动的形成异常。根据震荡电位出现时间不同分为早后除极和延迟后除极。早后除极发生在细胞复极尚未结束之前，延迟后除极发生在细胞复极结束之后。正常情况下，两者均不引起扩布性激动。而在快速刺激、低血钾、心肌缺血、洋地黄中毒等条件下可使后除极电位增高，达到阈电位产生扩布性激动，引起单个期前收缩或短阵心动过速。

（二）触发活动引起的心律失常

触发活动是引起快速心律失常的重要机制之一。程序电刺激可诱发和终止触发活动引起的心律失常，但不同于折返性心律失常。洋地黄中毒引起的心律失常多与触发活动有关。对维拉帕米有效的房性或室性心律失常也与触发活动有关，如分支性室性心动过速、Q-T间期正常的多形性室性心动过速及再灌注性室性心律失常、多源性房性心动过速。

第 3 节　如何分析心律失常心电图

一、对心电图描记的要求

准确分析心律失常的前提是正确描记合乎标准的心电图。必须提高描记质量，排除人工干扰。

要求波形清晰，基线稳定，排除各种伪差。如①交流电干扰、肌电波、膈肌颤动波以及有时皮肤与电极接触不良均可产生类似心房颤动的 f 波；②电极松脱或肢体动作可引起类似室性期前收缩等。

描记心律失常时往往需要描记长时间的心电图，最好是 12 导联同步描记。

二、心律失常心电图的分析步骤及内容

心律失常心电图难易不定，容易的无需分析一眼就可看出；复杂者需要系统的逻辑分析，必要时利用梯形图反复推敲。

（一）了解患者的临床资料

如年龄、性别、有无器质性心脏病及心外疾病、心力衰竭；有无应用洋地黄、抗心律失常药等病史；既往有无类似心律失常发作；有无电解质紊乱如低血钾、高血钾、低血镁等；有无既往心电图等。

（二）了解引起心律失常的原因

心律失常千变万化，但归纳起来只有以下 8 种基本类型。

1. 提早出现的心搏

提前出现的心搏最常见的是期前收缩（房性、房室交接区性、室性），其次有反复搏动、心室夺获和并行心律。

2. 意外的心搏间歇

常见的原因是二度房室传导阻滞、二度窦房传导阻滞、未下传的房性期前收缩，少见的为隐匿性房室交接区性期前收缩、隐匿性房室交接区性夺获。

3. 心动过速

分为窄 QRS 心动过速和宽 QRS 心动过速。

（1）窄 QRS 心动过速：房室折返性心动过速、房室结折返性心动过速、房性心动过速、心房扑动、心房颤动、窦房结折返性心动过速。

（2）宽 QRS 心动过速：室性心动过速、室上性心动过速伴束支传导阻滞（持久性或

一过性依赖于频率）、预激性心动过速。

4. 心动过缓

常见的窦性心动过缓，其次为窦性心律合并2：1窦房传导阻滞或房室传导阻滞、房室交接区性心律，少见的有心室自主心律和交替性房性期前收缩未下传。

5. 二联律

最常见的为各种期前收缩二联律，其次是窦性心律合并3：2窦房传导阻滞或3：2房室传导阻滞、异位节律点3：2传出阻滞、逸搏–夺获二联律，比较少见的原因为心房扑动2：1与4：1房室传导交替出现、房性心动过速和每2个窦性心搏之后出现一未下传的房性期前收缩。

6. 成组出现的心搏

常见的是反复性短阵性心动过速、窦性心律伴文氏型窦房传导阻滞或房室传导阻滞，少见的是异位节律点伴文氏型传出阻滞。

7. 完全不规则的心搏

最常见的为心房颤动、紊乱性房性心律、多形性室性心动过速、窦性心律伴多源性期前收缩，少见的是房性心动过速、心房扑动伴不规则的房室传导阻滞和异位节律点伴不规则传出阻滞。

8. 规则的正常频率的非窦性心律

常见的为房室交接区性心律、加速的房室交接区性心律和加速的心室自主心律，少见的是心房扑动伴4：1伴房室传导。

（三）寻找P波

找到P波及其他的心房除极波是分析心律失常心电图的关键。常见的心房除极波有以下几种。

1. 窦性P波

P波符合窦性P波的诊断标准。

2. 异位P波

窦房结以外的节律点发出的激动传导至心房产生的P波均称为异位P波。起源于心房的异位P波形态不同于窦性P波，有时类似窦性P波。起源于心房下部、房室交接区或心室的激动逆传至心房，产生的P波方向与窦性P波相反，在aVR导联直立，Ⅱ导联倒置，称为逆行P波。

3. F波或FL波

心房颤动的F波细小，形态、振幅、方向、大小均不一，频率为350～600次/min。心房扑动的FL波呈锯齿或波浪形，大小、形态、间距一致，频率为250～350次/min。

4. 心房活动消失

心电图上看不到任何心房电活动，有两种可能：①P 波与 QRS 波群和 T 波重叠不易辨认，如窦性心律合并室性心动过速，窦性 P 波隐藏在 QRS 波群或 T 波中；②心房电活动消失或几乎消失，如窦性停搏、持续多年的心房颤动等。

（四）寻找 QRS 波群

如果一份心律失常心电图的心房电活动难以识别，也可以先分析 QRS 波群。对于 QRS 波群的分析需要从 QRS 波群的起源、频率和节律等方面进行分析。

1. QRS 波群起源的分析

起源于窦房结、心房和房室交接区的激动下传心室产生的 QRS 波群形态正常，时限 < 0.12s，称为室上性 QRS 波群；起源于心室的 QRS 波群宽大畸形（起源于分支的 QRS 波群时限可 < 0.12s），时限 ≥ 0.12s，此外还可能是室上性激动伴束支传导阻滞、室内差异传导和预激综合征。可根据 QRS 波群的特点、心率的快慢加以鉴别。

2. QRS 波群的频率和节律

QRS 波群的频率和节律大致可分为以下几种：①心室率快而规则，如心动过速；②心室率慢而规则，如房室交接区性心律；③心室律显著不齐，如心房颤动；④心室律偶尔不齐，如期前收缩等；⑤心室漏搏，如二度房室传导阻滞。

（五）确定 P 波与 QRS 波群的关系

明确了 P 波、QRS 波群，然后进一步确定 P 波与 QRS 波群的关系。二者的关系有：①P 波与 QRS 波群有传导关系，每个 P 波之后都有相应的 QRS 波群跟随，P-R 间期固定，反映心房与心室之间有传导关系。如果 P 波数目 < QRS 波群数目，反映有二度房室传导阻滞。每个 QRS 波群之后都有逆传的 P 波，P-R 间期或 R-P 间期固定，如果逆行 P 的数目少于 QRS 波群数目，反映有二度逆向室房阻滞。②P 波与 QRS 波群无传导关系，如果所有的 P 波与 QRS 波群均无固定关系，反映完全性房室脱节。房室脱节时，若有心搏提前出现且其 P-R 间期 > 0.12s（可传导的水平），提示为心室夺获，反映不完全性房室脱节。当 P-R 间期或 R-P 间期长短不一时，应注意有无文氏型房室传导阻滞或室房逆传阻滞，即是否有 P-R 间期或 R-P 间期逐渐延长，然后发生 QRS 波群脱落或 P 波脱落。在 P-R 间期固定的心搏中，如果出现期前收缩或逸搏，其 P-R 间期 < 0.12s 或明显短于其他心搏，提示该心搏 P 波与 QRS 波群无传导关系，反映房室结干扰现象。

第4节　梯形图的应用

　　梯形图首先是 Lewis 所倡用，故又名 Lewis 线。它能简明地表达复杂心律失常的发生机制，解释某些特殊的心电现象。利用梯形图可反过来判断和证实对于复杂心律失常的分析、诊断是否正确。

　　绘制梯形图之前必须对该心律失常的发生机制有初步的了解。一般选用3行图（图8-4-1、图8-4-2），即以4条横线形成3行。A行代表心房激动，行中的数字代表P-P间期；A-V行代表房室交接区的电活动和传导情况，行中数字代表P-R间期；V行代表心室活动，行中数字代表R-R间期。必要时可选用五行图（图8-4-3）即在A行上方增加一窄行代表窦房结电活动，在V行下方增加一行代表室性异位搏动（E）或浦肯野纤维（P）的活动。A、V行中的垂直线分别代表心房、心室的电活动的传导情况，A-V行中的斜线代表房室传导时间，斜线的速度代表传导速度，与斜线垂直的短线代表传导受阻。黑色圆点代表起搏点。制作梯形图时先画出可见部分，后画出推测部分，所有数字均1/100s为单位。

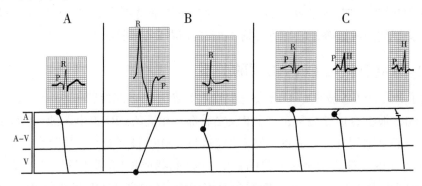

图 8-4-1　P 波的表示法

A 代表窦性激动的正常传导；B 中前一搏表示室性异位搏动逆传心房，后一搏表示房室交接区异位搏动逆传心房，同时前传心室；C 中第一搏代表窦性激动的正常传导，第二搏表示房性期前收缩的传导，第三搏表示心房融合波。

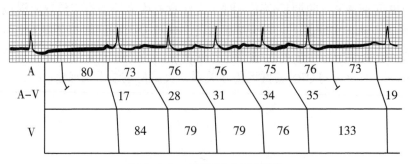

A	80	73	76	76	75	76	73	
A–V		17	28	31	34	35		19
V		84	79	79	76	133		

图 8-4-2　文氏型房室传导阻滞

窦性激动在房内（A）和室内（V）传导速度较快，故几乎呈直线；在房室交接区内（A-V），传导速度逐搏减慢，呈斜线，且斜线的斜率逐搏降低，直至窦性P波下传受阻。

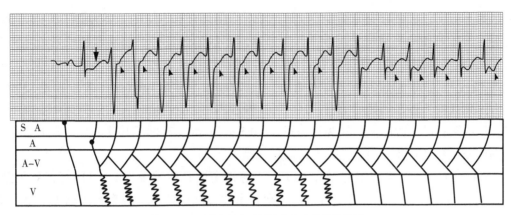

图 8-4-3　室上速心动过速伴室内差异性传导

窦性心律基础上，一次房性期前收缩缓慢下传诱发慢—快型房室结折返性心动过速，前部分搏动伴室内差异性传导。

第 5 节　诊断心律失常的附加试验

一、按压颈动脉窦

颈动脉窦按摩（carotidsinusmassage，CSM）既是一种诊断措施，也是一种治疗措施。CSM对鉴别和诊断以下快速心律失常最有价值：①房性心动过速有时与房室折返、房室结折返性心动过速难鉴别，CSM后，房性心动过速会出现房室传导阻滞，心动过速不终止，后两者则终止发作；②心房扑动伴 2 ∶ 1房室传导与窦性心动过速、房性心动过速较难区分，CSM后出现房室传导阻滞，原被隐藏在QRS-T波中的FL波将显露出来，从而得出诊断；③宽QRS波心动过速时心房波无法识别，CSM后由于房室传导阻滞，心房电活动可显现，最后心律失常的真相被揭示；④宽QRS波心动过速伴1 ∶ 1室房逆传时，难以做出准确判断，CSM后心动过速仍然发作高度提示为室性心动过速。

CSM应在有心电监测的条件下进行，患者应处于平卧位，每次按摩一侧颈动脉窦（一般先按右侧），一次按摩持续时间≤15s。脑血管病、冠心病、高度房室传导阻滞、颈动脉窦过敏者禁作CSM。老年人应慎用CSM；CSM前进行颈动脉窦听诊，闻及收缩期血流性杂音时，禁用CSM。

二、阿托品试验

阿托品为一种副交感神经阻滞剂。它对心脏的作用主要影响心率，其次缩短房室交接区的不应期,从而加快房室传导。阿托品对心率具有双相作用。小剂量(0.5~1.0mg)注射,开始可使心率减慢(可能由于阿托品对延脑的迷走神经核具有轻度兴奋作用所致),但这种作用轻微且历时短暂,随后出现心率增快(青年人静注阿托品后可使心率增加35~45次/min)。皮下注射阿托品1.0~2.0mg,平均15min左右发生作用,30min左右达到高峰。静注阿托品1mg,2~3min即起作用,7~8min左右达到高峰。皮下或静脉注射阿托品(静脉注射较为迅速可靠)0.5~2.0mg,有助于某些心律失常的诊断和鉴别诊断(青光眼及前列腺肥大者忌用阿托品)。

阿托品对心律失常的诊断价值如下:①鉴别窦性心动过缓与2:1窦房传导阻滞,注射阿托品后,如仅使心率逐渐增快,则为窦性心动过缓;若心率突然增加一倍,则可能是迷走神经张力增加所引起的2:1窦房传导阻滞。阿托品对器质性病变所致的窦房传导阻滞一般无作用;②协助诊断"病窦综合征",明显窦性心动过缓疑为窦房结病变引起者,静脉注射阿托品1.0~2.0mg后,若窦性心律<90次/min,则支持"病窦综合征"的诊断;③鉴别二度Ⅰ型与Ⅱ型房室传导阻滞,严重的二度Ⅰ型房室传导阻滞可呈2:1房室传导。这时因无明显文氏现象,故与二度Ⅱ型房室传导阻滞难以区别。静脉注射阿托品使房率加快后,Ⅰ型者房室传导可恢复为1:1,而Ⅱ型则传导阻滞加重;④鉴别不完全性(2:1)与完全性房室传导阻滞当心室率30~40次/min时,可能为不完全性(2:1)或完全性房室传导阻滞。注射阿托品后,前者的心室率可能突然增加1倍,而在后者则心室率多无改变;⑤判断逸搏性节律点的位置,完全性房室传导阻滞患者,注射阿托品后如心室率明显增加,说明逸搏性节律点在房室束分叉以上;如心室无改变,则提示逸搏性节律点位于室内;⑥协助诊断预激综合征并发的心肌梗死或束支传导阻滞预激综合征患者,如合并心肌梗死或束支传导阻滞,则后两者的图形可被掩盖。此时静注阿托品1.0mg,使预激综合征的QRS波群正常化后,便可显示出心肌梗死或束支传导阻滞的心电图特征;⑦协助诊断室上性与室性阵发性心动过速合并室内差异传导的室上性阵发性心动过速,很难与室性阵发性心动过速相鉴别。如能发现心室夺获,且夺获的QRS波群呈正常形态,则基本上可确定为室性阵发性心动过速。注射阿托品后,由于心房率增加,有利于心室夺获的形成,故有助于室上性与室性阵发性心动过速的鉴别;⑧判断P-R间期延长的临床意义迷走神经张力亢进或器质性病变,均可引起P-R间期延长。前者注射阿托品后P-R间期可明显缩短,但很少恢复正常;后者注射阿托品后P-R间期也可缩短(因为器质性病变和迷走神经张力亢进可同时存在)。因此,仅凭注射阿托品后P-R间期缩短尚不能判断为神经性或器质性。但如注射阿托品后P-R间期不缩短,则提示器质性病变的可能性较大。

(向芝青　时友瑛　安俊华)

第 9 章

心律失常的常见电生理现象及有关规律、法则

第1节　干扰与脱节

干扰与脱节是一种常见的生理现象，但它的存在往往使心电图复杂化。因此，对干扰与脱节必须有一个明确的概念。

一、干扰

任何部位的心肌细胞在发出一次激动或为外来的激动通过之后，都会出现生理不应期—绝对不应期和相对不应期。在绝对不应期，心肌对外来刺激不再应激；在相对不应期，则应激迟缓（传导速度变慢）。这种由于生理不应期所引起的传导障碍统称为干扰。在绝对不应期发生的干扰，称为完全性干扰；在相对不应期发生的干扰，称为不完全性干扰。生理性干扰与传导阻滞的性质完全不同。干扰是一种生理性保护机制，可以防止心脏搏动过于频繁。干扰之所以产生，是因为心肌处于生理不应期。传导阻滞是激动按生理规律本应传入某部心肌，但由于该部心肌存在病变，其不应期发生病理性延长，致使传导延缓或中断。干扰可以单次、间歇地发生，也可以连续地发生。按部位不同，干扰可分为窦房干扰、房内干扰、房室交接区干扰（简称房室干扰）、室内干扰四种。其中以房室交接区干扰最为常见。干扰可以发生在一个部位，也可以在几个部位同时发生。

（一）窦房干扰

发生在窦房结周围的干扰，称为窦房干扰。可分为完全性与不完全性两种。

1. 完全性窦房干扰

带有P波的期前收缩或其他异位搏动均可造成完全性窦房干扰，其中以晚发性房性期前收缩引起者最为常见。其心电图表现为房性期前收缩伴完全代偿。这是因为房性期前收缩的激动虽未传入窦房结，却在窦房结周围引起了一个不应期，或房性异位激动与窦性激动在窦房结周围相遇，致使一个按时发放的窦性激动因干扰而不能传入心房（即不能引发P波）。之后，窦房结再次发放激动并下传心房，这样便形成了完全代偿，即房性期前收缩前后两个窦P的时距恰好等于窦性P-P间隔的2倍（图9-1-1）。

2. 不完全性窦房干扰

在间位性房性期前收缩时，房性异位激动由于递减传导而未能传入窦房结，其后的窦性激动仍能缓慢地下传心房。心电图表现为：期前收缩之后的窦性P波延迟出现，即包含有房性期前收缩的窦性P-P间隔较其后不包含房性期前收缩的窦性P-P间隔为长；而这两个P-P间隔的平均值，恰好等于一个窦律周期。

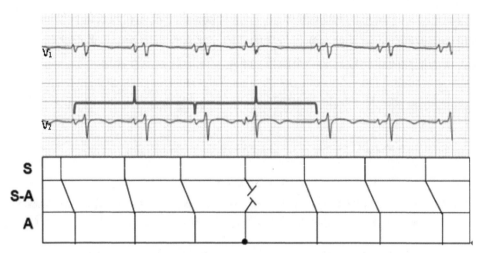

图 9-1-1　房性期前收缩伴完全代偿间期形成完全性窦房干扰

上、下两行为 V_1、V_2 导联同步记录：主导节律窦性心律，偶发性房性期前收缩，其代偿间期恰好等于基本窦性周期的 2 倍即完全性代偿间期，说明窦性激动与房性期前收缩在窦房结周围发生完全性窦房干扰。

（二）房内干扰

1. 完全性房内干扰（房性融合波）

两个来源不同的激动同时传抵心房，由于不应期的存在，彼此都不能进入对方激动过的心房肌，因而只能各自控制一部分心房肌，这样形成的 P 波称为房性融合波（图 9-1-2）。房性融合波多由窦性激动与房性激动（如房性期前收缩）所引起。房性融合波的诊断条件是：①同一导联上出现三种形态的 P 波：一是窦性 P 波，二是异位 P 波，三是介于两者之间的房性融合波（房性融合波的形态可因干扰部位不同而变异）。此外，两个异位激动亦可在房内相融合，此时则可见两种异位 P 波和介于两者之间的房性融合波；②房性融合波与前一窦性 P 波的时距与窦性 P-P 间隔大致相等。

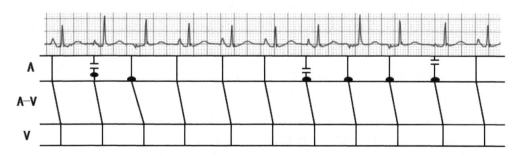

图 9-1-2　房性融合波

2. 不完全性房内干扰（房内差异传导）

房内差异传导是指继异位心律之后的一个窦性 P 波发生畸形而言。由于异位激动使心房肌产生一个不应期，以致窦性激动在心房内传导延缓，心房的去极方向也发生改变，因而产生一个畸形的 P 波（图 9-1-3）。这种畸形的 P 波多在较长的代偿间歇之后（如未下传的房性期前收缩及伴有逆行传导的房室交接区性或室性期前收缩之后）出现。但也有人认为期前收缩间歇后第一个畸形的 P 波实际上就是房性逸搏。

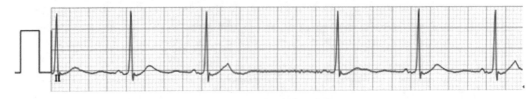

图 9-1-3　房内差异性传导

患者女性，72 岁。慢性胆囊炎术前检查。基础心律为窦性心律，频率约 75 次 /min，偶发性房性期前收缩未下传至长 R-R 间期，长间期后第一心搏的心房波形态异常，提示发生了不完全性房内干扰即房内差异性传导。

（三）房室交接区干扰

当房室交接区正处于上次激动所致的不应期中，此时对紧接而来的激动不应激或应激延缓，这种情况称为房室交接区干扰。可以是窦性激动干扰异位激动，也可以是后者干扰前者。

1. 窦性激动干扰异位激动

如房性期前收缩出现过早（落在 T 波峰前），适逢房室交接区正处于前一窦性激动所致的绝对不应期，房性激动即受完全干扰而不能下传心室。心电图上表现为房 P 之后不继有 QRS 波群，称为未下传性（或受阻性）房性期前收缩（图 9-1-4）。若房性期前收缩发生得晚些，适逢房室交接区正处于相对不应期，则此房性激动可以缓慢地传入心室（即在房室交接区发生了不完全干扰），心电图上表现为 P'-R 间期延长（图 9-1-5）。

2. 异位激动干扰窦性激动

如室性期前收缩前后可见与之无关的窦性 P 波，这窦性 P 波或位于期前收缩的 QRS 波群之前（P-R 间期＜ 0.12s），或位于其后的 ST-T 上（图 9-1-6、图 9-1-7）。这是由于室性期前收缩的激动逆传至房室交接区，并引起了一个不应期，致使窦性 P 波不能下传。房性或房室交接区性期前收缩也可以干扰窦性激动。房室交接区性期前收缩或室性间位性期前收缩后第一个窦性心搏的 P-R 间期延长，也是由于期前收缩的激动逆传至房室交接区（隐匿传导），引起了一个不应期，使下一个窦性激动下传延缓所致（图 9-1-8）。房室交接区性逸搏的 QRS 波群前后，有时也可见到与其无关的窦性 P 波（若在其前则 P-R 间期＜ 0.12s，若在其后的 S-T 段上，则此窦性 P 波并不引发 QRS 波群），这也是一种房室交接区干扰，即由于逸搏性激动逆传至房室交接区并使之产生不应期，致使紧接而来的窦性激动不能下传心室（图 9-1-9）。

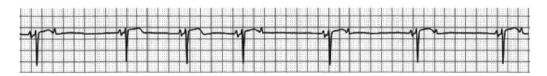

图 9-1-4　房性期前收缩未下传

本图为 V_1 导联连续记录显示窦性心动过缓并不齐，频发性未下传房性期前收缩部分呈二联律，房性 P' 波提早落入前一窦性搏动的有效不应期发生完全性干扰出现传导中断。

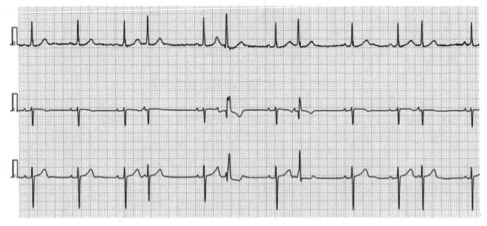

图 9-1-5　房性期前收缩伴干扰性 P'-R 间期延长

基础心律为窦性心律，频率约 60 次 /min，R_4、R_6、R_8、R_{11} 提前出现，其前均有 P' 波，P'-R 间期 ≥ 0.12s，其中 R_6 提前更早落入前一搏动的相对不应期缓慢下传引起 P'-R 间期干扰性延长。

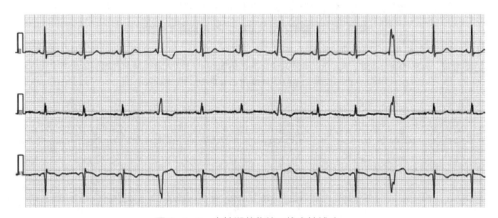

图 9-1-6　室性期前收缩干扰窦性搏动

本图为 Ⅱ、Ⅲ、aVR 导联同步记录，基础心律为窦性心律，频率约 75 次 /min，P-R 间期为 0.15s，R_4、R_7、R_{10} 提前出现且宽大畸形，为室性期前收缩，其前可见 P 波，P-R' 间期 < 0.12s，说明窦性 P 波与室早的 QRS 波群无关，因为室早逆传至房室交接区产生有效不应期使窦性 P 波不能下传。

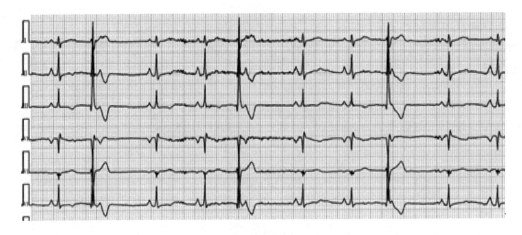

图 9-1-7　室性期前收缩干扰窦性搏动

本图为 6 个肢体导联同步记录，基础心律是窦性心律，频率为 66 次 /min，R_2、R_5、R_8 宽大畸形且提前出现，其前无 P' 波，其后可见窦性 P 波，且 R'-P 间期不固定，由于室性期前收缩逆传至房室交接区产生新的有效不应期干扰窦性激动下传。

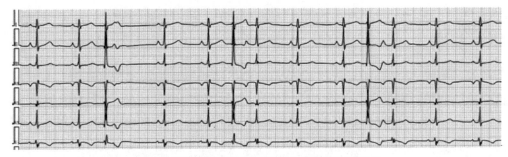

图 9-1-8　期前收缩引起窦性 P-R 间期干扰性延长

上图为 6 个肢体导联和 V_1 导联的同步记录，基础心律是窦性心律，心率约 60 次 /min，R_3、R_6、R_{10} 提前出现，QRS 时限增宽，为室性期前收缩，R_6、R_{10} 呈插入性，后面的窦性 P 波落入室性期前收缩逆传房室交接区产生的相对不应期，缓慢下传导致 P-R 间期干扰性延长。

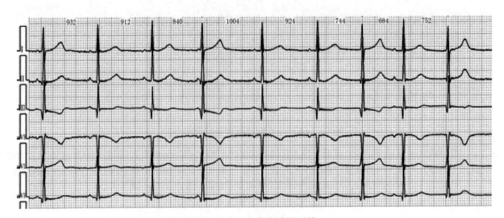

图 9-1-9　房室交接区干扰

患者女性，60 岁。临床诊断：冠心病，高血压病。上图是 6 个肢体导联同步记录：窦性心律，频率约 65 次 /min，P-R 间期 0.14s，R_4、R_7、R_9 提前出现，时限正常，联律间期不等，为房室交接区性期前收缩，其中 R_4 前可见 P 波，P-R' 间期明显缩短，说明二者无关，由于房室交接区性期前收缩逆传产生不应期干扰窦性激动下传。

（四）室内干扰

1. 完全性室内干扰

完全性室内干扰有两种表现形式：一种是不出现 QRS 波群，另一种是出现室性融合波。

（1）不出现 QRS 波群：当室性并行心律的异位激动发出时，若心室肌正处于绝对不应期，便会发生完全性室内干扰，即异位激动不能引发 QRS 波群。某些未下传的房室交接区性期前收缩，也可能是完全性室内干扰的结果。

（2）室性融合波：两个来源不同的激动在室内相遇，因完全性干扰而各自控制一部分心室肌，这样产生的 QRS 波群称为室性融合波（图 9-1-10）。室性融合波的心电图特征是：①其形态介于两个节律点所引发的 QRS 波群之间，因两个节律点控制心室的比例不同，室性融合波的形态也随之变异；②室性融合波出现的时间，必定是两个节律点的 QRS 波群均应出现的时间（如窦性激动与室性异位激动在室内相遇，则此融合波与其前的 QRS 波群的距离应大致等于窦性 R-R 间隔）；③室性融合波的 P-R 间期≤窦性 P-R 间期。

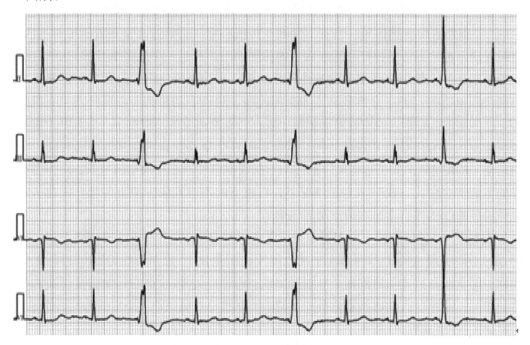

图 9-1-10　室性融合波

上图为 II、III、aVR、aVF 导联同步记录：窦性心律，频率约 76 次/min，可见三种形态 QRS 波群，R_1、R_2、R_4、R_5、R_7、R_8、R_10 形态正常为窦性搏动，R_3、R_6 提前出现宽大畸形为室性期前收缩，R_9 形态介于二者之间，为二者各自激动一部分心室肌产生的室性融合波。

室性融合波通常是由室上性激动与室性异位激动在室内互相干扰而形成。室上性激动多是窦性激动，也可以是房性异位激动；室性异位激动常为室性并行心律、室性期前收缩或逸搏。来自不同部位的两个室性异位激动也可形成室性融合波。单一的室上性激动分路传导亦可形成室性融合波（如预激综合征的特殊 QRS 波群）（图 9-1-11）。

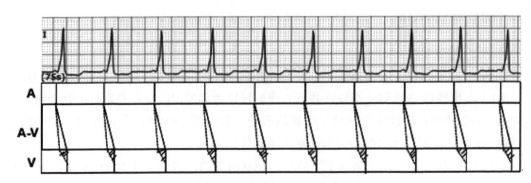

图 9-1-11　预激旁路引起的特殊室性融合波

患者女性，54 岁，健康体检。本图为 I 导联：窦性心律，频率 75 次 /min，QRS 波群增宽达 0.12s，P-R 间期 < 0.12s，QRS 波群起始可见预激波，也即窦性激动分别经房室结和预激旁路同时下传，各自激动心室一部分形成的特殊类型的室性融合波。

2. 不完全性室内干扰（室内差异传导）

室内差异传导可分为相性与非相性两类。前者的发生与心室肌的不应期有关，后者则与心室肌的不应期无关。一般所谓的室内差异传导系指相性者（详见本章第2节）。

（1）相性室内差异传导：当室上性激动传抵心室时，恰逢心室正处于相对不应期，这时激动不能按正常的速度和程序在室内传导，因而产生一个或多个异形的 QRS 波群。这种由于不完全性干扰所引起的室内传导障碍，称为相性室内差异传导。其发生与下列两个因素有关：①室上性激动（如期前收缩、房性心动过速、心房扑动、心房颤动等）过早地传抵心室，或室性激动提早出现；②双侧束支的不应期不一致。一个激动是否引起室内差异传导及其程度如何，除取决于这个激动的提前程度外，还与前一个心搏周期（R-R 间隔）的长短有关。前一个心搏周期愈长，不应期也就愈长，产生差异传导的可能性也愈大。在一般生理情况下，右束支的不应期较左束支为长。因此，室内差异传导的 QRS 波群多呈右束支阻滞图形。

相性室内差异传导的心电图特点是：①长-短周期之后出现异形的 QRS 波群，异形的 QRS 波群有易变性（即因每次干扰程度不同而变化）；②异形的 QRS 波群后无代偿间歇；③常呈右束支阻滞图形（V_1 呈 rsR' 或 rSr' 型），QRS 波群的起始向量与窦性 QRS 波群相同；④异形的 QRS 波群之前一般能看到 P 波（心房扑动、心房颤动及不伴逆 P 的房室交接区性心律除外）。

相性室内差异传导是一种生理传导障碍，其本身并无重要性。但在心电图上出现宽大畸形的 QRS 波群时，必须鉴别这畸形的 QRS 波群是来自室性异位节律点，还是室上性激动发生了室内差异传导。否则，就可能将室上性激动误为室性激动，或将单源性室性期前收缩误为多源性者，从而影响患者的治疗和预后判断。

（2）非相性室内差异传导：非相性室内差异传导的发生与心肌不应期无关；而是由于房室交接区存在功能性纵向传导分离，逸搏性激动仅循房室束中的某些纤维先激动心室某一区域，然后再通过浦肯野纤维迅速地激动整个心室，结果 QRS 波群发生畸形

（图9-1-12）。但QRS波群时限并不延长（＜0.10s）。也有人认为QRS波群变形乃因激动通过异常途径或房室交接区起搏点位置特殊所致。

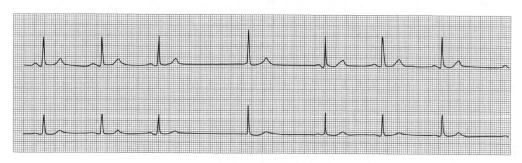

图 9-1-12　房室交接区逸搏伴非时相性室内差异性传导

上、下两行为 Ⅱ、Ⅲ 导联同步记录，基础心律为窦性心动过缓并不齐，R₄延迟出现，时限正常，振幅明显增高，为房室交接区逸搏伴非时相性室内差异性传导。

非相性与相性室内差异传导的鉴别要点在于：前者为延迟出现的异形QRS波群，异形QRS波群时限正常，在同一导联中异形QRS波群的形态通常是相同的；后者则为提早出现的畸形QRS波群（多呈右束支阻滞图形），在同一导联中畸形QRS波群的形态常不一致。

二、脱节

脱节又称分离，意思是指心脏的两个部分分别由各自的节律点控制。其中以房室脱节最为多见。房室脱节时，房室各自独立活动，即P、f或F波与QRS波群无关。引起房室脱节的基本原因有三大类：①窦性激动形成异常或窦房传导障碍；②房室交接区或室内异位激动形成加速；③房室传导障碍（干扰或阻滞）。由完全性房室传导阻滞所引起的病理性房室脱节，在以后章节中讨论。本节只讨论干扰性房室脱节。

房室交接区连续发生3次或3次以上完全性干扰，称为干扰性房室脱节。最常见的为窦性心律与房室交接区性心律之间发生脱节。偶尔，房性心律与房室交接区性心律，或房室交接区性心律与室性心律之间也可发生脱节。

1. 发生机制

当窦性频率慢于房室交接区节律点的频率时，后者就会发放激动。由于房室交接区发放激动的频率高于窦房结，故窦性激动总是在房室交接区被干扰而不能下传心室；同时由于房室交接区存在逆传阻滞，使房室交接区性激动也不能逆行传入心房。这样就形成了一种最为常见的干扰性房室脱节—窦性激动控制心房、房室交接区性激动控制心室。其心电图特点为：窦性P波的频率低于QRS波群的频率，QRS波群呈室上型（若起搏点在心室，则QRS波群畸形），窦性P波与QRS波群互不相干（即没有真正的P-R间期），窦性P波可出现在心电周期的不同位置上或隐没于QRS波群之中。若房率与室率几乎相等，则称为等率性房室脱节（图9-1-13）。

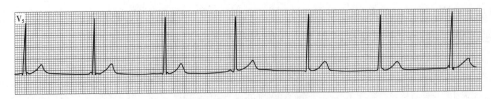

图 9-1-13　等频性房室脱节

基础心率为窦性心律，频率为 48 次 /min，窦性 P 波位于 QRS 波群前或后，P-R 间期短而不固定，R-R 间期缓慢
规则，其心率几乎与窦性 P 波频率一致，二者在房室交接区形成等频性干扰性房室脱节。

　　由异位心动过速所引起的干扰性房室脱节，其发生机理与上述窦律缓慢引起的脱节
相似，只是窦律并不缓慢，而是异位心律增快。此时，窦性激动因干扰而不能下传心
室，异位激动则因逆传阻滞而不能传入心房。心电图上表现为快速的室性 QRS 波群之
中，可见散在的窦性或房性 P 波。

　　干扰性房室脱节分为完全性与不完全性两种。不伴夺获的脱节叫完全性脱节，伴有
夺获的脱节称为不完全性脱节。夺获又分为室性与房性两种。心室夺获的意思是：发
生房室脱节时，窦性或房性激动，偶尔在房室交接区脱离了绝对不应期而又未发出激
动之际到达，于是窦性（或房性）激动便得以下传而控制心室。心室夺获的心电图特点
为：①在房室脱节时出现提早的 QRS 波群，其前有窦性 P 波或房性 P 波；②夺获的 P-R
间期与其前面的 R-P 间期成反比（即 R-P 愈长，则 P-R 愈短；R-P 愈短，则 P-R 愈长），
但均＞ 0.12s；③夺获的 QRS 波群一般呈室上型，也可因 QRS 波群呈室内差异传导而出
现畸形；④多数情况下，夺获的 QRS 波群与前一 QRS 波群的时距（R-R 间隔）小于低
位节律点的周期，夺获后的 R-R 间隔则与低位节律点的周期相同（图 9-1-14）。

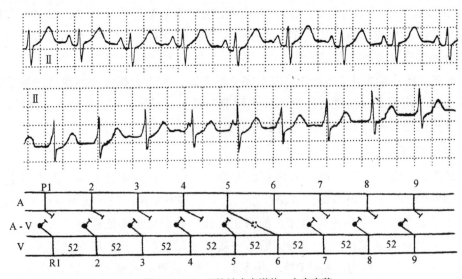

图 9-1-14　干扰性房室脱节、心室夺获

本例上条图属正常房室传导的窦性心动过速，下条图 P-P 间期缩短，与加速的房室交接区逸搏心律发生干扰，P_5
跨越 P_6 下传夺获 R_6，形成不完全干扰性房室脱节（引自吴祥主编《心律失常梯形图解法》，2006）

　　房室脱节时，心房夺获比较少见。其发生是由于当窦性激动尚未传至心房并且心房

及房室交接区又脱离了绝对不应期之际，房室交接区性或室性激动逆行传入心房，这就叫做心房夺获。心房夺获的心电图特点是：在房室脱节时，出现提早的逆行P波，此逆P位于QRS波群之后。

干扰性房室脱节本身是一种生理现象，其临床意义取决于原发疾病及原发心律失常。

2. 心电图表现

（1）窦性心动过缓与房室交接区性逸搏心律形成干扰性房室脱节（图9-1-15）。

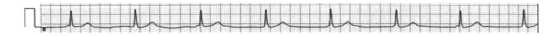

图 9-1-15　显著窦性心动过缓，完全性干扰性房室脱节，房室交接区性逸搏心律

基础心律为窦性心律，频率为 47 次 /min，窦性 P 波落在 QRS 波群起始或中间，PR 间期极短，QRS 波群缓慢而规则，频率与窦性频率接近，提示等频性完全性干扰性房室脱节。

（2）窦性心律与非阵发性房室交接区性心动过速形成的干扰性房室脱节（图9-1-16）。

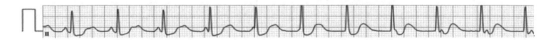

图 9-1-16　窦性心律，不完全性干扰性房室脱节，加速的房室交接区逸搏心律

基础心律是窦性心律，频率为 82 次 /min，第 1、2 个心搏为窦性心搏，第 3 ～ 11 个心搏为加速的房室交接区逸搏，窦性 P 波分别落在这些 QRS 波群的前、中、后形成不完全性干扰性房室脱节。

第 2 节　差异性传导

室内差异性传导（简称室内差传），可分为时相性和非时相性。时相性室内差传是指心率增快引起的暂时性室内传导异常。房性期前收缩、房室交接区性期前收缩、反复搏动、心室夺获及各种室上性心动过速均可以出现室内差传。非时相性室内差传是指心率减慢引起的暂时性室内传导异常，如房室交接区性逸搏及逸搏心律。本节介绍时相性室内差传。

一、发生机制

（一）3 相阻滞

因激动频率增快下传至束支时落入一侧束支的不应期，激动只能沿另一侧束支下传产生完全性束支阻滞图形或不完全性束支阻滞图形。正常情况下右束支不应期比左束支长，故80%以上的室内差传呈右束支阻滞图形。

（二）蝉联现象（隐匿性穿隔逆传）

见本章第6节。

（三）Ashman现象（长-短周期现象）

室内传导系统的不应期与心动周期有密切关系，即长周期后不应期长，短周期后不应期也短。所谓Ashman现象是指一个长心动周期后提早出现的激动很容易落入心室传导系统的不应期发生室内差传。如心房颤动、心房扑动及房性心动过速出现长-短周期现象时第二个搏动的QRS波群往往宽大畸形（图9-2-1）。

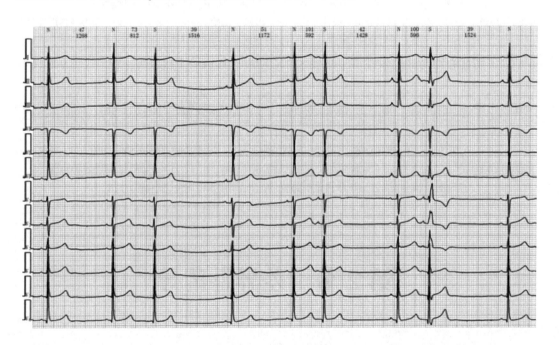

图9-2-1　Ashman现象

患者女性，58岁。临床诊断：冠心病。本图为动态心电图片段：窦性心动过缓，频发性房性期前收缩，R′₈呈完全性右束支阻滞图形，是因为其前周期长，有效不应期也长，其提前出现遇右束支有效不应期呈室内差传，符合长-短周期现象，即Ashman现象。

（四）双侧束支和（或）分支不应期不一致

双侧束支传导时间相差＞0.025s时，即可出现一侧不完全性束支阻滞，相差＞0.04～0.06s时可出现一侧完全性束支阻滞。一般右束支不应期比左束支长，左前分支不应期比左后分支长，因此右束支阻滞图形、左前分支阻滞图形或者二者并存图形常见。

二、心电图表现

（一）房性期前收缩伴室内差异性传导

提前出现的QRS波群，时限≥0.12s，其前有相关的P'波，P'-R间期正常或干扰性延长，QRS波群多呈右束支阻滞图形（图9-2-2），也可呈左束支阻滞图形（图9-2-3）。

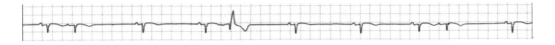

图 9-2-2 房性期前收缩伴右束支阻滞型室内差异性传导

上图为 V_1 导联心电图：基础心律为窦性心动过缓，R_2、R_5、R_9 提前出现，其前有 P' 波，P'-R 间期＞ 0.12s，为房性期前收缩，其中 R_5 宽大畸形呈完全性右束支阻滞图形，提示房性期前收缩伴室内差异性传导。

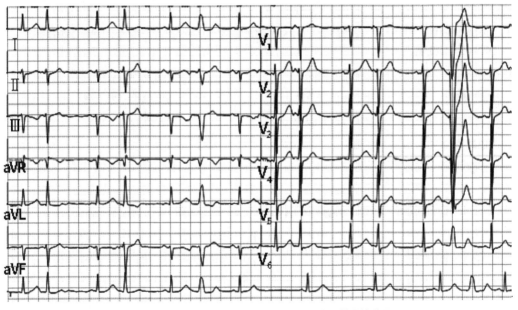

图 9-2-3 房性期前收缩伴左束支阻滞型室内差异性传导

主导节律为窦性心律，可见提前出现宽窄两种形态 QRS 波群，其前均有相关 P' 波，P'-R 间期正常，其中提前出现的宽 QRS 波群呈完全性左束支阻滞图形，提示房性期前收缩伴左束支阻滞型室内差异性传导。

（二）心房颤动伴室内差异性传导

心房颤动心室率快时往往容易伴室内差传（图9-2-4）。符合Ashman现象的心搏出现室内差传。再者，心房颤动时节律绝对不齐，频率快于临界心率的心搏出现室内差传，慢于临界心率的心搏不出现室内差传。

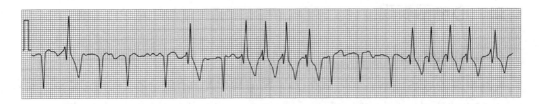

图 9-2-4   心房颤动伴室内差异性传导

基础心律为心房颤动，R_2、R_6、$R_8 \sim R_{11}$、$R_{15} \sim R_{19}$ 呈 rSR 型，时限 > 0.12s，呈完全性右束支传导阻滞图形，提示发生了室内差异性差传导。

心房颤动伴室内差传要与心房颤动伴室性期前收缩进行鉴别（表9-2-1）。

表9-2-1   心房颤动伴室内差传与心房颤动伴室性期前收缩

类别	心房颤动合并室内差传	心房颤动合并室性期前收缩
配对间期	不定，多出现于长—短周期	多固定
长 / 短周期比值对 QRS 波群的影响	比值越大，QRS 波群越畸形	比值大小与 QRS 波群畸形无关
QRS 波形	多呈三相波	多呈双相
QRS 波电轴	多在正常范围	可能位于"无人区"
QRS 波起始向量	多与基础心搏一致	与基础心搏不一致
类代偿间期	无	多有
二、三联律	常无	常有

（三）心房扑动伴室内差异性传导

心房扑动房室传导比例不固定时易出现长短周期现象，符合长短周期现象的心搏呈室内差传（图9-2-5）。或者呈1：1房室传导时因心室率太快而合并室内差传，此时与室性心动过速不好鉴别，可以按摩颈动脉窦抑制房室传导显露被隐藏的房扑波来进行鉴别。

（四）室上性心动过速伴室内差异性传导

仅心动过速的第二个心搏因为符合长—短周期现象而出现室内差传。也可能由于心率快整个心动过速均呈室内差传，或者心动过速部分心搏伴室内差传（图9-2-6）。

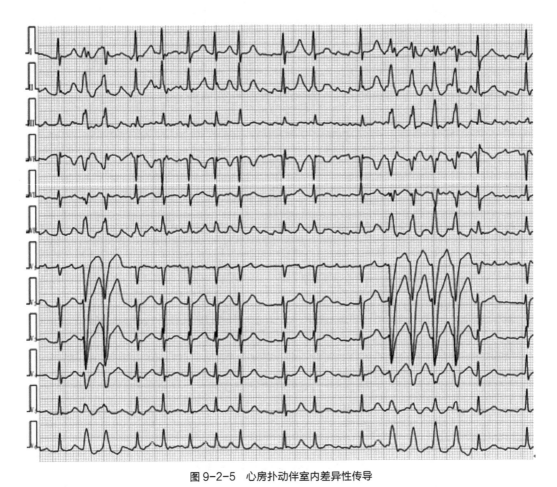

图 9-2-5　心房扑动伴室内差异性传导

患者男性，72 岁。心悸 1d 就诊。本图基础节律是心房扑动（2∶1～4∶1 房室传导），部分 QRS 波群宽大畸形呈左束支阻滞图形，且符合长–短周期现象，提示伴室内差异性传导。

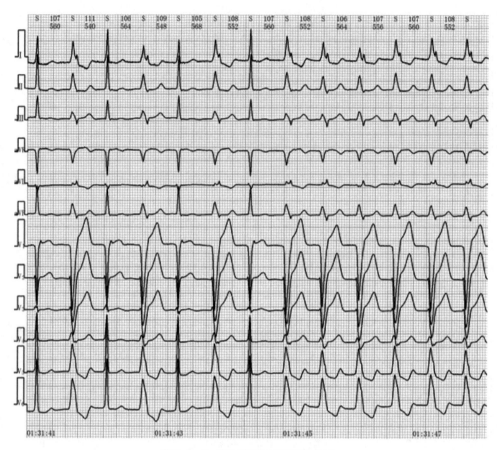

图9-2-6　室上速伴室内差异性传导

患者女性，75岁。临床诊断：胆结石并急性胆囊炎。本图为动态心电图片段：未见窦性P波，R-R间期匀齐，心率为107次/min，QRS波群有宽窄2种形态，窄QRS波群终末部可见"r'"波，考虑为逆行P波。宽QRS波呈CLBBB图形，为室内差异性传导。心电图诊断：阵发性慢-快型房室结折返性心动过速部分伴室内差异性传导，形成束支间蝉联现象。经食道心房调搏检查提示房室结双径路传导现象。

第3节　隐匿性传导

隐匿性传导指窦性或异位激动在心脏特殊传导系统中传导时，发生了传导受阻，未走完全程，不产生P波或QRS波群。由于被激动的部分产生了新的不应期，可对下一次激动的传导或形成造成影响，称为隐匿性传导。隐匿性传导可以是前向性或逆向性。

隐匿性传导是心律失常中常见的现象，由于它的存在使心律失常更加复杂化。窦性及各种异位心搏均可引起隐匿性传导。它的发生既可以是传导系统功能性变化的一种表现，也可以是病理性的一种反映。可以发生于心脏的任何部位，但以房室交接区最为常见。

一、发生机制

隐匿性传导的实质是在传导过程中发生了递减传导，最易发生在有效不应期与相对不应期的过渡时期中。激动虽未除极远端心肌形成 P 波或 QRS 波群而在心电图上表现出来，但使特殊传导系统发生除极产生新的不应期，使心电图出现各种反常现象，譬如本应出现的搏动不能按时出现，本应传导的激动不能传导。据此可以推测发生了隐匿性传导。

二、心电图表现

隐匿性传导可发生在心脏传导系统的各个部位，以房室交接区的隐匿性传导最为多见，本节重点介绍。

（一）对随后激动传导的影响

1. 室性期前收缩在房室交接区的隐匿性传导

室性期前收缩逆传至房室交接区产生不应期，随后的窦性搏动下传至房室交接区遇其有效不应期则发生传导中断，形成室性期前收缩的完全性代偿间歇（图 9-3-1）；若遇其相对不应期则缓慢下传产生干扰性 P-R 间期异常，偶尔这种干扰性 P-R 间期延长可持续后继数搏，但程度逐渐减轻，形成反文氏现象。

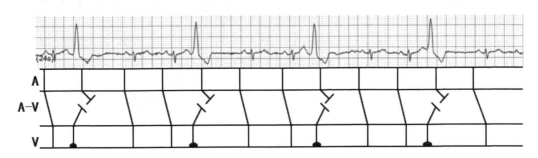

图 9-3-1 室性期前收缩伴隐匿性室房传导、完全性代偿间期

基础心律为窦性心律，频率约 71 次 /min，频发室性期前收缩三联律，因室性期前收缩逆传使房室交接区产生新的不应期，阻断随后窦性激动下传，从而形成完全性代偿间期。

2. 房性期前收缩、房性心动过速在房室交接区的隐匿性传导

房性期前收缩逆行隐匿性传导至窦房结，使其发生节律重整形成不完全性代偿间歇；未下传的房性期前收缩引起随后的冲动传导中断或传导缓慢，原因是未下传的房性期前收缩在房室交接区发生隐匿性传导产生有效不应期和相对不应期。房性心动过速时出现连续数个房性冲动不能下传也是同样的道理（图 9-3-2）。

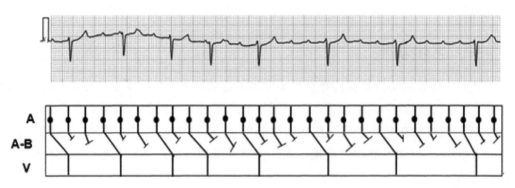

图 9-3-2　房性心动过速伴隐匿性传导

患者女性，56 岁，冠心病。房性心动过速时数个 P' 波连续未下传是因为在房室交接区发生了隐匿性传导。

3. 心房扑动在房室交接区的隐匿性传导

心房扑动的房室传导比例呈 2 ：1 与 4 ：1 交替，心房扑动伴交替性文氏现象，均与心房激动在房室交接区发生隐匿性传导有关（图 9-3-3）。

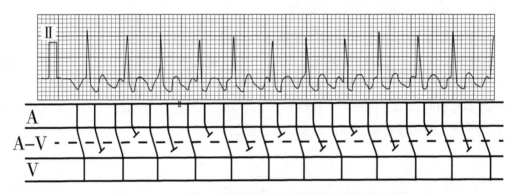

图 9-3-3　心房扑动伴隐匿性传导形成交替型文氏型房室阻滞

患者女性，47 岁，甲状腺功能亢进性心脏病。心电图 II 导联显示：窦性 P 波消失，代以大小相同的 FL 波，心房率 350 次 /min，QRS 波群形态正常，R-R 间期呈长短交替，心室率平均 175 次 /min，说明传导系统存在两个阻滞区域，FL 波在上部呈 4 ：3 文氏传导，下部 2 ：1 传导，形成交替型文氏型房室传导阻滞。

4. 心房颤动在房室交接区的隐匿性传导

心房颤动时心房频率高达 350 ~ 600 次 /min，这些房性冲动，有的得以通过房室交接区激动心室产生 QRS 波群，有的被完全阻滞，有的可进入房室交接区但传导的深度不一，引起的隐匿性传导程度不一，对随后心搏的影响不一，故引起心室率减慢和心室律绝对不规则。心房颤动伴室性期前收缩后出现的类代偿间歇也是室性期前收缩逆向隐匿性传导至房室交接区影响随后心房冲动下传引起较长的 R-R 间期（图 9-3-4）。

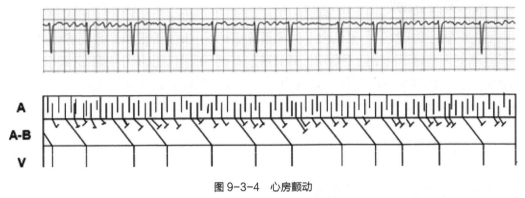

图 9-3-4　心房颤动

患者女性，54 岁，高血压性心脏病，呼吸道感染。V_1 导联心电图：心房颤动，心室律绝对不规则，其原因除了心房律不规则外，心房激动在房室交接区产生不同程度的隐匿性传导也是重要的原因。

5. 隐匿性房室交接区期前收缩在房室交接区的隐匿性传导

所谓隐匿性房室交接区期前收缩是指逆传和前传均受阻的房室交接区期前收缩。该搏动贯通了一定深度的房室交接区组织，产生了新的不应期使后继冲动传导缓慢或中断，引起 P-R 间期延长和 P 波下传受阻，酷似二度 I 型或二度 II 型房室传导阻滞。诊断隐匿性房室交接区期前收缩除了以上心电图改变外，必须在同一份心电图上发现显性的房室交接区期前收缩。

（二）对随后激动形成的影响

由于窦性激动或房性激动在房室交接区产生隐匿性夺获，致使规则的房室交接区性心律出现长 R-R 间期、心房颤动出现长 R-R 间歇或者房室传导阻滞时房室交接区逸搏延迟发生出现室性逸搏或心室停搏。房室交接区期前收缩、室性期前收缩隐匿性传导进入房室交接区或束支内可使传导改善。

（三）同时影响随后冲动的传导和形成

可以出现在同一幅心电图上先后发生，或者是同一次隐匿性传导同时产生的两种作用。

第 4 节　文 氏 现 象

文氏现象又称二度 I 型阻滞，可发生在传导系统的任何部位。其特点是传导时间逐渐延长，直至发生传导中断出现一次长间歇，后面的心搏又重新开始另一个周期。两次传导中断后第一个搏动之间的间距称文氏周期。

一、发生机制

文氏现象的发生机制一般认为是传导系统相对不应期异常延长所致。传导过程中，激动逐渐落入相对不应期的更早期，最后落入有效不应期发生传导中断结束文氏周期，周而复始。文氏现象可能是传导系统病理性改变的反映，也可能是生理性干扰引起。其电生理基础很可能是递减性传导。

二、心电图表现

（一）房室传导的文氏现象

此现象最常见。根据发生的传导方向可分为下行传导文氏现象和逆行传导文氏现象，以前者多见。根据心电图表现特征又可分为典型文氏现象和不典型文氏现象，二者可以互相转化。

1. 典型房室传导的文氏现象

（1）文氏周期的第一搏P-R间期多正常，以后逐搏延长，直至心室漏搏。

（2）P-R间期递增量逐搏递减，以第二个P-R间期递增量最大。

（3）R-R间期逐渐缩短，最后出现一长R-R间期，具有"渐短突长"的特点。

（4）长R-R间期短于两个短R-R间期之和（图9-4-1）。

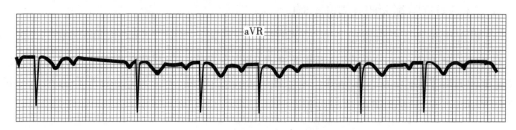

图9-4-1 典型文氏性房室传导阻滞

aVR导联连续记录，窦性心律，频率75次/min，$P_3 \sim P_6$形成一个文氏周期，为4：3文氏现象，可见P-R间期逐渐延长直至P波脱落，且P-R间期增量逐搏递减，R-R间期逐渐缩短，符合典型文氏型房室传导阻滞。

2. 不典型房室传导的文氏现象

P-R间期递增量反而逐次增大，打破了R-R间期渐短突长的规律。表现为：①连续数搏P-R间期保持不变；②第一次P-R间期递增量不是最大的；③一次或一次以上的心搏P-R间期较前缩短；④最后一次P-R间期增量最大；⑤最后一次P-R间期增量加大；⑥文氏周期中第一个心搏的P-R间期不缩短；⑦以2个P波连续受阻结束文氏周期（图9-4-2）。因为P-R间期变化的无规律性，给诊断带来一定困难。

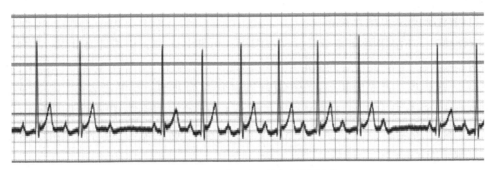

图 9-4-2　不典型文氏性房室传导阻滞

Ⅱ 导联连续记录，窦性心律，频率 75 次 /min，$P_4 \sim P_{10}$ 为一个文氏周期，P-R 间期逐渐延长直至 P 波脱落，7 个 P
波下传 6 个呈 7∶6 文氏现象，因 P-R 间期的增量并非逐搏递减导致 R-R 间期不表现为逐渐缩短现象。

3. 交替性文氏现象

交替性文氏现象是指在 2∶1 房室传导时下传心搏的 P-R 间期逐搏延长，最后以 2
或 3 个 P 波连续下传受阻结束文氏周期的现象。它是文氏周期中较少见的特殊类型。其
临床意义取决于基础疾病和伴随的心律失常。交替性文氏现象产生的机制是房室传导
系统存在两个功能和水平不同的阻滞区，从而产生不同的心电图改变，可分为 A 型和 B
型。A 型表现为高位阻滞区 2∶1 传导，低位阻滞区呈文氏传导，高位 2∶1 传导不受
低位文氏阻滞的影响，而低位文氏周期最后一个受阻的心房波的前后两个 P 波均在高位
受阻，必然导致连续 3 个 P 波下传受阻结束文氏周期（图 9-4-3）。B 型则相反，高位是
文氏传导，低位是 2∶1 传导，最终以 1 个或连续 2 个心房波未下传结束文氏周期。

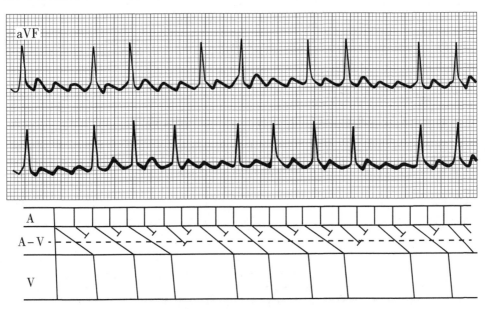

图 9-4-3　心房扑动伴 A 型交替性文氏性传导

心电图 aVF 导联显示：窦性 P 波消失，代以大小相同、间距相等的锯齿波（FL 波），QRS 波群形态正常，R-R 间
期呈长短交替，说明心脏传动系统存在两个阻滞区域，FL 波在上部呈 2∶1 传导，下部 5∶4 文氏传导，形成 A
型交替型文氏型房室阻滞。

4.持续性2：1房室阻滞

持续性2：1房室阻滞属于二度房室阻滞，可能是Ⅰ型，也可能是Ⅱ型。可从以下几点进行鉴别：①描记长时间的心电图，出现3：2或4：3等房室传导，如果P-R间期延长则为Ⅰ型，固定为Ⅱ型；②P-R间期正常多为Ⅱ型，且Ⅱ型者QRS波群多呈束支阻滞，P-R间期显著延长且QRS波群正常为Ⅰ型；③活动或使用阿托品、异丙肾上腺素药物，阻滞程度减轻为Ⅰ型，加重为Ⅱ型；④结合既往病史和曾为Ⅰ型心电图记录者为Ⅰ型（图9-4-4）。

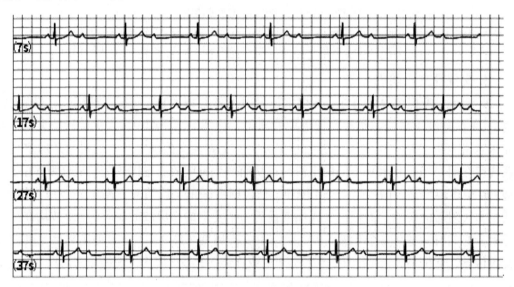

图9-4-4　2：1房室传导阻滞

患者男性，65岁，冠心病。本图为Ⅱ导联连续记录：基础心律为窦性心律，频率75次/min，部分P波下传受阻，下传的窦性搏动P-R间期正常且固定，为2：1房室传导阻滞。

（二）窦房传导的文氏现象

文氏型窦房阻滞是指窦房结的激动通过窦-房交接区传导时逐搏延长，递增量却逐渐减少，最后传导中断P波脱落出现长P-P间期（图9-4-5）。因窦房传导时间体表心电图无法直接表达，只能通过P-P间期的逐搏缩短间接地推测窦-房传导时间的改变。

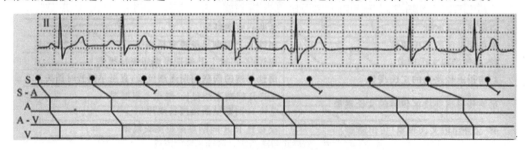

图9-4-5　窦房文氏传导现象

本图示窦性激动在窦房交接区的传导时间逐渐延长，直至传导中断，3次窦性搏动下传2次，漏搏一次后开始新的文氏周期，呈3：2文氏传导现象。

（三）异位起搏点传出阻滞的文氏现象

心房、房室交接区、心室异位起搏点的激动向周围心肌传出时可出现文氏型传导阻滞。如同窦房阻滞一样，异位起搏点伴传出阻滞，不能激动心房和心室产生 P 波及 QRS 波群，心电图上不能直接表现出来，可根据 P'-P' 或 R'-R' 间期呈进行性缩短的周期性变化进行推断。

（四）束支阻滞的文氏现象

是指激动在束支内的传导逐渐减慢，最后出现传导中断的现象。主要心电图表现是在规则的 P-P 间期和 P-R 间期固定的前提下，QRS 波群由窄到宽逐搏周期性变化。其发生机制可能与递减性传导有关。束支的文氏现象比较少见，可分为三型。

1. 直接显示型文氏现象

第一个心搏 QRS 波群正常，后来搏动 QRS 逐搏增宽，形成由正常演变为不完全性束支阻滞，再演变成完全性束支阻滞，周而复始。因上述 QRS 波群的改变在心电图上直观显现出来，故称直接显示型文氏现象（图 9-4-6）。

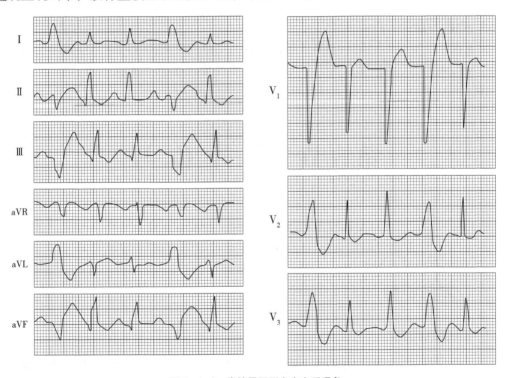

图 9-4-6　直接显示型束支文氏现象

3 个心搏组成一个文氏周期，第 1 个心搏形态正常，第 2 个心搏呈不完全性左束支传导阻滞图形，第 3 个心搏呈完全性左束支阻滞图形，如此周而复始形成直接显示型左束支 3 ∶ 2 文氏型传导阻滞。

2. 不完全性隐匿性束支内文氏现象

文氏周期开始第一心搏 QRS 波群正常，第二心搏开始即为完全性束支阻滞直至结束

文氏周期。诊断不完全性隐匿性束支内文氏现象，必须存在同一份心电图内同时出现直接显示型文氏现象。（图9-4-7）

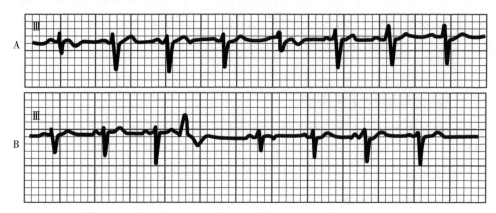

图9-4-7   左束支分支内文氏型传导阻滞（不完全性隐匿性与直接显示性）

A：系4：3不完全性隐匿性右束支内分支文氏现象。B：系直接显示性左束支内分支文氏现象，后段第5~8个心搏组成一个文氏周期，第5个心搏室内传导正常，自第6~8个心搏电轴左偏程度逐渐加重（引自陈清启主编《心电图学》，2012）。

3.完全性隐匿性束支内文氏现象

心电图上从文氏周期第一心搏开始即表现为完全性束支传导阻滞，要确定此型文氏现象，也必须满足在同一份心电图内同时出现直接显示型文氏现象。

第5节   意 外 传 导

意外传导是指激动一般情况下不该发生传导，却出乎意料地发生了传导。多发生在受抑制的心肌。

一、发生机制

（一）超常传导

超常传导期位于心肌动作电位3相末，此时膜电位负值小，距离阈电位近，阈下刺激即可引起心肌兴奋，传导也容易。正常时超常期很短，不易形成超常传导。病理状态下，如低钾血症超常期明显延长，易发生超常传导。

（二）韦金斯基（Wedensky）现象

当处于抑制状态的心脏传导系统受到一次强刺激（如室性期前收缩或室性逸搏）后，

其传导得到暂时改善的现象称韦金斯基现象。韦金斯基现象产生的机制为"强"刺激或阈下刺激可使阈电位降低，使原来的阈下刺激变成阈上刺激。此现象分为韦金斯基易化作用和韦金斯基效应（图9-5-1）。当处于高度抑制阻滞区的一端受到强刺激，可使其应激阈值降低，阻滞区另一端对原先不能反应的阈下刺激变为有效刺激，得以通过阻滞区，称之为韦金斯基易化作用。当出现韦金斯基易化作用时，强刺激后第一个下传的激动本身即可以作为韦金斯基易效应的刺激，使其后接踵而来的几个激动得以通过阻滞区下传心室，这便是韦金斯基效应。韦金斯基现象是超常现象的一种特殊表现形式。

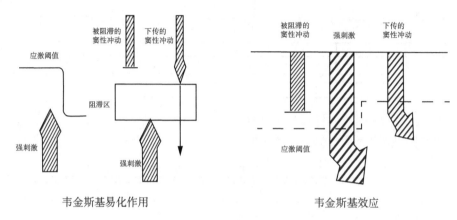

图 9-5-1　韦金斯基现象示意图

（三）裂隙现象

裂隙现象是指在心动周期的某时域内到达的激动发生传导中断，而较早或较晚到达的冲动却都能下传的一种电生理现象。其发生机制是由于心脏传导系统沿激动传导的方向（包括正向或逆向）存在两个或多个传导性或不应期明显不同的区域。近端有效不应期短，相对不应期较长，容易发生传导延缓，称为传导延缓区；远端有效不应期长，容易发生传导中断，称为传导阻滞区。较晚的激动因近、远端均脱离了不应期而得以下传。稍早的激动落入远端有效不应期传导中断。更早的激动落入近端的相对不应期缓慢下传，到达远端时已经脱离有效不应期而得以下传。

（四）"剥脱"（peeling）现象

原被阻滞的激动因房性期前收缩、室性期前收缩（或逸搏）的出现而得以传导的现象。可能是因为房性期前收缩或室性期前收缩提前激动了房室交接区，复极提早，不应期提前结束使得激动得以通过，即期前收缩"剥脱"了房室交接区的不应期屏障致使激动传导改善。

二、心电图表现

(一) 超常传导

在很短时间内发生了与正常规则相矛盾的传导改善。譬如P-R间期出现矛盾性变化；异常的QRS波群其程度减轻或矛盾地正常化；本应脱落的P波反而意外下传。超常传导最常发生于房室传导（图9-5-2），也可见于室内传导（图9-5-3）。

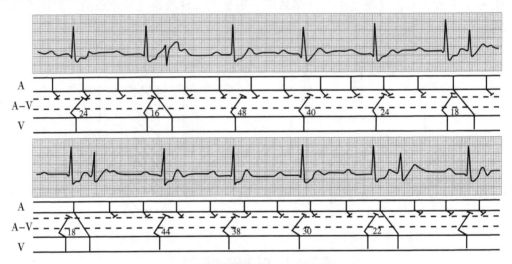

图9-5-2　高度房室传导阻滞伴房室超常传导

P-P间期规则，R-R间期多数规则，P波与QRS波群大多无关，偶见室性夺获，提示高度房室传导阻滞，R-P间期短的P波可以下传，R-P间期长的P波反而传导受阻，说明房室传导存在超常传导。

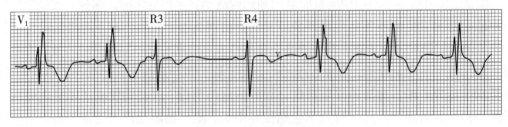

图9-5-3　右束支的超常传导

基础心律是窦性心律，间歇性完全性右束支传导阻滞，房性期前收缩即 R₃ 的QRS波群形态恢复正常，原因是房性期前收缩下传恰好遇右束支的超常期而得以下传。期前收缩后QRS波群也恢复正常，符合回剥现象，提示右束支阻滞为 3 相性。

(二) 韦金斯基现象

韦金斯基现象是超常现象的一种特殊表现形式，为心脏的一种保护机制，以免心脏长时间停搏。它又可分为韦金斯基效应和韦金斯基易化作用，两者常常同时存在。根据改善的是应激性或传导性，韦金斯基现象分为应激性韦金斯基现象和传导性韦金斯基现象，而韦金斯基传导现象有窦房传导、房室传导（图9-5-4）及束支传导的韦金斯基现象。

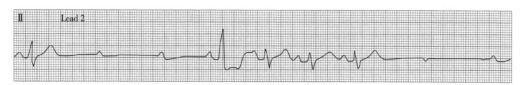

图 9-5-4　房室传导的韦金斯基现象

基础心律为窦性心律，连续 3 个 P 波下传受阻，说明有高度房室传导阻滞。R₂ 宽大畸形且延迟出现为室性逸搏，其后 3 个 P 波得以下传，这种传导改善现象可用韦金斯基现象解释。即室性逸搏后窦性心搏意外下传源于韦金斯基易化作用，连续窦性心搏下传是韦金斯基效应。

（三）裂隙现象

临床心电图和电生理检查中均可出现裂隙现象。譬如房室传导的裂隙现象、束支传导的裂隙现象、室房传导的裂隙现象以及食道心房调搏中的房内传导的裂隙现象，其中以房室传导的裂隙现象最常见（图9-5-5、图9-5-6）。

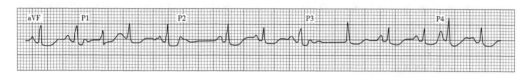

图 9-5-5　房室传导的裂隙现象

图中所示房性期前收缩 P′₂、P′₃ 未下传，但是比 P′₂、P′₃ 出现晚的房性期前收缩 P′₄ 和比 P′₂、P′₃ 出现更早的房性期前收缩 P′₁ 都能够下传，P′₁R 间期较 P′₄R 间期明显延长，说明发生了房室传导的裂隙现象。

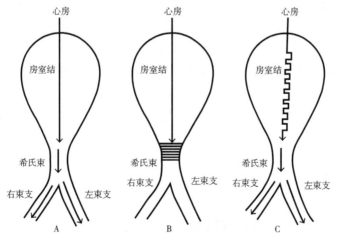

图 9-5-6　房室裂隙现象示意图

A 图为来得比较晚的心房刺激或早搏，激动下传时房室传导系统均处于兴奋期正常下传；B 图为来得比较早的心房刺激或早搏，下传到房室结远端时遇到有效不应期发生传导中断；C 图为来得更早的刺激，落入房室结近端相对不应期缓慢下传，因此耽搁的时间使房室结远端脱离上一激动的有效不应期，结果反而能下传。

（四）"剥脱"现象

剥脱现象多见于房室传导，也能见于室内传导。如图9-5-3所示：窦性心律，间歇性完全性右束支传导阻滞，房性期前收缩代偿间歇后的窦性心搏恢复正常，反映房性期前收缩提前激动了右束支，右束支的不应期相应提前结束，符合回剥现象。

第6节　蝉联现象

蝉联现象是指激动传导的方向上有两条径路（解剖学的或功能性的），其中一条径路处于不应期发生功能性的前传阻滞，激动沿另一条径路下传，同时向阻滞侧径路产生隐匿性传导，使接踵而来的成串的激动在原受阻径路发生持续性功能性阻滞的现象，也称环连现象。蝉联现象最常出现在左、右束支之间，也可发生在房室结双径路之间，或房室结与预激旁路之间。

一、发生机制

蝉联现象的发生是由于激动传导的方向上存在解剖或功能性的传导速度与不应期不均衡的两条路，差值＞0.04。当过早发生的激动（心动过速或期前收缩）下传时，不应期较长的一条径路处于不应期而发生功能性传导阻滞，激动沿对侧径路下传的同时又可逆向隐匿性传至阻滞侧径路（蝉联），因其除极较晚，复极也延迟，下一次激动抵达时该径路仍处于不应期，如此持续发生蝉联现象（图9-6-1），该径路就持续发生功能性阻滞。任何因素促使两条径路不应期或传导速度差值减少，如心率发生变化（减慢或加速）、迷走神经兴奋、药物作用、心脏电刺激等，功能性阻滞径路不应期缩短、传导改善，下传径路发生递减性传导进入不应期或传导径路发生二度传导阻滞，均可终止蝉联现象。

二、心电图表现

（一）左、右束支间的蝉联现象

左、右束支间可以发生连续的跨室间隔隐匿性传导，引起一侧束支持续的功能性阻滞。可分为左束支下传型和右束支下传型（图9-6-2）。

（二）房室结快慢径路间的蝉联现象

房室结内存在传导速度和不应期不同的两条径路称房室结双径路。一条径路传导速度快，不应期长是快径路，另一条传导速度慢，不应期短为慢径路。激动经房室结下传时快慢径路间容易发生隐匿性传导，使其中一条径路出现持续的功能性传导阻滞即蝉联现象（图9-6-3）。可分为慢径路下传型和快径路下传型。

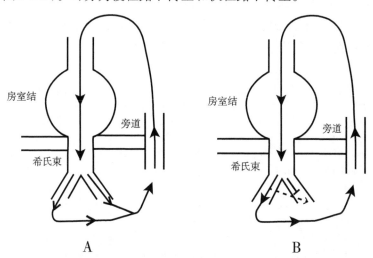

图 9-6-1　房室折返性心动过速伴左束支蝉联现象发生机制

A 图为预激综合征患者室上性心动过速发作时，激动沿房室正道前传，经房室旁道逆传。B 图为室上性激动沿右束支下传，并向左束支产生连续的隐匿性传导，引起持续的左束支功能性阻滞，发生了束支间的蝉联现象。

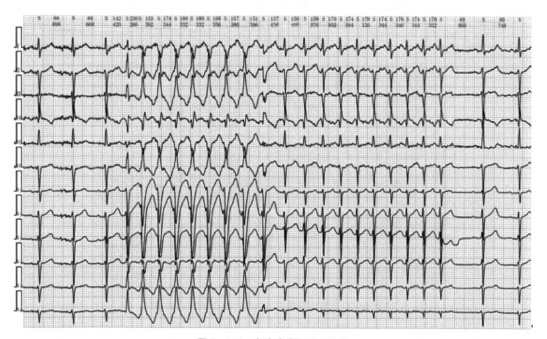

图 9-6-2　左右束支间蝉联现象

患者男性，72 岁。临床诊断：糖尿病。基础心律为窦性心律，频率 86 次 /min，短阵房性心动过速，前部分心搏下传时遇左束支不应期，从右束支下传同时向左束支产生连续的隐匿性传导，引起连续的左束支功能性传导阻滞即发生了束支间的蝉联现象。

（三）房室传导系统与预激旁路之间的蝉联现象

房室传导系统与旁路之间同样可发生蝉联现象，分房室传导系统下传型（图 9-6-4）和旁路下传型。旁路下传型原来宽大畸形的 QRS 波群更宽并持续，这是室性融合波转完全性预激所致。由于体表心电图难以判定，只能通过心内电图得以证实。隐匿性旁路无前传功能不存在旁路与房室传导系统之间的蝉联现象。

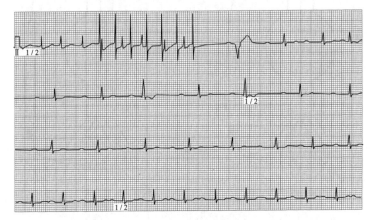

图 9-6-3　房室结快慢径路间的蝉联现象

患者男性，57 岁，反复发作性心悸 10 余年，再发 5h 入院。患者初始心电图为阵发性室上性心动过速，频率 167 次 /min，逆行 P 波重叠在 QRS 波群终末，在 Ⅱ 导联形成假 S' 波（本图是 Ⅱ 导联连续记录）。以 S₁S₁200 次 /min 超速刺激恢复窦性心律。可见加速性室性逸搏及室性期前收缩（多源），窦性搏动以慢径路下传，心率 65 次 /min，P-R 间期为 0.36s，后见 R-R 间期逐渐缩短，直至 P-R 间期突然缩短为 0.24s，表明激动改从快径路下传同时伴一度阻滞），蝉联现象终止。

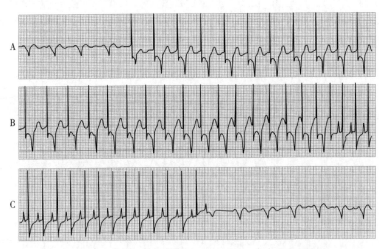

图 9-6-4　房室传导系统与预激旁路之间的蝉联现象

A、B、C 三图为连续记录，S₁S₁ 连续递增刺激起搏心房。心房冲动首先经旁路下传心室，引起心室预激，随刺激频率增加，旁路进入有效不应期，冲动经房室结下传，预激波消失，出现窄 QRS 波群。该冲动激动心室后，又向旁路发出隐匿性传导，使房室结传导后的冲动仍不能经过旁路下传，引起连续的房室结传导。停止刺激后，旁路恢复传导（引自郭继鸿主编《心电图学》2002）。

第 7 节　手风琴样效应

手风琴样效应就是指QRS波群呈进行性增宽和进行性变窄的动态变化，恰似手风琴音箱的拉开和合拢。有以下几种情况：①窦性心律与室性异位搏动产生室性融合波，室性异位搏动激动心室肌逐渐增多直至完全控制心室（图9-7-1）；②预激综合征患者预激波逐渐减小（图9-7-2）；③束支发生直接显示型文氏型传导阻滞（图9-7-3）；④室内差异性传导逐渐加重（图9-7-4）。

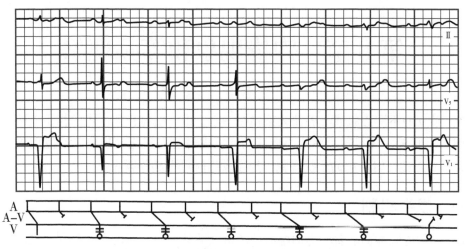

图 9-7-1　窦性心律与室性逸搏形成不同程度室性融合波表现手风琴效应

患者男性，56岁。临床诊断：心肌炎后遗症。上图为Ⅱ、V₅、V₁导联同步记录：基础心律为窦性心律，频率68次/min，R₂～R₅逐渐增宽，振幅与ST-T都有相应的改变，频率为38次/min，提示窦性搏动2∶1下传与室性逸搏形成不同程度室性融合波构成手风琴效应。

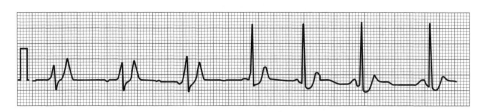

图 9-7-2　预激综合征的预激波逐渐减小，是手风琴效应

基础心律为窦性心律，从第一个心搏开始预激波逐渐减小，最后消失完全从房室结下传。

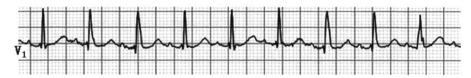

图 9-7-3　不完全性右束支传导阻滞逐渐变成完全性，构成手风琴效应

本图为 V₁ 导联心电图：窦性心律，频率 108 次/min，P-R 间期 0.14s，R-R 规则，QRS 波群呈右束支阻滞图形，其中 R₁～R₃ 逐渐增宽，由不完全性右束支传导阻滞逐渐变成完全性右束支阻滞，构成手风琴效应。

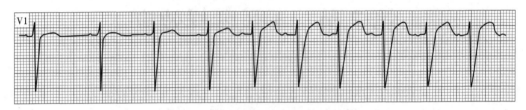

图 9-7-4　室内差异性传导是手风琴效应

患者男性，70 岁。临床诊断：冠心病。本图基础心律为窦性心律，频率逐渐增快提示短阵自律性房性心动过速，R_3 开始逐渐增宽呈左束支阻滞图形提示短阵房性心动过速伴左束支型室内差异性传导，符合手风琴效应。

第8节　钩拢现象和等频现象

相互独立的不同心肌或心腔彼此接触在一起，由于机械作用、电的作用或两者的共同作用，使原来各自不同频率的心电活动，出现暂时同步化的现象叫钩拢现象。它是一种少见的正性变时作用的干扰现象，连续发生时可引起等频现象。

一、发生机制

窦房结的电脉冲影响着心房的电活动和机械活动，而心房的电活动和机械活动影响着心室的心搏量及主动脉的血压。主动脉内压作为信息反馈至窦房结，窦房结及时调整，纠正已经出现的偏差。因此说钩拢现象实际是体内生理调节的一个结果，有重要的生理意义。

二、心电图表现

（一）三度房室传导阻滞时的钩拢现象

夹有 QRS 波群的 P-P 间期短于不夹 QRS 波群的 P-P 间期，曾称为时相性窦性心律不齐，实际属于钩拢现象（图9-8-1）。

（二）室性期前收缩引起的钩拢现象

部分患者室性期前收缩可通过电和机械活动对窦房结产生正性变时作用，使窦性 P 波提前出现落在室性期前收缩的 ST 段或 T 波上（图9-8-2），需与室性期前收缩逆传的逆行 P 波鉴别。

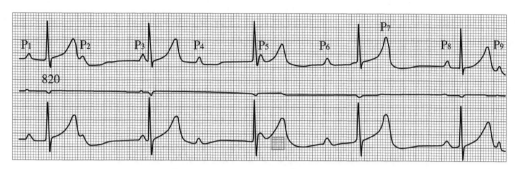

图 9-8-1　三度房室阻滞时的钩拢现象

本图为三度房室传导阻滞患者的动态心电图记录，其中 P_1-P_2、P_3-P_4、P_6-P_7、P_8-P_9 间期都含有 QRS 波群，P-P 间期为 800~840ms，而不含有 QRS 波群的 P_2-P_3、P_5-P_6、P_7-P_8 间期为 920~1000ms，前者明显缩短，系发生了钩拢现象所致。而图中 P_5 与前 QRS 波群重叠，即还未产生正性变时作用时，窦性 P 波已经发出，其间期未受影响。

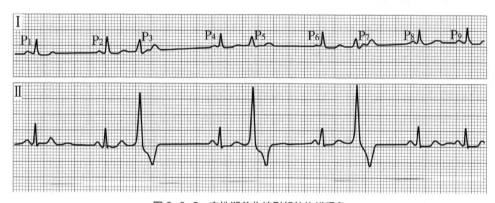

图 9-8-2　室性期前收缩引起的钩拢现象

本图为Ⅰ、Ⅱ导联同步记录的心电图，第一个室性期前收缩后的 P_3 为直立 P 波，P_2-P_3 间期为 0.64s，明显短于 P_1-P_2 间期（1.0s），为室性期前收缩引起的钩拢现象，此后的第 2、第 3 个室性期前收缩均引起了同样的现象。而 P_7-P_8、P_8-P_9 间期都缩短到 0.66s，窦性心律的增快是正性变时性作用的结果。

（三）非阵发性交接区性心动过速引起的钩拢现象

　　房室交接区电激动和其下传至心室产生的机械活动对窦房结产生正性变时作用，窦性心律可逐渐加快，有时可与房室交接区激动形成等频性房室脱节（图 9-8-3）。

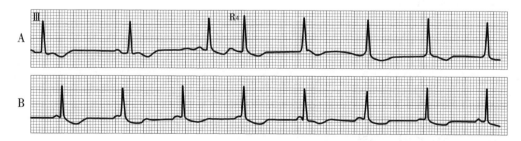

图 9-8-3　房室交接区性心动过速引起的钩拢现象

A、B 图为Ⅲ导联连续记录。窦性心律开始在 55~60 次 /min 之间，R_4 为房室交接区性期前收缩，并引起非阵发性房室交接区性心动过速，频率为 75~80 次 /min。房室交接区性心动过速发作后，对窦性频率的正性变时性作用使窦性心律提高到 75~80 次 /min，并形成等频脱节。

等频现象与钩拢现象不同。心电图上出现两种节律点频率相等时即可诊断等频现象。当钩拢现象持续出现时，两种节律有可能形成等频现象，但钩拢现象的发生并不一定都产生等频现象。

第 9 节　有关规律及法则

一、二联律法则

二联律法则是指某些期前收缩（房性、房室交接区性、室性）容易出现在长心动周期后，而这些期前收缩所致的代偿间期有利于下一个期前收缩的出现，反复发生则形成期前收缩二联律（图9-9-1）。显著的窦性心动过缓并不齐、心房颤动的长 R-R 间期、房室传导阻滞、窦房传导阻滞等均可造成长的心动周期，可能形成期前收缩二联律。其产生机制可能是主导节律频率降低，对其他节律点的超速抑制作用减弱，期前收缩容易出现；或者是长周期后心肌不应期延长，并且不同部位心肌不应期延长不一致，易于折返或触发性期前收缩的发生。此类期前收缩可通过提高心率而抑制。

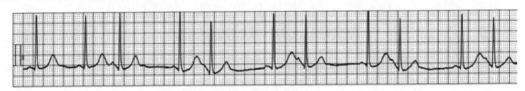

图 9-9-1　二联律法则

本图前两个为窦性心搏，R₃为房性期前收缩，其后出现的代偿间期又利于下一个期前收缩出现，如此反复出现即形成二联律。

二、Bix 法则

HaroldBix提出室上性心动过速发作时，两个QRS波群中可见一个心房波，有可能另一个心房波隐藏在QRS波群中。心电图表现为节律规则的室上性心动过速频率在150次/min左右，两个QRS波群中间夹一个心房波，此时可通过刺激迷走神经加重房室传导阻滞而显露隐藏在QRS波群中的另一个心房波（图9-9-2）。

三、Coumel 定律

Coumel 定律又称 Cotanel-Slama 定律，由 Coumel 于 1973 年首先提出而得名。Coumel定律认为，预激综合征患者发生顺向型房室折返性心动过速时,合并旁路同侧束支阻滞时的R-R间期要比无束支阻滞时的R-R间期延长35ms以上；合并旁路对侧束支阻滞时，伴有和不伴束支阻滞时的R-R间期相同。该定律只适用于旁路位于左或右室游离壁者（图9-9-3），是判断预激综合征患者旁路位置的重要依据之一，其使通过体表心电图判定隐匿性预激综合征患者旁路位置成为可能，也有助于顺向型房室折返性心动过速发生机制的鉴别。心动过速符合Coumel定律者，可以排除预激伴多旁路和预激伴房室结双径路等情况。

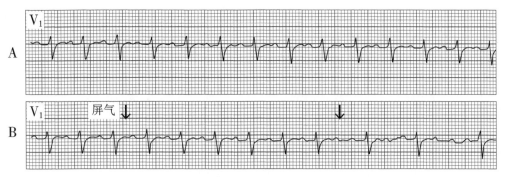

图9-9-2 2：1心房扑动Bix法则

患者女性，45岁，发作性心悸1年。图A为心悸时V₁导联心电图：R-R规则，其间可见一个心房波；图B为患者屏气时房室传导比例发生改变时隐藏的心房波显现，为典型的2：1心房扑动，符合Bix法则。

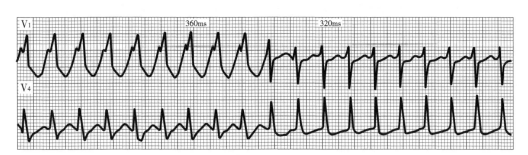

图9-9-3 预激综合征的旁路位于右侧游离壁（射频消融术证实）

心动过速发作合并旁路同侧束支（右束支）功能性阻滞时，QRS波群时限＞0.12s，R-R间期为0.36s，当功能性束支传导阻滞消失QRS波群恢复正常时，心动过速的R-R间期缩短为0.32s，两者相差0.04s，符合Coumel定律[引自郭继鸿著《新概念心电图》（第4版，2014）。

（向芝青　詹洪吉　田君华）

第 10 章

窦性心律失常

第1节　正常窦性心律

凡激动起源于窦房结的心律，称为窦性心律。其中包括正常窦性心律与窦性心律失常两大类。窦性心律失常包括：窦性期前收缩、窦性心动过速、窦性心动过缓、窦性静止、窦性心律不齐、窦房结内游走心律和病态窦房结综合征。

一、窦性心律的心电图

窦性心律的心电图特点是：连续出现一系列（3次以上）的窦性P波（P波在Ⅰ、Ⅱ、aVF直立，在aVR倒置）；每个窦性P波之后一般均继有QRS波群，P-R间期≥0.12s。

只要窦性P波连续出现，不论其后是否继有QRS波群，也不论P-QRS-T形态发生何种变化，仍应诊断为窦性心律。在完全性房室脱节时，窦房结控制心房，异位节律点控制心室，这便是窦性心律与异位心律同时并存的双重心律。异位心律中仅偶尔夹杂着窦性P波，则不能诊断为窦性心律。

二、正常窦性心律心电图

正常窦性心律的心电图特点是：P波为窦性；P波频率在正常范围内（成人在60～100次/min）；P-P间期基本匀齐，互差不超过0.12s；每个P之后均继有QRS波群，P-R间期≥0.12s（图10-1-1）。

三、临床意义

正常的窦性心律绝大多数见于正常人，但也有可能见于某些器质性心脏病患者，或者某些心律失常患者，因为很多心律失常为一过性，静息心电图采集时间短，容易漏掉有价值的信息，如根据患者的症状，怀疑有心律失常者，可以采用动态心电图做24h或72h等长时间的监测。

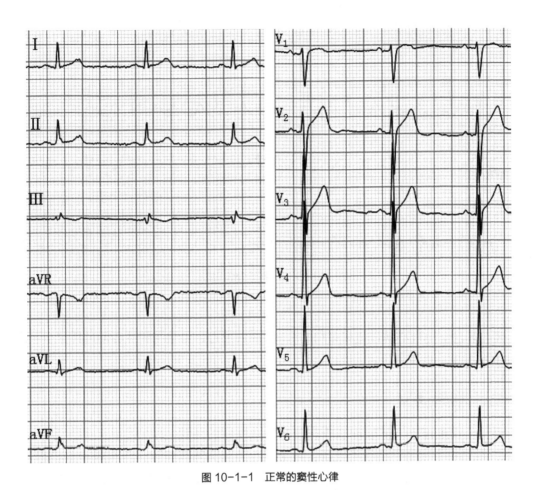

图 10-1-1　正常的窦性心律

患者女性，51 岁。心电图：Ⅰ、Ⅱ、aVF、$V_2 \sim V_6$ 导联 P 波直立，aVR 导联 P 波倒置，心率 61 次 /min、P-R 间期 0.14s，ST-T 正常。Q-T 间期 0.34s，心电图诊断：窦性心律，正常心电图。

第 2 节　窦性心动过速

窦房结发出激动的频率超过正常高限，称为窦性心动过速。

一、心电图表现

窦性心动过速的心电图特点：P 波为窦性，其频率在成人 > 100 次 /min（儿童高于正常高限）；P-R 间期 ≥ 0.12s；一般还有下列特征：①频率一般在 150 次 /min 以内（青年及儿童偶尔可达 200 次 /min，幼儿甚至可达 230 次 /min）；②易受神经因素影响，如精神紧张、运动、进食等均可使心率加快，休息时则减慢，不论加速或减慢都是逐渐改变的；③按压颈动脉窦时心率逐渐减慢，停止按压后又逐渐加快；④P-P间隔不绝对匀齐（图10-2-1）。

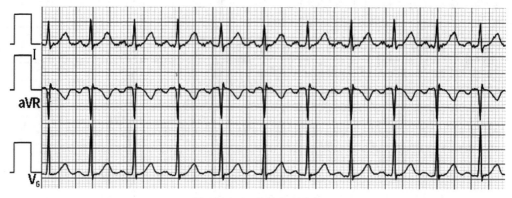

图10-2-1　窦性心动过速

Ⅱ导联P波直立，aVR导致P波倒置，P-R间期0.16s，QRS波群时间0.06s，P波与QRS波群顺序发生，心率120次/min。

需与窦房折返性心动过速相鉴别，后者的P波形态、电轴与窦性心动过速完全一致，但具有突发突止的特点。

二、临床意义

窦性心动过速是人体生理性或病理性应激反应的表现，多发生在运动、情绪激动时，通常是由于迷走神经张力减弱，或交感神经张力增高所致，而有些静息状态下持续出现的窦性心动过速多见于发热、低血压、心力衰竭、甲亢、贫血、嗜铬细胞瘤、血容量不足或心功能不全等。另外，临床还有几种少见类型的病理性窦性心动过速，包括窦房折返性心动过速，不适当性窦性心动过速，慢性非阵发性窦性心动过速和直立性心动过速综合征。

第3节　窦性心动过缓及窦性静止

窦性频率低于正常低限，称为窦性心动过缓。窦房结或暂或久地停止发放激动，称为窦性静止。

一、窦性心动过缓心电图表现

窦性心动过缓的心电图特点：P波为窦性；P-R间期≥0.12s；窦性P波的频率<60次/min，当<45次/min为显著的窦性心动过缓，多伴有心律不齐；窦性心动过缓有时

合并房室交接区性逸搏心律，干扰性房室脱节（图 10-3-1）。

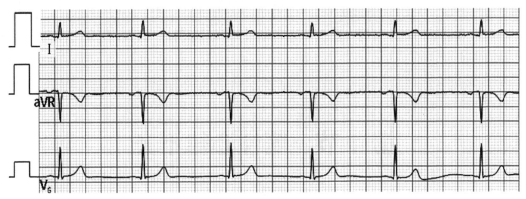

图 10-3-1 窦性心动过缓

Ⅱ导联 P 波直立，aVR 导致 P 波倒置，P-R 间期 0.14s，QRS 波群时间 0.06s，P 波与 QRS 波群顺序发生，心率 55 次 /min。

二、窦性静止心电图表现

窦性静止的心电图特点：在正常的窦性节律中，突然出现较长的时间内窦性 P 波缺如，即出现一个较长的甚至特长的 P-P 间隔；停搏的长 P-P 间期与正常窦性周期不呈倍数关系；停搏时间可长可短，一般长间歇后可恢复正常窦性心律，但往往出现房室交接区性或室性逸搏及逸搏心律（图 10-3-2）。

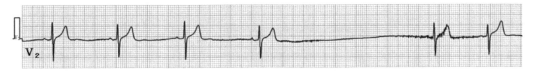

图 10-3-2 窦性静止

Ⅱ导联 P 波规则出现，略不齐，突然出现长的 P-P 间期，且长 P-P 间期与短 P-P 间期没有倍数关系。

轻度的窦性静止与显著的窦性心律不齐之间缺乏明确的界限，两者均表现为 P-P 间隔长短不一。一般来说，后者长、短 P-P 间隔的转变是逐渐的，且常与呼吸有关，P-P 间隔互差也不如前者显著。

三、临床意义

窦性心动过缓可见于老年人、运动员、按压颈动脉窦、颅内压增高、梗阻性黄疸、低温、脑垂体或甲状腺功能减退、洋地黄过量以及应用 β 受体阻滞剂等。窦性心动过缓多数是神经性（迷走神经张力增高）的，由窦房结本身病变引起者只占少数。神经性的窦性心动过缓常不稳定（如常随运动、休息或注射阿托品而发生改变），一般不伴有其他重要心电图改变；而心源性的窦性心动过缓则相对稳定，其心率不因上述因素而发生显著变化，可能伴有心肌梗死、心肌缺血、心肌炎等心电图改变。迷走神经张力增高（如压迫颈动脉窦、刺激咽部、气管插管等）是引起窦性静止的主要因素。窦房结病变（如炎症、缺血）、洋地黄或奎尼丁中毒等亦可引起。窦性静止的临床意义主要取决于病因和心脏的基本情况。窦性静止持续过久而无逸搏出现，可引起昏厥甚至发生心脑综合征。

第4节　窦性心律不齐

窦房结不规律地发放激动，以致心率时快时慢，称为窦性心律不齐。其心电图特点是：窦性P波不匀齐，P-P间隔互差＞0.12s（有人定为＞0.16s）；P-R间期≥0.12s。窦性心律不齐可分为以下几种类型。

一、呼吸性窦性心律不齐

呼吸性窦性心律不齐的特点是：①心率随呼吸而改变，吸气时P-P间隔逐渐缩短，呼气时P-P间隔逐渐延长；②屏气可使不齐消失；③运动或注射阿托品、麻黄素等使心率加快，窦性心律可转为规整。呼吸性窦性心律不齐常与窦性心动过缓并存（图10-4-1）。

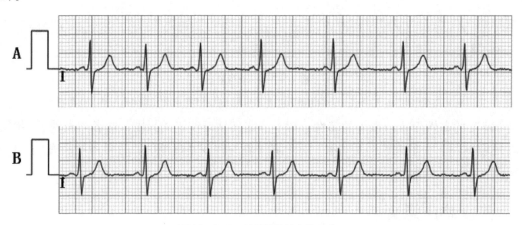

图 10-4-1　呼吸性窦性心律不齐

患者男，14岁，A、B为Ⅰ导联连续记录，图A为自然呼吸时，P-P间期不齐，最长与最短的P-P间期互差＞0.12s，图B屏气后记录P-P间期恢复规整。

呼吸性窦性心律不齐较常见，无重要临床意义。多发生于儿童及青年，成人较少见。

二、非呼吸性窦性心律不齐

非呼吸性窦性心律不齐较为少见。其特点是窦性P波频率变化与呼吸无关。较常见于心脏病患者，使用洋地黄、吗啡等药物后亦可见到。发生机制尚不清楚。

三、室性时相性窦性心律不齐

在二度、三度房室传导阻滞或室性期前收缩时，可见到一种特殊的窦性心律不齐，即凡夹有 QRS 波群的 P-P 间隔较不夹有 QRS 波群的 P-P 间隔为短（图 10-4-2）。因这种 P-P 间隔的缩短与心室收缩有关，故称为室性时相性窦性心律不齐，又称钩拢现象。室性时相性窦性心律不齐时，其 P-P 间隔互差较少超过 0.12s。但只要超过 0.02s 就可做出诊断。认识这种心律失常，就不会将窦性 P 波误为提前的异位 P 波。

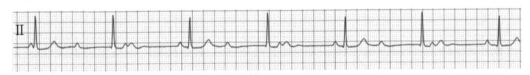

图 10-4-2　室性时相性窦性心律不齐

Ⅱ 导联记录 P_2-P_3 间期为 0.92s，P_3-P_4 间期为 1.0s，互差为 0.08s，显然，含有 QRS 波的 P_2-P_3 间期短于未含 QRS 波群的 P_3-P_4 间期，超过 0.02s。

室性时相性窦性心律不齐的发生，可能是 P-P 之间夹有 QRS 波群者，由于其间一次心室收缩，改善了窦房结的血液供应，或心室收缩牵拉了心房，刺激了窦房结，因而使窦房结加快发放激动。其临床意义取决于病因。

四、异位激动诱发的窦性心律不齐

异位激动，特别是房性异位激动（例如房性期前收缩），有时可使窦房结提前激动，继而使之抑制，因而产生一过性窦性心律不齐。

五、窦房结内游走心律

节律点在窦房结的头、体、尾部游走，称为窦房结内游走心律。其心电图特点是：P 波为窦性；在同一导联中，P 波形态、大小略有差异，但不出现逆行 P 波；P-R 间期不一致，但均不短于 0.12s（10-4-3）。

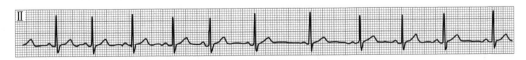

图 10-4-3　窦房结内游走心律

患者男性，21 岁，体检心电图 Ⅱ 导联示：窦性心律不齐，心率快时 P 波电压稍高，心率慢时 P 波电压较低，且有逐渐变化趋势，这种 P 波电压的变化对 P-R 间期影响不大，P-R 间期均 > 0.12s，为窦房结内游走节律。

窦房结内游走心律的发生原理是：某些因素（如迷走神经张力增高或药物作用）暂时地抑制了频率较快的起搏部位—窦房结头部，于是激动便由频率较慢的起搏部位（体、尾部）发出；当抑制因素解除后，激动又复由窦房结头部发出。这样周而复始，便形成了窦房结内游走心律。激动由窦房结头部发出时，P波频率较快，振幅较高，P-R间期较长；激动由窦房结体、尾部发出时，则P波频率较慢，振幅较低，P-R间期较短。

窦房结内游走心律应与呼吸性P波变异相区别。后者P波变异和呼吸有关，P-R间期是固定的。窦房结内游走心律一般见于健康人，也可由洋地黄引起。

第5节　病态窦房结综合征

病态窦房结综合征，简称病窦综合征，是窦房结本身及其周围组织的器质性病变，或者由于各种外在因素的影响导致窦房结冲动形成或冲动传出障碍而产生的多种心律失常和临床症状的综合征。病窦综合征的病理改变为硬化性退行性变，不但引起激动形成障碍，也可引起激动传导障碍。病变累及窦房结和房室交接区者，称为"双结病变"。若病变累及窦房结、房室交接区以及室内传导系统，则称为"全传导缺陷"。

一、心电图表现

病窦综合征的主要心电图表现为：持续、严重的和难以预料性的窦性心动过缓，可伴有头昏，甚至晕厥，发热、运动、注射阿托品后心率增加不明显；可伴有二度窦房传导阻滞（Ⅰ、Ⅱ型），窦性静止。由于显著的窦性心动过缓和窦房阻滞可引起房室交接区性逸搏心律，但有时出现长的心搏间歇而无房室交接区性逸搏发生，反映房室交接区组织受累；可合并一度、二度甚至三度房室传导阻滞、房内传导阻滞或分支传导阻滞，反映传导系统广泛受累。表现为心室率相对缓慢的心房扑动和心房颤动，复律后正常的窦性心律不能出现，或出现窦性心律后不能维持。出现慢-快综合征，窦性心动过缓、窦性静止与快速性室上性心律失常（阵发性心房颤动、心房扑动、室上性心动过速）交替出现。在心动过速之后往往有较长时间的心脏停搏，此时可能发作晕厥，随后出现20～30次/min的窦性心动过缓，持续一段时间后，窦性心律逐渐增至50～60次/min（图10-5-1、图10-5-2、图10-5-3）。

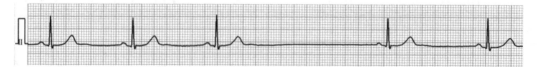

图10-5-1　窦性心动过缓合并二度Ⅱ型窦房传导阻滞

Ⅱ导联P-P间期匀齐，为1.30s，P₃-P₄间期2.68s，约为短P₂-P₃的2倍，诊断二度Ⅱ型窦房传导阻滞。

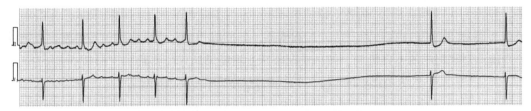

图 10-5-2　窦性停搏伴过缓性房室交接区性逸搏

患者老年女性，动态心电图示短阵心房颤动后出现窦性停搏，患者此时伴有黑矇、头晕症状。

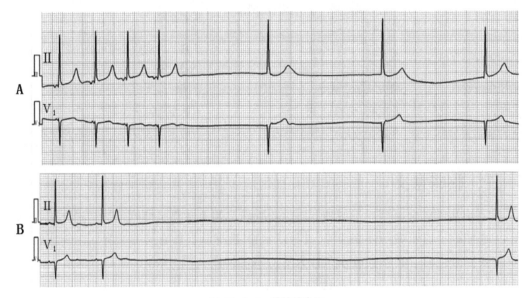

图 10-5-3　慢快综合征

患者女性，75 岁，因黑矇晕厥 2 次入院行动态心电图检查，24h 平均心率 45 次 /min，图 A 记录短阵房性心动过速后出现窦性停搏，过缓性房室交接区性逸搏心律；图 B 为窦性心动过缓后出现长达 9.7s 的全心停搏，之后出现过缓性房室交接区性逸搏心律，符合病态窦房结综合征。

二、诊断与鉴别诊断

病窦综合征的诊断标准尚未统一。北京地区曾对本征提出一个参考诊断标准：以心律失常为主，参考临床症状。如持续或间断出现严重心动过缓（< 50次 /min），或窦房传导阻滞，或/和窦性静止（≥ 2s），伴有或不伴逸搏心律或异位心动过速，同时具有典型心脑综合征，可确定为本征。对那些无心脑综合征，而有窦房传导阻滞或/和窦性静止（≥ 2s），并可除外其他原因（如药物、神经或代谢功能紊乱等）的患者，亦可确定为本征。只有窦性心动过缓而无心脑综合征者，则需作窦房结功能测定，或长时间随访观察（包括心电图和临床随访）后，才能做出诊断。

病窦综合征可累及心房诱发阵发性心房颤动，称为慢—快综合征。某些阵发性心房颤动发作终止后可出现较长时间的窦性停搏、窦房传导阻滞、窦性心动过缓，甚至诱发晕厥发作，可能反映心房颤动对窦房结的频率性抑制作用，并不意味着窦房结功能低下，应称为快–慢综合征。两者治疗原则不同：慢-快综合征的治疗原则安放人工心脏起搏器；快–慢综合征往往不需安放人工起搏器，如能成功地对心房颤动进行消融，可消除心房颤动对窦房结的不良影响。两种情况临床上均能见到，需要鉴别（表10-5-1）。

表10-5-1　慢–快综合征与快–慢综合征的鉴别

类别	慢–快综合征	快–慢综合征
基础心脏病	常有	常无
日常心率	窦性心动过缓，窦房传导阻滞，窦性停搏	基本正常
窦房结变时作用	差	正常，活动后心率可增加至90~100次/min
心电生理检查	窦房结功能减退	窦房结功能正常
房颤动时心室反应	心室率一般不太快	可快至150~160次/min
治疗原则	多需安放人工心脏起搏器	一般不需要安放人工心脏起搏器

三、临床意义

病态窦房结综合征可见于各种器质性心脏病，如急性心肌梗死（特别是下壁心肌梗死）、心肌病、心肌淀粉样变性等。当窦房结高度抑制，伴有房室交界区组织病变或出现慢-快综合征时，必须安放永久性人工心脏起搏器。慢–快综合征患者安放人工心脏起搏器后，可再采用抗心律失常药控制快速心律失常的发作。

（刘　芳　罗　丹　向芝青）

第 11 章

期 前 收 缩

第1节 概　述

期前收缩，是指在窦性或异位心律的基础上，心脏某一起搏点比基本心律提前发放激动，过早地引起心脏某一部分或全部发生除极，亦称为"过早搏动""早搏""提前收缩"。"过早收缩"等。当然，并非所有的提前搏动均称为期前收缩，如并行心律、心室夺获、反复心搏及超常传导等，均不能称之为期前收缩。

期前收缩是一种最常见的心律失常。绝大多数的期前收缩都是功能性的，由器质性心脏病引起的期前收缩约占10%。期前收缩可以发生正常人，疲劳过度、吸烟、饮酒、喝咖啡或浓茶、情绪波动、饱餐、腹胀、消化不良、发热等诱发，也可无明显诱因。也常见于器质性心脏病患者，如冠心病（尤其是发生在急性心肌梗死时），心肌病，心肌炎、二尖瓣病变晚期、甲状腺功能亢进和二尖瓣脱垂，还可见于心脏手术或心脏导管等检查。此外，有些药物如洋地黄、奎尼丁、肾上腺素、氯仿或环丙烷等都可引起期前收缩。

根据异位激动起源部位不同，期前收缩可分为窦性、房性、房室交接区性、室性四种。其中以室性最常见，房性次之，房室交接区性少见，窦性最罕见。各种类型的期前收缩可以单独出现，也可以几种同时存在。偶尔或个别出现的期前收缩，叫做偶发性期前收缩；频繁或反复出现的期前收缩，称为频发性期前收缩（每分钟期前收缩≥6次）。有时，期前收缩与主导搏动可以成对或成组地反复出现，称为联律。联律是频发性期前收缩的一种特殊类型。

期前收缩的基本特征在于异位激动提前出现。根据提前程度的不同，可分为舒张早期、中期、晚期和收缩早期、中期、晚期期前收缩（表11-1-1）。期前收缩与其前的主导搏动的时距称为偶联间期（或称联律间期、配对间期），它可以表示期前收缩的提前程度。期前收缩出现愈早，偶联间期就愈短；反之，则偶联间期愈长。房性期前收缩的偶联间期为房P与其前的P波的时距；室性期前收缩的偶联间期为期前收缩的QRS波群与其前的QRS波群的时距；房室交接区性期前收缩的偶联间期亦以其QRS波群与其前的QRS波群的时距来表示，若房室交接区性期前收缩只有逆行P波而无QRS波群，则以P-P'来表示。由于异位节律点自律性增高或激动折返所引起的期前收缩，其偶联间期相对恒定（互差<0.08s）。起源于同一异位节律点的期前收缩（单源性期前收缩），其形态可相同或不相同，但偶联间期都是固定的；起源于两个以上异位节律点的期前收缩（多源性期前收缩），其形态和偶联间期都不相同。

表11-1-1　期前收缩的分期及电生理现象

分期	心电图时期	动作电位时期	电生理现象
收缩早期	QRS波群起点至J点	0～1相	室上性期前收缩不能下传心室，室性期前收缩不能显现

续表

分期	心电图时期	动作电位时期	电生理现象
收缩中期	J 点至 T 波顶峰	2 相	室上性期前收缩不能下传心室，偶有超常期传导，室性期前收缩少见，偶有 R-on-T 现象，诱发室性心动过速或心室颤动
收缩晚期	T 波顶峰至 T 波结束	3 相	室上性期前收缩 P'-R 间期延长，室内差异性传导，室性期前收缩可发生 R-on-T 现象，诱发室性心动过速或心室颤动
舒张早期	T 波末尾至 U 波末尾	4 相早期	期前收缩波形无变化
舒张中期	U 波末尾至 P 波起点	4 相中期	期前收缩波形无变化
舒张晚期	P 波起点至 QRS 波群起点	4 相晚期	房性或室性融合波

　　期前收缩之后常伴随一个长的间歇，称为代偿间期（又称回归间期）。偶联间期和代偿间期之和称为代偿间歇（图 11-1-1，图 11-1-2）。若代偿间歇恰好等于主导节律周期的 2 倍，称为代偿完全；若短于 2 倍，则为代偿不完全。判定代偿间歇是否完全，必须测量期前收缩前后的 P-P 间距，与基本窦性 P-P 间距作比较，不能以窦性 QRS 波群的 R-R 间距作为比较的数值。代偿是否完全，取决于期前收缩的激动是否传入基本节律点。如窦性心律伴发室性期前收缩时，室性异位激动常因逆行阻滞（或干扰）而不能逆传至心房，窦房结仍按其固有的频率发放激动，但期前收缩后第一个窦性激动因房室干扰而不能下传心室（即不引发 QRS 波群）；当第二个窦性激动到达时，房室交接区及心室均脱离了不应期，因此得以下传。由于室性期前收缩的激动未扰乱窦房结的固有频率，因而代偿间歇便恰好等于窦律周期的两倍，即代偿完全。又如，发生较早的房性期前收缩可在窦性激动尚未成熟之时就传入窦房结并使其提前去极（即扰乱了窦律周期）。窦房结提前去极后，又重新开始下一次自律性去极化，至其释放窦性激动所需时间大致等于一个窦律周期。既然偶联间期小于一个窦律周期，而代偿间期又等于一个窦律周期，两者之和当然就要小于窦律周期的两倍（即代偿不完全）。上述例子说明：只要期前收缩的异位激动传入了窦房结并扰乱了其固有频率，代偿就不完全；反之，则代偿完全。有时，期前收缩后的间歇很长，并在这过长的间歇中出现逸搏，这种现象称这过度代偿。倘若窦律较慢而期前收缩又来得适中，则此期前收缩可夹于两个窦性搏动之间，其后并无代偿间期，这种期前收缩称为间位性期前收缩。心房颤动并发室性期前收缩时，可以较多地阻止 F 波下传而出现一个长的间歇，但无法确定其代偿是否完全（因基本心律本来就绝对不规则），故称为类代偿间歇。

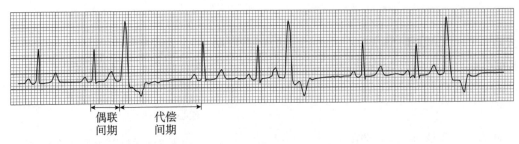

图 11-1-1　室性期前收缩的偶联间期及代偿间期

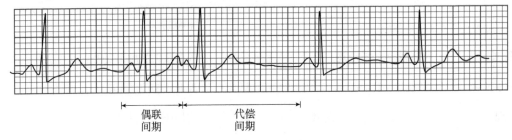

图 11-1-2　房性期前收缩的偶联间期及代偿间歇

第 2 节　窦性期前收缩

窦房结突然提前发出激动而兴奋心脏，称为窦性期前收缩。因为期前收缩起源于窦房结，或靠近窦房结起搏点，所以 P 波的形态与窦性相同或相似。

一、心电图特征

提前出现的 P 波，其形态、方向、振幅和时间与同导联的窦性 P 波完全相同或相似，P 波之后的 QRS 波群多与窦性心律的 QRS 波群相同，少数可伴频率依赖性室内差异性传导而略异；偶联间期大多固定；期前收缩后的代偿间期为等周期代偿间歇，即提前出现的 P 波与其后第一个窦性 P 波的时距等于基本窦性心律的 P-P 间期。这是因为异位窦性起搏点与正常窦性起搏点非常邻近，异位窦性起搏点的激动侵入正常窦性起搏点并重整窦性周期（图 11-2-1）。

二、鉴别诊断

窦性期前收缩要与窦性心律不齐、房性期前收缩、窦房传导阻滞相区别。窦性期前收缩时，P 波突然提早出现，与呼吸无关；窦性心律不齐的 P-P 间隔的变化是逐渐的，且常与呼吸有关。

三、临床意义

窦性期前收缩在四种期前收缩中是最罕见的，它起源于正常起搏点窦房结，它的存在，使传统的期前收缩概念有所变动，即期前收缩并非一定都起源于异位起搏点。

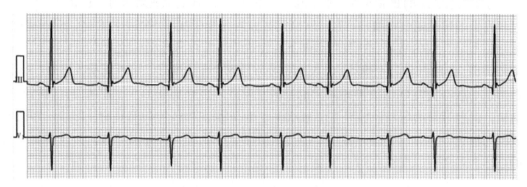

图 11-2-1　窦性期前收缩

第 4、6、8 个 P 波提前出现，形态跟窦性 P 波相同，P_4-P_5 间期与 P_1-P_2 间期（即代偿间期与窦性周期）相等，呈等周期代偿。

第 3 节　房性期前收缩

房性期前收缩是指起源于心房性异位起搏点的过早搏动。

一、心电图特征

提前出现的房性 P' 波，其形态与同导联窦性 P 波有或多或少的差别；偶联间期大多固定；房性 P 波后可继以一个正常的或变形的 QRS 波群，亦可不继有 QRS 波群；P'-R 间期 ≥0.12s；通常伴有不完全代偿间歇（图 11-3-1）。

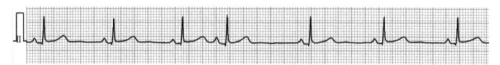

图 11-3-1　房性期前收缩

Ⅱ导联记录第 4 个 P' 波提前出现，其形态与前 3 个窦性 P 波形态不同，略高尖，之后出现室上性 QRS 波群，P'-R 间期较 P-R 间期延长，P' 波前后的 P_3-P_5 间期短于 P_1-P_3，房性期前收缩呈不完全代偿间歇。

房性期前收缩的 P 波形态取决于异位激动的起源部位。离窦房结愈近，则和窦性 P 波愈相似；离窦房结愈远，则与窦性 P 波差异愈大；起源于房室交接区附近的房性期前收缩，则为逆行 P 波，但 P'-R 间期 ≥0.12s。有时，窦性激动与房性期前收缩的激动可在房内相遇而形成房性融合波。房性期前收缩可为单源性或多源性。前者表现为在同一导联上房性P波的形态相同或互异，但偶联间期是相同的；后者表现为在同一导联上房性P波形态互异，偶联间期亦不相同。

　　房性期前收缩的P'-R间期一般为0.12～0.20s。伴有干扰或阻滞时，P'-R可＞0.20s。过早发生的房性期前收缩，可在房室交接区发生完全干扰而不能下传心室，即在房性P波之后不继有QRS波群，这就叫做未下传性或受阻滞性房性期前收缩（图11-3-2）。未下传的房性P波常与前一搏动的T波相重叠并使这个T波变形。房性期前收缩的QRS波群形态一般与窦性QRS波群相同，也可因室内差异传导而变形。一般来说，偶联间期愈短，就愈容易出现差异传导（图11-3-3）。但如果室内传导功能有明显障碍，即使偶联间期较长，亦可发生差异传导。伴有预激综合征或束支传导阻滞时，房性期前收缩的QRS波群也可以变形。

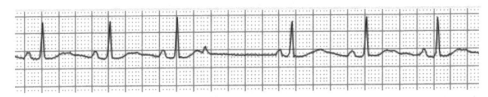

图 11-3-2　房性期前收缩未下传

Ⅱ导联 R_3 之后出现一长间歇，长间歇的T波与前T波相比有明显切迹，其内隐藏着未下传的房性期前收缩。

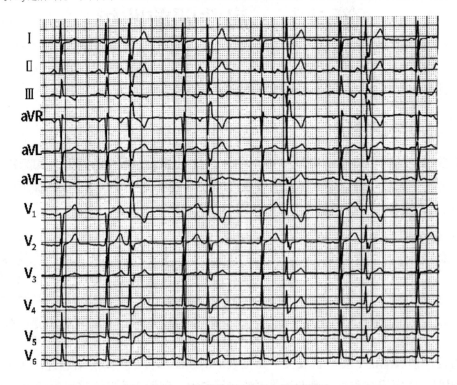

图 11-3-3　房性期前收缩伴室内差异性传导

12导联同步记录显示第3、5、7、9个房性期前收缩下传心室时呈完全性右束支阻滞型的室内差异性传导。

房性期前收缩的激动常常在窦性激动成熟之前就传入窦房结，扰乱了窦律周期，因而代偿多不完全。发生较迟的房性期前收缩，则可出现完全的代偿间歇。偶尔，窦性心律较慢而期前收缩又来得适时，则可出现间位性房性期前收缩。有时，窦房结可因房性激动的传入而受抑制，出现窦性静止或窦律过缓，这就叫做过度代偿。

二、鉴别诊断

（一）窦性心律不齐

窦性心律不齐可能没有完全相同的P-P间隔，心率随呼吸而变化（屏气可能使不齐消失），P波形态恒定或逐渐变化（伴有窦房结内游走时）。而房性期前收缩时，基本心律是规则的，房性P波突然提前出现，形态与窦性P波不同，其后伴有代偿间歇。

（二）窦性期前收缩

房性期前收缩的P波与窦性P波形态不同，但起源于窦房结附近的房P则难与窦P鉴别。

（三）未下传性房性期前收缩

可造成P波缺如的假象，要与下列几种情况相鉴别。

1. 窦性心动过缓

呈二联律的未下传性房性期前收缩，若房性P波与T波重叠，则可能误为窦性心动过缓。鉴别要点在于找出隐藏于T波中的房性期前收缩的P波。

2. 窦性静止

两者均可出现短于两个窦律周期的长P-P间隔。但未下传性房性期前收缩远为多见，且长间歇中的T波可见错折、切迹或附加波。

此外，未下传性房性期前收缩还要与窦房传导阻滞及伴有室相性窦律不齐的2：1房室传导阻滞相鉴别。

三、临床意义

房性期前收缩较常见，发生率仅次于室性期前收缩。房性期前收缩可以单独地、偶然地发生，也可以频繁地或呈联律地出现。频繁的房性期前收缩可转化为房性心动过速、心房扑动或心房颤动。多源性房性期前收缩常为心房颤动的先兆。频发房性期前收缩多见于器质性心脏病患者，如二尖瓣病变、甲状腺功能亢进、冠心病和其他心脏疾病。

第4节 房室交接区性期前收缩

房室交接区性期前收缩是指房室交接区提早发放激动产生的期前收缩。

一、心电图特征

出现提早的 QRS-T 波群，其形态一般为室上型；提早的 QRS 波群前或后可伴有逆行 P 波，也可无逆行 P 波。若有逆 P，则 P⁻-R 间期＜0.12s，或 R-P⁻ 间期＜0.20s；代偿间歇多完全（图 11-4-1）。

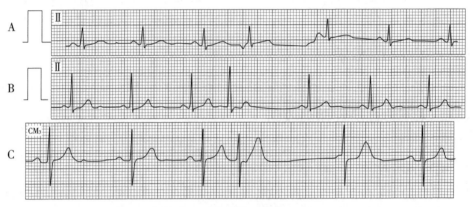

图 11-4-1 房室交接区性期前收缩

A（上条）：第 4 个 QRS 波群为房室交接区性期前收缩，逆行 P 波位于 QRS 波群之前，P⁻-R＜0.12s，QRS 波群时间、形态均正常，呈完全代偿间歇；B（中条）：第 4 个 QRS 波群为房室交接区性期前收缩，QRS 波群时间、形态均正常，其前后均无逆行 P 波，呈完全代偿间歇；C（下条）：第 4 个 QRS 波群为房室交接区性期前收缩，逆行 P 波位于 QRS 波群之后，R-P⁻＜0.20s，QRS 波群时间、形态均正常，呈完全代偿间歇。

房室交接区性期前收缩的 QRS 波群形态一般与窦性者相同，也可因合并室内差异传导或束支阻滞而发生畸形。如房室交接区激动传入心房，则可产生逆行 P 波。逆行 P 波与 QRS 波群的关系，取决于提早的房室交接区激动上传与下传的速度。若上传速度快于下传速度，则逆行 P 波在 QRS 波群之前，P⁻-R 间期＜0.12s（也可因干扰或阻滞而延长）；若上传速度慢于下传速度，则逆行 P 波在 QRS 波群之后，R-P⁻ 间期＜0.20s；若上传与下传速度大致相同，则逆行 P 波与 QRS 波群相重叠，而无法在心电图上辨认。若存在上传阻滞，则没有逆行 P 波产生。若窦性激动与房室交接区性期前收缩的激动在房室交接区发生干扰，则期前收缩前后有一个与之无关的窦性 P 波。

窦性激动与房室交接区性期前收缩的逆传激动在房内相遇可形成房性融合波。房室交接区性期前收缩发生较早时，因心房肌不应期较短，故期前收缩的激动可以上行传入心房，但不能下行传入心室。此时心电图上就只有逆行 P 波而无 QRS 波群。有时由于向上、向下的传导均发生障碍，使房室交接区性期前收缩的 P 波与 QRS 波群均隐伏不见，称为隐匿性房室交接区性期前收缩。心电图表现为在较长的室搏间歇之后，出现一个较长的窦性P-R间期（隐匿性期前收缩在房室交接区引起一个新的不应期，致使窦性激动下传延缓），同时还可见到其他显性房室交接区性期前收缩。

房室交接区性期前收缩的激动一般不传入窦房结，其代偿多是完全的。窦律较慢而房室交接区性期前收缩又出现较早时，期前收缩的异位激动也可传入窦房结而使代偿不完全。

二、鉴别诊断

（一）房性期前收缩

起源于心房下部的房性期前收缩，与QRS波群前伴有逆行P波的房室交接区期前收缩相似。一般说来，前者的P'-R间期＞0.12s，后者的P⁻-R间期则＜0.12s。当房性期前收缩的P波与T波相重叠时，则可能误为不伴逆行P波的房室交接区性期前收缩。鉴别的关键在于识别T波中是否隐藏有P波。此外，发生较晚的房室交接区性期前收缩，若恰好位于窦性P波之后，则可能误为房性期前收缩。但根据QRS波群之前的P波系未提前的窦性P波，"P-R"＜0.12s，即可与房性期前收缩相区别。

（二）窦性静止或窦房阻滞

如果房室交接区性期前收缩出现较早又伴有下传阻滞，则此逆行P波之后不继有QRS波群；又若这个逆行P波重叠于T波之中，则易误为窦房传导阻滞或窦性静止。鉴别关键在于找出隐藏于T波之中的逆行P波。

三、临床意义

房室交接区性期前收缩可以单个地出现，也可以频繁地或呈联律地出现。偶尔也可见到间位性房室交接区性期前收缩。房室交接区性期前收缩较少见，见于正常人，也可见于器质性心脏病患者。

第5节　室性期前收缩

室性期前收缩系指由心室异位起搏点提前发放激动产生的期前收缩。

一、心电图特征

出现提早的宽大畸形的QRS波群，QRS波群时间多≥0.12s，QRS波群主波多与T

波方向相反；提早的QRS波群前没有和它有关的P波；多伴有完全的代偿间歇（图11-5-1）。

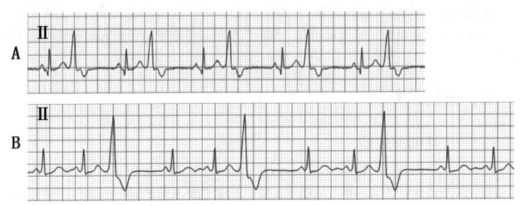

图11-5-1 室性期前收缩

A：第2、4、6、8、10个QRS波群宽大畸形，提前出现，其前无相关P波，ST-T与QRS波群主波方向相反，呈
一个窦性QRS波群与室性QRS波群规律出现，为室性期前收缩二联律；B：第3、6、9个QRS波群宽大畸形，
提前出现，其前无相关P波，ST-T呈继发性改变，每两个窦性QRS波群与室性QRS波群规律出现，为室性期前
收缩三联律。

室性期前收缩的QRS波群形态取决于激动起源部位及激动传导情况。室性异位节律点距房室束分叉处愈近，期前收缩的QRS波群形态就愈接近正常；反之，期前收缩的QRS波群就愈宽大畸形。

由于室性期前收缩的激动起源于心室肌，其传导顺序势必与正常不同，传导速度减慢，又由于左、右室一先一后去极（正常窦律时则是左、右室同时去极，一侧心室的去极电压为对侧抵消一部分），所以绝大多数期前收缩的QRS波群是宽大畸形的，时间＞0.12s，其振幅也较高。如果室性期前收缩的QRS波群时间超过0.16s，则强烈提示存在器质性心脏病（图11-5-2）。起源于室间隔的期前收缩，其QRS波群可呈室上型，一般难与房室交接区性期前收缩相鉴别。迟发的室性期前收缩，有时可与窦性激动在室内相遇而形成室性融合波，其形态介于室性期前收缩与窦性QRS波群之间。

室性期前收缩时，由于心室去极缓慢，整个心脏去极尚未完毕，先去极的部分就开始复极，故ST段常消失不见，T波紧跟于QRS波群之后。也正因为心室去极缓慢，致使复极从首先去极处开始，故T波多与QRS波群主波方向相反。上述ST-T变化，称为继发性ST-T改变。

室性期前收缩的激动起源于心室，故期前收缩的QRS波群前不会有与之相关的逆行P波。但晚发的室性期前收缩，其前可能见到一个与它无关的窦性P波（P-R＜0.12s）。在多数情况下，被干扰而不能下传的窦性P波因隐藏于畸形的QRS-T中而不易辨认。偶尔，室性期前收缩的激动可逆行传入心房，致使QRS波群之后跟随一个逆行P波，其R-P⁻间期常为0.20s左右（图11-5-3）。若R-P⁻间期明显延长，则提示存在逆行阻滞。

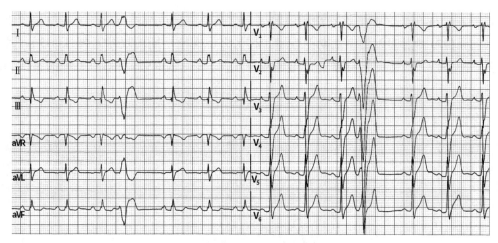

图 11-5-2 特宽型室性期前收缩

患者中年男性，冠状动脉粥样硬化性心脏病（冠心病）。基本节律为窦性心律，呈不完全性右束支传导阻滞图形，第 4 个 QRS 波群提前出现，宽大畸形，时限＞ 0.16s，ST-T 呈继发性改变，属于特宽型室性期前收缩。

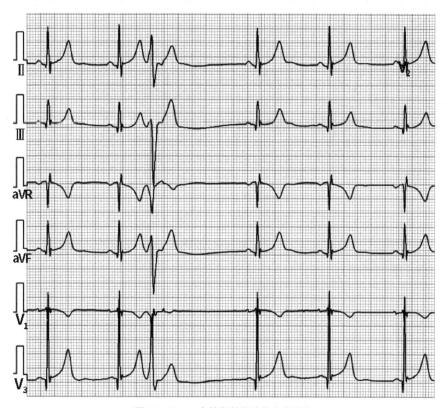

图 11-5-3 室性期前收缩伴室房逆传

第 3 个提前出现的 QRS 波群为室性期前收缩，宽大畸形的 QRS 波群后可见逆行 P 波，Ⅱ、Ⅲ、aVF 导联倒置，aVR 导联直立，为室房逆传的 P 波。

起源于同一节律点的室性期前收缩，其偶联间期相对恒定。在同一导联上，QRS 波群的形态互异（甚至完全不同），而偶联间期一致的室性期前收缩，称为多形性室性期前收缩（图 11-5-4）。多形性室性期前收缩仍然是同一异位节律点所产生。由两个或两个以上异位节律点引发的室性期前收缩，称为多源性室性期前收缩（图 11-5-5），其心电图诊断条件是：①同一导联上，出现两种或两种以上 QRS 波群形态不同的室性期前收缩；②各个期前收缩的偶联间期长短不一；③除外室性融合波。

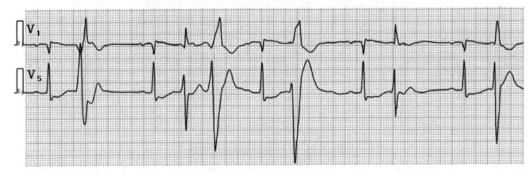

图 11-5-4　多形性室性期前收缩

图为 V₁、V₅ 导联同步记录，同一导联上可见室性期前收缩的形态有 6 种，偶联间期相等。

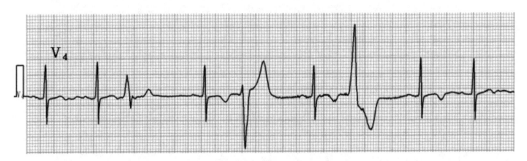

图 11-5-5　多源性室性期前收缩

V₄ 导联上第 3、5、7 个室性期前收缩，其偶联间期不等，形态各异。

发生过早的室性期前收缩，可落在其前的 T 波顶峰或后支上，形成所谓"R 重 T"现象（R-on-T 现象）（图 11-5-6）。这种室性期前收缩易引起室性心动过速或心室颤动，要特别注意（图 11-5-7）。

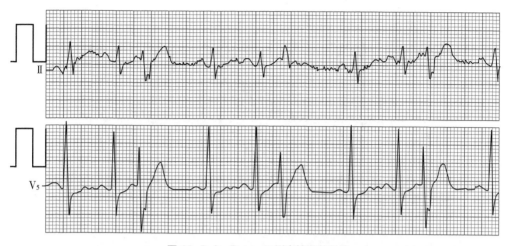

图 11-5-6 R-on-T 型室性期前收缩

第 3、6、9 个提前出现的室性期前收缩落在前一个窦性搏动 T 波的顶峰—下降支的部位，属于 R-on-T 型室性期前收缩。

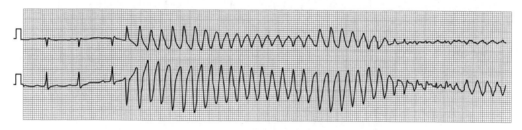

图 11-5-7 R-on-T 型室性期前收缩诱发心室颤动

患者老年女性，冠心病，行动态心电图记录一次 R-on-T 型室性期前收缩诱发室速-心室扑动-心室颤动。

室性期前收缩的异位激动一般因房室交接区干扰而不逆传至心房及窦房结，所以代偿多是完全的。当窦性心律显著缓慢时，室性异位激动则可能逆行传入窦房结，因而出现一个不完全的代偿间歇。间位性室性期前收缩则没有代偿间歇（图 11-5-8）。

室性期前收缩可以零星地、不规则地发生，也可以频繁地或呈联律地出现。有时，呈联律的室性期前收缩可因传出阻滞而使部分期前收缩未能显现。这种未能显现的室性期前收缩称为隐匿性室性期前收缩。二联律伴有隐匿性室性期前收缩时，窦性激动代替了未能显现的室性期前收缩，故两个室性期前收缩间的窦性搏动必然为奇数；而三联律合并隐匿性室性期前收缩时，室性期前收缩间的窦性搏动数将是：3n+2(n 表示任一整数），例如 5、8、11……。

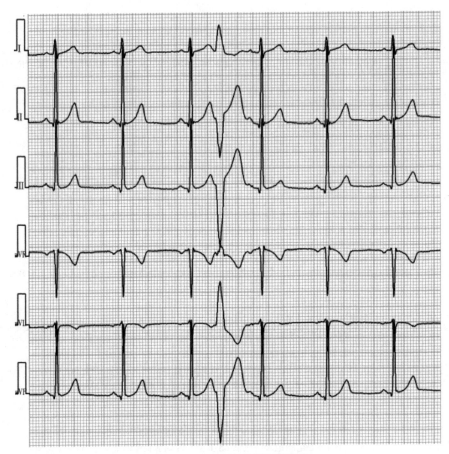

图 11-5-8　间位性室性期前收缩

第 3、5 个窦性搏动之间夹有一个室性期前收缩，包含室性期前收缩的 R-R 间期与窦性周期相近，间位性室性期前收缩之后的窦性心搏 P-R 间期干扰性延长。

二、鉴别诊断

室性期前收缩的诊断一般不难，但须与下列情况相鉴别。

（一）房性期前收缩伴室内差异传导

房性期前收缩伴室内差异传导时，因其 QRS 波群畸形，易误为室性期前收缩。多发性房性期前收缩伴有不同程度的室内差异传导时，还可能误诊为多源性室性期前收缩，两者的临床意义截然不同，应认真鉴别。鉴别要点如表 11-5-1。

表 11-5-1　伴室内差异传导的房性期前收缩与室性期前收缩的鉴别

伴室内差异传导的房性期前收缩	室性期前收缩
QRS 波群前有提前的房性 P 波（常在 T 波后支上或稍后），P'-R > 0.12s	QRS 波群前可能有与之无关的窦性 P 波（一般在其前的 T 波之后），"P-R" < 0.12s 或 QRS 波群之后有逆行波

续表

伴室内差异传导的房性期前收缩	室性期前收缩
QRS 波群多呈右束支阻滞图形，起始向量与正常相同	QRS 波群明显畸形，起始部即有明显切迹模糊
QRS 波群畸形程度与 R-P' 长短有关，R-P' 长者，变形较轻；R-P' 短者，变形显著	多源性室性期前收缩时，全呈典型的室性期前收缩的 QRS 波群
代偿常不完全	多数代偿完全
一般情况较好，无严重器质性心脏病	多源性期前收缩，多在心肌严重受损时发生

（二）房室交接区性期前收缩伴室内差异传导

无逆行 P 波而又伴有室内差异传导的房室交接区性期前收缩，很难与室性期前收缩相鉴别。如果逆行 P 波位于伴差异传导的 QRS 波群之后，则易误为伴有逆行传导的室性期前收缩。只有提早的畸形 QRS 波群之前出现逆行 P 波，P^--R < 0.12s，才能证实是伴有室内差异传导的房室交接区性期前收缩。另外，房室交接区性期前收缩伴室内差异传导时，因其提前程度不同，差异传导的程度也不同，心电图上表现为某些 QRS 波群接近正常而另一些 QRS 波群则明显畸形，且畸形的 QRS 波群多呈右束支传导阻滞图形。这些都有助于房室交接区性期前收缩伴室内差异传导的诊断。

（三）房性或房室交接区性期前收缩合并束支传导阻滞

只要注意到期前收缩的 QRS 波群形态与基本心律的 QRS 波群相同，并找出其前的异位 P 波（房性 P 波或逆行 P 波），一般就能明确诊断。

（四）间歇性预激综合征

间歇性预激综合征可貌似舒张晚期室性期前收缩。但前者有其特点，诸如有预激波，发作前及发作时 P-J 时间固定，并有阵发性心动过速史等。

（五）多源性室性期前收缩

应与下列几种情况相鉴别。

1. 有室内差异传导的房性期前收缩

关键在于辨别伴有室内差异传导的房性期前收缩的特点（表 11-5-1）。

2. 显著窦律不齐伴有单源性室性期前收缩

因可出现室性融合波，故可能误为多源性室性期前收缩。但前者具有如下特点：①偶联间期固定；②室性融合波前面有窦性 P 波，其 P-R 间期与其他窦性 P-R 间期大致相等；③室性融合波的形态介于窦性 QRS 波群与室性 QRS 波群之间。

3. 多形性室性期前收缩

其QRS波群形态互异，故可误为多源性室性期前收缩。在前者，期前收缩的QRS波群虽形态不同，但各个偶联间期均相等；后者则QRS波群形态及偶联间期均不相同。

4. 间位性室性期前收缩后的窦性 QRS 波群伴差异传导

此时亦可误为多源性室性期前收缩。但前者具有如下特点：畸形的窦性QRS波群常呈右束支阻滞图形，其前有窦性P波，心电图上可见其他间位性期前收缩后窦性QRS波群不发生畸形的图形。

三、室性期前收缩定位诊断

（一）室间隔室性期前收缩

起源于室间隔上部，QRS波群形态接近室上性QRS波群。

（二）右束支型或右心室型室性期前收缩

起源于右束支近端的期前收缩，室性期前收缩呈典型的左束支传导阻滞图形（图11-5-9）；起源于右心室壁的心肌中，其QRS波群形类似左束支传导阻滞图形，即V_1、V_2导联主波向下，Ⅰ、V_5、V_6导联主波向上（图11-5-10）。

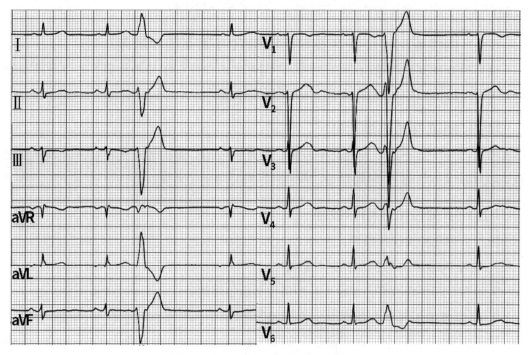

图 11-5-9　右束支型室性期前收缩

起源于右束支近端的期前收缩，室性期前收缩呈典型的左束支传导阻滞图形。

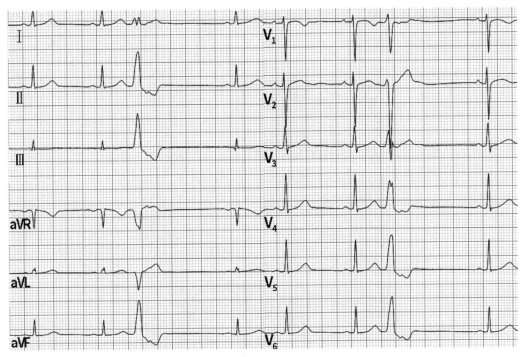

图 11-5-10　右心室型室性期前收缩

右心室型室性期前收缩，即 V_1、V_2 导联主波向下，Ⅰ、V_5、V_6 导联主波向上。

（三）左束支型或左心室型室性期前收缩

起源于左束支近端的期前收缩，室性期前收缩呈典型的右束支阻滞图形（图 11-5-11）；起源于左心室壁的心肌中，其 QRS 波群形态类似右束支传导阻滞图形，即 V_1、V_2 导联主波向上，Ⅰ、V_5、V_6 导联主波向下。

（四）左前分支型室性期前收缩

胸导联室性期前收缩呈右束支传导阻滞图形，肢体导联呈左后分支传导阻滞图形，即Ⅰ、aVL 呈 rS 型，Ⅱ、Ⅲ、aVF 呈 qR 型（图 11-5-12）。

（五）左后分支型室性期前收缩

胸导联室性期前收缩呈右束支传导阻滞图形，肢体导联呈左前分支传导阻滞图形，即Ⅱ、Ⅲ、aVF 呈 rS，aVL 呈 qR 型（图 11-5-13）。

（六）心尖部室性期前收缩

亦称心室下部期前收缩，其 QRS 波群在Ⅱ、Ⅲ、aVF 导联主波向下（图 11-5-14）。

（七）心底部室性期前收缩

亦称心室上部期前收缩，其 QRS 波群在Ⅱ、Ⅲ、aVF 导联主波向上。若起源于右心室流出道，其QRS波群除在Ⅱ、Ⅲ、aVF导联主波向上外，胸导联类似左束支传导阻滞图形。

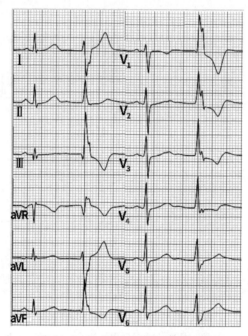

图 11-5-11　左束支型室性期前收缩

起源于左束支近端的期前收缩，室性期前收缩呈典型的右束支传导阻滞图形。

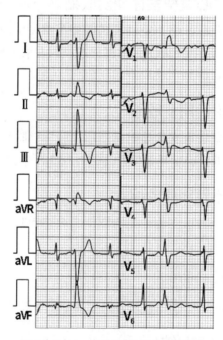

图 11-5-12　左前分支型室性期前收缩

胸导联室性期前收缩呈右束支传导阻滞图形，肢体导联呈左后分支传导阻滞图形，即Ⅰ、aVL呈 rS 型，Ⅱ、Ⅲ、aVF呈 qR 型。

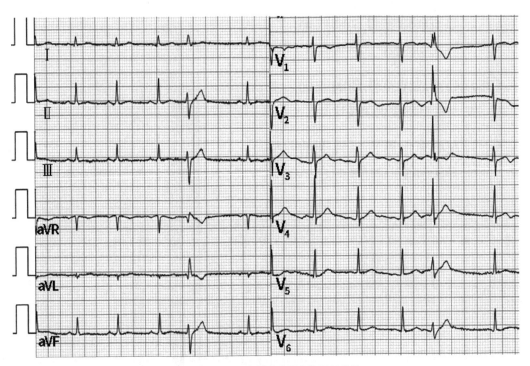

图 11-5-13　左后分支型室性期前收缩

肢体导联呈左前分支阻滞图形，即 Ⅱ、Ⅲ、aVF 呈 rS，aVL 呈 qR 型。

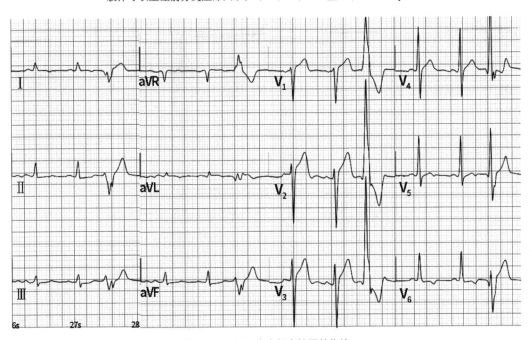

图 11-5-14　心尖部室性期前收缩

心尖部室性期前收缩，其 QRS 波群在 Ⅱ、Ⅲ、aVF 导联主波向下。

（八）心室前壁室性期前收缩

$V_1 \sim V_6$ 导联 QRS 波群主波均向下（图 11-5-15）。

（九）心室后壁室性期前收缩

$V_1 \sim V_6$ 导联 QRS 波群主波均向上。

（十）左心室侧壁部室性期前收缩

$V_1 \sim V_3$ 导联 QRS 波群主波向上，V_5、V_6 导联 QRS 波群主波向下（图 11-5-16）。

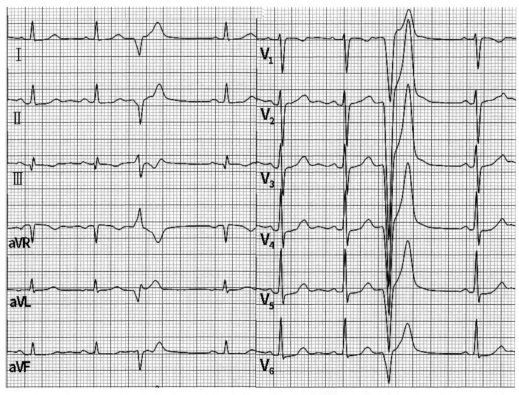

图 11-5-15　心室前壁室性期前收缩

心室前壁室性期前收缩，即 $V_1 \sim V_6$ 导联 QRS 波群主波均向下。

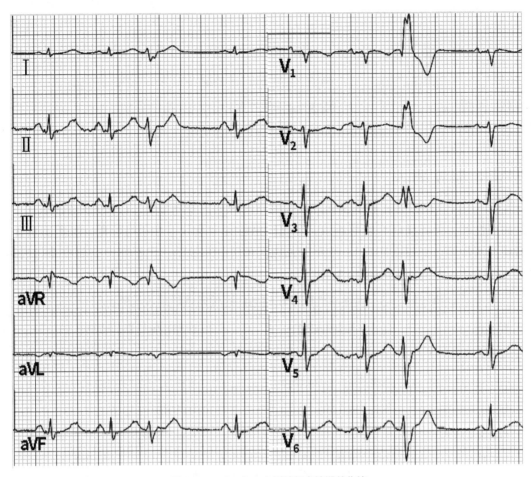

图 11-5-16　左心室侧壁部室性期前收缩

左心室侧壁部室性期前收缩，即 $V_1 \sim V_3$ 导联 QRS 波群主波向上，V_5、V_6 导联 QRS 波群主波向下。

四、室性期前收缩的分级

Lown 等将监护病房心肌梗死患者出现的室性期前收缩分为 5 级，认为 3 ~ 5 级具有警报意义，易发生严重的心律失常而猝死（表 11-5-2）。

表 11-5-2　室性期前收缩的 Lown 分级法

分级	室性期前收缩出现的次数及性质
0 级	无
1A 级	偶发性，＜ 30/h，＜ 1/min
1B 级	偶发性，＜ 30/h，＞ 1/min
2 级	频发性，＞ 30/h，＞ 1/min
3 级	多形性

分级	室性期前收缩出现的次数及性质
4A 级	连续性，呈二、三联律或成对出现
4B 级	连续性，呈短阵性室性心动过速
5 级	早期室性期前收缩，呈 R-on-T 现象

五、临床意义

室性期前收缩临床上非常多见，最好能判断该期前收缩是良性的还是病理性的。若是病理性的，是器质性心脏病所致，还是体液性异常所致（如药物中毒、电解质紊乱、酸碱平衡失调、低氧血症等），以利于临床医师进一步诊治。良性室性期前收缩与病理性室性期前收缩的鉴别如表 11-5-3 所示。

表 11-5-3　良性室性期前收缩与病理性室性期前收缩的鉴别

鉴别要点	良性室性期前收缩	病理性室性期前收缩
临床特征		
病程及健康状况	持续多年，健康状况良好	病程短，伴有其他症状
与运动的关系	多消失或无关	运动增多
初发期前收缩的年龄	青年多见	儿童、中老年多见
合并其他疾病或症状	多无，尤其是无器质性心脏病的表现，无冠心病危险因素（高血脂、高血压、肥胖、糖尿病）	常见，尤其是期前收缩发生在器质性心脏病、心功能不全时
室性期前收缩 QRS 波群的特征		
QRS 波群时间	< 0.14s	≥ 0.16s，为特宽型期前收缩
QRS 波幅	很高，常 > 2.0mV	在各导联上 < 1.0mV，为特矮型期前收缩，或低于同导联的 QRS 波幅
QRS-T 波群的外形	QRS 波群光滑、高尖、无切迹及顿挫，多呈 R 型或 QS 型，ST-T 与 QRS 主波方向相反，倒置 T 波多较圆钝，两肢不对称	QRS 波群外形奇特，有多个切迹或顿挫或呈平顶型期前收缩或在左胸导联呈 QR、QRs、qR 型，ST-T 与 QRS 主波方向相同或 T 波类似冠状 T 波
期前收缩起源部位	起源于右心室，单源性多见	起源于左心室，多形性，多源性
偶联间期的长短	多发生于舒张中期	偶联间期 < 0.43s 为特早型期前收缩或提早指数 < 0.90 的 R-on-T 现象的期前收缩或 R-on-P 现象的舒张晚期期前收缩

鉴别要点	良性室性期前收缩	病理性室性期前收缩
联律情况	多无或少	多有，常呈二联律、三联律或成对发生
合并其他心电图异常	多无或少	可合并其他类型的期前收缩、传导阻滞、心房颤动、异常 Q 波、左心室肥大及劳损、原发性 ST-T 改变或期前收缩后 P 波、ST 段、T 波、U 波改变等

（刘　芳　施　琼　刘红霞）

第 12 章

室上性心动过速

室上性心动过速（supraventricular tachycardia，SVT）泛指起源在心室水平以上或途经不局限于心室的一切快速心律失常，包括窦性心动过速和窦房折返性心动过速、自律性增高性房性心动过速和房内折返性心动过速、心房颤动和心房扑动、自律性增高性房室交接区性心动过速、房室结折返性心动过速、房室折返性心动过速等。目前认为自律性增高、折返、并行心律和触发活动是引起室上性心动过速的四大机制，其中折返是室上性心动过速的主要机制。

第1节 房性心动过速

房性心动过速（atrIal tachycardIa，AT，简称房速）指激动起源于心房的快速心律失常。根据发生机制不同分为：自律性房性心动过速、折返性房性心动过速和触发性房性心动过速；根据起源部位多少分为：单源性房性心动过速和多源性房性心动过速；根据持续时间分为：短暂性或阵发性房性心动过速和永久或无休止性房性心动过速。

一、自律性房性心动过速

自律性房性心动过速是由于心房内异位节律点自律性增高，快速连续的发放冲动所致。其发生的主要机制是由于异位起搏点4相自动除极上升速度增快，坡度变陡，出现异常自律性，或心房肌病变使快速反应细胞电位转为慢反应细胞电位而出现异常自律性。常见于冠心病、心肌炎，心肌缺血等器质性心脏病，也见于洋地黄过量、低钾血症等患者。

自律性房性心动过速心电图特点：异位P'波形态与窦性P波形态不同，连续出现3次及3次以上。频率在100～250次/min。常由房性期前收缩所诱发，开始发作时心率有逐渐加快（温醒现象），其后心率趋向规则，终止时心率有逐渐减慢现象（冷却现象）。常呈短阵反复发作，刺激迷走神经等方法可使心率短暂减慢，但不能终止心动过速的发作（图12-1-1）。

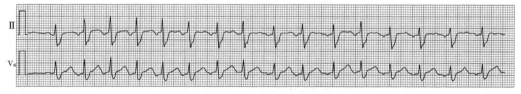

图 12-1-1 自律性房性心动过速

P' 在 Ⅱ 导联倒置，频率逐步增快和减慢，呈短阵发作。

二、心房内折返性心动过速

激动在心房内折返引起的心动过速，称为心房内折返性心动过速（intra atrial reentrant tachycardia，IART）。心房内的传导组织（如结间束、房间束）发生不完全传导阻滞或心肌之间的不应期不一致和传导不均匀性而发生功能上的纵向分离时，便可形成折返环路而发生心动过速。

心房内折返性心动过速多为阵发性，少数为持续性。其心电图特点为：心动过速的频率100 ~ 150次/min，少数患者房性心动过速的频率可达250次/min；心动过速的P'-P'周期匀齐，心动过速开始无P'波频率逐渐加快的起步现象；心动过速的P'波形态、方向、电压及时间与窦性P波不同；心动过速可由房性期前收缩诱发，诱发心搏无P'-R间期突然延长；P'位于QRS波群之前，P'-R间期＞0.12s，P'-R间期可因心率快慢不同而略有变化，合并短P'-R间期者，P'-R间期＜0.12s；P'-R间期＜1/2R-R周期；心房率快速时，可伴有不同程度的房室干扰、隐匿传导等；合并房室传导阻滞者，可有明显的P'-R间期延长或心室漏搏、房室传导比例2：1、3：1、4：1或3：2、4：3不等；刺激迷走神经、心房食道调搏等方法可终止心动过速发作（图12-1-2）。

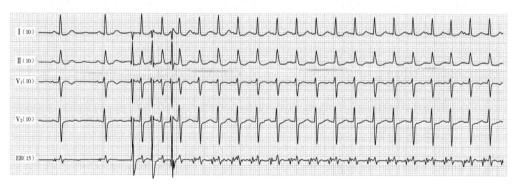

图 12-1-2　房内折返性房性心动过速
食道心房调搏诱发房内折返性心动过速发作，P'形态一致，P'-P'间期相等。

三、多源性房性心动过速

多源性房性心动过速又称紊乱性房性心动过速，由于心房内存在多个节律点争相控制心房所致，是自律性房性心动过速的一种特殊类型。常常演变为心房颤动。

多源性房性心动过速心电图特点：心动过速发作时，同一导联上可见3种及3种以上不同形态的异位P'波，P'-P'间期和P'-R间期均不一致。P'-P'之间等电位线仍然存在，心率常在100 ~ 250次/min（图12-1-3）。

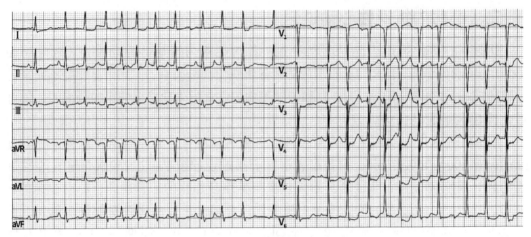

图 12-1-3　多源性房性心动过速

同一导联可见多种形态的房性 P' 波，P'-P' 间期不等。

第 2 节　房室交接区自律性心动过速

房室交接区自律性心动过速是指由于房室交接区异位起搏点自律性增高所致的心动过速。

一、心电图特点

房室交接区自律性心动过速心电图具有如下特点：①提早出现的 P-QRS-T 波群（P-R 间期 < 0.12s）、QRS-T 波、QRS-P-T 波（R-P < 0.16s）；②频率 100～150 次 /min；③具有自律性心动过速特点。可有温醒现象，刺激迷走神经、食道心房调搏等方法不能终止心动过速发作（图 12-2-1）。

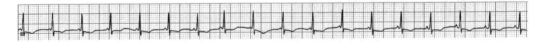

图 12-2-1　自律性房室交接性心动过速

图中主导节律为窦性心律，频率 105 次 /min，第 1～15 个 QRS 波群前的 P-R 间期缩短，< 0.12s 且 P-R 间期不固定，为房室交接区自律性心动过速与窦性节律形成干扰性房室脱节。

二、临床意义

房室交接区自律性心动过速常见于器质性心脏病、洋地黄中毒、低钾血症、心肌缺血损伤再灌注等。

第 3 节　房室结折返性心动过速

一、概述

房室结折返性心动过速（atrioventrIcular nodal reentrant tachycardIa，AVNRT）是指房室结或房室交接区存在两条不应期、传导速度均不一致的传导径路，激动在两条径路之间折返引起的心动过速。房室结发生功能性纵向分离为两条径路：一条快径路，一条慢径路。快径路由 β 细胞构成，传导速度快而不应期长；慢径路由 α 细胞构成，传导速度慢而不应期短。正常窦性心律时激动沿两条径路下传。快径路下传导速度快，先到达并激动希氏束下传心室；当激动经慢径路下传并到达希氏束，希氏束已处于不应期，激动不能下传心室，所以通常情况下，心电图上仅显示快径路传导，表现为 P-R 间期正常。当适时的室上性激动下传遇到了快径路有效不应期，而从慢径路缓慢下传，当激动下传至希氏束时，如果快径路已脱离了不应期，激动便又可沿快径路逆传至心房，使之重新激动，激动并沿慢径路再次下激动心室，便形成了慢-快型房室结折返性心动过速（图 12-3-1）。

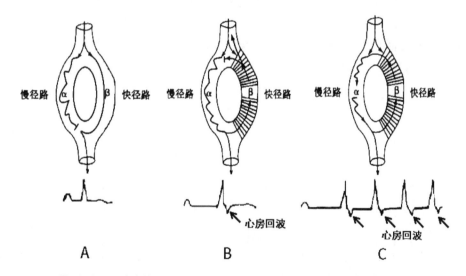

图 12-3-1　房室结双径路慢 - 快型房室结折返性心动过速发生机制示意图

A：窦性激动经快、慢径路同时前传，当慢径路传导到希氏束时遇快径路先激动希氏束产生的有效不应期，被掩盖，此时仅显示快径路传导，心电图表现为 P-R 间期正常；B：适时的室上性激动下传遇快径路有效不应期，从慢径路缓慢下传，心电图表现 P-R 间期延长，抵达希氏束后继续下传激动心室，同时经快径路快速逆传，此时慢径路仍处于前传有效不应期，故仅产生单次心房回波；C：更早的室上性激动遇快径路有效不应期，从慢径路更加缓慢下传，心电图表现 P-R 间期更加延长，较晚到达希氏束下传激动心室，同时经快径路快速逆传，一方面激动心房产生心房回波，另一方面，此时因慢径路恢复应激，激动得以从慢径路再次下传，周而复始，形成典型慢-快型房室结折返性心动过速。

临床上还有两种较少见的房室结折返性心动过速：快-慢型房室结折返性心动过速（经快径路前传，慢径路逆传）、慢-慢型房室结折返性心动过速（经慢径路前传，另一条慢径路逆传）。这两种类型的房室结折返性心动过速，在心电图上很难与房室折返性心动过速及房性心动过速相鉴别，必须借助心内电生理检查才能确诊。

二、心电图特征

（一）慢-快型房室结折返性心动过速

（1）心动过速的频率150～220次/min。

（2）无传出阻滞时R-R间期匀齐。

（3）心动过速由窦性、房性、房室交接区性期前收缩诱发，诱发心搏P'-R间期延长。由室性期前收缩诱发者，R-P'间期短，P'-R间期长。

（4）P⁻与QRS时间关系：心动过速时心房与心室几乎同时除极，P⁻波位于QRS波群之中无法分辨。少数情况下逆行P⁻波位于QRS波群之后，在V_1导联形成"假性r波"，R-P⁻间期小于70ms，R-P⁻间期小于P'-R间期。

（5）对刺激迷走神经的反应：刺激迷走神经可终止心动过速。

（6）对期前收缩的反应：如有期前收缩发生，可使心动过速终止。

（7）心动过速可发生房室脱节及房室传导阻滞。

（8）QRS波群形态正常（如伴有室内差异性传导或束支传导阻滞时除外），属窄QRS波群心动过速（图12-3-2、图12-3-3）。

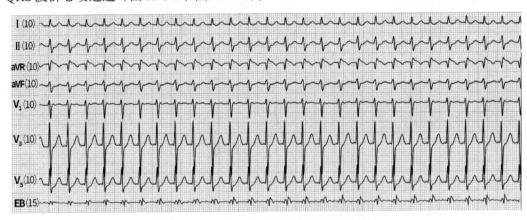

图12-3-2　慢-快型房室结折返性心动过速

窄QRS波群心动过速，频率160次/min，未见P波，在V_1导联可见假性"r"波，R-P⁻<70ms，R-P⁻<P'-R。

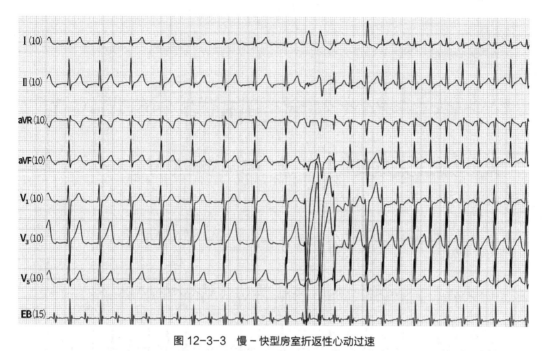

图 12-3-3　慢 - 快型房室折返性心动过速

前部分为心房 2∶1 阻滞，心动过速未能终止；后半部分传导为 1∶1 传导（起始 2 个宽 QRS 波群为伴室内差异性传导）。

（二）快-慢型房室结折返性心动过速

（1）一系列 QRS-T 波群为室上型，多数情况下 QRS-T 波形正常，少数伴有束支传导阻滞、预激综合征。

（2）心动过速可由室性期前收缩诱发，心率加速时也可发生。诱发心搏无 P-R 间期延长。

（3）心室率 100～150 次/min。

（4）节律匀齐或基本匀齐，可伴房室传导阻滞，出现心室漏搏。也可伴室房传导阻滞，发生心房漏搏。

（5）P⁻波与 QRS 波群关系：P⁻波位于 QRS 波群之前，R-P⁻间期大于 P⁻-R 间期。

（6）刺激迷走神经可终止心动过速。

（7）如有期前收缩发生，可终止心动过速（图 12-3-4）。

三、临床意义

房室结折返性心动过速，临床上较为常见，各年龄阶段均有发生，以中老年人多见，多无器质性心脏病。其中以慢—快型房室结折返性心动过速最常见约占 90%。刺激迷走神经、心房食道调搏可以终止心动过速发作，但不能根治。导管射频消融术是 AVNRT 的根治方法。

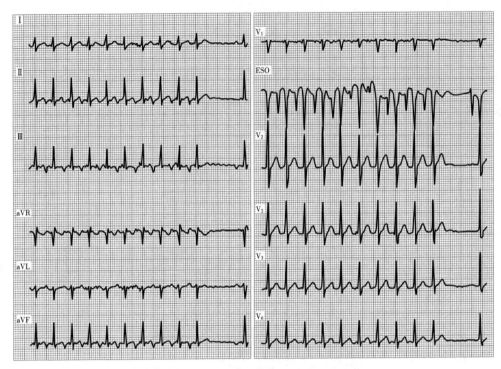

图 12-3-4　快－慢型房室结折返性心动过速

本图经心内电生理证实为快－慢型房室结折返性心动过速的体表心电图，心动过速频率 167 次 /min，食道心电图（ES0）R-P⁻ 间期 0.26s，P-R 间期 0.14s。心动过速终止于慢径路逆传（引自许原）。

第 4 节　房室折返性心动过速

房室旁路参与折返引起的心动过速称为房室折返性心动过速，预激综合征并发房室折返性心动过速的发生率70% ~ 80%。房室折返性心过速发作时，心室也参与了心动过速的发生和维持。根据折返过程中激动在房室结的运行方向，房室折返性心动过速分为两种类型，即顺向型房室折返性心动过速和逆向型房室折返性心动过速。

一、顺向型房室折返性心动过速

顺向型房室折返性心动过速是预激综合征最常见的心动过速，占房室折返性心动过速的95%。心电图呈现窄 QRS 波群心动过速，伴心室差异传导时 QRS-T 波群宽大畸形。

（一）发生机制

窦性激动或房性期前收缩激动沿房室结和希氏束下传心室，经旁路心室端逆行上传心房完成一次折返，产生心房回波，若能沿房室结和希氏束顺传心室，经旁路再次逆传心房，如此反复折返，形成了顺向型房室折返性心动过速。

（二）心电图特征

（1）心动过速的QRS波群形态及时间大多正常，少数患者可伴旁路同侧功能性3相束支阻滞。

（2）心动过速的频率在150～250次/min，节律匀齐，伴同侧束支阻滞可改变心动过速的频率。

（3）逆行 P⁻ 波位于QRS波群之后，Ⅱ、Ⅲ、aVF导联P波倒置，R-P⁻ 间期大于90ms，P⁻-R 间期大于R-P⁻ 间期，说明室房传导速度比房室传导速度度快。

（4）Ⅰ、aVL、V₆导联P⁻ 波倒置，是左侧旁路的特征。

（5）心房调搏时最短的室房传导时间不短于115ms。

（6）心动过速发作时不会有房室脱节。

（7）心动过速的开始常由房性期前收缩、室性期前收缩或心率加快以后诱发。诱发心搏不一定有P'-R间期延长。

（8）刺激迷走神经（如压迫颈动脉窦等）可使顺向型房室折返性心动过速终止。心房或心室刺激可使心动过速终止。

（9）心动过速发作前后，窦性心律有P-R间期缩短，QRS波群增宽，有预激波者为显性预激综合征，无预激波者为隐性或隐匿性预激综合征（图12-4-1）。

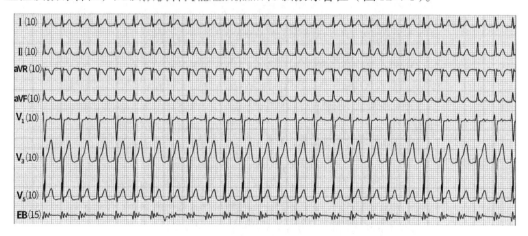

图 12-4-1　顺向型房室折返性心动过速

Ⅱ、Ⅲ、aVF 导联 QRS 波群后可见倒置的逆行 P⁻ 波，食道心电图（EB）R-P⁻ = 0.12s，Ⅱ、Ⅰ 伴有 QRS 波群电交替。

二、逆向型房室折返性心动过速

逆向型房室折返性心动过速是预激综合征并发的少见的心动过速，约占房室折返性心动过速的5%。旁路作为前传支，房室结和希氏束为逆传支。逆向型房室折返性心动过速的基本特征是QRS波群宽大畸形，呈完全性预激综合征图形。

（一）发生机制

逆向型房室折返性心动过速的发生机制与前向型房室折返性心动过速相似，但心动过速的折返方向相反。在环路上的折返方向是旁路为前传支，房室结和希氏束作为逆传支，也可能是另一条房室旁路作为逆传支，如右侧显性旁路前传，左侧隐匿旁路逆传。

（二）心电图特征

（1）宽QRS波群心动过速的频率在150～250次/min。

（2）QRS波群时间≥120ms，多在140ms以上或更宽。

（3）QRS波群呈完全性预激综合征图形，QRS波群起始部有预激波，终末部增宽粗钝。

（4）P⁻波位于QRS波群之前P⁻-R间期小于120ms。

（5）呈1∶1房室传导，发生心房漏搏或心室漏搏，心动过速立即终止。

（6）窦性心律时有P-R间期缩短，QRS波群增宽，出现预激波。

（7）刺激迷走神经可使心动过速终止。期前收缩可以诱发或终止心动过速（图12-4-2）。

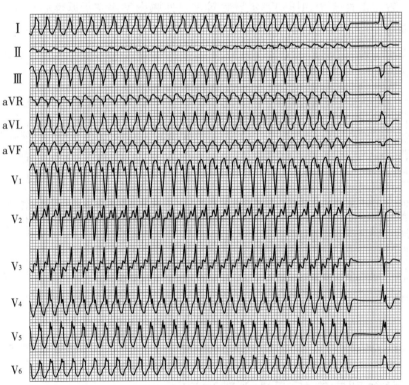

图12-4-2　逆向型房室折返性心动过速

前部分为心动过速发作时心电图，其QRS波群形态与心动过速终止后心电图中QRS波群形态基本一致，起始部有预激波（引自张文博）。

（安俊华　詹洪吉　刘　芳）

第 13 章

扑动与颤动

第1节 心房扑动

一、概述

心房扑动简称为房扑，是心房肌连续不断地进行快速的规律性的除极和复极，在心电图上主要表现为P波消失，代之以形态、方向、幅度完全相同的，类似锯齿或波浪样的扑动波（即F波），频率多在250～350次/min，F波通常按照一定比例下传心室，如房室传导比例固定时，R-R间期匀齐，而房室传导比例不固定时，R-R间期不规则。多数心房扑动持续时间短暂，仅有数秒钟或数小时，部分心房扑动持续存在或转变为心房颤动。

心房扑动的机制是折返，折返环位于右心房或左心房，围绕解剖或功能性传导障碍区而进行。大部分心房扑动折返环都经过下腔静脉与三尖瓣环之间的"峡部"，因此称为"峡部依赖性房扑"，另有少部分病例为非峡部依赖性，折返环围绕右心房的瘢痕组织、房间隔膜部、手术切口或左心房。

二、心电图特征

（一）典型心房扑动

1.F波
波形相同、振幅相等、间期匀齐、波间无等电位线，呈锯齿状，频率250～350次/min。

2.F-R间期
F-R间期可以固定，也可以不固定（图13-1-1、图13-1-2）。

3.QRS波群
F波下传的QRS波群与窦性QRS波群形态相同；部分QRS-T波群伴时相性室内差异性传导（图13-1-3）或束支蝉联现象；合并束支传导阻滞及其分支传导阻滞（图13-1-4）；伴完全性或不完全性预激综合征（图13-1-5）。

4. 房室传导比例
由于心房扑动的频率常＞250次/min，故房室结很难维持1∶1传导，常出现不同程度的房室干扰，如活动或白天清醒状态，多为2∶1、3∶1下传心室，夜间睡眠时，房室传导比例可能增大，转变为4∶1、5∶1、6∶1甚至更多的F波因干扰、隐匿性传导或合并病理性房室传导阻滞未能下传心室，出现心室长间歇（图13-1-6）。总之，心房扑动伴有固定的房室传导比例，固定的F-R间期时，心室节律规则，否则，房室传导比例多变，F-R间期不固定，心室节律也是不规则的。

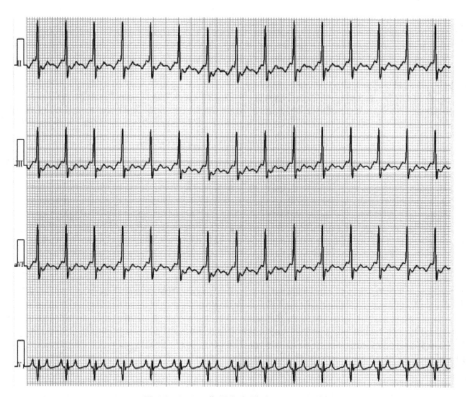

图 13-1-1　典型心房扑动 2：1 下传

Ⅱ、Ⅲ、aVF 导联的 F 波呈锯齿状，以负向波为主，无等电位线，V₁ 导联的 F 波直立，F 波的频率 300 次 /min，
房室传导比例 2：1，F 波与 T 波重叠而变形。

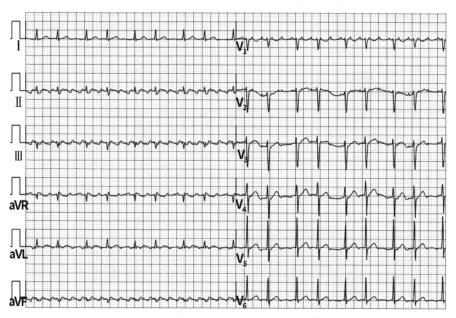

图 13-1-2　心房扑动 2：1~3：1 下传

Ⅱ、Ⅲ、aVF 导联的 F 波呈锯齿状，以负向波为主，无等电位线，V₁ 导联的 F 波直立，房室传导比例为 2：1~
3：1，故 R-R 间期不规整。

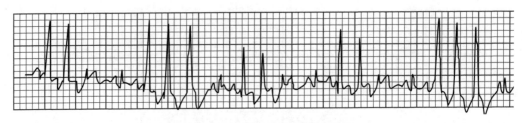

图 13-1-3　心房扑动伴室内差异性传导

F 波频率 300 次 /min，呈 1∶1、2∶1房室传导，2∶1房室传导时 QRS 波群呈 R 型，时限正常，1∶1房室传导时 QRS 波群宽大畸形，呈 rsR' 型，为室内差异性传导。

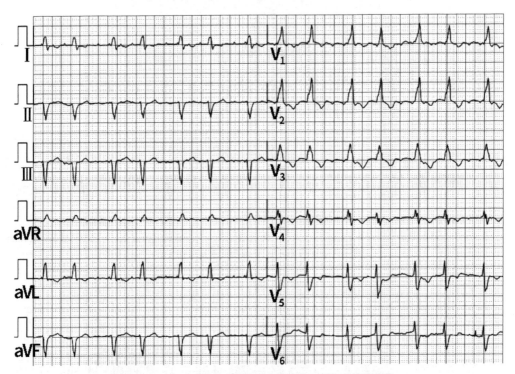

图 13-1-4　心房扑动并完全性右束支并左前分支传导阻滞

图为 12 导联同步记录，基础心律为心房扑动，QRS 波群呈完全性右束支并左前分支传导阻滞图形。

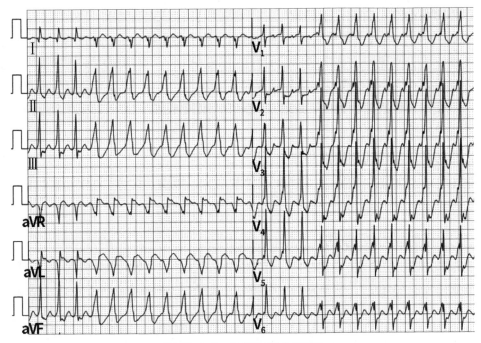

图 13-1-5 心房扑动并心室预激

患者男性，平常有突发突止心动过速病史，12 导联同步记录主导心律为心房扑动，从第 4 个 QRS 波群起表现为心室预激的图形。

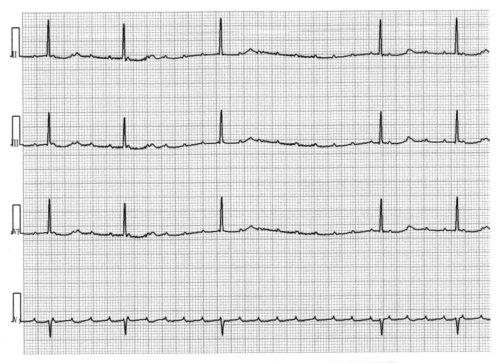

图 13-1-6 心房扑动并长 R-R 间期：提示二度房室传导阻滞

患者老年男性，冠心病，动态心电图示：24h 平均心室率为 50 次 /min，F 波呈 4：1 到 8：1 下传，出现心室长间歇，提示病理性房室传导阻滞未能下传心室。

5. 心房扑动终止后的代偿间歇

心房扑动终止后直至恢复窦性心律的时间，称为心房扑动的代偿间歇（FS）。当窦房结功能正常，又无明显窦房结抑制时，FS间歇 < 1.5s。窦房结功能低下或病态窦房结综合征患者心房扑动的代偿间歇异常延长达2.0s以上，有时F波终止以后恢复的是房性、房室交接区性或室性逸搏，此时应计算FP^-或FP^-间期，大于2.0s以上，提示窦房结恢复时间延长。

6. 心房扑动发作前的窦性心律

阵发性心房扑动发作前后，常有P波异常增宽、切迹、双峰，P-R间期正常高限或延长。

（二）非典型心房扑动

非典型心房扑动少见，F-F之间有等电位线，F波频率一般超过350次/min，形态没有明显规律（图13-1-7）。这种类型心房扑动经快速心房刺激难以转复为窦性心律。

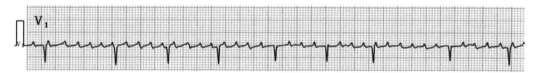

图 13-1-7   不纯性心房扑动

F波形状、振幅，间距不规则，房室传导比例不固定，R-R间期不规则。

三、鉴别诊断

（一）窦性心动过速

呈2 : 1房室传导的心房扑动与窦性心动过速的鉴别要点在于压迫颈动脉窦使心率减慢后，可显露出F波。

（二）房性阵发性心动过速

有些心房扑动的病例，其F波甚似P波，或F波之间存在等电位线，因而难与房性阵发性心动过速相鉴别。倘能在一个以上的导联找到典型的F波，或另加V_{3R}（或食道导联）描记，或者压迫颈动脉窦使心率减慢后再描记，使F波显露出来，则心房扑动的诊断便可确定（表13-1-1）。

表13-1-1   房性阵发性心动过速与心房扑动鉴别表

类别	房性阵发性心过速	心房扑动
年龄	多见于年轻人	中、老年人居多
病因	常无心脏病	绝大多数有器质性心脏病

类别	房性阵发性心过速	心房扑动
房率	160 ~ 220 次 /min	250 ~ 350 次 /min
房波	P 波	F 波
等电位线	有	常无
室率	快，可达 200 次 /min 左右	较慢，一般在 150 次 /min 左右
运动后心率	无改变	可成倍地增加
压迫颈动脉窦	突然中止发作或无改变	可使房室传导减少，室率成倍减少，但房扑不能消失
洋地黄治疗	可直接转为窦律	常变为心房颤动

（三）房室交接区性阵发性心动过速

呈 2 ：1 房室传导的房扑，因其室率为 150 ~ 180 次 /min，有时又可将 F 波误为逆行 P 波，故要与房室交接区性阵发性心动过速相鉴别。鉴别的关键在于找出 F 波。

（四）室性阵发性心动过速

心房扑动合并连续的室内差异传导时，因 QRS 波群宽大畸形，F 波又可混入 QRS 波群或 T 波中，故要与室性阵发性心动过速相鉴别。室内差异传导多发生在室率甚快（一般 > 200 次 /min）的情况下，按压颈动脉窦或服用洋地黄使室率减慢后，不仅 F 波可以显露出来，室内差异传导也可随之消失。室率超过 250 次 /min，则不论 QRS 波群形态如何，常有利于心房扑动的诊断。在室性阵发性心动过速时，按压颈动脉窦对室率无影响。若在快速的 QRS 波群之间发现频率较慢的窦性 P 波，或出现心室夺获及室性融合波，则支持室性阵发性心动过速的诊断。心房扑动合并束支传导阻滞或预激综合征时，也要与室性阵发性心动过速相鉴别。

（五）伪差

震颤性麻痹、膈肌扑动及心电图机伪差，虽可出现类似 F 波的波形，但仔细观察仍可在 QRS 波群前的固定位置上发现 P 波。

四、临床意义

心房扑动几乎见于病理情况，常见于各种类型的器质性心脏病，如急性心肌梗死、心肌缺血，也可见于肺栓塞、急性感染、低氧血症等。心房扑动多为一过性，也可能为持久性，当心房扑动持续时间长，伴快速心室率时，可引起心功能不全及血流动力学改变。如发生于二尖瓣狭窄，主动脉瓣狭窄或心肌病患者，可诱发或加重心力衰竭。预激综合征并发心房扑动时，有诱发心室颤动的危险性。

第2节　心 房 颤 动

一、概述

心房颤动是常见的极速型房性快速心律失常。在心电图上主要表现为P波消失，代之以波形不同，间距不等，方向各异，波幅大小不一致的颤动波（即f波），等电位线消失，在房室传导功能正常时心室律绝对不规则。

多数心房颤动患者有器质性心脏病。冠心病、高血压、风湿性心脏病所致的心房颤动占其总数的75%。扩张型、肥厚型心肌病及围生期心肌病均可发生心房颤动。房间隔缺损患者年龄越大，心房颤动发生率越高，大于50岁者发生率50%以上。5%的预激综合征患者有心房颤动。在甲状腺功能亢进症患者中，心房颤动的发生率12%～77%，心脏手术、病态窦房结综合征、忧虑、劳累、吞咽等也可引起心房颤动。

心房内传导束或心房肌的缺血性损害、炎症、纤维化、梗死、心房扩大与肥大、心房内压力增高等是产生心房颤动的病理学基础。目前对心房颤动的发生机制提出了不少学说，以下4种最为流行：一是环行运动学说，由Lewis等提出，普遍得到国际上认可。Lewis等人用电流刺激哺乳类动物的心房肌，引发房性快速心律失常，在右房上部、下腔静脉入口处有环行径路连续传导，构成母环。折返激动在母环运动过程中，快速地、不规则地发出子波，激动沿各部心房肌，形成心房颤动。二是多发性折返学说，心房颤动由前一心搏所诱发，并在心房内引起多发性折返激动。折返激动运行于心房内的各个部位，可为大折返，也可是多发性微折返。即使是某一处折返现象中断，其余各部仍在持续不断地折返。心房内快速多发性折返，形成形态和频率不同的快速的心房颤动波。三是局灶性快速激动学说，临床上经常观察到心房颤动由房性期前收缩、房性心动过速或心房扑动转变而来，提示四者之间在发生机制上有着密切的联系，有可能都是房性异位起搏点自律性异常增高所致。对于局灶性心房颤动提出两种机制：一种是病灶发放出房性期前收缩，房性心动过速或心房颤动，同时参与心房颤动的发生与维持。这种心房颤动的心电图表现虽不像房性心动过速那样规则，但相对整齐，频率较房性心动过速快。另一种是病灶发放出短阵触发的房性心动过速诱发心房颤动，但不参与心房颤动的维持，心电图表现为典型的心房颤动。四是多源快速激动学说，心房内存在多个异位起搏点，各起搏点以自身的节律和速率发放激动，在心房内相互干扰、互相竞争形成心房颤动。

心房颤动根据 f 波粗细分为 3 型：一是粗波型心房颤动：凡 f 波振幅大于 0.10mV 者，称为粗波型心房颤动。一般 f 波振幅在 0.25mV 以上，个别达 0.90mV，此型多见于风湿性心脏病、甲状腺功能亢进症。多为新近发生的心房颤动。电击复律或药物治疗疗效较好，恢复窦性心律以后复发心房颤动的发生率低。二是细波型心房颤动：凡 f 波振幅 ≤ 0.10mV 者，称为细波型心房颤动，有时 f 波纤细到难以辨认，易被误诊为其他心律失常。三是隐匿性心房颤动：持续数年或数十年的慢性心房颤动患者，由于存在心房肌的弥漫性病变，心房颤动的波幅极其细小，甚至在心电图上看不到心房颤动的 f 波。只有记录食道导联心电图或心房电图才发现心房颤动的 f 波。

二、心电图特征

（一）f 波的特点

心电图上 P 波消失，代之以一系列连续、快速、不规则的心房激动波，频率为 350 ~ 600 次 /min，在 Ⅱ、Ⅲ、aVF 和 V_1 导联最为明显（图 13-2-1）。f 波振幅可为粗颤波，也可为细颤波。

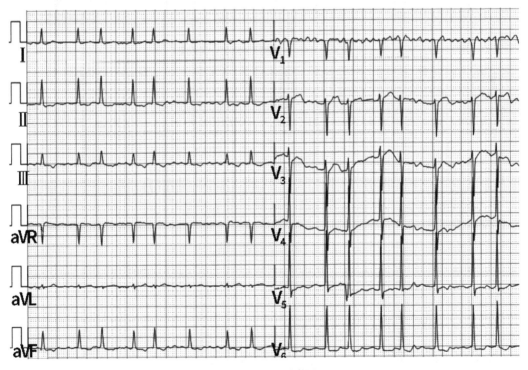

图 13-2-1　心房颤动

f 波的大小、形态、间距均不一致，在 V_1 导联最明显，R-R 间期不等。

（二）f 波的房室传导

心室律不规则是心房颤动的主要特征。这与不规则的心房激动、房室结的不应期和传导速度以及隐匿性房室传导等多种因素有关。但是，在心房颤动的基础上，间断或连续出现规则的心室激动，则需考虑下列一些情况：一是房室分离，心房为颤动节律，心室律为房室交接区性或室性心动过速，两者在房室交接区发生干扰脱节。二是心房颤动伴有高度房室传导阻滞，绝大多数 f 波未能下传心室，房室传导几乎完全阻滞，心室率缓慢，伴有频发的房室交接区性逸搏或室性逸搏，逸搏周期较长而且固定，通常大于 1.5s，反复出现可靠性更大。有时虽然存在长达 1.5s 以上的心室停搏，但平均心室率并不慢，经常超过 50 次 /min，不能诊断高度房室传导阻滞，只能诊断心房颤动伴长间歇（图 13-2-2）。三是心房颤动伴完全性房室传导阻滞（图 13-2-3），当所有 f 波均不能下传至心室，心电图表现为心房颤动伴缓慢而匀齐的心室律。心室律为房室交接区性或室性逸搏心律，前者 QRS 波群形态与 f 波下传的 QRS 波群近似，频率一般在 40 ~ 60 次 /min，后者 QRS 波群宽大畸形，频率在 20 ~ 40 次 /min。

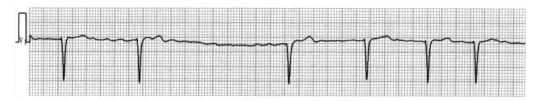

图 13-2-2   心房颤动伴长 R-R 间期

患者老年女性，冠心病，基础心律为心房颤动，平均心室率 70 次 /min，偶见 > 1.5s 的长间歇。

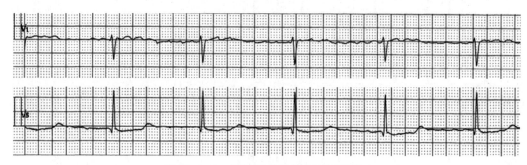

图 13-2-3   心房颤动伴三度房室传导阻滞

患者老年男性，冠心病，动态心电图示：V₁、V₅ 导联同步记录，基础心律为心房颤动，V₁ 导联有明显颤动波，
R-R 间期绝对规则，心室率 45 次 /min，为房室交接区性逸搏心律。

（三）心房颤动的心室内传导

1. QRS 波群正常

室内传导正常时，QRS 波群时限 < 0.11s。

2. 伴时相性室内差异性传导及蝉联现象

在心房颤动时，由于长短周期的存在，可出现呈右束支传导阻滞图形或左束支传导阻滞图形的室内差异性传导，QRS 波群时限常 ≤ 0.12s。室内差异性传导可以连续出现，需与室性心动过速区别。这种连续出现呈右束支传导阻滞图形或左束支传导阻滞图形也可能是束支的蝉联现象（图 13-2-4）。

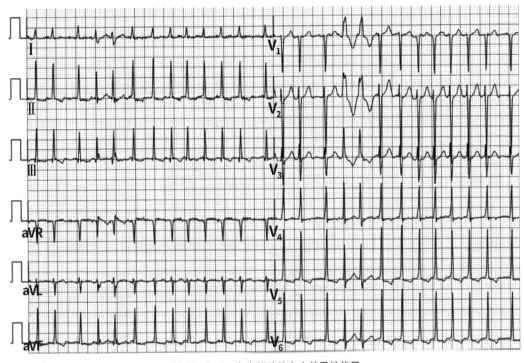

图 13-2-4　心房颤动伴室内差异性传导

图为 12 导联同步记录，基础心律为心房颤动，第 4、5 个 QRS 波呈右束支传导阻滞型室内差异性传导，为前长周期所诱发。

三、鉴别诊断

（一）期前收缩

多源性房性期前收缩时，因 P' 波形态不一，貌似心房颤动。但前者每一个 QRS 波群前一般都有一个 P' 波（虽然 P' 波形态各异）。

心房颤动合并间歇性室内差异传导时，也可出现"提前的"宽大畸形的 QRS 波群，这就和室性期前收缩极为相似。两者的鉴别常很困难，但具有重要的临床意义。心房颤动应用洋地黄者，若合并室内差异传导，常提示用量不足；若合并室性期前收缩，则常表示洋地黄过量。两者的鉴别见表 13-2-1。

表 13-2-1　心房颤动伴室内差异传导与室性期前收缩的鉴别

鉴别点	心房颤动伴室内差异传导	室性期前收缩
室率	多较快	多较慢

鉴别点	心房颤动伴室内差异传导	室性期前收缩
前一 R-R 间隔	长	可短可长
提前程度	较早，但不固定	常有固定的联律间期
QRS 波群形态	常呈右束支阻滞图形，起始向量正常（V_1 为 rSR' 型）	不一定（V_1 多为 QR 或 qR），波形模糊，多有切迹
QRS 波群变化	因前一 R-R 间隔长短不同或提前程度不同而畸形程度不一致	均为同一图形或为多形性
类代偿间歇	无	有
与洋地黄治疗的关系	常为洋地黄不足	常为洋地黄过量

（二）房性阵发性心动过速

如果房性P波或f波清楚，则两者的鉴别甚易。但心室率极快的心房颤动，其R-R间隔可较规则，若此时f波又细小，则易误诊为室上性阵发性心动过速；反之，房性阵发性心动过速可因不规则房室传导（如房室传导阻滞）而使R-R间隔不规则，若此时P波细小或因室率过快而辨认不出P波，则可能误为心房颤动。快速型心房颤动常需洋地黄治疗，而房性阵发性心动过速伴房室传导阻滞则常是洋地黄中毒的表现。可见，两者的鉴别甚为重要。鉴别时，要结合病史，对照以往描记的心电图，观察运动或按压颈动脉窦对心率的影响等方面进行全面分析。必要时，可选用特殊导联或按压颈动脉窦的同时加以描图，以显露P波或f波。

（三）阵发性室性心动过速

心房颤动合并连续的室内差异传导、束支传导阻滞或预激综合征时，因其QRS波群宽大畸形，故要与心房颤动合并阵发性室性心动过速或单纯的阵发性室性心动过速相鉴别。

心房颤动合并室内差异传导时，心室率极快且节律不齐，QRS波群常呈右束支阻滞图形；减慢心室率（如压迫颈动脉窦）可使室内差异传导消失或使f波显露出来。阵发性室性心动过速发作的第一个QRS波群是提前的且常有固定的联律间期，室律较匀齐，发作终止后有一个代偿间歇，可出现室性融合波，发作间歇期可出现同源性室性期前收缩。压迫颈动脉窦对室性阵发性心动过速无影响。

心房颤动合并束支传导阻滞（图13-2-5）或预激综合征时，也要与阵发性室性心过速相鉴别。在前者，QRS波群形态一般并不因R-R间隔长短而变化，均表现为同一的宽大畸形的QRS波群，心电图上可见束支传导阻滞或预激的特点（这些特点可能只间歇地出现）。如能辨认出f波，或心房颤动发生前描记的心电图即已存在束支传导阻滞或预激综合征，则对诊断极有帮助。如出现心室夺获或室性融合波，则支持阵发性室性心动过速的诊断。此外，心房颤动合并束支阻滞或预激综合征的患者，一般病程较长，而阵发性室性心动过速则病程较短。

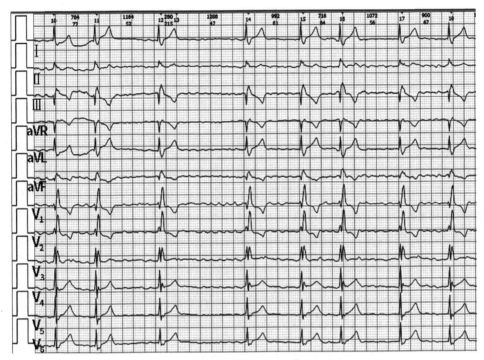

图 13-2-5　心房颤动伴完全性右束支传导阻滞

图为 12 导联同步记录，主导节律为心房颤动，QRS 波群呈完全性右束支传导阻滞。

（四）心房扑动

当心房扑动呈不规则传导，室率又很快，F 波因受 T 波影响而形态不典型时，易误为心房颤动。此时应选用 F 波较明显而 T 波又较低平的导联，在按压颈动脉窦的同时进行描记，以显露 F 波。

（五）伪差

有时，心电图机故障、肌肉颤动等引起的波形酷似 f 波，若此时 P 波又低平，则易误为心房颤动。但其室律是规则的。仔细观察仍可发现 P 波。相反，有时粗大的 f 波或 U 波很像 P 波，此时可能将心房颤动误诊为房性或窦性心动过速。但仔细观察，可发现这些"假 P 波"的形态、间隔互不相同，室律亦不匀齐。

四、临床意义

心房颤动往往发生于器质性心脏病的患者，如风湿性心脏病二尖瓣病变，心肌病、高血压病及甲状腺功能亢进等，还有少部分的心房颤动患者没有器质性心脏病和导致心房颤动的因素，称为特发性或孤立性心房颤动。未经治疗的心房颤动多伴有较快的心室率，可加重原有的心脏病变，诱发心肌缺血及心力衰竭。当心房颤动持续48h以上左心房内便可形成血栓，随时脱落引起血栓栓塞并发症。

第3节　心室扑动

心室扑动（简称室扑）是严重的心律失常，多发生于器质性心脏病患者，心室扑动是介于室性心动过速与心室颤动之间的心律失常，为极快而规则的心室收缩，心电图表现为连续而匀齐的、形态规则、振幅相等的心室波动，在心电图上无法分辨QRS波群及ST段和T波。每个扑动波由圆钝的上升段和下降段组成，形态似正弦波，形态和幅度基本相似，频率为180～250次/min。心室扑动常常是一个短时间的过渡阶段，极少数可发作终止而恢复原来的自身心律，大部分迅速转为心室颤动（图13-3-1）。

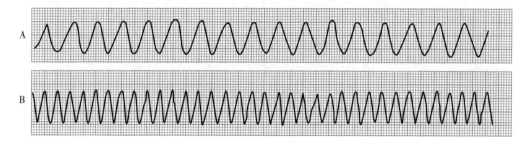

图13-3-1　心室扑动

A、B为心室扑动波，形态似正弦波，形态和幅度基本相似。

心室扑动容易反复发作，每次发作持续数秒或1～2min。心功能好者扑动波的振幅较高，可转为室性心动过速或窦性心律，扑动波的振幅低、频率慢者，很快会转为心室颤动而猝死。

第4节　心室颤动

一、概述

心室颤动，简称室颤，指心室肌丧失协调一致的收缩功能，呈现一种快而微弱且混乱的颤动状态，是一种极其严重的心律失常，可导致心源性猝死。也常是临终前常见的心律失常。其病因常见于严重的器质性心脏病、药物中毒或过敏、低温麻醉、电击、溺水、窒息等。临床症状包括意识丧失、呼吸停顿、阿-斯综合征发作或猝死。

目前认为，多个环形折返的形成、单个高频率的折返环或单个快速释放激动的位点都能诱发心室颤动。其次，局部自律性增高，复极化结束之前出现的早期后除极（early after depolarization，EAD）和复极化结束后出现的延迟后除极（delayed after depolarization，DAD）也是心室颤动形成的基质，两者主要提供关键性的期前兴奋，诱发折返活动而引起折返性心室颤动。

二、心电图特征

心室颤动在心电图上表现为QRS-T波群完全消失，代之以频率为250～500次/min的形状各异、大小不等、极不规则的波群，即室颤波（图13-4-1），颤动波的振幅大于0.5mV为粗颤，而细颤的振幅小于0.5mV。在心室颤动的初期，室颤波的振幅较大，以后幅度逐渐减小，粗颤的患者容易除颤成功，如抢救无效，最终将变为等电位线，提示心脏电活动消失。

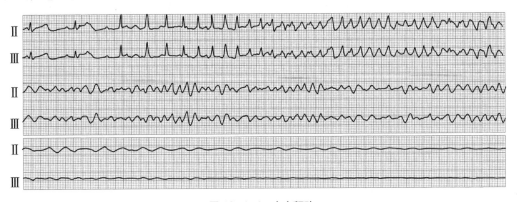

图 13-4-1　心室颤动

图为连续记录，心室颤动，颤动波幅度逐渐减小，最终将变为等电位线，提示心脏电活动消失。

三、临床意义

心室颤动一旦发生，患者很快出现脑缺氧，意识丧失，呼吸停止，心室颤动持续4～6min，引起不可逆的大脑损害，8min内若缺乏生命支持治疗措施，复苏和长时间存活几乎不可能，故应立即终止心室颤动。

（刘　芳　罗　丹　安俊华）

第 14 章

室性心动过速

第1节 概 述

室性心动过速是指起源点位于希氏束分支处以下，连续3个或3个以上（程序刺激引起连续6个以上），频率大于100次/min心动过速，称为室性心动过速。

室性心动过速的发生率为2.7%，动态心电图检出率约为7%。90%室性心动过速在器质性心脏病基础上发生，约有10%的室性心动过速无明显器质性心脏病的证据，称为特发性室性心动过速。室性心动过速的分类复杂，根据发生机制，室性心动过速可分为折返性室性心动过速、触发活动性室性心动过速、自律性增高性室性心动过速；根据发生的持续时间，室性心动过速分为非持续性室性心动过速（＜30s）、持续性室性心动过速（＞30s或虽＜30s，但伴明显血流动力学障碍需要终止）、无休止性室性心动过速（心动过速反复发作，占总心搏10%以上）；根据QRS波群形态分为单形性室性心动过速、多形性室性心动过速、双向性室性心动过速；根据发作形式分为阵发性室性心动过速、非阵发性室性心动过速、反复发作性室性心动过速；根据室性心动过速起源部位分为肌性室性心动过速、分支性室性心动过速；根据病因分为特发性室性心动过速、器质性室性心动过速等。

室性心动过速共同的心电图特征有：①心室率多数在100～250次/min，持续性室性心动过速的频率多数在180次/min左右；②持续性单形性室性心动过速的R-R间期一般是规则或相对规则的，R-R间期之差一般少于0.02s，但多形性室速的R-R间期可极不规则；③QRS波群宽大畸形，多数时限＞0.12s，其前无P波，其中一半以上的病例超过0.14s，但起源于高位室间隔或束支的室性心动过速QRS波时限可小于0.12s；④心室激动（R波）与心房激动（P波）的关系可表现为房室分离、室房1∶1传导或室房部分传导（文氏型或其他类型的室房传导）。由于室性心动过速时QRS-T波群显著增宽，P波往往难以辨别，仅1/4的室性心动过速可找到P波；⑤心室夺获或室性融合波；⑥70%的室性心动过速电轴左偏（−90°～−30°），其余的病例中50%为电轴右偏（90°～270°），另一半正常（图14-1-1、图14-1-2）。

室性心动过速的预后主要包括如下几方面：①室性心动过速反复发作；②心源性猝死；③室性心动过速长时间反复发作可导致心脏的组织学和病理生理学发生类似于心肌病的改变，即心动过速性心肌病，其临床表现为心脏扩大、心功能下降。

室性心动过速的预后大多不佳，但与心动过速的类型及基础心脏病有关。持续性单形性室性心动过速大多发生在心肌梗死之后，如果心动过速发作时的血流动力学稳定，则心源性猝死的发生率相对较低。非持续性室性心动过速的预后取决于心功能状况和病因。多形性室性心动过速的患者常常提示有较为严重的心肌病变，一旦心动过速发作常常伴有明显的血流动力学紊乱，心源性猝死的发生率相对较高。特发性室性心动过速的预后一般较好，国内有学者报道连续观察了11年而心脏仍无明显异常表现。但有少数患者心动过速发作时发生晕厥和低血压，甚至发生心源性猝死。腺苷敏感性室性心动过速的预后大多良好。大多数患者可长期生存而经有效的抗心律失常治疗后无明显症状，但也有少数患者仍有心动过速发作，有的甚至发生心源性猝死。

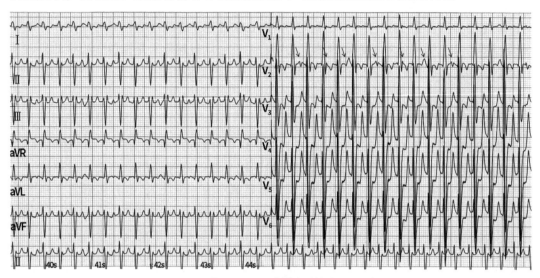

图 14-1-1　室性心动过速

图示宽 QRS 波群心动过速，心室率 208 次 /min，V$_2$ 导联可见窦性 P 波（箭头所示），心房率 110 次 /min，呈房室分离。

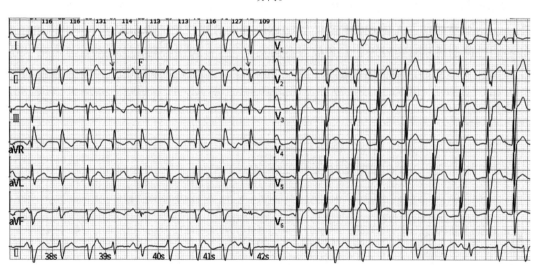

图 14-1-2　室性心动过速

图示宽 QRS 波群心动过速，有窦性夺获（箭头所示）及室性融合波（F）。

第2节 加速性心室自主心律

加速性心室自主心律，又称非阵发性室性心动过速、加速性室性逸搏心律、加速性室性自搏心律、缓慢的室性心动过速、心室自主性心动过速等，是指位于心室的异位节律点自律性增高而接近或略微超过窦性起搏点的自律性而暂时控制心室的一种心动过速。

一、发生机制

加速性室性自主心律的发生机制主要是心室自律灶的自律性增高。其发生是逐渐的，即"温醒"（warm-up）现象，其偶联间期比一般的室性期前收缩长。加速性心室自主心律的频率一般不超过120次/min，大多是单形的（单灶），也有多形的（多灶），一般持续时间不长（多为数分钟以内）。终止也是缓慢的，即"冷却"（cool-down）现象，或者以窦性心律加速，超过室性心律而终止，也可能室性心律减慢，让位给窦性心律而终止。

二、心电图表现

加速性心室自主心律的心电图特征：①宽大畸形的QRS波群连续出现3个或3个以上，QRS波群的前面无恒定的P波；②QRS波群的节律规整，频率为60～100次/min；③心动过速的持续时间较短，大多数患者的发作为4～30个心搏；④心动过速常常以舒张晚期的室性期前收缩或室性融合波开始，有时以室性融合波结束，并随之过渡到窦性心律；⑤部分QRS波群之后可见逆行性P波；⑥室性心动过速可与窦性心律交替出现（图14-2-1、14-2-2）。

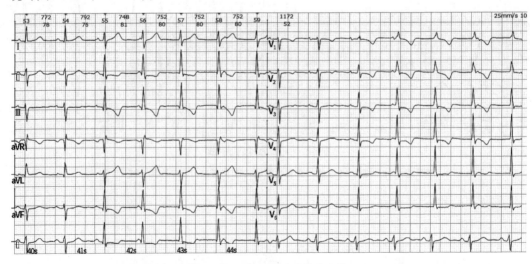

图14-2-1 加速性心室自主心律

图示第3～7个宽QRS波群为加速性心室自主节律，频率80次/min，形成短阵性干扰房室脱节。

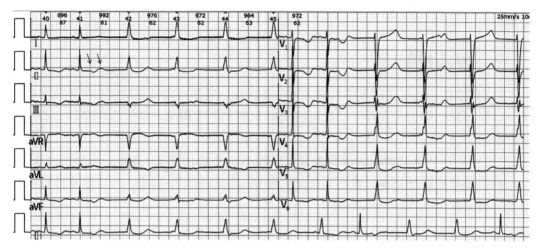

图 14-2-2 加速性心室自主心律

图示成对房性期前收缩未下传（箭头所示），后出现的宽 QRS 波群为短阵加速性心室自主节律，频率 62 次 /min。

加速性心室自主心律可分为四型：①Ⅰ型（等率型），其频率与原窦性频率相近，二者常交替出现，常伴有心室夺获及室性融合波，其心率为 52 ~ 100 次 /min，心室率较匀齐，临床症状不明显；②Ⅱ型（室性逸搏型），常在一个较长的间歇后以室性逸搏开始，其心率为 50 ~ 80 次 /min，心室率多慢而匀齐，偶伴室性期前收缩或三度房室传导阻滞；③Ⅲ型（室性期前收缩型），以室性期前收缩或室性融合波开始，其心率为 78 ~ 114 次 /min，心室率多快而不匀齐，常由慢到快，多在一个长间歇后终止，多伴有频发多源性室性期前收缩和（或）短阵性室性心动过速，偶有并发心室颤动，特别是心室率由慢变快者；④Ⅳ型（混合型），室性期前收缩型兼等率型或逸搏型，均伴有多源性室性期前收缩，其中部分伴室性心动过速、心室颤动。

三、临床意义

加速性心室自主心律本身一般预后良好，偶尔可蜕变为心室颤动。其预后关键取决于原发病。

第 3 节 单形性室性心动过速

单形性室性心动过速的 QRS-T 波群形态完全相同，在 12 导联同步心电图上都显示出这种特征。

冠心病尤其是陈旧性心肌梗死是单形性持续性室性心动过速最常见的病因。其他病因有致心律失常性右室发育不良、扩张型心肌病、束支折返性心动过速及特发性室性心动过速。

一、发病机制

单形性室性心动过速的发生机制大多数是折返，室性心动过速能被程序刺激诱发和终止、程序刺激能引起室性心动过速的周期重整和拖带现象，是折返性室性心动过速的证据。

自发的室性激动或被引入的刺激进入室性心动过速的折返环路内，发生快速折返，产生折返性室性心动过速。在折返环路上激动的出口方向一致者，产生单形性折返性室性心动过速。

二、心电图表现

（一）心电图特点

（1）连续3次或3次以上的室性期前收缩。

（2）心室率为140～180次/min。R-R间期80%是规则的，或几乎是规则的，相差＜0.02s；其余的或因有心室夺获而呈现不规则或本来就不规则（R-R间期相差0.025～0.05s）。

（3）心动过速的联律间期与单源性室性期前收缩的联律间期相等。

（4）发作终止后的长间歇相当于室性期前收缩之后的代偿间歇。

（5）P波与QRS波群无固定关系，形成房室分离。P波频率多数较慢，常埋于QRS-T波中。偶见室性激动逆传心房，逆行P波位于QRS波群之后。

（6）可出现室性融合波及心室夺获（图14-3-1、图14-3-2）。

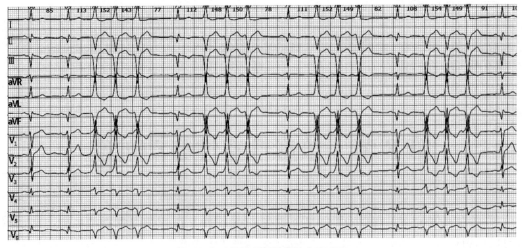

图14-3-1 短阵单形性室性心动过速

图示窦性心律，可见短阵形态一致的连续3个室性期前收缩，Ⅱ、Ⅲ、aVF有异常Q波。

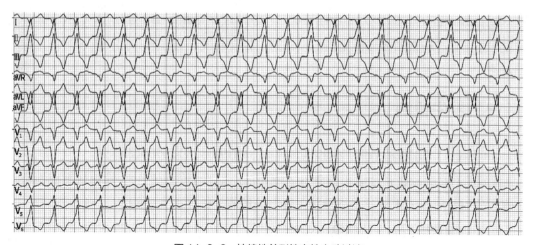

图 14-3-2　持续性单形性室性心动过速

图示各导联 QRS 波群形态一致的室性心动过速。

（二）单形性室性心动过速分型（按持续时间）

1. 非持续性（短阵型）单形性室性心动过速

常表现为重复 3～7 次的室性快速心律，最多数秒钟（每次＜30s）即恢复窦性心律。其发生机制可能是来自良性的束支内大循环折返。

2. 持续性单形性室性心动过速

特点为反复发作，突发骤停。在两次发作之间有较长的休止期，发作持续时间长（每次＞30s），可达数分钟或数天，易造成一定的血流动力学障碍。

三、临床意义

非持续性（短阵型）单形性室性心动过速一般不具有危险性，而持续性、频率在 200 次/min 以上的单形性室性心动过速危害性大，是目前射频消融术的主要对象。

第 4 节　多形性室性心动过速

多形性室性心动过速是指在任何心电图记录导联显示室性心动过速伴连续变化的 QRS 波群形态、节律不规则，频率＞200 次/min 并持续 10 个心搏以上者，包括多种临床类型，其预后恶劣，容易转为心室颤动。

根据多形性室性心动过速的原因、发病机制、心电图特点及治疗不同，可分为三类，即伴发于 Q-T 间期延长的多形性室性心动过速（又称尖端扭转型室性心动过速），伴发于正常 Q-T 间期的多形性室性心动过速，以及伴发于极短联律间期的多形性室性心动过速。

一、发生机制

（一）Q-T 间期延长的多形性室性心动过速的发病机制

伴发于 Q-T 间期延长的多形性室性心动过速，即是通常所称的尖端扭转型室性心动过速，分为长间歇依赖型、儿茶酚胺（肾上腺素能）依赖型和中间型。

1. 长间歇依赖型的发病机制

长间歇依赖型多形性室性心动过速主要发生于获得性 Q-T 间期延长综合征患者，常见病因有：①电解质紊乱（低钾血症、低镁血症）；②药物作用（如抗心律失常药、某些抗生素、三环类抗抑郁药等）；③心动过缓（如三度房室传导阻滞、窦房结病变等）；④液体蛋白质饮食；⑤自主神经不平衡；⑥中枢神经系统病变（如颅内损伤、蛛网膜下腔出血等）。其发生机制一是 Q-T 间期延长使心室复极离散度增大，引起多环路或不规则折返；二是心动过缓、使用 Q-T 间期延长药物、低钾、低镁等情况诱发早期后除极和触发效应。

2. 儿茶酚胺依赖型的发病机制

儿茶酚胺依赖型多形性室性心动过速主要见于先天性 Q-T 间期延长综合征患者，其发生机制是由于心室交感神经不平衡，儿茶酚胺刺激使已经存在的兴奋性差异增加，并使不应期缩短，产生折返所致。部分学者认为与早期后除极有关。

（二）正常 Q-T 间期多形性室性心动过速的发病机制

正常 Q-T 间期多形性室性心动过速的病因大多见于冠状动脉疾病，少数可由其他病因如心肌病、心室肥厚、二尖瓣脱垂等引起。发病机制尚未完全清楚，一些人认为由心脏多发病灶所致；另一些人提出与局部传导阻滞及多个折返径路有关，使冲动循不同径路传导，形成多形性室性心动过速，并非心肌复极异常。本类多形性室性心动过速可用电生理实验诱发，也提示属于折返机制，并认为可能与局部传导延迟有关。

（三）极短联律间期的多形性室性心动过速的发病机制

极短联律间期的多形性室性心动过速的病因不明，有少数病例心肌活检示心肌炎症，但例数太少，其性质难以确定。确切的发病机制不清楚，根据室性期前收缩发生极早，心肌尚处于绝对不应期，钠通道处于失活状态，此时钙离子最为活跃。因此，推测发生机制与早期后除极引起的触发活动或慢钙离子流引起的折返有关。临床上作用于钠通道的 I 类抗心律失常药治疗无效，而对钙通道阻滞药极为敏感，似乎也支持上述观点。

二、心电图表现

（一）Q-T 间期延长的多形性室性心动过速的心电图特点

1. 长间歇依赖型心电图特点

（1）室性心动过速呈发作性，常由 500 ~ 700ms 的长联律间距室性期前收缩诱发，亦可由一长一短间歇诱发（即长间歇后的提早心搏引起发作）或长间歇后心搏显示 Q-T 间期延长，T 或 U 波增宽、增大，随后室性心动过速发作。室性心动过速节律不规则，频率为 200 ~ 250 次 /min。

（2）QRS 波群极性及振幅呈进行性改变，使 QRS 波群呈围绕等电位线扭转的形态。

（3）基础心律时 Q-T 间期延长，T 或 U 波增宽、增大。

（4）可自发终止，也可进展为心室颤动。

（5）偶可演变为持续性单形性室性心动过速（图 14-4-1、图 14-4-2）。

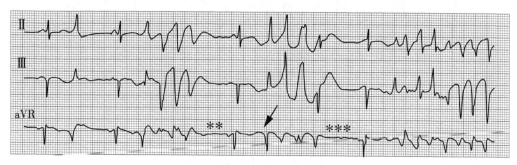

图 14-4-1　长间歇依赖型多形性室性心动过速

图示室性心动过速 QRS 波群形态多变，发作前均有一个长 R-R 间歇，窦性节律的 Q-T 间期延长。

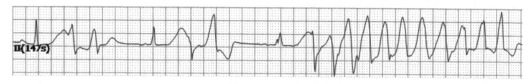

图 14-4-2　长间歇依赖型多形性室性心动过速

图示室性心动过速 QRS 波群围绕基线扭转，呈长间期依赖室性节律，Q-T 间期延长。

2. 儿茶酚胺依赖型心电图特点

本型多形性室性心动过速的心电图表现与长间歇依赖型相同，但多形性室性心动过速发作并非由长间歇及长联律室性期前收缩诱发，而与儿茶酚胺水平升高如情绪激动、运动、应激反应或使用交感神经兴奋药有关，呈儿茶酚胺依赖表现。通常当心率增快至某一水平即可发作（图 14-4-3）。

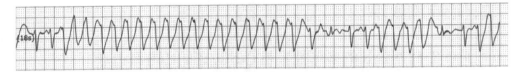

图 14-4-3　儿茶酚胺依赖型多形性室性心动过速

患者运动后心悸、晕厥。行平板运动检查中诱发多形性室性心动过速。

（二）正常 Q-T 间期多形性室性心动过速的心电图特点

正常 Q-T 间期多形性室性心动过速心电图的 QRS 波群形态与 Q-T 间期延长的多形性室性心动过速相同，但发作前及发作间歇时窦性心律的 Q-T 间期和 T 波、U 波形态均正常，室性异位心律的联律间距不长（图 14-4-4）。

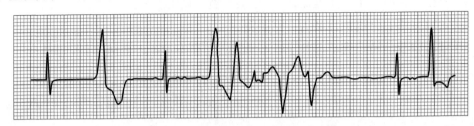

图 14-4-4　Q-T 间期正常多形性室性心动过速

患者室性心动过速 QRS 波群形态多变，窦性心律 Q-T 间期正常。

（三）极短联律间期的多形性室性心动过速的心电图特点

极短联律间期多形性室性心动过速心电图的 QRS 波群形态酷似前述的尖端扭转型；无论单一或诱发室性心动过速的室性期前收缩均显示极短的联律间期，通常在 0.28 ~ 0.30s；基本心律中 T 波、U 波形态及 Q-T 间期均正常（图 14-4-5）。

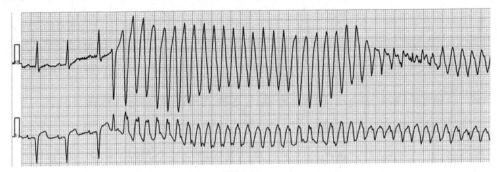

图 14-4-5　极短联律间期多形性室性心动过速

偶联间期为 0.26s 的室性期前收缩诱发多形性室性心动过速。

三、临床意义

多形性室性心动过速是一组恶性室性心律失常，室性心动过速发作不稳定，常可迅速进展为心室颤动，猝死发生率高。积极地清除病因、药物及非药物治疗可降低猝死率。

第 5 节　双向性室性心动过速

双向性室性心动过速是指室性心动过速发作时，心电图在同一导联上 QRS 波群主波方向交替发生正负相反的改变。于 1920 年 Schwensen 首次作为洋地黄中毒的心电图表现而被报告。近年来，越来越多的临床情况能伴发双向性室性心动过速，如严重心肌病，心力衰竭、缺血性心肌病、严重低钾血症、某些毒物中毒（如乌头碱）及原发性心电疾病（如儿茶酚胺敏感性多形性室性心动过速等）。

一、发生机制

双向性室性心动过速的发生机制不清，而折返性、自律性和触发性机制均作为发生机制曾被提出。自律性机制包括室上性或室性机制，室性机制认为激动起源于希浦系统远端的一个局部兴奋灶，激动下传时交替出现左束支的各分支传导阻滞。此外，还有局灶或折返机制等。

新近解释双向性室性心动过速的机制是乒乓机制，该机制认为：①心脏存在两个不同的位点，而触发两个位点发生迟后除极的阈值心率不同；②其中一个位点引发迟后除极的心率低，例如 90 次 /min，另一个位点的阈值心率可能为 110 次 /min ；③当患者窦性心律升高到阈值心率时，则在一次正常的心室激动后，一次迟后除极将触发一次新的动作电位而形成室性期前收缩，甚至是室性期前收缩二联律，待窦性心律再上升到另一位点的阈值心率时，将触发该部位的迟后除极，结果形成双向性室性心动过速；④位于希浦系统两个不同位点的组合有 4 种双位点组合，即右束支和左束支、左前分支和左后分支、右束支和左后分支、右束支和左前分支，最常见的组合是位于左前分支 +左后分支两个位点形成的双向性室性心动过速，其特点则为完全性右束支阻滞伴电轴左偏、右偏交替发生。目前认为乒乓机制比较合理地阐明了双向性室性心动过速的发生机制，同时还说明其可能进展为多形性室性心动过速及心室颤动的机制。

二、心电图表现

双向性室性心动过速的心电图特征：①心率 140 ～ 200 次 /min，也有报道在 120 ～ 150 次 /min，大多心律整齐，少数可不齐，可呈短阵发作，也可呈持续性发作，可反复发作；② QRS 波群宽大畸形，QRS 时限在 0.14 ～ 0.16s，也有 QRS 波群时限等于或小于或稍大于 0.12s ；③心电图上显示 QRS 波群主波方向发生交替变化，即一次向上一次向下；或是在某些导联呈 QRS 波群主波一次较宽一次较窄；或呈现 QRS 波群主波一次较高，一次较低；④双向性室性心动过速并不同时出现在所有导联上，因此一定要记录心动过速时的 12 导联心电图。双向性室性心动过速相对多见于肢体导联，在其他导联上可能是 QRS 波群形态和（或）振幅变化，类似于多形性室性心动过速；⑤无心动过速发作时，心律可为窦性心律、心房颤动，或其他异位心律。有时双向性室性心动过速发作前后或见频率相等或稍慢的单向性室性心动过速，其QRS波群形态与双向性室性心动过速的其中一种QRS波群相同（图14-5-1）。

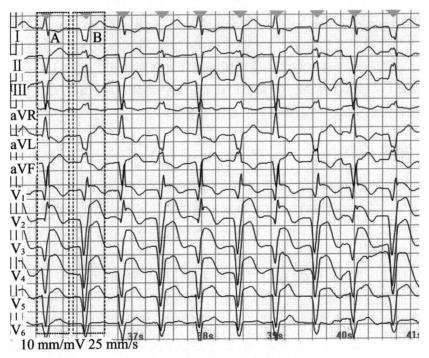

图 14-5-1　双向性室性心动过速

QRS 波群宽大畸形，两种方向不同的 QRS 波群交替出现，R-R 基本规则，心率平均 125 次 /min。患者有风湿性心脏病二尖瓣病变合并心力衰竭，服用洋地黄治疗（引自张文博）。

三、临床意义

双向性室性心动过速是一种严重的心律失常，很容易发展为心室颤动，病死率较高。

第 6 节　特发性室性心动过速

特发性室性心动过速是指发生在无明确器质性心脏病，亦无致心律失常因素存在基础的一种室性心动过速，它包括一组不同类型、对药物和运动或儿茶酚胺反应各异的临床实体，占全部室性心动过速的 10% ~ 15%。文献中报道的"分支室性心动过速""维拉帕米敏感性室性心动过速""右心室室性心动过速""反复单形性室性心动过速""儿茶酚胺敏感性室性心动过速""肾上腺素能敏感性室性心动过速"及"运动诱发性室性心动过速"等均属于特发性室性心动过速的范畴。

目前临床上常根据起源部位,将特发性室性心动过速主要分为流出道室性心动过速和特发性左心室室性心动过速两类。其中特发性流出道室性心动过速多起源于右心室流出道,亦有少数起源于左心室流出道及主动脉瓣瓣上冠状窦区域等部位。右心室流出道室性心动过速占全部特发性室性心动过速的70%。

一、发生机制

特发性室性心动过速的病因迄今并不十分清楚,可能有两类情况:一类可能是心脏结构确实无任何病理改变,称为原发性心电疾病;另一类可能是亚临床型器质型心脏病,但由于疾病隐匿而未被发现,例如隐匿性冠心病、高血压、运动员心脏、轻度的二尖瓣或三尖瓣脱垂、隐匿性心肌病和心肌炎及局部的解剖、生化和代谢异常等。有学者对24例特发性室性心动过速患者进行有创检查,发现约70%的患者存在心室活动异常和轻度血流动力学改变,表现为终末舒张压升高或心室容量或室壁运动异常,认为患者心室功能和(或)心室结构均有轻度损伤。还有学者采用核磁共振技术发现,在排除了致心律失常右室心肌病之后,有70%左右的右心室流出道室性心动过速患者有右心室解剖学的异常,包括脂肪组织替代、退行性增厚、运动减低或心室壁变薄等。

右心室流出道室性心动过速发生的主要机制是触发活动。触发活动由环磷酸腺苷(cyclic adenosine monophosphate,cAMP)介导的延迟后除极所引起,对腺苷敏感。cAMP的兴奋活动使肌浆网的钙呈震荡样释放,造成细胞内钙超载,从而介导了这一触发活动。也有部分病例可能为折返机制。

特发性左心室室性心动过速发生的主要机制是折返,发生在周围的浦肯野系统。亦可能为触发活动或自律性异常。

二、心电图表现

(一)特发性右心室流出道室性心动过速的心电图表现

1. 心动过速时的心电图表现

QRS波群较宽,多在0.14 ~ 0.16s,呈左束支传导阻滞图形,其速率为150 ~ 260次/min。I导联QRS波群较小,aVL导联总为负向波,而II、III、aVF导联呈正向大R波。额面电轴与室性心动过速起源部位有关。起源于流出道近间隔时,I导联QRS波群负向,额面电轴右偏;起源于流出道游离壁近三尖瓣环部位时,I导联QRS波群向上呈正向波,电轴正常;起源于以上两个部位之间时,I导联QRS波群振幅小,电轴不偏或轻度右偏。胸前V_1 ~ V_6导联振幅逐渐增大,多在V_3 ~ V_5导联R/S > 1,室性心动过速起源越高(离肺动脉瓣越近)或偏向流出道右侧游离壁,则胸前导联R/S移行越早,即在V_3导联R/S > 1;起源点越低或接近流出道间隔部,R/S移行越晚,至V_4或V_5导联才呈 R/S > 1。心动过速发作形式可表现为两种，一是阵发性持续性单形性室性心动过速，持续时间 > 30s（图 14-6-1）；二是非持续性反复性单形性室性心动过速，可表现为无休止性室性心动过速，可在短阵室性心动过速之间夹有数个窦性搏动（图 14-6-2）。

2. 平时心电图

窦性心律时心电图正常，无 ST-T 改变，无 Epsilon 波。常可见到与室性心动过速同形的室性期前收缩。

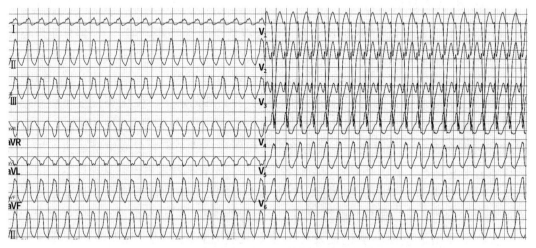

图 14-6-1　右室流出道特发性持续性室性心动过速

室性心动过速频率 230 次 /min，Ⅰ 导联 QRS 电压低，aVL 呈 QS 型，Ⅱ、Ⅲ、aVF 导联 QRS 波群呈单向高大 R 波，胸导联左束支传导阻滞图形。

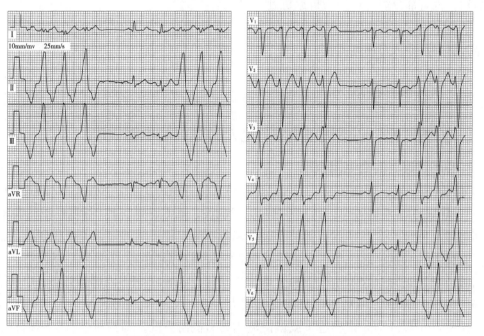

图 14-6-2　非持续性反复单形性室性心动过速

室性心动过速反复短阵发作，之间夹有数个窦性搏动。

（二）左心室特发性室性心动过速的心电图表现

1. 心动过速时心电图表现

呈右束支传导阻滞图形伴电轴左偏或极度右偏（另有一种少见的表现为右束支传导阻滞伴电轴右偏，可能起源于左心室游离壁或折返环位于左心室游离壁）。Ⅰ、Ⅱ、Ⅲ导联主波可一致向下；或Ⅰ导联主波向上，Ⅱ、Ⅲ导联主波向下。V_1 导联呈 R、Rr'、RsR' 或 rSR' 等形态。胸前导联 $V_1 \sim V_6$ 导联的 S 波逐渐加深，通常 V_6 导联的 R/S < 1。室性心动过速发作持续数小时、数日、数周或数月（图 14-6-3）。

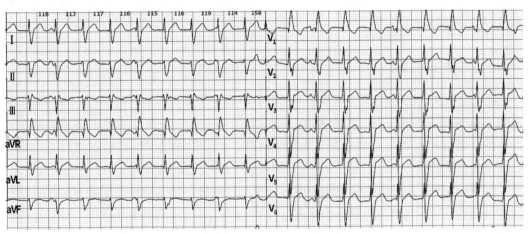

图 14-6-3 左心室特发性室性心动过速

患者男性，23 岁。宽 QRS 波群心动过速，可见房室分离。QRS 波群形态呈右束支传导阻滞图形伴电轴极度右偏，Ⅰ、Ⅱ、Ⅲ导联主波一致向下，V_1 呈 rSR' 型，V_6 导联 R/S < 1。

2. 平时心电图

窦性心律时心电图正常。少见同形室性期前收缩。

三、临床意义

特发性室性心动过速的预后一般良好，绝大多数能很好控制及随访中不出现器质性心脏病。有不少患者可长期不用药，且有的特发性室性心动过速可完全消失。射频消融术可根治特发性室性心动过速，成功率能达 90% 以上。

第 7 节　束支折返性室性心动过速

束支折返性室性心动过速是一种恶性心律失常，其发病率占室性心动过速的 6%，在特发性心肌病患者可诱发出的持续性单形性室性心动过速中占41%。

临床根据希浦系的折返激动把束支折返性室性心动过速分为三型：①Ⅰ型，即典型的束支折返性室性心动过速，激动由右束支前传，左束支逆传。心动过速发作时呈左束支传导阻滞图形。此型最常见，约占束支折返性室性心动过速的98%；②Ⅱ型，也称分支型束支折返性室性心动过速，其折返由左束支的前、后分支组成。心动过速发作时由于右束支的蝉联现象，不参与折返环，所以呈右束支传导阻滞图形；③Ⅲ型，为罕见型束支折返性室性心动过速，与Ⅰ型相反，其折返激动是经由左束支前传，右束支逆传，呈现右束支传导阻滞图形。可见于右束支不应期短于左束支时，或右束支传导存在裂隙现象时。

一、发生机制

束支折返性室性心动过速多见于扩张型心肌病伴严重心力衰竭的患者，也可见于缺血性心肌病及心脏瓣膜病、埃布斯坦（Ebstein）畸形及肥厚型心肌病的患者，甚至无器质性心脏病的患者。无论患者有无基础疾病，束支折返性室性心动过速的本质仍为心脏传导系统的病变，且以希氏束–浦肯野系统（his-purkinjesystem,HPS）的病变为主。

心内电生理研究表明，在窦性心律时，束支折返性室性心动过速患者常可见希浦系的传导延迟，表现为P-R间期延长或束支传导阻滞。当适时的室上性激动下传，正遭遇一侧束支的不应期，则循另一侧束支缓慢下传，激动心室后再沿着阻滞侧束支逆传回希氏束，若可继续循另一侧束支下传并持续存在，则形成折返性心动过速。此时，希氏束（至少其远端）、双束支、浦肯野纤维及部分心室肌构成折返环路。

二、心电图表现

体表心电图无法记录到希氏束电位和束支电位，且束支折返性室性心动过速在体表心电图上缺乏特异性表现，所以心电图无法确诊束支折返性室性心动过速。但是，体表心电图可以提供疑诊为束支折返性室性心动过速的一些特征：①近期或既往基础心律时，有希浦系传导异常的表现，如P-R间期延长、束支传导阻滞等；②心动过速发作时呈明显的室房分离；③心动过速发作时QRS波群增宽，时限＞0.14s；④心动过速发作时的QRS波群呈束支或分支传导阻滞图形（图14-7-1）。

三、临床意义

束支折返性室性心动过速是一种严重的恶性心律失常，易发生晕厥或猝死，病死率高。射频导管消融根治束支折返性室性心动过速后，病死率明显下降。但其最终的预后取决于原发心肌病的性质和发展，扩张型心肌病合并束支折返性室性心动过速者预后不良。

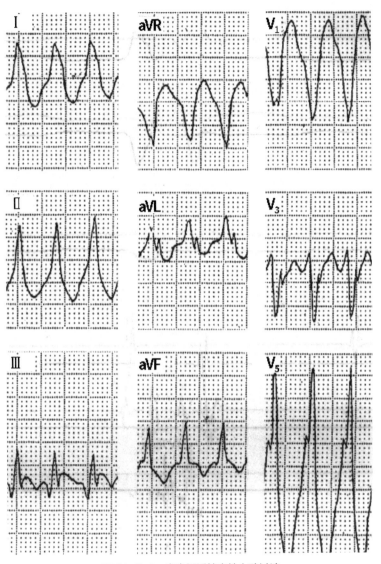

图 14-7-1 束支折返性室性心动过速

扩张型心肌病患者，心动过速发作时 QRS 波群时限 0.18s，呈左束支传导阻滞图形。

（安俊华　王福军　尹春娥）

第 15 章

被动性异位节律

第1节 逸 搏

在正常情况下，由于窦性频率较低位节律点的频率快，因而整个心脏的节律活动总是受窦房结控制。当窦房结因某种原因而不能产生激动或激动产生太慢，或因传导障碍而使窦性激动不能下传时，自律性较低的潜在起搏点（如房室交接区）就会以其固有的频率发放激动，引发心脏的除极活动，形成被动性异位心律。偶然发出一、二次被动性异位激动称为逸搏，连续三次以上的逸搏则称为逸搏心律。按起搏部位不同，可将逸搏与逸搏心律分为房性、房室交接区性与室性三种。其中以房室交接区性最为常见。被动性异位心律的持续时间可短可长，有时甚至可以永久存在。逸搏和逸搏心律常见于窦性心动过缓、显著的窦性心律不齐、窦性静止、窦房传导阻滞、房室传导阻滞以及期前收缩的代偿间歇之后。被动性异位心律是一种继发性心律失常，它本身是一种生理性保护机制，可以防止心脏停搏。

一、房室交接区性逸搏

（一）房室交接区性逸搏的心电图特点

（1）在较长的心搏间歇之后出现一个QRS波群，其形态与窦性QRS波群相同或相似（图15-1-1）。

（2）每次逸搏与前一基本心律的QRS波群的时距（逸搏周期）相对恒定。

（3）延缓出现的QRS波群（逸搏）与P波的关系可能为：①QRS波群前出现逆行P波（P_{II}、P_{III}、P_{aVF}倒置，P_{aVR}直立），P'-R间期＜0.12s，或QRS波群之后出现逆行P波，R-P'间期＜0.20s；②QRS波群前后均无P波；③若QRS波群前面出现窦性P波，则P-R间期＜0.12s（常＜0.10s）；此外，窦性P波亦可出现在QRS波群之后。

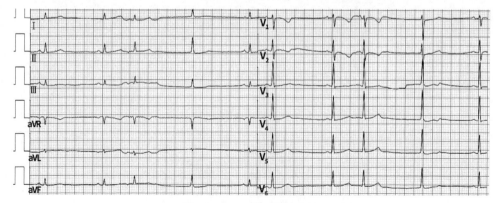

图15-1-1 房室交接区逸搏

显著窦性心动过缓，房性期前收缩后出现房室交接区逸搏，房室交接区逸搏QRS波群与窦性下传QRS波群形态略有差异。

房室交接区性逸搏是一种被动性搏动，它势必要在较长的心室停搏（1.0～1.5s或以上）之后才会出现。房室交接区性逸搏的激动沿正常途径下传，故其QRS波群与窦性QRS波群相同或相似。当合并束支阻滞、预激综合征或非相性室内差异传导时，逸搏的QRS波群也可发生变形。由于房室交接区起搏点以其固有的频率发放激动，故逸搏与前一基本心律的QRS波群的时距是相对固定的（有时也可略有差异）。

房室交接区性逸搏可伴有逆行P波，也可因房室交接区存在逆传阻滞或逆行P波与QRS波群相重叠而看不到逆行P波。如果房室交接区存在完全性下传阻滞，则只有一个逆行P波而无QRS波群。逆行P波与QRS波群的关系不仅与激动起源部位有关，更主要的还取决于房室交接区性激动逆传和下传的速度。上传速度较快则逆行P波在QRS波群之前，下传速度较快则逆行P波在QRS波群之后，若上传与下传速度大致相同，则逆行P波与QRS波群相重叠。

（二）房室交接区性逸搏的鉴别诊断

1. 房室交接区性期前收缩

房室交接区性期前收缩系提早出现的异位搏动，其R-R'间期短于窦性周期。

2. 室性逸搏

当房室交接区性逸搏伴有非相性室内差异传导时，其QRS波群酷似室性逸搏，致使两者的鉴别较为困难。一般而言，在特长的间歇后出现的畸形QRS波群多为室性逸搏，若出现室性融合波，则更可肯定为室性逸搏。合并束支传导阻滞的房室交接区性逸搏，其QRS波群亦可畸形，此时对照基本心律的QRS波群形态，便可明确诊断。

3. 其他心律失常

如在窦性心动过缓伴窦性心律不齐时，若房室交接区性逸搏的QRS波群紧接于窦性P波之后，容易误诊为窦性心搏，但其P-R间期＜0.12s，说明窦性P波与QRS波无关。又如房室交接区性阵发性心动过速合并二度传出阻滞时，可因出现长的R-R间期而误诊为房室交接区性逸搏，但此时长的R-R间期与基本心律的R-R间期呈整倍数关系。

二、房性逸搏

房性逸搏较为少见，多在窦房传导阻滞或房性期前收缩后发生。其心电图特点是：在较长的心搏间歇后出现一个与窦性P波形态不同的P'波；P'-R间期＞0.12s；QRS波呈室上型（图15-1-2）。

房性逸搏P波的形态取决于激动起源部位。起源于心房上部则与窦性P波相似，起源于心房下部则为逆行P波。偶尔，房性逸搏可与窦性激动形成房性融合波。不论房性逸搏P波起源于何处，其P'-P间期均＞0.12s，等于或略短于窦性P-R间期。房性逸搏的QRS波群一般为室上型，有时也可因合并束支传导阻滞而变形。有时，房性逸搏与房室交接区性逸搏（或室性逸搏）可并存于同一份心电图上。

三、室性逸搏

室性逸搏较少见。其心电图特点是：在较长的心搏间歇之后，出现一个宽大畸形的QRS波群，时限≥0.12s；逸搏的QRS波群前无与之相关的P波（图15-1-3）；室性逸搏可与窦性或房室交接区性激动形成室性融合波。

室性逸搏的QRS波群多数是宽大畸形的。但起源于室间隔高位的室性逸搏，其QRS波群呈室上型，此时和房室交接区性逸搏的鉴别就甚为困难。偶尔，室性逸搏性激动可以上行传入心房而引发逆行P波。室性逸搏前绝不会有与之相关的P波；若其前有窦性P波，则P-R间期＜0.12s（即窦性P波与逸搏无关）。

各种逸搏的临床意义主要取决于原发疾病及原发性心律失常的性质。

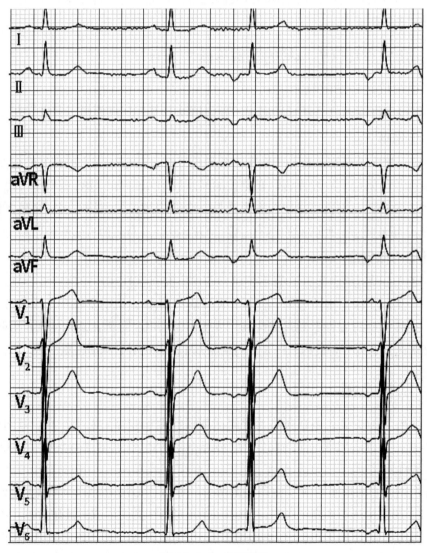

图 15-1-2　房性逸搏

窦性心动过缓，房性前期收缩后出现房性逸搏，P' 波在 Ⅱ、Ⅲ、aVF 倒置，P'-R 间期 0.16s。

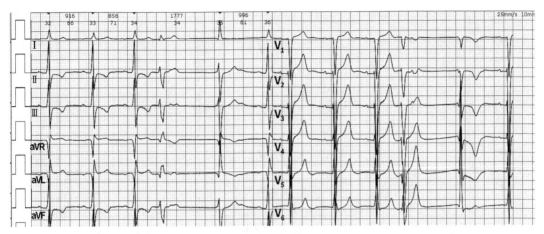

图 15-1-3　室性逸搏

室性期前收缩长间歇后第一个宽大畸形的 QRS 波群为室性逸搏，频率 34 次 /min。

第 2 节　逸搏心律

一、房室交接区性逸搏心律

房室交接区性逸搏连续发生 3 次以上，称为房室交接区性逸搏心律。其心电图特点是：室律缓慢而匀齐，频率为 40 ～ 60 次 /min；QRS 波群一般呈室上型（图 15-2-1）；QRS 波群与 P 波的关系可为：①QRS 波群前后伴有或不伴有逆行 P 波，如有逆行 P 波，则 P⁻-R 间期＜ 0.12s，或 R-P⁻ 间期＜ 0.20s；②QRS 波群前无窦性 P 波，或虽有窦性 P 波，但 "P-R" 间期＜ 0.12s。

房室交接区性逸搏心律相当稳定，一般不因运动、情绪激动或按压力颈动脉窦而发生变化。伴有传出阻滞时，房室交接区性逸搏心律可很不规律。房室交接区性逸搏心律起源于房室交接区，激动沿正常途径下传到心室，故其 QRS 波群形态与窦性者相似。但也可因伴有束支传导阻滞或非相性室内差异传导而发生变形。房室交接区性逸搏心律时，房室交接区的激动可能只控制心室，而心房则为窦性（或房性）激动所控制，形成房室脱节。

房室交接区性逸搏心律常见于心肌炎、冠心病、风湿性心脏病等。一般为暂时性；持久的房室交接区性逸搏心律，常提示心肌受损。

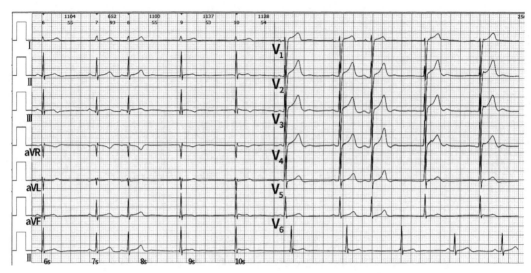

图 15-2-1 房室交接区性逸搏心律

窦性心动过缓，房性期前收缩后可见短阵房室交接区性逸搏心律。

二、房性逸搏心律（冠状窦性心律、左心房心律）

房性逸搏心律的心电图特点是：连续出现 3 次以上房性逸搏；房性 P 波的形态取决于激动起源部位，房性逸搏心律频率一般为 50 ～ 60 次 /min 或稍多，节律一般匀齐，也可因"起步"现象或节律点在房内移动而不匀齐；P'-R 间期＞ 0.12s；QRS 波群一般为室上型，也可因合并束支传导阻滞或室内差异传导而变形（图 15-2-2）。

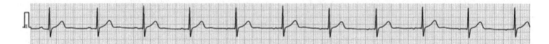

图 15-2-2 房性逸搏心律

基本节律为窦性心动过缓，第 3 个 P' 波（为房性融合波）开始出现房性逸搏心律，频率 56 次 /min。

冠状窦心律与左房心律都属于房性逸搏心律。冠状窦心律的心电图特点是：P 波为逆行型（P_{II}、P_{III}、P_{aVF} 倒置，P_{aVR} 直立，在 I、aVL 及 V_5 导联 P 波多直立），但 P'-R 间期≥ 0.12s。关于这种心律的发生机制有两种解释：①认为这种心律起源于冠状窦口附近；②激动起源于房室交接区，同时伴有一度下行性房室传导阻滞，因而 P'-R 间期≥ 0.12s。冠状窦心律可见于洋地黄过量、急性风湿热、冠心病、高血压心脏病等，偶尔可见于心脏正常者。

激动起源于左房的逸搏心律，称为左房心律。其心电图特点是：P_I、P_{II}、P_{III}、P_{aVF}、V_2 ～ V_6 倒置，P_{V1} 呈圆尖形——即起始部低而钝圆（代表左房去极），后半部高尖（代表右房去极）。若激动起源于左房右后部分，则 P_{V1} 可平坦、双向或直立，但 P_{V4} ～ $_{V6}$ 应倒置。P_{V1} 的特殊形态及 P_{V6} 倒置是诊断左房心律的重要依据，也是与冠状窦心律不同之处（图 15-2-3）。

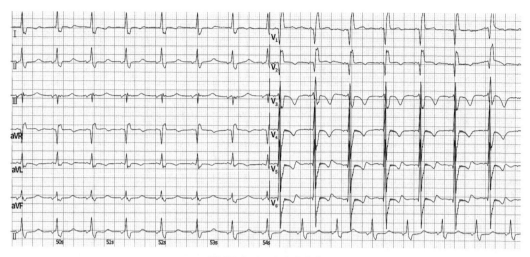

图 15-2-3　左心房心律

图中 I 、 II 、 III 、 $V_1 \sim V_6$ 导联 P' 波倒置。

三、房室交接区内游走心律及"窦-房-结"游走心律

游走心律是指控制心脏活动的起搏点位置不固定。起搏点可在窦房结内游走，也可在房室交接区内游走，或在窦房结、心房及房室交接区之间游走。

（一）房室交接区内游走心律

起搏点在房室交界区的上、中、下部游走时，心电图有如下特点：逆行 P 波与 QRS 波群的关系不固定，即逆行 P 波交替地出现于 QRS 波群之前、中、后。若逆行 P 波在 QRS 波群之前，则 P$^-$-R 间期 < 0.12s；若逆行 P 波在 QRS 波群之后，则 R-P$^-$ 间期 < 0.20s。

（二）"窦-房-结"游走心律

起搏点游走于窦房结、心房及房室交接区之间，称为"窦-房-结"游走心律。其本质是一种显著的窦性心律不齐。当窦性频率减慢到一定程度时，心房或房室交接区便会发出逸搏性激动。"窦-房-结"游走心律的心电图特点是：在同一导联内，P 波的大小、形态、方向及 P-R 间期均随着心率的快慢而改变。当起搏点由窦房结逐渐转移至心房、房室交接区时，心率逐渐减慢，窦性 P 波也逐渐变为逆行 P 波，P-R 间期 > 0.12s 渐转缩短至 < 0.12s；反之，当起搏点由房室交界区逐渐转移至心房、窦房结时，心率就逐渐加快，P 波由倒置逐渐变为直立，P-R 间期由 < 0.12s 逐渐延长至 > 0.12s（图 15-2-4）。

"窦-房-结"游走心律的发生与迷走神经张力有关。当迷走神经张力增高时，窦房结受抑制，起搏点由窦房结移向房室交接区；当迷走神经张力降低时，起搏点又由房室交接区逐渐转移到窦房结。有时，房性期前收缩暂时地抑制了窦房结，也可诱发"窦-房-结"游走心律，甚至可由窦房结突然游走至房室交接区。"窦-房-结"游走心律可见于正常人，一般无重要临床意义。

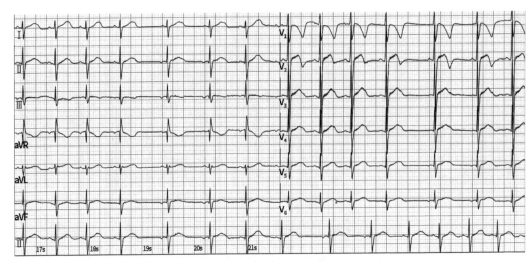

图 15-2-4 "窦 – 房 – 结"游走心律

在 II 导联，P 波的大小、形态、方向及 P-R 间期均随着心率的快慢而改变。

四、室性逸搏心律

室性逸搏连续出现 3 次以上，称为室性逸搏心律。其心电图特点为：室率缓慢，20 ~ 40 次 /min（平均 30 次 /min）；R-R 间隔匀齐（有时也可不匀齐）；QRS 波群宽大畸形，QRS 波群时间≥0.12s（图 15-2-5）。

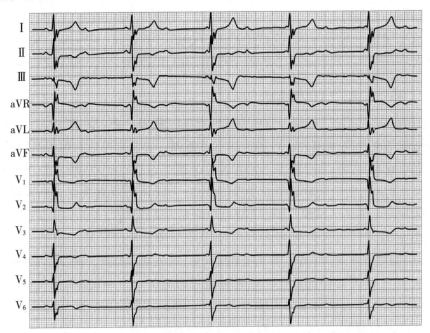

图 15-2-5 室性逸搏心律

基本心率为窦性心律，P-R 不固定，呈房室分离，为三度房室传导阻滞。宽大畸形的 QRS 波群频率 33 次 /min，为室性逸搏心律。

　　室性逸搏心律的出现表示窦房结及房室交接区起搏点均受到高度抑制，或房室传导发生了严重障碍。多见于完全房室传导阻滞，偶尔在窦性静止或窦性心动过缓时亦可见到。血钾过高、洋地黄或奎尼丁中毒是引起室性逸搏心律的常见原因。室性逸搏心律患者易发生心室停搏及心室颤动。

　　室性逸搏心律要与合并室内差异传导或束支传导阻滞的房室交接区性逸搏相区别，因为两者均呈现宽大畸形的 QRS 波群。一般说来，室性逸搏心律的频率更慢，也较少出现逆行 P 波。如出现室性融合波，则可肯定为室性逸搏心律。房室交接区性逸搏心律合并束支传导阻滞时，窦性夺获的 QRS 波群形态呈同一的束支传导阻滞的图形；如为室性逸搏心律，则窦性夺获的 QRS 波群形态呈室上型。心率较快（50 次 /min）而 QRS 波群形态呈束支传导阻滞图形者，多为房室交接区性逸搏心律合并束支传导阻滞。

（安俊华　施　琼　田君华）

第 16 章

心脏传导阻滞

心脏传导阻滞可发生在窦房交接区、房内、房室交接区、室内，分别称为窦房传导阻滞、房内传导阻滞、房室传导阻滞、室内传导阻滞。

第1节　窦房传导阻滞

由于窦房结周围组织的病变，使其发出的激动在窦房结与心房肌之间发生传导延缓或传导中断的现象称窦房传导阻滞，也是一种传出阻滞。窦房传导阻滞可分成一度、二度及三度，二度又可分为Ⅰ型（文氏型）和Ⅱ型（莫氏型）。但体表心电图仅能对二度窦房传导阻滞做出确切的诊断。

一、二度Ⅰ型窦房传导阻滞

二度Ⅰ型窦房传导阻滞的心电图表现：①必须是窦性心律、窦性P波；②P-P间期逐渐缩短，直至脱落而出现长P-P间期（渐短突长），周而复始；③长P-P间期小于最短P-P间期的2倍；④窦房传导比例常为3：2、4：3、5：4等，可固定或不固定。以上为典型文氏型窦房传导阻滞心电图表现（图16-1-1）。临床上可见不典型二度Ⅰ型窦房传导阻滞，与窦性心律不齐难以鉴别。

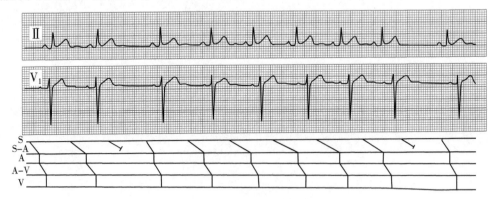

图 16-1-1　二度Ⅰ型窦房传导阻滞

心电图示 P-P 间期逐渐缩短，直至出现长 P-P 间期，周而复始反复出现，为典型的二度Ⅰ型窦房传导阻滞。上下两行非同步记录（引自吴祥主编《心律失常梯形图解法》，2006）。

二、二度Ⅱ型窦房传导阻滞

二度Ⅱ型窦房传导阻滞的心电图表现：①在规律的窦性P-P中偶尔或反复出现长P-P间期；②长P-P间期是基本窦性P-P间期的整数倍；③窦房传导比例可为3：2、4：3、5：4等（图16-1-2）。

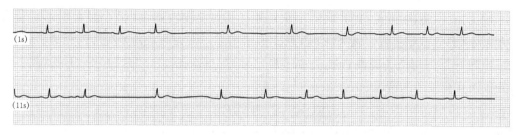

图 16-1-2　二度 II 型窦房传导阻滞

患者男性，51 岁。摔伤致腹痛 8h 入院。临床诊断：闭合性腹部脏器损伤，急性弥漫性腹膜炎，感染性休克。上下两行为 II 导联连续记录：可见长、短两种 P-P 间期，长 P-P 间期是短 P-P 间期的 2 倍，为二度 II 型窦房传导阻滞。

第 2 节　房内传导阻滞

正常窦性激动沿三条结间束下传至房室结，同时沿房间束从右房传至左房。当结间束及/或房间束发生传导障碍时，称房内传导阻滞。根据阻滞程度可分为完全性和不完全性房内传导阻滞。房内传导阻滞多见于病理情况如冠心病、高血压心脏病等。

一、不完全性房内传导阻滞

不完全性房内传导阻滞的心电图表现：①必须是窦性心律、窦性 P 波；②P 波形态和/或时限变动时 P-P、R-R、P-R 恒定，而且排除体位、呼吸影响发生的正常变异；③固定性或间歇性出现类似于"二尖瓣型 P 波"或"肺型 P 波"，即 P 波增宽≥0.12s，呈双峰，峰间距＞0.04s，PTF$_{V1}$绝对值增大；P 波高尖（图 16-2-1）。与心房肥大的鉴别在于有无心房肥大的病因、X 线及超声检查有无心房肥大的表现。

二、完全性房内传导阻滞

完全性房内传导阻滞是指左、右心房间或一部分心房肌与另一部分心房肌之间的传导因阻滞而中断。此时，左、右心房或两部分心房肌分别由不同的节律点控制。通常，一侧心房（或一部分心房肌）仍由窦性激动控制，激动亦能下传心室；另一侧心房（或一部分心房肌）则由其自身的节律点控制，但其激动只局限在一侧心房（或一部分心房肌）而不能传出（传出阻滞）。这样，心房内就出现了两个互不干扰的区域（心房分离）。双向阻滞的存在，使两侧心房（或两部分心房肌）的激动不可能在房内相遇而形成房性融合波。心房分离的心电图特点是：出现两组形态与频率互不相同的 P 波（图 16-2-2）。一组为继有 QRS 波群的窦性 P 波；另一组为不继有 QRS 波群的房性 P 波，房性 P 波的频率一般为30～50次/min，P'-P'间隔不很规则，房性P波较窦性P波小且常畸形。若房性P波与窦性P波相重叠，则窦性P波或变形或增大，因为两者并未在房内相遇。偶尔，也可出现一系列房波（房性P波、F或f波）与另一系列房波（房性P波、F或f波）同时并存而互相脱节的情况。

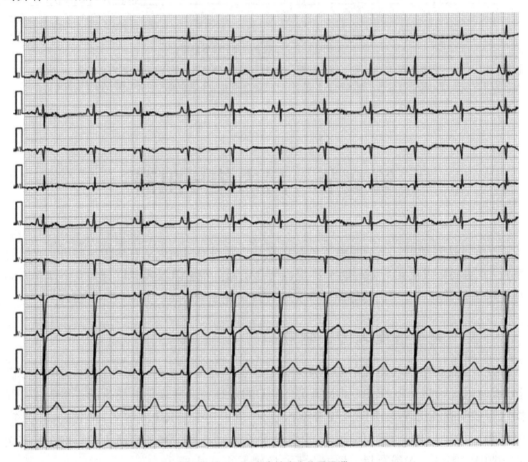

图 16-2-1　不完全性房内传导阻滞

患者男性，78岁，头晕1个月余伴意识障碍半月。临床诊断：多发性脑梗死。心电图示：窦性心律，频率70次/min，P波形态高尖，P-R间期正常。结合心脏B超无心脏肥大，考虑本图P波高尖符合房内传导阻滞心电图改变。

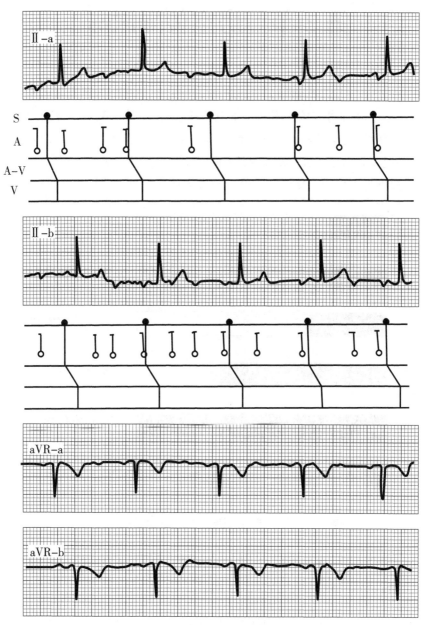

图 16-2-2　完全性房内传导阻滞

图示 Ⅱ、aVR 导联，两条非同步记录。P 波按序出现，外形、时限正常，P-R 间期 0.14s，下传 QRS 波呈 "R"（Ⅱ
导联）。另可见 Ⅱ 导联呈倒置形态、aVR 导联呈直立状的 P' 波，独立于窦性序列以外，自成序列；惟 P'-P' 间距长
短不一，为 0.24～1.28s。P' 波可重叠于窦性 P 波之上，但和窦性 P 波互不影响，并不形成房性融合波，也不能导
致 QRS 波群节律重整。P' 波均未能下传心室，P' 波后并不伴随高频细颤波（引自于心电图专题解读）。

　　呼吸辅助肌（可能为前斜角肌）的肌波，亦可甚似心房分离时的房性异位 P 波。但
此种肌波（伪 P）多见于呼吸困难的病例，暂时停止呼吸（如屏气）可使伪 P 消失。此
外周围电器干扰、电极板松脱等伪差，也可貌似心房分离时的房性异位 P 波。诊断心房
分离时，要注意排除这些干扰因素。此外，心房分离还要与房性并行心律相鉴别。

第3节　房室传导阻滞

由于房室交接区不应期病理性延长或阻断，导致激动在心房至心室之间发生阻滞性传导延缓或传导中断称房室传导阻滞（图16-3-1）。在正常情况下，房室交接区的生理不应期应在心室收缩完毕开始舒张的时候（大约相当于T波之末）结束。因此，即使在心率增快的情况下，落于T波之后的P波仍应下传，其P-R间期也应该正常。如果落于T波之后的P波不能下传或下传延缓，就应考虑为房室传导阻滞。

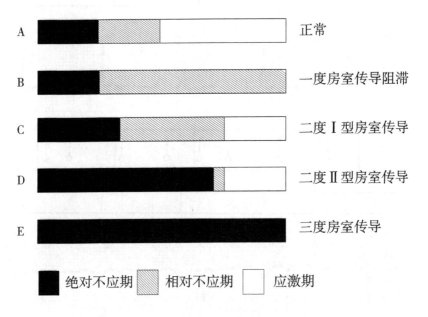

图 16-3-1　一至三度房室传导阻滞时不应期的变化

A：每条横线全长表示一个心动周期，黑色部分表示绝对不应期，淡色部分表示相对不应期，白色部分不应期已过。①正常人，心率60~100次/min时绝对不应期与相对不应期大约相等，两者之和小于心动周期的一半；B：一度房室传导阻滞，绝对不应期无变化，相对不应期可占据心动周期的其余部分或占其大部；C：二度Ⅰ型房室传导阻滞，绝对不应期及相对不应期均程度相等或不等地延长；D：二度Ⅱ型房室传导阻滞，仅在绝对不应期延长；E：完全性房室传导阻滞，绝对不应期占据整个心动周期，因此无相对不应期和应激期。心电图上，P-R间期正常，表现房室传导正常；P-R间期延长，表示相对不应期延长；心室脱漏（P波后无QRS波群）表示绝对不应期延长。

房室传导阻滞多为暂时性或间歇性，少数可为持久性；可以是双向性阻滞（前向与逆向传导均有阻滞），也可为单向性阻滞。房室传导阻滞的程度取决于房室传导系统不应期延长的情况。根据阻滞程度不同，房室传导阻滞可分为三度：①一度房室传导阻滞，全部激动均可下传心室，但传导时间延长；②二度房室传导阻滞，部分激动因阻滞而不能下传心室；③三度房室传导阻滞，全部激动都被阻滞而不能下传心室。一度、二度房室传导阻滞总称为不完全性房室传导阻滞，三度房室传导阻滞又称为完全性房室传导阻滞。三度阻滞不一定要经过一度或二度，有时一经发现便是二度或三度。

房室传导阻滞可发生在心脏传导系统的心房、房室结、希氏束、束支等各个平面上。但仅凭体表心电图一般难以肯定阻滞的确切部位。

一、一度房室传导阻滞

（一）心电图表现

每次心房激动都能下传心室，房室传导时间延长者，称一度房室传导阻滞（仅是指在窦律时出现的 P-R 间期延长，如在异位室上性节律时引起的 P-R 间期延长不应诊断）（图 16-3-2）。阻滞部位可以在心房内、房室结区、希氏束、双束支水平。

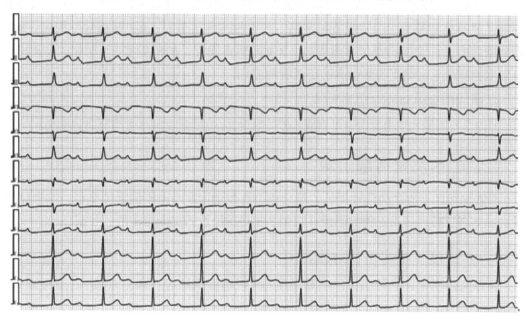

图 16-3-2 一度房室传导阻滞

患者男性，65 岁，临床诊断：胃淋巴瘤、冠心病。基础心律为窦性心律，频率为 60 次 /min，P-R 间期固定且明显延长达 0.52s，诊断一度房室传导阻滞。

在正常心率范围时，成人 P-R 间期＞0.21s，14 岁以下的儿童＞0.18s，可诊断一度房室传导阻滞。不典型时可出现 P-R 间期逐渐延长或长短不一，但 P 波均能缓慢下传心室。同一患者在窦性心律无明显改变时 P-R 间期相差大于 0.04s，排除房室结双径路、旁路及超常传导，亦被认为是一度房室传导阻滞的表现。

（二）鉴别诊断

1. 房室交接区性心律

一度房室传导阻滞时，若心率甚快或 P-R 间期显著延长，则 P 波可隐藏于前一 T 波或 U 波内，或紧跟 QRS 波群之后，很像房室交接区性心律。但仔细观察，前一 T 波或 U 波中可见细小突起或切迹，提示 P 波隐伏其中。不过有时难以肯定是否为逆行 P 波，必要时可进行动态观察，亦可借助于颈动脉窦按压试验或运动试验，使心率减慢或加快后，T、P波常可分开，或使阻滞由一度变为二度而确诊。

2. 干扰性P-R间期延长

出现较早的房性期前收缩或房性阵发性心动过速，其P-R间期可因生理性干扰而延长，但这提前的房性P波常落于T波的后支上；而一度房室传导阻滞时，P波虽落于T波之后，其P-R间期仍延长。有时，紧接期前收缩之后的窦性搏动，亦可出现干扰性P-R间期延长。

3. 等率性房室脱节

P-R间期显著延长的一度房室传导阻滞，其P波可落于S-T段内，P-R间期长于T-R间期，此时要与等率性房室脱节相鉴别。等率性房室脱节时，R-P间期常不固定，R-R间隔则匀齐；而Ⅰ度房室传导阻滞时，R-P间期常固定，如R-P间期有变化，R-R间隔也发生相应变化。动态观察也有助于两者的鉴别。

4. 房内传导阻滞或左房肥大

房内传导阻滞和左房肥大也可造成P-R间期延长，但此时P波显著增宽而P-R段正常。

二、二度房室传导阻滞

房室交接区不应期病理性延长，部分室上性激动因阻滞而不能下传心室，发生QRS波群脱落者，称二度房室传导阻滞。根据P-R间期是否固定分为Ⅰ型、Ⅱ型。

（一）二度Ⅰ型房室传导阻滞

又称文氏现象，典型的文氏现象是指P-R间期逐渐延长，直至脱落1次QRS波群，结束1次文氏周期，以后又开始新的周期。

1. 心电图表现

（1）P-R间期逐渐延长，直至脱落1次QRS波群，结束一次文氏周期，周而复始。

（2）P-R间期延长的量逐渐减少，故R-R间期逐渐缩短。

（3）漏搏引起的长R-R间期小于任何两个短R-R间期的和。

（4）QRS波群时限、形态多正常。

（5）房室传导比例多为3∶2、4∶3、5∶4（图16-3-3）。当文氏周期过长时可出现不典型文氏现象。

2. 鉴别诊断

（1）二度Ⅰ型房室干扰：常见于快速性房性异位心律（如房性心动过速、心房扑动）。这种文氏型传导，乃因心房率太快，来自心房的激动在房室交接区内发生生理性干扰所致。

（2）窦性心律不齐或心房颤动：二度Ⅰ型房室传导阻滞有时可误为窦性心律不齐，

当P波不明显时则易误为心房颤动。但只要注意文氏周期的特点，一般不会混淆。

（3）一度房室传导阻滞伴二度窦房传导阻滞：其特点一是长间歇中既无QRS波群也无P波；二是长P-P间隔恰为短P-P间隔的整数倍（Ⅱ型）或P-P间隔进行性缩短（Ⅰ型）。

（4）窦性心律伴房性期前收缩：二度Ⅰ型3：2房室传导阻滞，要与窦性心律伴房性期前收缩相鉴别。后者的P波是提前的，房性P波形态与窦性P波不同。

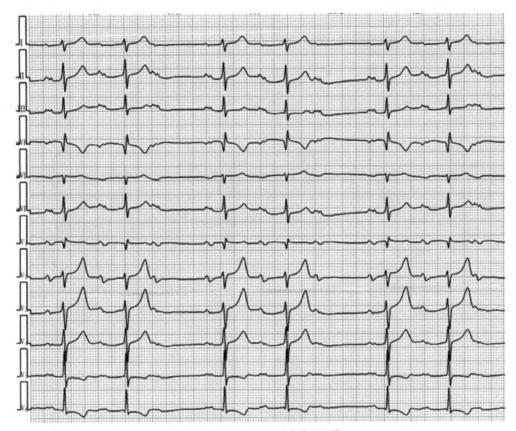

图 16-3-3　文氏型房室传导阻滞

患者男性，61岁。临床诊断：脑梗死，继发性癫痫，风湿性心脏病。查心电图示：窦性心律，频率65次/min，P波增宽达0.12s，呈双峰，峰间距离0.08s，PTF_{V1}= − 0.04mm·s，部分P波脱落，P-R间期逐渐延长，周而复始，呈3：2房室传导，QRS波群形态正常，符合典型二度Ⅰ型房室传导阻滞。

（二）二度Ⅱ型房室传导阻滞

房室传导时间固定伴部分心房激动阻滞性脱落称二度Ⅱ（Ⅲ）型房室传导阻滞。多发生于希氏束下双侧束支系统。

1. 心电图表现

（1）部分心房波因阻滞未下传。

（2）凡下传的P-R间期固定不变。

（3）房室传导比例多为3∶1、2∶1、3∶2等（图16-3-4）。其中2∶1房室传导阻滞（图16-3-5），可能是二度Ⅰ型或者二度Ⅱ型。此时可以描记长时间的心电图，如有连续两个以上的P波下传且伴P-R间期逐渐延长则为Ⅰ型，P-R间期固定则为Ⅱ型。3∶1或以上房室传导阻滞一般又称为高度房室传导阻滞（图16-3-6）。

（4）QRS波群可呈束支阻滞图形，反映希-浦系统远侧受累。

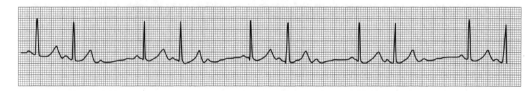

图 16-3-4　二度Ⅱ型房室传导阻滞

基础心律为窦性心律，频率为88次/min，部分窦性P波脱落，但所有下传的P-R间期固定为0.16s，QRS波群形态正常，呈3∶2房室传导。

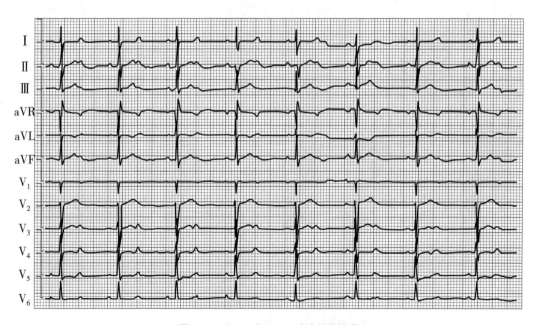

图 16-3-5　二度2∶1房室传导阻滞

患者男性，54岁。临床诊断：冠心病，高血压病，2型糖尿病。12导联动态心电图片段示：窦性心律，频率125次/min，部分P波脱落呈2∶1房室传导，P-R间期为0.14s，QRS波群形态正常。心电图诊断：窦性心动过速，2∶1房室传导阻滞。

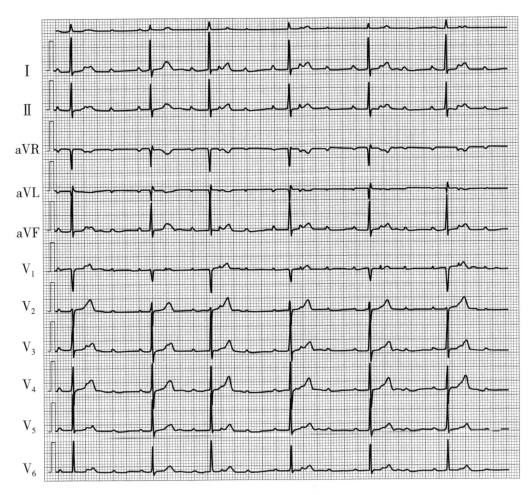

图 16-3-6　高度房室传导阻滞

患者女性，79 岁，头晕 10d 入院。临床诊断：老年性退行性瓣膜病变，高血压病。12 导联同步动态心电图片段示：窦性心律，P-P 间期匀齐，频率 100 次 /min，绝大多数 P 波与 QRS 波群无关，QRS 波群多缓慢而匀齐，频率为 38 次 /min，QRS 波形态正常，仅 R_4 提前出现为窦性下传即窦性夺获。心电图诊断：窦性心律，高度房室传导阻滞，窦性夺获，房室交接区逸搏心律。

2. 鉴别诊断

（1）窦房传导阻滞：二度Ⅱ型房室传导阻滞时，脱落的只是心室激动，在长间歇中仍可见按时出现的窦性 P 波；二度窦房传导阻滞则 P-QRS-T 均缺如。

（2）2：1 房室传导阻滞：有时要与下列情况相鉴别：①窦性心动过缓：2：1 房室传导阻滞时，若未下传的 P 波与 T 波相重叠，则可能误为窦性心动过缓。此时，只要仔细观察各导联（特别是 V_1）T 波形态变化（如双峰、凸起或切迹等），从而发现未下传的窦性 P 波，一般就可确定诊断；②未下传性房性期前收缩呈二联律：2：1 房室传导阻滞合并室性时相性窦律不齐时，要与呈二联律的未下传性房性期前收缩相鉴别。房性期前收缩的 P 波形态与窦性 P 波不同，其提前程度明显，夹有与不夹有 QRS 波群的 P-P

间隔相差显著；而在室性时相性窦律不齐则P-P间隔相差不显著（很少超过0.12s）。运动试验对两者的鉴别也有帮助，运动后房性期前收缩可暂时减少或消失，而2：1房室传导阻滞则可能有阻滞程度的变化。

以上我们讨论了二度Ⅰ型与二度Ⅱ型房室传导阻滞，将两者的不同点列于表16-3-1，以供参考。

表16-3-1 二度Ⅰ型与二度Ⅱ型房室传导阻滞比较

类别	Ⅱ度Ⅰ型	Ⅱ度Ⅱ型
病因	急性心肌炎（特别是风湿性者）、洋地黄中毒、急性下壁心肌梗死、迷走神经张力亢进等	常为原因不明的纤维性变，有时由于心肌梗死
阻滞部位	心房与房室结连接区内	房室束下部或束支
病变性质	多为急性或暂时性病变（如炎症、水肿等），多可恢复	常为广泛的不可逆病变，较难恢复
心电图表现		
房室传导	呈文氏现象，阻滞程度较轻	无文氏特点，阻滞程度较重
QRS波群	一般正常	常增宽，$\geq 0.12s$
下级节律点部位	房室交接区上部	房室束下部或束支
对运动或阿托品反应	阻滞好转，甚至消失	阻滞加重
病程	多为暂时性，很少发展为高度或完全性房室传导阻滞	多为持续性，有时为复发性
预后	如发生也是暂时性的，预后较好	常发展为持续性高度或完全性房室传导阻滞，预后较差

三、三度房室传导阻滞

三度房室传导阻滞又称完全性房室传导阻滞，是指房室交接区有适合传导的条件，而心房激动仍完全不能传导至心室的情况。

（一）心电图表现

（1）P波与QRS波群无传导关系（P-R间期不固定），表现为完全性房室分离，心房率>心室率。

（2）心房节律由窦房结、房性或房室交接区性节律控制。

（3）心室节律由阻滞部位以下的房室交接区性、室性或心室起搏控制。

（4）可出现室性时相性窦性心律不齐即钩拢现象。

（5）诊断完全性房室传导阻滞时，心房率一般不超过135次/min，否则因房室结生理性不应期影响心房激动传导；另外，需要排除干扰因素即心室率要足够慢，一般

＜45次/min，如果＞50次/min难以排除干扰因素。再者，还需要注意逸搏周期的长度，如果逸搏周期＜2倍P-P间期，可能影响P波前传造成干扰性房室分离（图16-3-7、图16-3-8）。

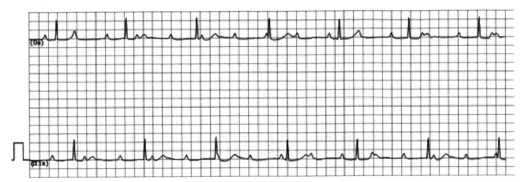

图16-3-7　三度房室传导阻滞，房室交接区逸搏心律

患者女性，48岁，反复头晕3年。Ⅱ导联连续记录示：P-P间期规则，心房率94次/min，R-R间期缓慢匀齐，心室率43次/min，P-R间期不固定，说明P波与QRS波群无关，QRS波群形态正常。心电图诊断：窦性心律，三度房室传导阻滞，房室交接区逸搏心律。

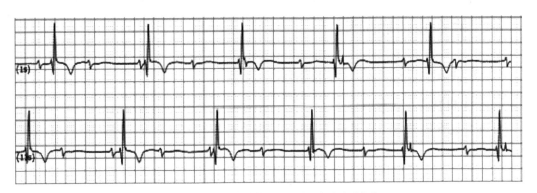

图16-3-8　三度房室传导阻滞，室性逸搏心律

患者男性，77岁，反复头昏、黑矇6年，气促、浮肿2月。本图上下两行为V₁导联连续记录：P-P间期规则，频率60次/min，R-R间期规则，频率33次/min，QRS波群宽大畸形，P波与QRS波没有关系。心电图诊断：窦性心律，三度房室传导阻滞，室性逸搏心律。

（二）鉴别诊断

1. 干扰性房室脱节

干扰性房室脱节时，心室率快于或等于心房率；仔细分析，可见每个心房激动都因落于房室交接区的绝对不应期而不能下传。完全性房室传导阻滞则心房率快于心室率，落于心动周期的任何位置的P波均不能下传。

2. 二度Ⅱ型房室传导阻滞

传导比例固定的二度Ⅱ型房室传导阻滞（如2∶1），其室律亦缓慢而匀齐，但下传的P-R间期固定。完全性房室传导阻滞则P-R间期长短不一。

3. 高度房室传导阻滞

高度房室传导阻滞时，可在相当长的时间内不发生心室夺获。如果心电图记录不够长，就难以与三度房室传导阻滞相鉴别。此时，可根据逸搏心律的快慢和R-R间隔中P波的多少来推测。心室率较快、QRS波群时间正常、R-R间隔中P波较少者，往往是高度房室传导阻滞；而三度房室传导阻滞时，心室激动多起源于房室束分叉以下，心室率多＜30次/min或低于房率的1/5，QRS波群宽大畸形，QRS波群时间≥0.12s。

第4节 室内传导阻滞

室内传导阻滞是指希氏束以下的室内传导系统或心室肌发生传导障碍。可分为左右束支传导阻滞、左束支分支传导阻滞、非特异性室内传导阻滞等。

一、右束支传导阻滞

（一）完全性右束支传导阻滞

1. 产生机制

（1）右束支传导速度显著减慢：左、右束支传导时差＞40ms以上时即可出现右束支传导阻滞。

（2）右束支连续性中断：心脏手术时切断了右束支，造成永久性右束支传导阻滞。

（3）右束支损害：各种器质性心脏病、射频消融手术等引起一过性或永久性右束支传导阻滞。

右束支传导阻滞时，激动通过左束支下传，故室间隔仍由左心室面开始，心室除极的0.06s内QRS波群形态与正常相似，随后左心室除极，而后激动通过室间隔传至右心室。右心室最后除极，因无方向相反的向量抵消，产生较大的朝向右前的终末向量。

2. 心电图表现

（1）QRS波群时限≥0.12s。

（2）右胸导联呈rSr'、rsR'或M型QRS波群，其R'波常高于R波。

（3）I、V_5、V_6导联S波增宽，S波宽于R波或S波＞40ms。

（4）V_1导联呈有切迹的R波时，R波峰时间＞0.05s，而V_5、V_6导联R波峰时间正常。

（5）继发性ST-T改变，即与QRS波群终末向量方向相反，V_1、V_2导联ST段下移，T波倒置，V_5、V_6导联T波直立。

（6）QRS电轴正常或轻度右偏（图 ）。

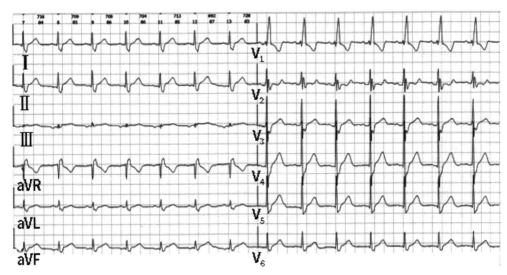

图 16-4-1 完全性右束支传导阻滞

患者男性，71 岁，胸闷、气促 1 个月余。临床诊断：缺铁性贫血、慢性支气管炎并肺气肿。常规 12 导联心电图示：窦性心律，频率 84 次 /min，P-R 间期 0.14s，QRS 波群宽大畸形（由于终末电势增宽导致），时限达 0.14s，V_1 导联呈 rsR′ 型，符合典型完全性右束支传导阻滞。

（二）不完全性右束支传导阻滞

1. 产生机制

除了左、右束支传导时差为 25 ~ 40ms 时即可出现不完全性右束支传导阻滞，其他与完全性右束支传导阻滞基本相同。

2. 心电图表现

图形与完全性右束支传导阻滞基本相同，区别在于不完全性右束支传导阻滞 QRS 波群时限稍窄，小于 0.12s，但大于 0.10s（图 16-4-2）。

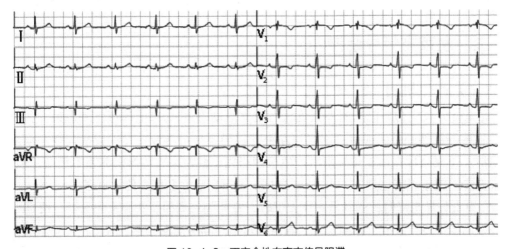

图 16-4-2 不完全性右束支传导阻滞

患者女性，21 岁，发现颈部包块 2 年。临床诊断：颈淋巴结核。常规 12 导联心电图示：窦性心律，频率 73 次 /min，QRS 波群轻度增宽，时限为 0.11s，V_1 导联呈 rsR′ 型，提示存在不完全性右束支传导阻滞。

（三）伪装性右束支传导阻滞

1. 产生机制

右束支传导阻滞因同时存在的其他心电图异常而表现不典型。同时存在的其他心电图异常包括左前分支传导阻滞、左束支传导阻滞、局限性室内传导阻滞、心肌梗死、左心室肥大等。

2. 心电图表现

通常伪装性右束支传导阻滞心电图表现分两种形式，即标准导联伪装性右束支传导阻滞和胸导联伪装性右束支传导阻滞（图16-4-3）。

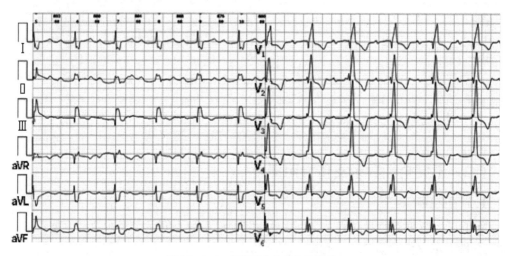

图 16-4-3　伪装型右束支传导阻滞

患者女性，28岁，先天性心脏病术后。心脏彩超显示右心扩大，右室壁肥厚，左心受压。复查心电图示：窦性心律，频率68次/min，P波时限0.11s，P-R间期延长达0.36s，QRS波群宽大畸形，时限为0.14s，V_1导联QRS波呈rsR'型，说明有完全性右束支传导阻滞，本例肢体导联符合典型完全性右束支传导阻滞，但胸导联V_5、V_6呈Rs型，其S波不增宽，不符合典型右束支传导阻滞图形，结合病史及彩超诊断伪装性右束支传导阻滞。

二、左束支传导阻滞

（一）产生机制

完全性左束支传导阻滞时左束支比右束支激动晚40ms以上即可出现左束支传导阻滞。各种器质性心脏病或者手术损伤左束支传导系统可导致一过性或永久性左束支传导阻滞。不完全性左束支传导阻滞产生机制与完全性左束支传导阻滞基本相同，但左、右束支传导时差只需达到25～40ms时即可出现不完全性左束支传导阻滞。

左束支传导阻滞时，激动沿右束支下转，室间隔右侧面及右心室先除极，使QRS波群起始向量即发生改变，指向左方，随后通过室间隔传向左心室，激动在左心室壁内的传导迂回而缓慢，除极时间明显延长，QRS波群最大向量及终末向量均指向左后方。

（二）心电图表现

1. 完全性左束支传导阻滞

（1）QRS波群时限≥0.12s。

（2）左侧导联（V₅、V₆、Ⅰ、aVL导联）QRS波群呈宽而有切迹的R波；右胸导联呈 rS（r波非常小）或QS型。

（3）左侧导联（aVL导联可除外）无正常室间隔性Q波。

（4）QRS波群电轴正常或轻度左偏。

（5）继发性ST-T改变：与QRS波群主波方向相反（图16-4-4）。

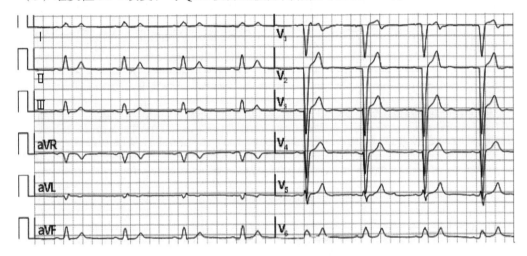

图 16-4-4　完全性左束支传导阻滞

患者男性，68 岁。临床诊断：腰椎间盘突出症。常规 12 导联心电图示：窦性心律，频率 50 次 /min，P-R 间期正常，QRS 波群增宽，时限为 0.15s，Ⅰ、aVL、V₆ 导联呈 R 型，且 R 波顶部有切迹，V₁~V₃ 导联呈 QS 型，伴原发性和继发性 ST-T 改变。符合完全性左束支传导阻滞。

2. 真性左束支传导阻滞

应用以上传统标准诊断左束支阻滞的患者中，部分为假性左束支传导阻滞，即左束支传导并未完全丧失，仍残存一定的传导功能。例如部分患者是因为左束支传导的起始或速率比右束支滞后40ms以上，部分患者是因为存在左室肥厚伴左前分支传导阻滞，心电图上出现左束支传导阻滞图形，实际上患者并不存在左束支传导功能的完全丧失。

为提高心电图诊断左束支传导阻滞的特异性，2011 年，Strauss 提出真性左束支传导阻滞的新概念，在传统诊断标准基础上又新增三条标准：①QRS波群时限：男性≥140ms，女性≥130ms；②QRS波群形态：V₁导联QRS波群呈QS型或rS（r波振幅<1mm）型，aVL导联的Q波振幅<1mm；③QRS波群伴切迹或顿挫：在Ⅰ、aVL、V₁、V₂、V₅、V₆等导联中有两个或两个以上导联QRS波群存在切迹或顿挫（图16-4-5）。真性左束支传导阻滞的诊断一旦成立，提示左束支的传导功能完全丧失。

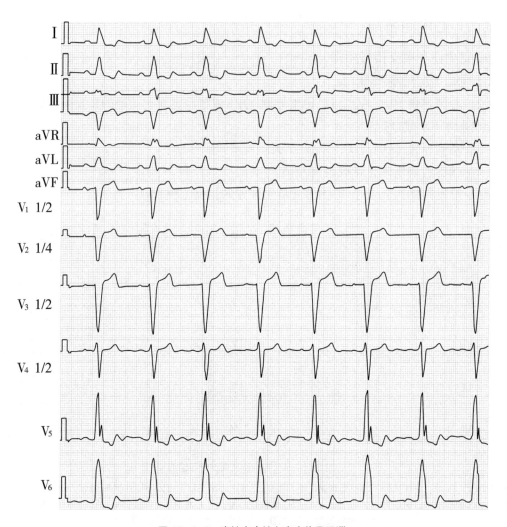

图 16-4-5　真性完全性左束支传导阻滞

患者男性，48 岁。临床诊断：高血压病。常规十二导联同步心电图示：窦性心律，频率约 60 次 /min，P-R 间期 0.20s，QRS 波群宽大畸形，时限达 0.17s，Ⅰ、V_5、V_6 导联呈 R 型，aVL 导联呈 qr 型且 Q 波振幅 < 0.1mV，V_1 导联 QRS 波群呈 QS 型，aVL、V_5、V_6 导联 QRS 波群有明显切迹，符合真性完全性左束支传导阻滞。

3. 不完全性左束支传导阻滞

心电图表现图形与完全性左束支传导阻滞基本相同，但不完全性左束支传导阻滞的 QRS 波群时限稍窄小于 0.12s，但大于 0.10s（图 16-4-6）。

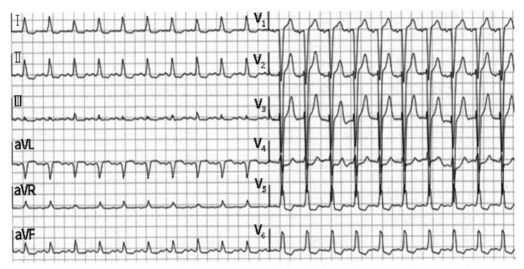

图 16-4-6　不完全性左束支传导阻滞

患者女性，80 岁。临床诊断：慢性阻塞性肺疾病加重期，Ⅱ型呼吸衰竭，肺性脑病。常规心电图示：窦性心律，频率 125 次 /min，P-R 间期正常，QRS 波群略微增宽达 0.11s，Ⅰ、aVL、V₅、V₆ 导联 QRS 波群呈 R 型，R 波呈圆顶切迹，合并继发性 ST-T 改变。心电图诊断：窦性心动过速，不完全性左束支传导阻滞，继发性 ST-T 改变。

三、非特异性室内传导阻滞

QRS 波群宽大畸形，时限 ≥ 0.11s，其图形既不符合右束支传导阻滞的标准，又不符合左束支传导阻滞的标准，称非特异性室内传导阻滞（图 16-4-7）。可能出于局部心肌传导减慢、传导系统复合性延缓所致，也可能由于高血钾、某些药物（如钠通道阻滞剂、三环类抗抑郁药）引起。

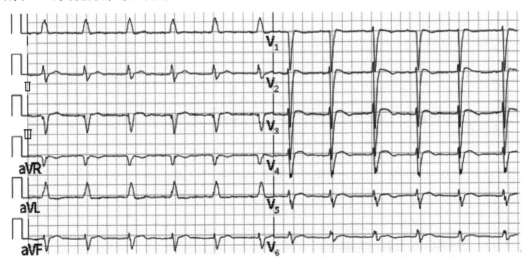

图 16-4-7　非特异性室内阻滞

患者女性，52 岁。临床诊断：双眼老年性白内障。常规 12 导联心电图示：窦性心律，频率 75 次 /min，P-R 间期 0.18s，QRS 波群增宽，时限为 0.16s，QRS 波群电轴-39°，QRS 波群既不符合完全性右束支传导阻滞图形，也不像完全性左束支传导阻滞图形，为非特异性室内传导阻滞。

四、左前分支传导阻滞

（一）产生机制

左前分支传导阻滞时，左心室除极顺序发生改变，冲动沿左后分支及中隔支下传，先激动左心室的后下壁，Ⅱ、Ⅲ、aVF导联产生r波，Ⅰ、aVL导联产生q波，接着激动向上传至左前分支分布的区域，因无方向相反的向量抗衡，产生朝向左上的向量较大，即下壁导联产生较深的S波，Ⅰ、aVL导联产生较高的R波。

（二）心电图表现

（1）QRS波群电轴左偏达-45°～ -90°。

（2）Ⅱ、Ⅲ、aVF导联QRS波群呈rS型，Ⅰ、aVL导联QRS波群呈qR型，$S_{Ⅲ} > S_{Ⅱ}$。

（3）aVL导联VAT > 0.045s（反映左心室上侧壁除极延迟）。

（4）QRS波群时限 < 0.11s。

（5）aVL导联R波波峰早于aVR导联，诊断左前分支阻滞的价值超过QRS波群电轴左偏（图16-4-8）。

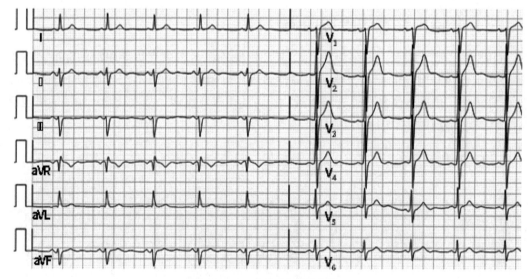

图 16-4-8　左前分支传导阻滞

患者男性，60岁。临床诊断：胆结石并胆囊炎。常规12导联心电图示：窦性心律，频率65次/min，Ⅱ、Ⅲ、aVF导联QRS波群呈rS型，Ⅰ、aVL导联QRS波群呈qR型，QRS波群电轴左偏达-49°，$S_{Ⅲ} > S_{Ⅱ}$，符合典型左前分支传导阻滞。

五、左后分支传导阻滞

（一）产生机制

左后分支传导阻滞时，激动沿左前分支和中隔支下传先激动左前分支分布的区域即左心室前上壁，产生向左上的向量，Ⅰ、aVL 导联出现 r 波，Ⅱ、Ⅲ、aVF 导联出现 q 波，随后激动传导至左后分支分布的区域左室后下壁，产生向下偏右的向量，Ⅰ、aVL 导联出现 S 波，Ⅱ、Ⅲ、aVF 导联出现 R 波。

（二）心电图表现

（1）QRS 波群电轴右偏，>+100°。

（2）Ⅰ、aVL 导联 QRS 波群呈 rS 型，Ⅱ、Ⅲ、aVF 导联 QRS 波群呈 qR 型，$R_{Ⅲ}>R_{Ⅱ}$。

（3）可出现 $S_ⅠQ_ⅢT_Ⅲ$ 图形。

（4）QRS 波群时限 < 0.11s（图 16-4-9）。

（5）先除外肺部疾病、右心室肥大等。

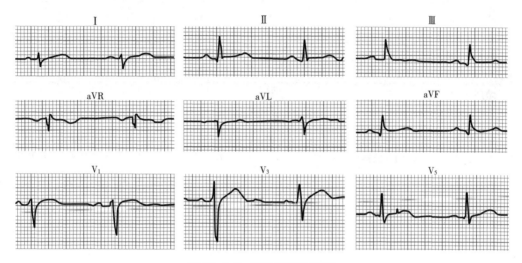

图 16-4-9　左后分支传导阻滞

患者男性，41 岁，因胸痛就诊。查血压正常，略肥胖，胸部透视左心室增大，QRS 波群电轴 +100°。Ⅰ、aVL 导联 QRS 波群呈 rS 型，Ⅱ、Ⅲ、aVF 导联呈 qR 型，QRS 波群时限正常，结合临床可诊断左后分支传导阻滞 [引自陈新主编《黄宛临床心电图学》（第 6 版），2009]。

六、左中隔支传导阻滞

（一）产生机制

左中隔支附着于室间隔左心室面，当其受损时由其产生的指向右前的向量消失，左束支的激动沿左前分支、左后分支下传，最后激动通过浦肯野纤维网到达中隔支分布区域，综合向量指向左前下，右胸导联 R 波增高，V_5、V_6 导联 q 波消失。

（二）心电图表现

（1）$R_{V_1～V_3}$ 导联振幅增高，R/S > 1 和（或）$R_{V_2}>R_{V_5}$、V_6。

（2）Ⅰ、aVL、V_5、V_6 导联无 Q 波或 Q 波振幅 < 0.1mV，时间 < 0.02s。

（3）QRS波群电轴正常。

（4）排除右心室肥大、不完全性右束支传导阻滞、正后壁心肌梗死以及A型预激综合征（图16-4-10）。

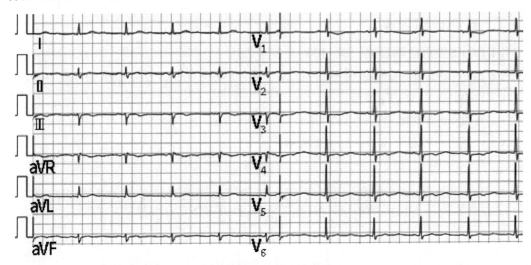

图16-4-10　左中隔传导阻滞

患者女性，73岁，慢性阻塞性肺疾病急性发作。心电图示：窦性心律，心率63次/min，QRS波群时限正常，电轴-21°，V$_1$~V$_6$导联QRS波群均呈Rs型，R/S＞1，R$_{V2}$＞R$_{V6}$，合并ST-T改变，提示左中隔支传导阻滞。

（向芝青　时友瑛　安俊华）

第 17 章

并 行 心 律

第1节 概　　述

一、概念

并行心律是指心脏内出现2个（罕见时为多个）独立发放的起搏点，其中有一个被传入阻滞所保护，称为被保护的起搏点；另一个未被传入阻滞保护，称无保护的起搏点。通常前者是异位起搏点，后者是窦性起搏点（也可是异位）。前者所形成的心律称为被保护心律，多以期前收缩形式出现（也可以逸搏形式出现）；后者形成的心律，称无保护心律，为基本心律。两者互相竞争激动心房或心室，形成双重心律即并行心律。这一定义的要素是：①双重（或多重）节律，互相独立；②并行心律灶节律点具有保护性传入阻滞，不受基本节律的节律重整；③并行灶可对基本节律的兴奋、传导发生影响，多具一定程度的传出阻滞。

并行心律的发生率国内外报道不尽相同。一般在0.15%~0.20%，男性的发生率约是女性的两倍。因为并行节律灶的部位不同，并行心律可分为室性、房室交接区性、房性和窦性四种。

二、发生机制

保护性传入阻滞的存在是形成并行心律的主要条件，也是并行心律与其他双重心律的根本不同点（图17-1-1）。但造成异位节律点存在保护性传入阻滞这一表现的内在机制，目前尚无完满的解释。自律性增高，4相自动除极是一种看法，也有学者认为系并行灶周围兴奋性和主导节律强度不均衡所致。Schamroth主张并行灶的高频活动造成保护阻滞，而慢频率则高比例地传出阻滞。另有学者认为在特殊传导系统的某些小区域，含有不同受损程度的细胞群的阈电位水平上移或/和膜反应性降低，由外到内损害逐步加重地处于低极化状态，造成单向阻滞。但中心区细胞却具有正常或较高的自律性而能传出，成为并行心律时的"只出不进"状态。近来也有证明浦肯野纤维网中微小循环性折返所产生的心动过速也具有保护性传入阻滞。

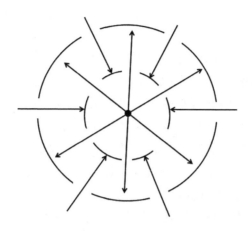

图 17-1-1　并行心律时传入阻滞和传出阻滞示意图

正中黑点代表并行节律点。外环可将外传的激动阻滞，即传出（外出）阻滞；内环可阻止外来激动传入并行节律点，即传入阻滞。

三、心电图表现

（一）偶联间期不等或"逸搏周期"明显不等

并行心律以"期前收缩"的形式表现出来时，可造成偶联间期的不等；而以"逸搏"形式显示时，则表现为"逸搏周期"的明显不等。一份图片中若既有"提前"心搏；又有"逸搏"形态，有时可以联合表现为"期前收缩-逸搏"的序列，两种心搏的外形又雷同时，极有可能是并行心律。

（二）异位搏动之间的间距

异位搏动之间的间距相等或有倍数关系或有一个最大公约数，并行心律的原始周期常较稳定，相互之间差别通常小于0.08s。原始周期越长，则差别也越大，但差别范围（均值变异范围）应在 ±5% 之内。均值变异范围的计算方法是先求出原始周期的平均值，再按下列公式计算：均值变异范围（%）=（均值-最小值）÷ 均值 ×100% 或均值变异范围（%）=（最大值-均值）÷ 均值 ×100%。若并行心律起搏点出现传出阻滞，则造成异位搏动之间具有倍数关系的长短间距或有一个最大公约数。最短偶联间期仍与最短原始周期的比值小于80%。

（三）融合波

较常出现融合波是并行心律的第三特点。并行心律时，异位节律点与窦房结各以其固有的频率独立地发放激动，异位激动可落于心脏反应期的不同时相上，因而窦性激动与异位激动较易在心室（或心房）相遇而形成融合波。

四、诊断标准

并行心律的传统诊断标准有3条：①偶联间期不等；②有最大公约数；③呈现融合波。这3条标准主要适用于典型并行心律的诊断。最大公约数的存在应该是反映典型并行心律的本质特征，是诊断并行心律的主要依据。偶联间期不等是第2位的标准，不等的界定有学者定为互差>0.08s，也有人将其界定为互差>0.06s，最近认为应该大于0.11s。融合波作为第3条标准，多数人认为并非必备。主要是在图片上并非一定可以见到。

近几年来，国内有学者对并行心律做了较深入的探索，提出新的建议标准：①用最先记录到的5个期前收缩间期计算最大公约数，其中至少3个间期包含已激动异位灶所在区域的窦性或其他心搏。最短偶联间期/最短异位周期<0.8；②异位周期变异系数<7%或变异范围在±7.5%；③偶联间期互差>0.11s。但这一标准对于以逸搏形式显示的并行心律不尽适用。

第2节　常见的并行心律

一、室性并行心律

室性并行心律是源于希氏束分叉以下的一种并行心律。在并行心律中最为常见，约占并行心律的60%。其心电图特点为：①室性异位搏动与其前的主导搏动的时距（偶联间期）不固定；②室性异位搏动节律规则或成倍数关系或有一个最大公约数；③最短偶联间期与最短原始周期的比值小于80%；④常出现室性融合波（图17-2-1、图17-2-2、图17-2-3）。

室性并行心律由于具有偶联间期不等的特征，加上室性融合波对QRS波群畸变程度不一，易误诊为多源性室性期前收缩。只要仔细检查在室性融合波之前必有窦性P波，且室性融合波之P-R间期多数小于基本窦性心搏的P-R间期（互差在0.06s以内），另外仔细测量异位搏动范围，并做出最大公分母平均值计算，推导出变异范围，对典型室性并行心律的诊断还是不难的。当基本节律为心房颤动时，由于基本心搏的R-R间距明显不等。此时，附加的和基本心搏明显不同的QRS波群，则可以表现为具有最大分母平均值的R-R间距，只要注意到畸变QRS波群和主导心搏的偶联间期明显不等，就应警惕有并行心律的可能，特别是多个畸变QRS波群外形基本类似，并无前周期规律存在，可以排除室内差异性传导时，更是高度提示为并行心律。

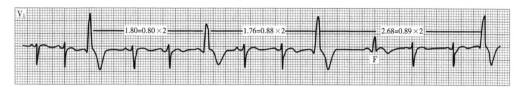

图 17-2-1　室性并行心律

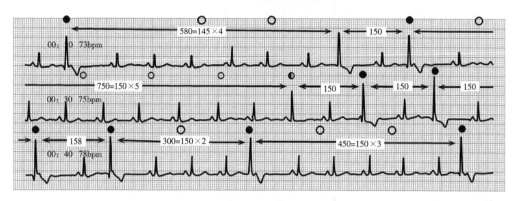

图 17-2-2　室性并行心律

图为Ⅱ导联连续记录。并行心律的原始周期为 1.5（1.45～1.58）s，频率为 40 次 /min。第二条的 R_8 为室性融合波，最短偶联间期（0.46s）与最短原始周期（1.45s）的比值为 32%。

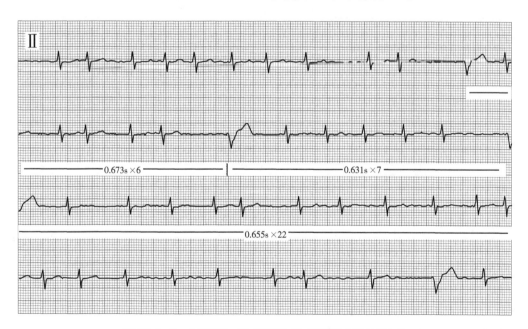

图 17-2-3　心房颤动，以"逸搏"形式显示的室性并行心律

二、房室交接区性并行心律

　　房室交接区性并行心律是发生在房室交接区的一种并行心律。房室交接区性并行心律较室性并行心律少见，但较房性并行心律多见。其心电图特点为：①房室交接区

性异位搏动的偶联间期不等；②房室交接区性异位搏动节律规则或呈倍数关系或有一个最大公约数。因房室交接区搏动会伴有下行或逆行传导延缓，故房室交接区性P⁻和QRS波群中只需一项符合即可；③最短偶联间期与最短原始周期的比值小于80%；④如有逆行P，可出现房性融合波（图17-2-4、图17-2-5）。

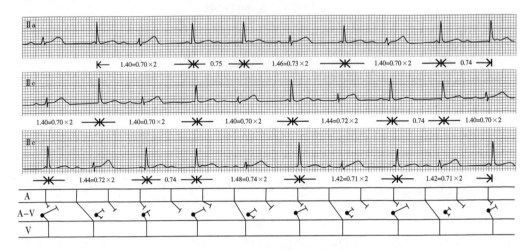

图 17-2-4　房室交接区性并行心律

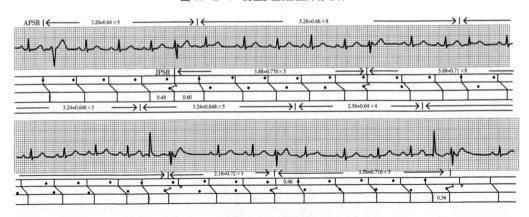

图 17-2-5　房性和房室交接区性并行心律

　　房室交接区性并行心律的诊断中，有认为不会出现室性融合波，然而由于房室交接区的多条纵行分离通道以及其可以偏心起搏方式分层传递，可出现室性融合波。房室交接区性并行心律的心搏外形应为室上型，由室上型起源之基本心搏外形而决定房室交接区性并行心律之外形，它可以类似于无畸变的正常窦性者，也可以是窦性伴束支传导阻滞（或预激综合征）。在计算异搏间期时，究竟以QRS波群还是以逆P（P⁻）为计算间距的依据？通常以房室交接区性QRS波群为测定依据，只有当房室交接区性起源伴前向传导阻滞和逆向传导时，始以P⁻为计算依据。此时，图中也必须有前向传导之QRS波出现的前提下才可确认。

三、房性并行心律

房性并行心律是发生在心房的一种并行心律，较少见。其心电图特点为：①房性异位搏动的偶联间期不等；②房性异位搏动节律规则或成倍数关系或有一个最大公约数；③最短偶联间期与最短原始周期的比值小于80%；④可见房性融合波（图17-2-6）。

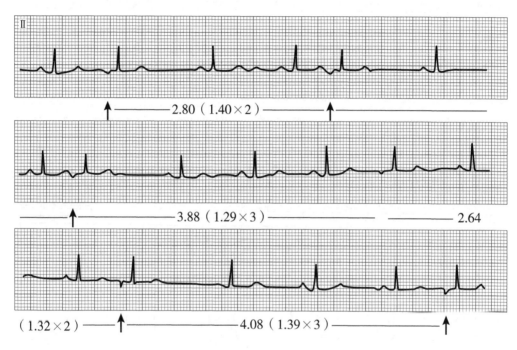

图 17-2-6　房性并行心律

四、并行心律性心动过速

并行心律性心动过速临床少见，是由于被保护的异位起搏点发放激动的频率超过窦性频率，且无传出阻滞时，则异位起搏点即控制了整个心脏的活动。并行心律常与并行心律性心动过速同时存在，发作可持续一段时间，但多数是间歇性。可分为房性、房室交接区性及室性三种。心电图表现：①连续3次或3次以上的异位搏动，频率＞70次/min；②心动过速起始于偶联间期不等的同源性期前收缩；③每组心动过速间歇的距离是心动过速时的P'-P'或R'-R'间距的整倍数（图17-2-7、图17-2-8）。

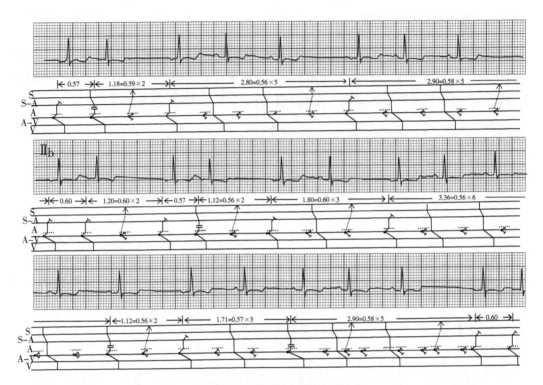

图 17-2-7　房性并行心律性心动过速

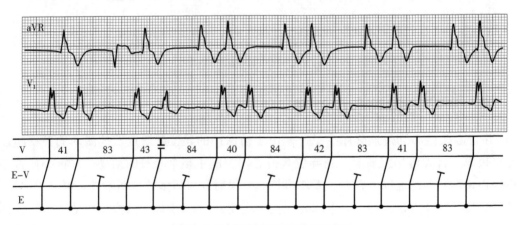

图 17-2-8　室性并行心律性心动过速

（王福军　向芝青　王春婷）

第 18 章

反 复 搏 动

第1节　反复搏动的产生机制

一、定义

反复搏动又称反复心律是指心脏某一心腔发放的激动使该心腔除极后激动经过传导进而激动对侧心腔，与此同时，激动的传导方向可能发生突然回折而反向传导，使原激动起源的心腔再次激动的一种心电现象（图18-1-1）。

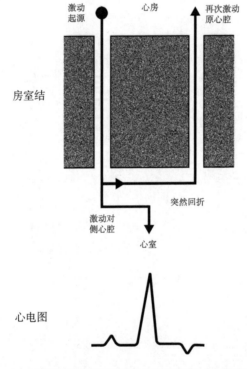

图 18-1-1　经典反复搏动的示意图（引自郭继鸿《新概念心电图》）

反复搏动时心脏激动过程可形成三步曲。首先，激动使激动起源的心腔除极；其次，激动跨房室结传导并激动对侧心腔；最后，激动传导过程中发生回折，使激动起源的心腔再次除极。

经典反复搏动的定义强调：起源于心脏任何部位的激动，当正向或逆向经房室交接区传导时，可能发生反复搏动。反复搏动的现代概念认为，无房室交接区的参与，反复搏动依旧能够发生。除此反复搏动发生过程中，心脏某心腔被重复激动的次数仅1次，而不是反复多次地被重复激动，这暗示出反复波动与普通折返的区别，仅表现为"单次折返"的反复搏动，属于一种特殊的折返形式。

反复搏动发生率不详，但根据实际工作的观察可以肯定反复搏动并非少见，只是以各种类型分别被计算，并有很多反复搏动的心电现象混杂在复杂的心电图中，未被识别，未得到诊断。Atz 和 Pick 在 1956 年出版的心电图专著中指出，在其一组 5000 份的心电图资料中，发现 40 份存在反复搏动，该资料表明，反复搏动的检出率或发生率为 0.8%。

二、反复搏动的产生条件及机制

反复搏动实质上是激动折返的一种特殊形式，产生反复搏动同样需要折返的三个基本条件：一是在结构或功能上，至少存在两条传导径路：折返发生时的双路径可以是解剖学的，也可以是功能性的。反复搏动的双径路多数为功能性的，即在一定条件存在时，激动传导方向上的心肌组织发生功能性的纵向分离，出现前传两条或多条径路，其中一条充当激动的前传支，另一条充当逆传支而使折返发生。二是该折返环路的两条径路不应期不一致，其中一条径路存在单向传导延缓或单向阻滞：当功能性纵向分离的两条径路同时都有前传功能时，激动仍然只有前传径路而无折返的回路，只有当一条径路存在前传阻滞却能作为折返的回路时，折返才能发生。三是另一条径路内出现充分的传导延缓，以便于有足够长的折返时间使激动过的传导组织和心肌脱离不应期：另一条传导径路的缓慢传导也十分重要。在这房性反复搏动时表现为 P-R 间期的延长，在室性反复搏动时表现为 R-P 间期的明显延长，即大于 0.20s 或 0.24s。

反复搏动最显著的特征是每次折返仅发生 1 次。反复搏动可以反复出现，甚至形成二联律，但很少持续发生。因此其激动传导的径路可能处于开放状态而没有闭合，因此折返只能单次发生而不能持续。一旦折返连续发生，说明其不是反复搏动，而属于普通的折返。反复搏动的传导途径，可以用小写的英文字母 "h" 来比喻。字母 "h" 的两条竖线代表传导方向上存在两条径路，两条径路通过字母 "h" 中的横线相连，使激动前向传导过程中突然回折。回折后的激动能使激动起源心腔再次激动第二次。但由于传导径路呈开放状态，故不能形成持续的环形运动。故有学者认为反复心律实际并不存在，因其不符合反复搏动时折返径路处于开放的特点。相反，当一份心电图中存在单次折返的搏动，同时又存在持续折返性心动过速时，应当否定该单次折返是反复搏动所致。

依据引起反复搏动起源部位的不同可分为窦性、房性、房室交接区和室性反复搏动 4 类。由于窦性与房性反复搏动的实质完全一样，只是激动点的起源部位和 P 波的形态略有不同，因此，图中只列出 3 种反复搏动的示意图（图 18-1-2）。

根据反复搏动在房室交接区的传导，可分为完全性与不完全性反复搏动。完全性反复搏动时，心脏的激动过程分三步曲：①激动起源的心腔最先除极；②激动经房室交接区正向或逆向传导后，使对侧的心腔除极；③激动在房室交接区传导并激动对侧心腔的同时，传导方向在房室交接区发生回折，使激动起源的心腔再次激动与除极。与上述心脏激动三步曲一一对应的心电图酷似"三明治"，两边是激动起源心腔首次和再次除极的心电图，中间夹着对侧心腔除极的心电图（图18-1-2）。在反复搏动心脏激动的三步曲之中，当第二步未完成时，称为不完全性反复搏动，这是激动在房室交接区向对侧心腔传导时发生阻滞的结果。与之相对应的心电图表现为："三明治"中间夹着的对侧心腔除极的心电图波消失，结果只剩激动起源的心腔先后两次的除极波（图18-1-3）。

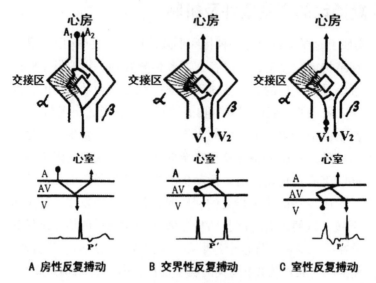

图 18-1-2　不同类型的反复搏动的发生示意图

A：心房 AV：房室结 V：心室

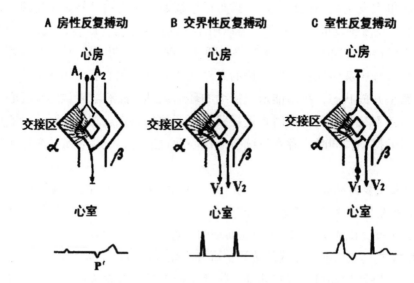

图 18-1-3　不同类型不完全性反复搏动的示意图

与完全性反复搏动相比，不完全性反复搏动只是激动的三步曲中第二步发生阻滞而未能激动对侧心腔，使原来的心电图"三明治"失去了夹心。

第 2 节　几种常见反复搏动

一、房性反复搏动

(一) 定义

心房源性反复搏动是指窦性或异位心房激动使心房除极后经房室交接区下传至心室，在下传至心室过程中又通过房室交接区的另一条径路折返回来，再次激动心房形成 P-QRS-P⁻ 的激动序列。

(二) 心电图特征

(1) 其 P 波可以为窦性 P 波或房性 P 波。

(2) 中间夹的 QRS 波群多呈窄 QRS 波群，也可伴有室内差异性传导而变形。

(3) P(P')-R 期延长或短于 R-P' 间期。

(4) 心电图上形成 P(P')-QRS-P⁻ 激动序列 (图 18-2-1)。

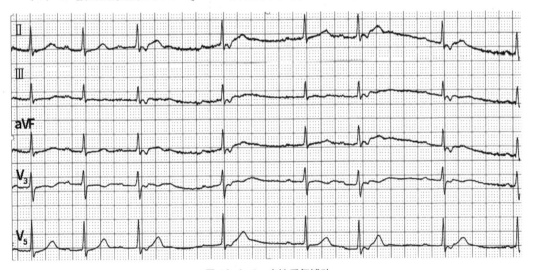

图 18-2-1　房性反复搏动

图中基本心律为窦性心律，第 3、4、6、7 个 P 的 P-R 间期轻度延长，激动经房室结下传心室引起 QRS 波群的同时，激动在房室交界区发生回折，并使心房再次除极，形成房性反复搏动。

二、房室交接区反复搏动

(一) 定义

房室交接区反复搏动是指房室交接区异位激动发出后经双向传导 (即下传心室，逆传心房）在逆传心房的过程中又沿房室交接区的另一条传导径路折返回来再次激动心室，形成QRS-P⁻-QRS的激动序列。

（二）心电图特征

（1）起始QRS波群为窄QRS波群，形态与窦性相同或相似，逆行P波后的QRS波群可为窄QRS波群。也可因伴有室内差异性传导而宽大畸形。

（2）R-P间期多＞0.20s，房室交接区激动逆传比前传缓慢，心室才有足够的时间脱离不应期而在再次被激动。

（3）两QRS波群之间夹的为逆行P波。逆行P波形态在Ⅱ、Ⅲ、aVF导联为倒置，且不符合窦性P波出现的时间。

（4）逆行P波前后的两拨QRS波群相距较近，一般为0.50s（图18-2-2）。

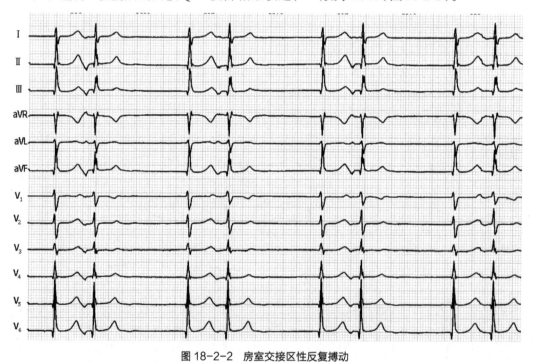

图18-2-2　房室交接区性反复搏动

图中基本节律为房室交接区逸搏心律，前3组形成房室交接区逸搏反复搏动二联律，形成QRS-P⁻-QRS序列，其中第2组P⁻波倒置略浅为房性融合波，第4组中的P波为窦性夺获。

三、室性反复搏动

（一）定义

室性反复搏动是指心室激动经房室交接区逆传夺获心房后，又通过房室交接区的另一条传导径路折返回来再次激动心室，形成QRS-P⁻-QRS序列。

（二）心电图特征

（1）起始 QRS 波群为室性 QRS 波群宽大畸形，第 2 个 QRS 波群通常为窄 QRS 波群，也可伴有室内差异性传导。

（2）逆传缓慢，R-P⁻间期通常＞0.24s，有时可达 0.60s 以上（图 18-2-3）。

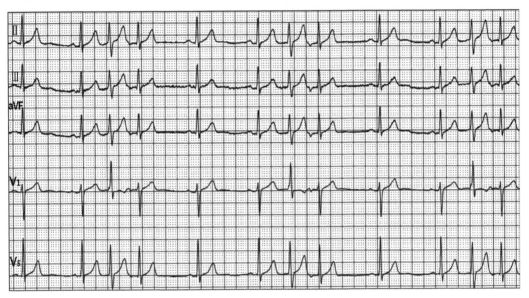

图 18-2-3　室性反复搏动

图中基本心律为窦性心律伴室性期前收缩，室性激动经房室结逆传引起逆行 P 波的同时，激动传导在房室交接区发生回折，并使心室再次除极形成室性反复搏动。

第 3 节　临床意义

反复搏动在临床上比较常见，可见于正常人，但常见于心脏病患者，如电解质紊乱、洋地黄中毒、心肌缺血等等。反复搏动相当于单发或连发的期前收缩，对血流动力学的影响甚微，所以反复搏动不需要进行针对性治疗，主要针对病因处理。反复搏动最重要的临床意义是其使心电图及其心律失常的诊断更加复杂。因此，提高反复搏动心电图的诊断水平，对提高临床心电图及心律失常的诊断与治疗有重要的意义。

（安俊华　刘红霞　施　琼）

第 19 章

预激综合征

第1节 概 述

预激综合征于1930年由Wolff、Parkinson与White首先报告，因而以往曾命名为吾-巴-怀三氏综合征，或简称WPW综合征。后发现其发生系由于一部分心肌预先激动所致，遂改名为预激综合征。Durrer等（1967）用心外膜标测方法，证实在心房与心室之间存在附加通道。典型的预激综合征常在窦性心律的基础上发生，心电图上具有三大特点：①P-R间期缩短，＜0.12s；②QRS波群时间延长，＞0.11s（但P-J时间正常，＜0.26s）；③出现预激波（又称delta波，δ波或Δ波），即QRS波群起始部出现明显的粗钝或切迹（图19-1-1）。

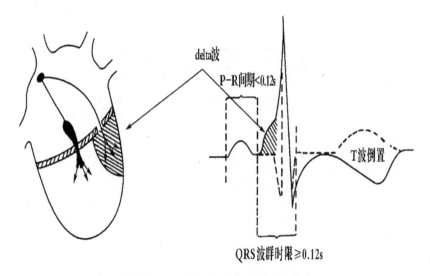

图 19-1-1 预激（delta）波形成示意图

目前已经认识到发生预激的解剖学基础是在房室特殊传导组织以外，还存在一些由普通工作心肌组成的肌束。连接心房与心室之间者，称为房室旁路或Kent束，Kent束可位于房室环的任何部位。除Kent束以外，尚有三种较少见的旁路：房—希氏束、结室纤维、分支室纤维，这些解剖联系构成各自不尽相同的心电图表现。

一、旁路解剖学分类

旁路是在胚胎发育过程中形成的，从未出生的婴儿到老年人都有发生。旁路主要分布于房室环区域，大多数旁路位于左、右心室游离壁区域，少部分位于房室交接区邻近房室结和希-浦系统，起源于房室环心房端，以肌束形式穿过房室沟，末端像树根状止于心室肌。多数旁路靠心内膜面行走，少数走行心外膜。从横面观察旁路主要位于前隔区、后隔区、右侧旁路及左侧房室旁路4个区：①前隔旁路：开始于房间隔膜部邻近希氏束和远端希氏束的右冠状动脉窝附近两个区域，止于右心室圆锥部；②后隔旁路：起于左、右房室环的心房侧，终止于左或右房室环的心室侧，少数后隔旁路邻近房室结和希氏束，射频消融旁路时，有可能引发房室传导阻滞。多数具有慢传导特点的旁路位于后隔区域。三尖瓣下移畸形的旁路也位于后隔区域；③右侧旁路：位于三尖瓣环的游离壁，分为前外侧和后内侧，前外侧旁路在房室沟内分布浅，位于心外膜下；后内侧旁路在房室沟内行走深，位于心内膜下；④左侧旁路：位于二尖瓣环游离壁，冠状动脉窦内电极可标测出左侧旁路电位，分为左后隔旁路、侧壁及前外侧旁路，斜行穿过房室沟，多走行于心内膜下，少数走行于心外膜下。窦房结距离左侧旁路较远，窦性激动经房室结下传心室，部分左侧旁路失去了前传机会，而成为隐匿旁路。

二、旁路电生理特点

由于大多数房室旁路属于心肌工作细胞，因此通常无房室结样的缓慢传导特点，也无自律性，呈"全或无"特性，其不应期随心动周期缩短而缩短。少数旁路内含起搏细胞（P细胞），故可出现自律性。旁路电生理特点取决于旁路的分布、组织学基础以及旁路与房室结-希-浦系统的相互关系。

（一）旁路的传导功能

1. 前向传导

多数旁路有着很强的传导能力，表现为传导速度快，传导时间恒定。窦性或房性激动经旁路和房室结-希-浦系统前向传导时，由于房室结存在闸门作用，激动常沿旁路优先下传引起相应部位的心室肌除极，产生预激波。稍后从房室结-希-浦系统下传的激动也抵达心室，与从旁路下传的激动在心室内相遇，发生绝对干扰，产生特殊类型的室性融合波。这就是不完全预激波的产生机制。心室预激波的大小，取决于旁路的位置、前传功能和房室结-希-浦系统不应期的长短。窦房结或房性起搏点距旁路较近，预激波出现早；窦房结或房性起搏点距旁路较远，预激波出现较晚。旁路前传能力强，预激心室的成分所占比例大，预激波高大；反之，旁路传导能力低，预激心室所占比例小，预激波小，甚至不易看出。

2. 逆向传导

旁路前向传导速度较慢或前向阻滞，心电图上不出现心室预激波，称为隐匿性预激综合征，占预激综合征的7%～14%。旁路逆向传导时易产生房室折返性心过速。逆向传导速度快时，可诱发心房扑动或心房颤动。

3. 双向传导

旁路具有双向传导功能，发生率80%，逆向传导者占75%，前向传导者占25%。

4. 慢旁路

旁路以传导速度慢著称。传导时间长的原因是传导速度慢，或是旁路距离超长，有的慢旁路终止于心室尖部。慢旁路不引起典型心室预激波或预激波较小，P-R间期不缩短。

5. 间歇性心室预激波

间歇性预激波是旁路发生了间歇性前向传导和前向性阻滞。

6. 潜在房室传导

一般窦性心律时，房室结-希-浦系统前传速度快时，不出现预激波。在特殊情况下，如发生房室传导延迟或房室结-希-浦系统受损伤时，旁路前传功能才显示出来，出现典型的预激波。

（二）旁路不应期

电生理检查测定旁路不应期分为以下4类：①超短不应期，小于280ms；②短不应期，280～600ms；③长不应期，600～1000ms；④超长不应期，大于1000ms。

预激综合征常由旁道诱发一系列心律失常，如房室折返性心动过速、预激综合征合并心房颤动或心房扑动等。这些心律失常发作时心室率较快，部分甚至危及生命。故常引起临床的高度重视。

根据旁道部位的不同，预激综合征分为典型的预激综合征（即WPW综合征）、短P-R间期综合征（即LGL综合征）和变异型预激综合征（即传统的Mahaim预激综合征）。

第2节　预激综合征的心电图表现

一、典型预激综合征

典型的预激综合征是窦性或房性激动通过肯特（Kent）束下传预先激动心室，因此又称为肯特型心室预激。肯特束是跨越房室环的旁路（房室旁路）。

典型的预激综合征的心电图表现如下（图19-2-1）。

（一）P-R间期缩短

正常成人的P-R间期为0.12～0.20s。85%预激综合征病例的P-R间期＜0.10s。与正常值相比，平均缩短0.06s（0.04～0.07s）。在小儿，其正常P-R间期本来就比成人短，发生预激综合征时，P-R间期常缩至0.08～0.10s以内（3岁以内小于0.08s，3岁以上小于0.10s）。如果房室传导时间本来就较长（如存在房室传导阻滞），则P-R间期虽较发生本征前为短，但其绝对值可大于0.12s。可见，正常的甚至是延长的P-R间期并不能否定预激综合征的诊断。单纯的P-R间期缩短，亦非本征所特有，例如，房室交接区性心律或某些甲亢患者的P-R间期亦可小于0.12s。

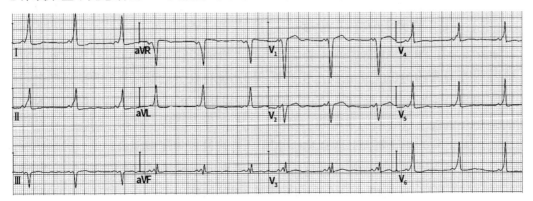

图 19-2-1 典型的预激综合征

P-R 间期 <0.12s，有预激波，QRS 波群时限 >0.11s，P-J 间期 <0.26s。

（二）预激波（Δ波、δ波）

预激波是激动沿旁路提前到达心室所引起的心室去极波。心电图上表现为QRS波群的起始部分粗钝或出现切迹，其时限一般为0.02～0.08s，亦可宽达0.14s甚至0.17s。预激波的振幅多在0.5mV以下（有时很不明显，几乎沿等电位线），偶尔亦有高达2mV者。预激波可正可负，一般与QRS波群主波方向相同。以R波为主的导联，由于正向预激波的存在，可使原来的Q波消失。如果向下的预激波伴有主波向上的QRS波群，则预激波就像病理性Q波，这时应与心肌梗死相鉴别。

预激波与P-R间期及QRS波群一般有恒定的关系。预激波愈明显，P-R间期就愈短，QRS波群也愈宽；反之则相反。不同时间出现的预激波可不一样，甚至这搏与另一搏的预激波的大小、形态亦可有所不同。有时，预激波可由大变小，再由小变大，这种现象称为"琴箱现象"或"手风琴样现象"。心电图表现为：预激波由明显逐渐变得不明显，P-R间期则由短而长，进而达到0.12s以上。"琴箱现象"乃激动经房室结的传导时间随心动周期而呈不同程度延长所致。激动经房室结的传导时间长，沿旁路下传的激动使心室肌预激的范围就宽（预激波大）；反之，预激波就小（见第九章第7节）。

预激波可以间歇地出现。这可能是由于旁路有时存在干扰或阻滞，致使激动只能沿正常途径下传，于是预激波消失。偶尔可见交替性预激综合征（每一个正常QRS波群跟随一个有预激的QRS波群）的图形。如在窦性心律中，仅偶然出现一二次预激图形，则易误诊为室性期前收缩。鉴别要点是：预激搏动前有窦性P波，R-R间期相等，P-R间期缩短，可见预激波，QRS波群增宽，但P-J时间正常。

有时，可在较长时间内不出现预激特征，心电图表现正常。此时用刺激迷走神经的方法（如压迫颈动脉窦、给予洋地黄或新斯的明），可使预激特征显示出来。抑制迷走神经（如运动、变换体位、注射阿托品等）则可使预激特征消失。其机理是：旁路的不应期较长，心率增快后，激动只能沿正常途径下传，预激特征亦随之消失。但亦有注射阿托品而出现相反效果的。

（三）QRS 波群及 ST-T 改变

预激综合征的 QRS 波群时间一般是延长的。预激区愈大，则 QRS 波群愈宽。增宽的 QRS 波群通常约为 0.11 ~ 0.14s。若正常传导途径存在干扰或阻滞（激动只能由旁路下传），则可形成完全性预激综合征。此时，心电图上除具备预激综合征的全部特点外，其 QRS 波群不仅起始明显粗钝、模糊，终末部分亦粗钝、模糊，QRS 波群时间明显延长，多大于 0.14s，甚至长达 0.20s。如果正常途径传导速度很快，或心房激动沿旁路直接预激室间隔肌，被预激的区域很小，则可形成未成熟型预激综合征。心电图上表现为预激波很矮小，QRS 波群亦无明显增宽（P-R 间期仍缩短）。

预激综合征患者常出现继发性 ST-T 改变。心电图表现为：ST-T 的方向与预激波的方向相反，变化程度则与预激波相等（即 S-T 段下移的面积加 T 波降低的面积，正好等于预激波所引起的 QRS 波群增高的面积。亦即预激波愈明显，ST-T 的改变也愈显著）。若 ST-T 的方向与预激波的方向相同，则这种 ST-T 改变多系原发性的，说明患者多并存有心肌病变。但没有心肌病变的预激综合征患者，在阵发性心动过速发作后，也可出现类似原发性 ST-T 改变的图形。

二、预激综合征的分型

（一）根据预激图形的有无及是否持续存在分型

1. 持续性预激

每次描记心电图均出现预激图形，动态心电图监测可见预激图形持续存在，但预激程度可不完全相同，此型患者旁路不应期较短。

2. 间歇性预激

预激图形间歇出现，有时心电图可完全恢复正常，P-R 间期和 QRS 波群时间恢复正常，预激波和继发性 ST-T 改变均消失（图 19-2-2）。旁路传导功能的改变多与心率变化、自主神经张力改变有关。此型患者旁路不应期较长。

3. 隐匿性预激

旁路存在着永久性前向传导阻滞，故窦性心律时从不出现预激图形，心内电生理检查可证实旁路的存在，旁路有逆传能力，故可作为逆传支参与房室折返性心动过速的形成（图 19-2-3）。临床观察表明，隐匿性预激并发房室折返性心动过速者远比显性预激多见。

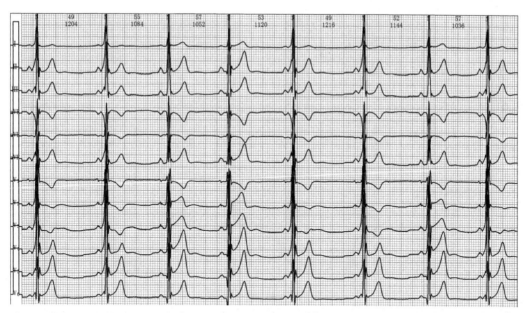

图 19-2-2 间歇性心室预激

QRS 波群起始部间歇性出现心室预激波，与频率无关。V₁ 导联预激波及 QRS 波群主波向上为左侧旁道。有预激
波时 P-R 间期 0.08s，正常窦性 P-R 间期 0.14s。

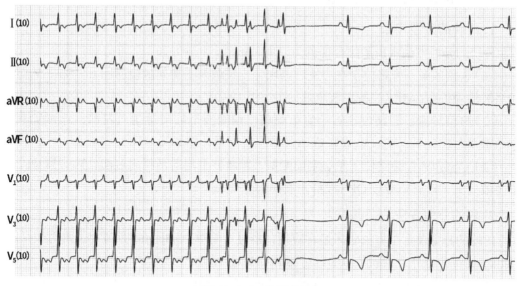

图 19-2-3 隐匿性预激

图中前部分为房室折返性心动过速，食道心电图示 R-P' 为 0.14s；经食道调搏超速抑制终止心动过速发作，恢复窦
性心律后的 QRS 波群起始部无预激波。后经心内电生理检查证实为隐匿性左后间隔旁道。

4. 潜隐性预激

　　旁路多位于左侧游离壁，窦房结发出的激动通过正常房室传导途径前传至心室，比
激动沿旁路前传至心室者快，故窦性心律时心电图不出现预激图形，如出现异位心律，
正常房室传导途径与旁路前向传导平衡发生改变，可能出现预激图形（图 19-2-4）。

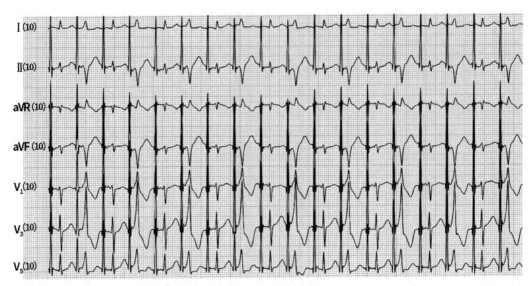

图 19-2-4　潜隐性预激

食道心脏电生理检查时 S_1S_1 100 次 /min，刺激出现 2 ：1 心室预激波，静息心电图无预激波图形，诊断为潜隐性左侧旁道。

（二）根据旁路定位分型

1. 传统的分型方法

传统的分型方法将预激综合征分为以下 3 型。

（1）A 型预激：旁路位于左心室后基底部，预激波平均向量指向前方，$V_1 \sim V_5$ 导联预激波均为正向，QRS 波群主波全部向上（图 19-2-5）。

（2）B 型预激：旁路位于右心室前侧壁，预激波平均向量指向左前，$V_1 \sim V_3$ 导联 QRS 波群主波向下，V_4、V_5 导联 QRS 波群主波向上（图 19-2-6）。

（3）C 型预激：旁路位于左心室前侧壁，预激波平均向量指向右前，V_5 导联 QRS 波群主波向下，V_1、V_2 导联 QRS 波群主波向上。

2. 新的分型方法

传统的分型及定位方法临床经常应用，但过于简单。Gallagher 旁道定位则更加具体，Gallagher 将旁道分为 3 部分 10 个区（图 19-2-7）。

（1）左侧游离壁旁道：发生率 46%，其分为左前侧壁、左侧壁、左后侧壁 3 个区。

（2）右侧游离壁旁道：发生率 18%，其分为右前侧壁、右侧壁、右后侧壁 3 个区。

（3）间隔旁道：发生率 36%，其又分为左前间隔、右前间隔、左后间隔、右后间隔 4 个区。

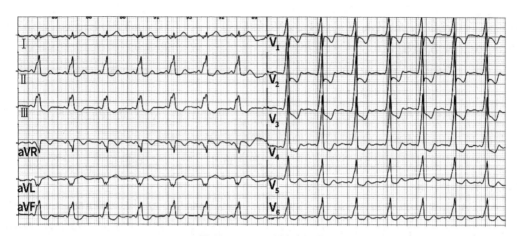

图 19-2-5　A 型心室预激

P-R 间期 0.10s，V_1 导联预激波及 QRS 波群主波均向上；V_5 导联预激波向上；P-J 间期 0.26s，有继发性 ST-T 改变。

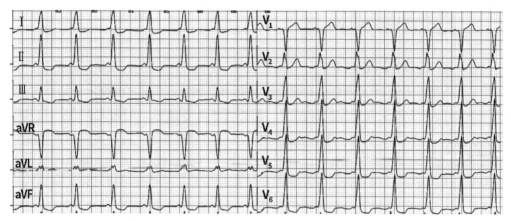

图 19-2-6　B 型心室预激

P-R 间期 0.10s，V_1 导联预激波及 QRS 波群主波向下，V_5 导联预激波向上，P-J 间期 0.26s，有继发性 ST-T 改变。

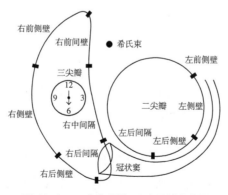

图 19-2-7　房室旁道 10 个区域示意图

临床上有 5 个部位发生率最高，约占房室旁道的 90% 以上，这 5 个部位的显性旁道定位特征如下。

（1）左外侧旁道：QRS 波群主波在 V_1、V_2 导联向上，在 $V_4 \sim V_6$ 导联多向上（如果向下，可考虑 C 型预激），预激波方向在 I、aVL 导联向下，II、III、aVF 导联向上或位于基线上，V$_5$、V$_6$ 导联向下。

（2）左后间隔旁道：QRS 波群主波在 V$_1$～V$_6$ 导联均向上；预激波方向在 I、aVL 导联向上，II、III、aVF 导联向下。

（3）右外侧壁旁道：QRS 波群主波在 V$_1$、V$_2$ 导联向下，V$_4$～V$_6$ 导联向上；预激波方向在 I、aVL 导联向上，II、III、aVF 导联向下或位于基线上。

（4）右后间隔旁道：QRS 波群主波在 V$_1$ 导联向下，V$_2$～V$_6$ 导联向上，预激波在 I、aVL 导联向上，II、III、aVF 导联向下。

（5）右前间隔旁道：QRS 波群主波在 V$_1$、V$_2$ 导联向下，V$_5$、V$_6$ 导联向上，预激波方向在 I、aVL、II、III、aVF 导联均向上。此部位旁道与希氏束接近，故又称希氏束旁道。

三、其他预激综合征

（一）短 P-R 间期综合征

短 P-R 间期综合征，又称 L-G-L 综合征。其心电图特征为 P-R 间期 < 0.12s，QRS 波群形态、时间正常或束支传导阻滞图形，起始部位无预激波。引起此综合征的原因有不同的认识：一是认为房室旁道是引起短 P-R 间期的原因之一，包括房室结内旁道：即房室结内特殊的加速传导纤维；心房-希氏束旁道；James 纤维：James 提出后结间束绕过房室结，终止在房室结下部。二是房室结解剖结构小。三是交感神经张力高。

在诊断 L-G-L 综合征时应在具备 P-R 间期 < 0.12s，无预激波及 QRS 波群形态正常，同时还存在反复发作心动过速病史，才能诊断 L-G-L 综合征（图 19-2-8）。如果临床上没有反复发作心动过速病史，仅只有 P-R 间期短，QRS 形态正常，只能诊断为短 P-R 间期。

（二）Mahaim 预激综合征

Mahaim 预激综合征又称变异型预激综合征，旁道常位于右心室，长度大于 4cm，起于右心房侧壁或前侧壁，止于右心室游离壁的心肌（慢传导性房—室旁道）或右束支末端（慢传导性房-束旁路）。该旁路具有类房室结样特性，传导缓慢，有递减传导功能，并且只能前向传导。除上述旁路外还有：①结室旁路：起于房室结中、下部，止于室间隔嵴部；②束室旁路：起于希氏束，止于心室，它们也能形成 Mahaim 型心室预激（图 19-2-9）。其心电图特点：①P-R 间期正常，也可延长；②QRS 波群起始部有预激波；③QRS 波群呈左束支传导阻滞图形，时间增宽；④有继发性 ST-T 改变（图 19-2-10）。

由于该旁路只有前传功能，故只能引起逆向性房室折返性心动过速。此时，旁路作为下行支使心室自右向左除极，QRS 波群宽大畸形呈左支传导阻滞型，电轴左偏，酷似室性心动过速（图 19-2-11）。此型心室预激 P-R 间期不缩短，其负向的 δ 波极易被误认为病理性 Q 波而误诊为心肌梗死。

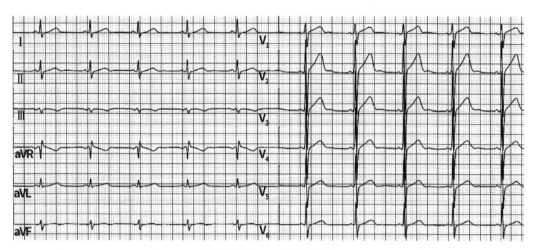

图 19-2-8　L-G-L 综合征

患者女性，27 岁，阵发性心悸 1 年。心电图示：窦性心律，频率约 65 次 /min，P-R 间期 0.10s，QRS 波群时限 0.10s，提示 L-G-L 综合征。

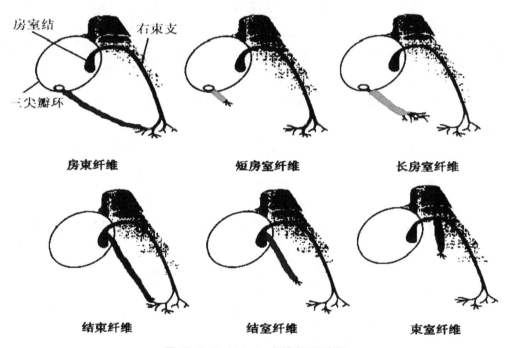

图 19-2-9　Mahaim 纤维类型示意图

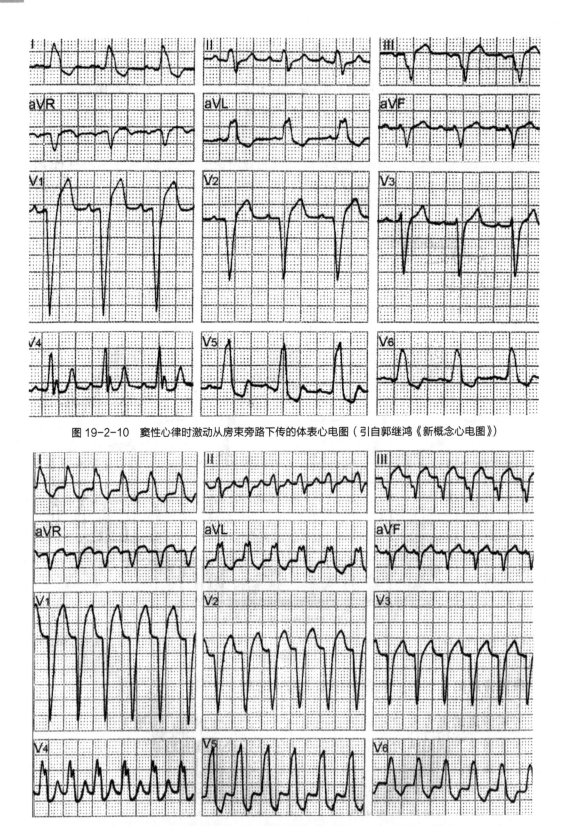

图 19-2-10　窦性心律时激动从房束旁路下传的体表心电图（引自郭继鸿《新概念心电图》）

图 19-2-11　心动过速发作时的体表心电图（引自郭继鸿《新概念心电图》）

四、鉴别诊断

（一）心肌梗死

预激综合征之所以要与心肌梗死相鉴别，乃因其可以产生类似心肌梗死的心电图改变。有时，预激波又可掩盖心肌梗死的某些心电图特点。

前已述及，预激波的方向一般与QRS波群主波方向一致，其时限一般为0.04～0.06s。但有时一个向下的预激波可伴有一个向上的QRS波群，这个预激波就酷似病理性Q波（图19-2-12）。预激波的额面平均电轴多为+15°左右（+120°到-75°）。如预激波的额面电轴为-10°到-75°，则可出现Q_{III}、Q_{aVF}甚至Q_{II}，酷似下壁心肌梗死。如预激波的额面电轴为+100°～+120°，则可出现Q_I、Q_{aVL}，类似高侧壁心肌梗死。有时，B型预激综合征可在V_1、V_2呈现QS波，这就很像前间壁心肌梗死。C型预激综合征可在V_5、V_6出现QS或Qr波，类似侧壁心肌梗死。A型预激综合征则可在V_1、V_2出现高R波或Rs波，因而类似正后壁心肌梗死。鉴别要点是，预激综合征具有下列特点：①在其他导联有典型的向上的预激波；②缺乏心肌梗死的原发性ST-T改变；③P-R间期缩短，QRS波群增宽。A型预激综合征与正后壁心肌梗死的鉴别除上述各点外，正后壁心肌梗死的T_{V1}、T_{V2}通常直立、高耸、对称，而A型预激综合征的T_{V1}、T_{V2}通常倒置，其R_{V1}亦较高而宽。

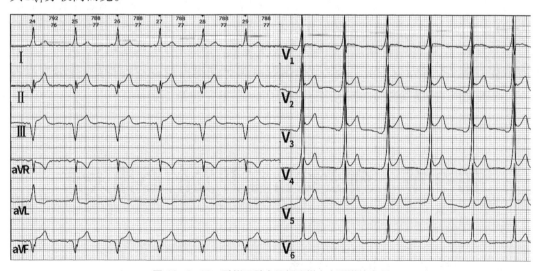

图 19-2-12　酷似下壁心肌梗死样心室预激综合征

心肌梗死伴发预激综合征时，向上的预激波可使心肌梗死的坏死型Q波变小甚至消失。此时，如患者有心肌梗死的临床表现及典型的心肌梗死的ST-T改变（急性期的单向曲线或慢性期的冠状T波），则可做出心肌梗死的诊断。否则，只有在运动或用药物（如阿托品、奎尼丁或普卡因酰胺）使预激综合征暂时消除后，心肌梗死的图形才能显示出来。

（二）束支传导阻滞

由于某种原因，预激综合征的QRS波群常宽大、畸形，故与束支传导阻滞有相似之处。A型预激综合征可能误为右束支传导阻滞，B型预激综合征则可能误为左束支传导阻滞，特别是P-R间期正常（或延长）时，更可能误诊。鉴别要点如表19-2-1。

表19-2-1　预激综合征与束支传导阻滞鉴别表

类别	预激综合征	束支传导阻滞
P-R 间期	缩短，0.10～0.12s	＞0.12s
QRS 波群	起始部粗钝，中段及末段仍细锐	明显错折，若为右束支阻滞，则 V_1 呈 M 形
P-J 间期	正常（＜0.26s）	常＞0.26s
可变性	可以诱发，也可突然转为正常	一般是恒定的，可随病理变化而转变
异位心律	常并发室上性阵发性心动过速	多无此并发症
使预激波形正常化的方法	部分病例有效	无效

如鉴别有困难，必要时可做诱发试验，如经洋地黄或新斯的明，或压迫颈动脉窦后描图，预激综合征的特征可更明显。追踪观察心电图变化，对鉴别也有帮助。

（三）心室肥厚

A型预激综合征由于其 R_{V1} 增高，故要与右室肥大相鉴别。据前者无显著电轴右偏，S_{V5}、S_{V6} 不深，P-R间期缩短，其他导联可见预激波，一般鉴别不难。某些B型预激综合征，因 R_{V5} 及 S_{V1} 电压都增加，故与左室肥大相似。但前者P-R间期缩短，并可见预激波。至于是否合并左室肥大，则要结合其他资料才能得出结论。如果临床上及X线检查、心脏超声均无左室肥大的证据，则多为单纯的B型预激综合征。

第3节　预激综合征并发的心律失常

一、阵发性室上性心动过速

预激综合征最易并发阵发性室上性心动过速。主要机制是激动通过旁路而形成大折返，折返环路包括心房、房室交接区、心室及旁路。

（一）房室折返性心动过速

房室旁道是构成房室折返环路的必须部分，所以80%预激综合征患者伴有房室折返性心动过速（图19-3-1）。按前传心室的路径不同分为顺向型房室折返性心动过速和逆向型房室折返性心动过速（详见第12章第3节）。

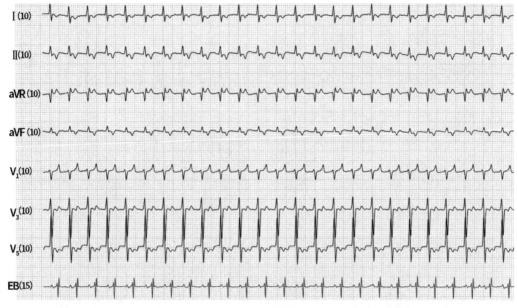

图 19-3-1　顺向型房室折返性心动过速

食道电生理检查诱发房室折返性心动过速。Ⅱ、Ⅲ、aVF 导联 QRS 波群后可见倒置的逆行 P⁻波，食道心电图（EB）R-P⁻= 0.12s，伴有 QRS 波群电交替。

（二）Mahaim 纤维参与的折返性心动过速

Mahaim 纤维只有前传功能而无逆传功能，发生心动过速往往是逆向型房室折返性心动过速。心电图特征为：①心动过速 QRS 波群宽大畸形，呈左束支传导阻滞图形；②频率在140～275次/min；③胸导联 QRS 波群主波向下转为向上的过渡区在 V₄ 导联之后（图19-3-2）。

二、心房颤动

预激综合征伴心房颤动是严重的心律失常，可发展为心室颤动。常呈阵发性发作，室率快，可达250次/min以上。其机制为心室激动从旁路逆传入心房，正好落在心房易损期即可诱发心房颤动。预激综合征伴心房颤动可以引起快心室反应，当最短R-R间期≤250ms时，经旁路下传的激动易落在心室的易损期（易颤期）而诱发心室颤动。心房颤动时激动经旁路快速下传心室出现的最短R-R间期常代表旁路的前传不应期。前传不应期越短，心室率也越快。心电图特征：①P波消失，代之以大小不等、形态各异的f波，特别在较长R-R间歇内的V₁导联最清楚；②QRS波群具有多变性，有完全性预激、部分性预激和正常形态的QRS波群。此为预激综合征合并心房颤动的一个特征性改变；③心室率很快，常大于200次/min；④R-R间期绝对不规则；⑤常呈阵发性，反复发作（图19-3-3）。

预激综合征伴心房颤动伴QRS波群宽大畸形时，有时酷似室性心动过速，两者鉴别要点见表19-3-1。

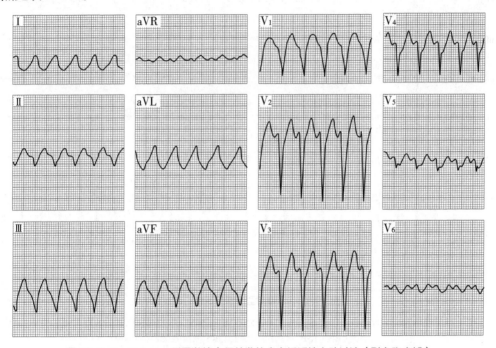

图 19-3-2　Mahaim 型预激综合征并发的房室折返性心动过速（引自张文博）

心动过速时心电图呈完全性左束支阻滞图形。V₁ 导联呈 rS 型，胸导联 QRS 波群移行延迟。

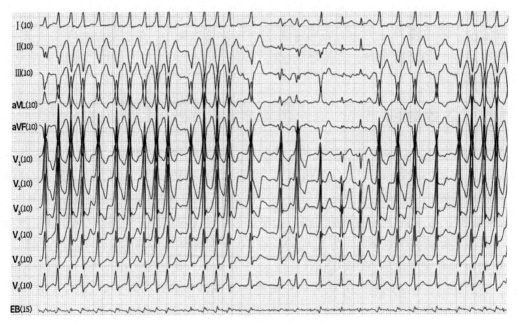

图 19-3-3　预激综合征合并心房颤动

图中 P 波消失，代之以大小不等的 f 波。R-R 间期绝对不规则，可见多种形态的 QRS 波群。宽 QRS 波起始部有预激波。

表 19-3-1　预激综合征合并心房颤动与室性心动过速鉴别

鉴别点	预激综合征伴心房颤动	室性心动过速
心室率	180～300 次 /min，常＞ 200 次 /min	140～180 次 /min
F 波	有	无
δ 波	有	无
QRS 波群	形态多变	形态固定为 1～2 种
R-R 间期	极不规则，长短相差可达 2 倍	较规则

三、心房扑动

预激综合征合并心房扑动较为少见，多呈 2：1 或 1：1 下传，心室率很快，易引起心室颤动。心电图特征：①P 波消失，代之以大小相等的 F 波，但由于预激综合征合并心房扑动时，心室率很快，很难发现 F 波；②QRS 波群呈完全性心室预激图形；③在传导比例相等的情况下，R-R 间期规则；④心室率极快，通常大于 250 次 /min。当心室率在 150～160 次 /min，应高度怀疑心房扑动呈 2：1 下传；⑤有条件描记食道导联心电图可显示 F 波，明确诊断（图 19-3-4）。

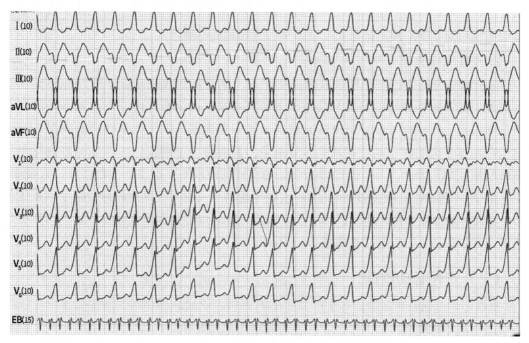

图 19-3-4　预激综合征合并心房扑动

图示宽 QRS 波群心动过速，频率 150 次 /min，QRS 波群起始部有预激波，V₁ 导联和食道导联（EB）可见 F 波，频率 150 次 /min，呈 2：1 由旁道下传心室。

四、其他心律失常

(一) 窦性心动过缓

在预激综合征中约有1/3患者呈现心动过缓，有些患者平时心电图中无预激波（隐匿性），心率在40次/min左右，发作心动过速时，心率常在200次/min以上，当预激旁路根治后，窦性心动过缓亦消失。这类患者用高频心电图描记，可明确见到未下传之回搏。产生机理可用旁路折返即回搏解释。心室激动经旁路逆传回心房产生"回搏"。"回搏"激动因房室结已处于有效不应期而下传受阻，但可进入窦房结干扰其自律性，形成窦性心动过缓。回搏电位长期干扰窦房结可导致"窦房结功能不全"形成持久的窦性心动过缓。

(二) 期前收缩

18%～19%的预激综合征患者可发生期前收缩，明显高于健康人。不论房性或室性期前收缩均可诱发阵发性室上性心动过速。

1. 房性期前收缩

预激综合征出现的房性期前收缩是由旁路传导引起的。房性期前收缩实质上是经旁路逆传折返而产生的心房回搏，如逆行P波在房室结内受阻未下传，心电图上极似未下传的房性期前收缩。如下传至心室则很难与房性期前收缩区分。

2. 室性期前收缩

在预激综合征中，室性期前收缩亦不罕见。室性期前收缩是由于旁路顺向房室传导所致。同一窦性激动沿旁路和房室结下传至心室，由于心室内二点除极不同步形成竞争除极区，造成电位差，当电位差值构成阈值刺激时，就产生室性期前收缩。当房室间存在多条旁路时，对心室的刺激较单条旁路时更为不同步，多点电位差更易产生室性期前收缩。因此，可以说预激综合征的室性期前收缩，本质上不存在异位兴奋灶，而是由于一个窦性激动经各种不同的房室传导途径——正常传导途径与旁路（单条或多条）异常传导途径下传心室时，导致心室内二点或多点心肌不同步除极所致。其实质是心肌内竞争除极不同步电活动的结果。

(三) 室性心动过速

室性心动过速在预激综合征中的发生率不到1%。Reddy提出对预激综合征合并室性心动过速的诊断标准为：①房室分离（在食道导联上更清楚）；②QRS波群与室性期前收缩相似，其起始向量与预激波不同；③不能用心房或食道调搏诱发与自发心动过速相似的心动过速；④希氏束电图上有H波与V波分离。

（四）心室颤动

心室颤动是预激综合征并心房颤动最危险的并发症，亦是预激综合征并心房颤动时应用洋地黄或维拉帕米引起死亡的主要原因。上述药物一方面抑制正常径路的传导，间接促进旁路下传；另一方面，缩短旁路的不应期，直接促进旁路下传，从而引起快速心室反应。此时经旁路下传的心房颤动波，落在心室易颤期内的机会显著增加，极易诱发心室颤动。

（安俊华　詹洪吉　向芝青）

第 20 章

离子通道病

第1节 Brugada 综合征

Brugada波患者伴发室性心动过速、心室颤动或猝死，称Brugada综合征。Brugada波是指在$V_1 \sim V_3$导联出现J波、ST段抬高和T波倒置，类似于右束支阻滞的心电图改变（图20-1-1）。Brugada综合征是一种原发性心电活动紊乱性疾病，属于常染色体显性遗传，与SCN5A序列外显子28突变有关，患者心脏结构无明显异常。

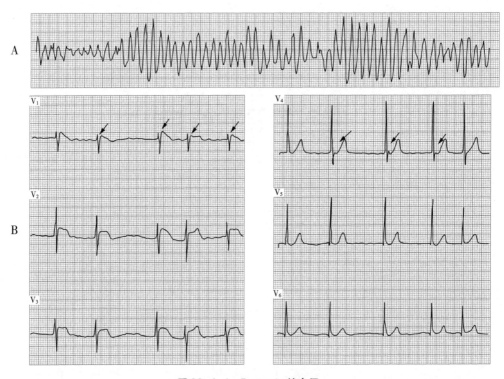

图 20-1-1 Brugada 综合征

患者男性，28岁。临床诊断：Brugada综合征。A：心室颤动；B：V_1导联出现明显的J波，ST段呈下斜形抬高，且呈慢频率依赖性（引自郭继鸿主编《心电图学》，2002）。

一、发生机制

Brugada综合征因遗传因素使基因编码为SCN5A的钠通道异常，引起动作电位2相I_{Na}减少，进而破坏了2相平台期I_{to}-I_{Na}-I_{Ca}的平衡，导致外向电流I_{to}增强，引起I_{to}丰富的右心室心外膜动作电位平台期丧失和动作电位时程缩短，结果出现明显的复极离散度的差异，在右胸导联$V_1 \sim V_3$形成J波及ST段的下斜型抬高，最终形成Brugada波。当右心室心外膜2相平台存在部位与丢失区之间复极离散度加大形成局部电流（由平台存在部位流向平台丢失部位），引起2相折返，诱发室性心律失常，患者出现晕厥甚至猝死。

二、Brugada 波心电图表现

（1）$V_1 \sim V_3$ 导联出现典型右束支阻滞图形或类右束支阻滞图形。

（2）$V_1 \sim V_3$ 导联 ST 段抬高，无对应性 ST 段压低。

（3）$V_1 \sim V_3$ 导联 T 波倒置。

根据心电图特征，Brugada 波可分为 3 型（表 20-1-1）。

表 20-1-1　Brugada 波的分型诊断

类别	1 型	2 型	3 型
J 点抬高	> 0.2mV	> 0.2mV	> 0.2mV
T 波	负向	正向或双向	正向
ST-T 形态	穹隆型（下斜型）	马鞍形	马鞍形
ST 段终末部分	逐渐下降	抬高 ≥ 0.1mV	抬高 < 0.1mV

其中 1 型心电图改变具有较强的诊断意义，2 型和 3 型心电图改变不能作为 Brugada 综合征的确诊依据，必须做进一步检查。1 型、2 型和 3 型之间可以互相转换（图 20-1-2）。

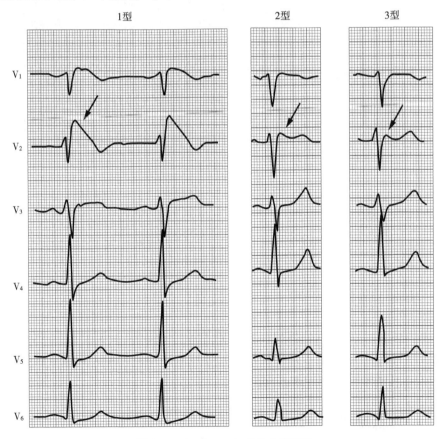

图 20-1-2　Brugada 波的分型诊断

1 型：穹隆型，右胸导联出现 J 波，ST 段下斜形抬高，T 波倒置。2 型：马鞍形，右胸导联出现 J 波，ST 段马鞍形抬高，T 波正向或双向。3 型：马鞍形，右胸导联出现 J 波，ST 段马鞍形抬高，T 波正向。

第2节　长QT综合征

长QT综合征（long QT sydrome，LQTS）指心电图表现为Q-T间期延长伴T波形态异常，临床多表现为晕厥、猝死的一组综合征（图20-2-1）。

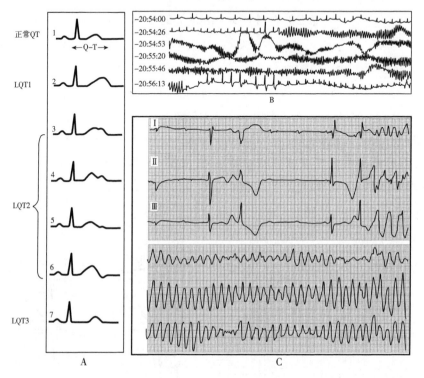

图 20-2-1　长 QT 综合征

正常 QT：心电图 ST 段和 T 波正常（A1）；LQT1：表现为 T 波基底部增宽（A2）；LQT2：表现为 T 波有切迹（图 A3 ~ A6）；LQT3：表现为 ST 段平直延长（A7）。B 和 C 示 LQT 发生 Tdp 的两种方式：B 示窦性心律加速，触发一个室性期前收缩，其后代偿间期引起一阵 Tdp 并发生晕厥，后自行终止；C 示三度房室传导阻滞时室性期前收缩诱发 Tdp。

一、发生机制

由于基因突变引起离子通道缺陷，复极晚期 Na^+ 内流增多和 K^+ 外流减少，复极延迟，动作电位时程延长，心室复极离散度增大，导致后除极的形成，诱发室性心律失常多表现为尖端扭转型室性心动过速（Tdp）。

二、心电图表现

1. Q-T 间期和校正的 Q-T 间期延长

此为最重要的特点和诊断依据，因 Q-T 间期受心率影响大，故常用校正的 Q-T 间期

（QTc），计算公式Q-Tc=QT$/\sqrt{R\text{-}R}$，女性Q-Tc＞0.48s，男性Q-Tc＞0.47s，当Q-Tc在0.41～0.46s时不能轻易地否定或诊断长QT综合征。

2. T 波形态改变

呈双向、切迹或双峰，常常多变。

3. T 波电交替

包括T波电压高低、极性和形态的交替。

4. 窦性停搏

部分患者心电图可出现长间歇为窦性停搏，其后T波增宽，如果此时发生室性期前收缩常可诱发尖端扭转性室性心动过速。

5. 心率

常常低于相应性别、年龄的健康人，运动时心率增加也低于健康人，运动后Q-T间期明显延长。

6. 长 QT 综合征患者心电图 ST-T 形态与基因类型有一定的联系

目前较为常见的是LQT1、LQT2、LQT3，但各型心电图形态可有一定程度的交叉重叠。

（1）LQT1：T波高大、上升支缓慢无切迹且T波底部增宽，T波时限延长，又称"胖大T波"（图20-2-2A）。

（2）LQT2：T波呈双峰，出现明显的切迹，切迹可出现于T波初始、T波顶点或T波降支（图20-2-2B）。

（3）LQT3：ST段平直延长，T波延迟出现，形态高尖、双向或不对称（图20-2-2C）。

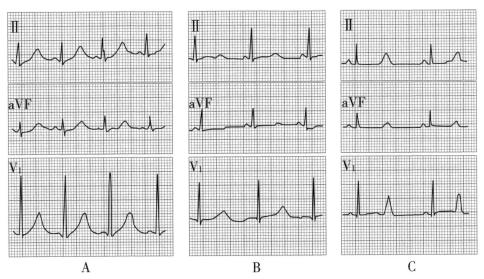

图 20-2-2　长 QT 综合征的基因分型及心电图改变

A：LQT1ST，ST 段缩短，T 波基底部宽阔。B：LQT2，ST 段延长，T 波低平，有时出现切迹。C：LQT3，ST 段延长，T 波高尖，起止都突然。

第 3 节　短 QT 综合征

　　短QT综合征是一种与遗传相关的原发性心电疾病，与编码K⁺通道的基因突变有关，Q-T间期明显缩短是短QT综合征（图20-3-1）诊断主要线索和标准。

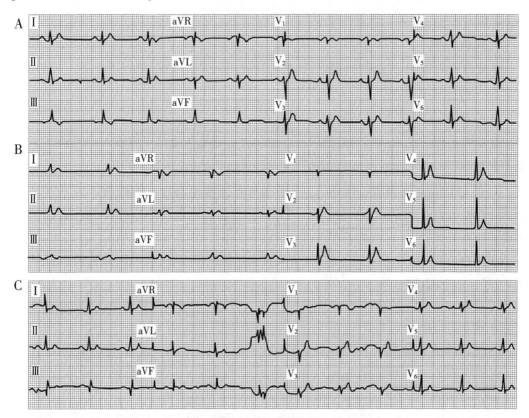

图 20-3-1　家族性短 Q-T 间期综合征患者心电图

A：患者女性，17岁，Q-T间期0.28s，Q-Tc间期0.30s；B：患者男性，21岁（A患者的哥哥），Q-T间期0.272s，Q-Tc间期0.267s；C：患者女性，51岁（A患者的母亲），Q-T间期0.26s，Q-Tc间期0.289s[引自郭继鸿《新概念心电图》（第4版），2014]。

一、发生机制

　　编码心肌细胞膜离子通道蛋白质基因突变，导致离子通道功能异常，复极期K⁺外流增强，动作电位时程明显缩短，Q-T间期明显缩短。而且这种复极期的缩短是非均质的，引起复极离散度加大，容易导致折返激动形成，从而发生房性、室性心律失常。

二、心电图表现

1.Q-T 间期明显缩短

目前多数学者建议将 Q-T（QTc）间期≤0.33s 作为短 QT 综合征的心电图诊断标准。

2.ST-T 改变

常有 ST 段缺失，部分患者胸前导联 T 波高尖，双支对称或不对称。有报道 Tp-Te 间期延长，提示心室肌细胞跨室壁复极离散度增加。

3.Q-T 间期的频率自适应性消失

生理情况下，Q-T 间期随心率加快而缩短，随心率减慢而延长的现象叫 Q-T 间期的频率自适应性。短 QT 综合征患者的频率自适应性消失。部分患者在心率减慢时 Q-T 反而缩短。

4. 伴发的心律失常

常伴发房性、室性心律失常，如阵发性心房颤动，最严重时伴发室性心动过速、心室颤动导致猝死。

第 4 节　儿茶酚胺敏感性室性心动过速

儿茶酚胺敏感性室性心动过速（catecholaminergic polymorphic ventricular tachycardia, CPVT）是一种少见的原发性心脏电紊乱性疾病，以运动或情绪激动诱发双向性室性心动过速或多形性室性心动过速，可自行恢复，也可恶化为心室颤动导致晕厥甚至猝死（图 20-4-1）。多发生于无器质性心脏病的儿童或青少年，心脏程序刺激一般不能诱发 CPVT。

一、发生机制

关于 CPVT 的发病机制尚有不少争论，但越来越多的证据表明，在肌浆网钙超载时 RyR$_2$ 的功能失调是其发病核心环节。表现为钙超载诱导钙释放，进而引起触发活动导致心律失常的发生。

二、心电图表现

（一）静息 12 导联心电图

目前研究发现部分 CPVT 患者有轻度窦性心动过缓，少部分可有严重的窦性心动过缓、窦性停搏或房室传导阻滞。有报道 CPVT 患者胸导联（以 V$_1$～V$_3$ 导联最显著）易出现 T 波形态改变（呈双向、双峰或切迹）伴明显的 U 波，并且 U/T 比值增大。

（二）运动负荷心电图

运动负荷心电图是目前诊断CPVT的金标准。运动过程中典型的心电图表现有以下三种特点。

1. 重复性

运动后室性心律失常的出现具有高度的重复性，其出现的心率阈值一般为110～130次/min。

2. 复杂性

随着运动负荷的增加，室性心律失常越来越复杂。当心率达到110～130次/min时，出现偶发的室性期前收缩。心率继续增加，单形性室性期前收缩变为多形性室性期前收缩，逐渐出现单形或多形性室性期前收缩二联律，或者非持续室性心动过速，随后发展成持续的室性心动过速，甚至演变为心室颤动。

3. 伴发房性心律失常

运动中常伴发快速房性心律失常如心房颤动、心房扑动，多发生在室性心动过速、心室颤动出现之前。

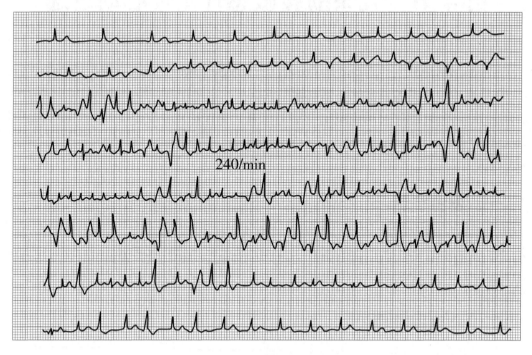

图 20-4-1　儿茶酚胺敏感性室性心动过速

患者男性，14岁，体重45kg。因运动或紧张时反复晕厥5年入院。发作3～4次/年，没有心脏猝死家族史。上图可见活动或看电视心率较快情况下发生单形性室性期前收缩、双向和多形性室速。

第 5 节　致心律失常性右室心肌病

致心律失常性右室心肌病（arrhythmogenic right ventricular cardiomyopathy，ARVC）又名致心律失常性右室发育不良（arrhythmic right ventricular dysplasia，ARVD）/心肌病（cardiomyopathy），属于遗传性原发性心肌病，以心律失常、心力衰竭及心源性猝死为主要表现，患者右心室心肌逐渐被脂肪及纤维组织替代，最终导致右心室功能及结构异常。

一、发病机制

基因突变造成桥粒蛋白功能不全，心肌细胞发生分离和死亡，纤维脂肪替代性修复，开始于心外膜下或中层心肌，后进展为全层心肌、右心室壁变薄、出现室壁瘤。主要集中在下壁、心尖和漏斗部的右心室发育不良三角。因为纤维脂肪组织替代干扰了心肌电活动的传导，容易形成Epsilon波、右束支传导阻滞、晚电位以及折返性心律失常。

二、心电图表现

1. T 波倒置

50%～70%的患者右胸导联（V_1～V_3）的T波倒置。

2. Epsilon 波

30%的患者V_1～V_3导联尤其是V_1导联可见特征性的Epsilon波，又称后激动电位或右室晚电位，常出现在QRS波群终末或ST段起始部位，呈低振幅的棘波或震荡波。

3. 右束支传导阻滞

可出现不完全性或完全性右束支传导阻滞。

4. V_1 导联 QRS 波群时间延长或正常（图 20-5-1）。

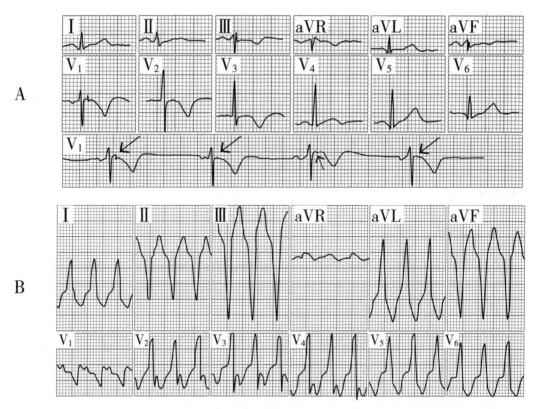

图 20-5-1　致心律失常性右室心肌病

患者男性，57 岁。因多次发作性心悸、晕厥在外院诊断为"阵发性室上性心动过速"。拟行射频消融术来本院就诊。常规体表心电图（A：窦性心动过缓，Epsilon 波）示：窦性心律，QRS 波群电轴左偏，心率 51 次 /min，P-R 间期 0.17s，QRS 波群时限 0.09s，V_1、V_2 导联 ST 段起始部可见一正负双向小棘波，持续约 40ms，$V_1 \sim V_3$ 导联 T 波倒置。外院心电图（B：左束支阻滞型室性心动过速）示：快速均齐宽大畸形 QRS 波群，QRS 波群时限 0.12s，频率 200 次 /min，I 、aVL、V_6 导联呈 R 型，II 、III 、aVF、V_1 导联呈 QS 型，V_1 导联 S 波降支有切迹。电轴左偏，未见明显 P 波。考虑为左束支阻滞型室性心动过速。超声心动图示：右房、右室扩大，右室壁变薄，左房及左室正常，临床诊断：致心律失常性右室发育不良性心肌病（ARVC）。

第 6 节　Lenegre 病

Lenegre 病是遗传倾向明显的一种原发性心脏传导系统疾病，传导系统发生进行性加重的退行性纤维化或硬化，常从束支传导阻滞逐渐进展为高度或三度房室传导阻滞，严重时可发生晕厥或猝死（图 20-6-1）。又名进行性心脏传导疾病、孤立性心脏传导疾病、Lenegre-Lev 病、SCN5A 等位基因性心律失常等。

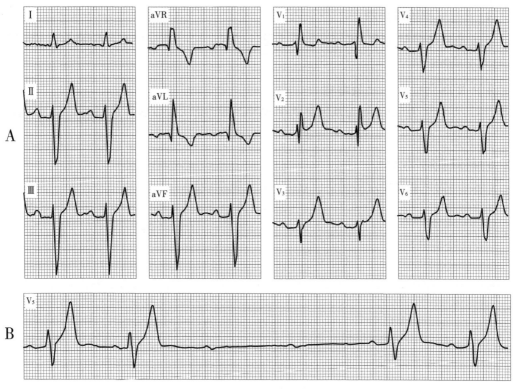

图 20-6-1　Lenegre 病

患者男性，36 岁，间歇性胸闷、心悸 2 个月，1d 前突发晕厥入院。其父去世前曾诊断三度房室传导阻滞。A 为常规 12 导联心电图：窦性心律，V_1 导联 QRS 波呈 rsR' 型，$S_{III} > S_{II}$，QRS 波电轴为 $-71°$，QRS 波群时限增宽达 0.14s。心电图诊断：窦性心律，一度房室传导阻滞，完全性右束支传导阻滞合并左前分支传导阻滞。图 B 为动态心电图片段，提示一过性高度房室传导阻滞，心室停搏达 3.66s。心脏 B 超、胸部正侧位片等相关检查无异常。心内电生理提示 H-V 间期明显延长。其父同父异母的姐妹也有上述心电图改变并植入永久起搏器。结合病史和检查结果，该患者诊断 Lenegre 病（引自中华心律失常杂志《Lenegre 病一例》，2006）。

一、发生机制

　　Lenegre 病患者的 SCN5A 基因发生突变，引起 Na^+ 通道的功能障碍，使心肌细胞除极时 Na^+ 内流减少，动作电位 0 相除极速率与峰值均降低，传导减慢，出现室内传导阻滞，心电图表现为 QRS 波群增宽、束支传导阻滞、双束支传导阻滞，最后发展为三度房室传导阻滞。

二、心电图表现

1. 右束支传导阻滞

右束支传导阻滞是 Lenegre 病最早的心电图改变，也是该病纤维化病变的起始部位。

2. 双束支传导阻滞

由右束支传导阻滞发展而来，也可能初期就存在。

3. 三度房室传导阻滞

三度房室传导阻滞是Lenegre病最严重的情况，可与高度房室传导阻滞交替出现，也可能直接发展成三度房室传导阻滞。

4. P-R间期延长与P波增宽

Lenegre病患者的SCN5A基因突变引起Na^+通道的功能障碍，进而引起房内、希浦系统传导减慢，心电图出现P波增宽、P-R间期延长。

5. 其他心电图改变

Lenegre病患者可伴发房性期前收缩、室性期前收缩。

（向芝青　罗　丹　张　舟）

第 21 章

宽 QRS 波群心动过速

第1节 概　　述

　　宽QRS波群心动过速是指以QRS波群时限≥0.12s，心室率超过100次/min为基本特点，但其类型、电生理机制与心电图表现各不相同的一大类快速性心律失常。

　　宽QRS波群心动过速可由6种不同的机制引起：①各种室上性心动过速（窦性心动过速、房性心动过速、房室结折返性心动过速、心房扑动及颤动等）伴原有的或频率依赖性功能性束支传导阻滞；②顺向型房室折返性心动过速（经房室结前传）伴原有的或频率依赖性功能性束支传导阻滞；③各种不同室上性心动过速经旁道前传（例如房扑经旁道前传等）；④逆向型房室折返性心动过速（经旁道前传与经房室结逆传）；⑤房室折返性心动过速（经结室纤维前传与经希氏束或另一旁道逆传）；⑥室性心动过速。六者引起QRS波群增宽的共同机制是，将正常两侧心室同时除极的过程改变为先左心室后右心室（或反之）的先后顺序除极，其结果是延长了心室的整个除极时间，造成QRS波群的增宽。其他引起宽QRS波群心动过速的少见病因有高钾血症、起搏器介导的心动过速（PMT）、心室瘢痕等。

　　宽QRS波群心动过速可分为如下类型（见图21-1-1）。

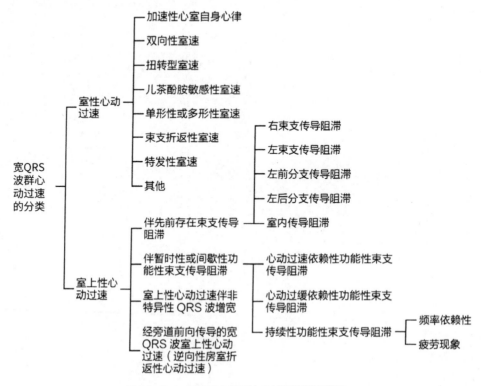

图 21-1-1　宽 QRS 波群心动过速的常见类型

第 2 节   宽 QRS 波群心动过速的鉴别诊断

一、根据临床情况鉴别

临床表现和病史在鉴别宽 QRS 波群心动过速起源部位时有一定作用。一般情况下，青年人既往无心脏病史，反复发作的心动过速多为室上性心动过速；年龄＞50 岁，特别是首次发作年龄超过 60 岁时，宽 QRS 波群心动过速多为室性心动过速。既往有心脏病史，特别是发生于心肌梗死的宽 QRS 波群心动过速首先考虑室性心动过速。但室性心动过速也可发生于心脏正常者，室上性心动过速也可见于器质性心脏病患者，不能将青年人或无心脏病史的宽 QRS 波群心动过速一概诊断室上性心动过速。Tchou 等分别对 31 例连续的心电图表现为持续性宽 QRS 波群心动过速的患者提出两个有关病史的问题：①以前是否有心肌梗死；②心动过速的症状是否在心肌梗死后出现。当两个问题都被肯定回答时，则迅速做出室性心动过速的诊断。结果 29 例室性心动过速患者，28 例仅通过病史提问就做出了正确的诊断。当然，Tchou 的病例组可能有其特殊性，但能够看出，既往心肌梗死的病史对室性心动过速的诊断有重要价值。按压眼球、颈动脉窦按摩和咽部刺激可以终止的宽 QRS 波群心动过速是诊断室上性心动过速的有力证据。宽 QRS 波群心动过速发作时伴有明显的血流动力学障碍，如血压下降，甚至发生阿-斯综合征，多为室性心动过速；少数频率过快的室上性心动过速也可伴有明显血流动力学障碍，但很少发生阿-斯综合征。个别单形性持续性室性心动过速，如果频率不很快，也可不伴血流动力学改变。因此，对发生宽 QRS 波群心动过速的患者，应仔细询问病史，了解患者心动过速发作时的临床表现，并进行必要的查体，有助于对宽 QRS 波群心动过速的鉴别。

二、根据心电图和电生理鉴别

（一）心电图

由于宽 QRS 波群心动过速中室性心动过速所占的比例大，因此临床中心电图的鉴别指标均是为了诊断是否为室性心动过速。

1. 房室分离

房室分离是鉴别室性心动过速与室上性心动过速的重要条件。心电图表现为宽 QRS 波群心动过速的心室率快于心房率（即 QRS 波群与 P 波的比例＞1）。据较大系列文献报道，20%～50% 的室性心动过速存在完全性房室分离，宽 QRS 波群心动过速时 P 波和 QRS 波群的周长各自恒定，二者无固定关系（图 21-2-1）。15%～20% 的室性心动过速呈室房文氏传导（即不完全性房室分离），P波周长存在周期性变化，但QRS波群周长恒定，P波与QRS波群无固定关系或呈固定关系（2：1或3：1室房传导）。宽QRS波群心动过速时通常在心电图Ⅰ导联和V$_1$导联易发现房室分离现象。绝大多数学者认为其诊断室性心动过速的特异性为100%，但敏感性<20%。临床上另一种室性心动过速房室分离的表现是宽QRS波群心动过速时心房率快于心室率，例如心房扑动合并室性心动过速或心房颤动合并室性心动过速时，心电图的心房波与QRS波群无固定关系。

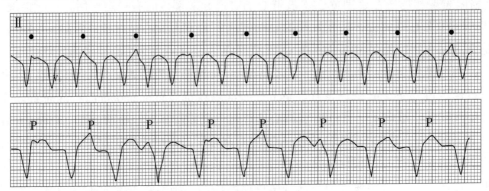

图 21-2-1　室性心动过速房室分离

QRS波群宽大畸形，P波（圆点指示）与QRS波群无固定关系，呈房室分离。有时P波完全看不清，在预期的出现部位用圆点或"P"标记。

2. 心室融合波或心室夺获

　　心室融合波或心室夺获多见于有房室分离和频率较慢的室性心动过速（<170次/min），是诊断室性心动过速的另一项重要指标。单凭心电图上的心室融合波并不能完全排除室上性心动过速，因为室上性心动过速伴束支传导阻滞的宽QRS波群心动过速，如果出现束支传导阻滞一侧的室性期前收缩，则可以使心室同时除极，使QRS波群变窄，表现为心室融合波（图21-2-2）。

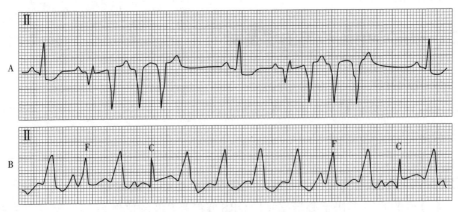

图 21-2-2　室性心动过速心室融合波和心室夺获

A：窦性心律伴2次短阵室速发作均以室性融合波（第2、7心搏）开始；B：QRS波群宽大畸形，心室率125次/min；C表示心室夺获，稍提前出现QRS波群时限正常，其前有窦性P波，P-R间期>0.12s；F表示室性融合波其形态介于室性异位心搏和心室夺获之间，其前有窦性P波，但P-R间期缩短。

3. 无人区电轴

一般来讲，QRS 波群电轴越左偏，诊断室性心动过速的可能性就越大。因为单纯左前分支阻滞或左后分支传导阻滞，QRS 波群电轴为 -30°～ -90°或 110°～ 150°，所以室上性心动过速伴束支传导阻滞时，QRS 波群额面电轴不会为 -90°～ ±180°。如果 QRS 波群电轴位于这个"西北"或"右上"象限内，则室性心动过速的可能性很大。此外，另一种 QRS 波群电轴在 -90°～ ±180°表现形式是Ⅰ、Ⅱ和Ⅲ导联的 QRS 波群主波均为负向波，有人称为"肢导联 QRS 波群负向同向性"（图 21-2-3）。

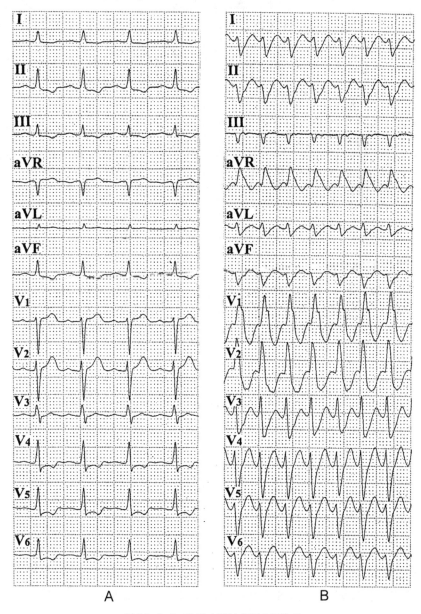

图 21-2-3　室性心动过速无人区电轴

A：窦性心律；B：宽 QRS 波群心动过速，肢体导联 QRS 波群负向同向性。

4. 胸前导联 QRS 波群同向性

胸前 $V_1 \sim V_6$ 导联的 QRS 波群主波均为正向或负向波。主要见于室性心动过速，特异性为 90%，敏感性仅约 20%，但需注意，临床上亦见室上性心动过速胸前导联 QRS 波群同向性，例如左后侧房室旁路前传的预激性心动过速，其 $V_1 \sim V_6$ 导联的 QRS 波群均为正向。而侧壁心肌梗死患者的室上性心动过速伴左束支传导阻滞时，胸前导联的 QRS 波群可以是负向同向性（图 21-2-4）。

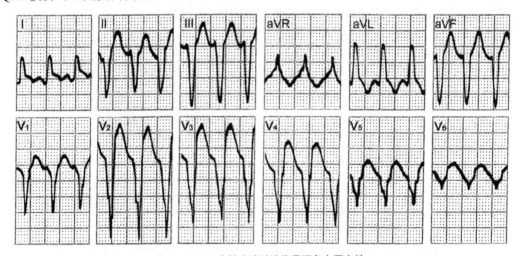

图 21-2-4　室性心动过速胸导联负向同向性

5. V_1 导联前兔耳征

V_1 导联 QRS 波群呈 3 相的 RSR' 型（R 和 R' 之间有或没有 S 波），其中前 R 波振幅高于后 R' 波，即 V_1 导联前兔耳征（亦称左兔耳征）。如前 R 波振幅低于后 R' 时，即 V_1 导联后兔耳征（亦称为右兔耳征）。室上性激动（如右束支传导阻滞、室上性激动伴室内差异性传导）及室性异位激动均可出现右兔耳征。Wellens 等分析证明室性心动过速和室上性心动过速伴差异性传导各 100 例的心电图特征，V_1 导联呈前兔耳征阳性者 100% 为室性心动过速，V_1 导联呈后兔耳征者 93% 为室内差异性传导（图 21-2-5）。

6. $V_1 \sim V_6$ 导联 QRS 波群形态

胸前导联 $V_1 \sim V_6$ 导联 QRS 波群形态均非 RS 型或 rS 型，而呈 QR 型、QS 型、QrS 型，诊断室性心动过速的特异性为 100%（但敏感性为 21%）。此外，胸前导联 $V_1 \sim V_6$ 导联 QRS 波群形态有 1 个或 1 个以上呈 RS 型时，R-S 间期 > 100ms，诊断室性心动过速的特异性为 98%（敏感性为 66%）。

7. QRS 波群时限

早期有关临床研究发现，约 70% 室性心动过速的 QRS 波群时限 > 0.14s；而室上性心动过速伴束支传导阻滞的 QRS 波群不超过 0.14s。Akhtar 提出诊断室性心动过速的标准是，左束支传导阻滞形态的宽 QRS 波群心动过速，QRS 波群时限 > 0.16s；呈右束支传导阻滞形态的宽 QRS 波群心动过速，QRS 波群时限 > 0.14s。但有些情况例外，例如，抗心律失常药的作用可以使室上性心动过速的 QRS 波群增宽。经房室旁路前传的室上性心动过速也是经心室肌之间传导完成心室除极，其 QRS 波群时限可以超过 0.14s 或 0.16s。此外，非器质性心脏病患者的特发性室性心动过速或希氏束旁的室性心动过速，其 QRS 波群时限常为 0.12 ~ 0.14s。

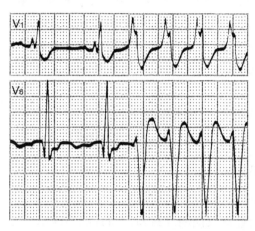

图 21-2-5　室性心动过速 V_1 导联前兔耳征

8. 其他心电图标准

主要依靠右胸和左胸导联 QRS 波群的图形特点，左心室室性心动过速的心电图表现为类右束支传导阻滞图形时，存在着右 3 左 1 的特征（图 21-2-6A）。所谓右 3 特征是指右胸 V_1 导联出现 R 波，兔耳征 R 波或 qR 波时均可诊断室性心动过速，其中兔耳征特指左耳大的兔耳征，而左 1 特征是指左胸 V_6 导联的 S 波 > R 波（即 R/S < 1）时可诊断室性心动过速。而右心室室性心动过速的心电图表现为类左束支传导阻滞时，也存在着右 3 左 1 的特征（图 21-2-6B），此时右 3 特征是指右胸 V_1、V_2 导联出现 r 波时限 > 0.03s，S 波有顿挫，以及 r-S 间期 > 0.06s，均可诊断室性心动过速，而左 1 特征是指左胸 V_6 导联存在 q 或 Q 波时均为室性心动过速。

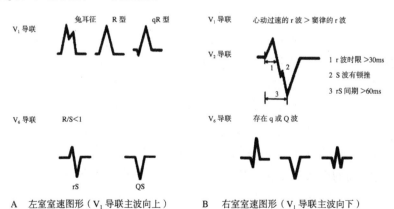

图 21-2-6　类左、右束支传导阻滞的右 3 左 1 特征

A：左心室室性心动过速图形（V_1 主波向上）；B：右心室室性心动过速图形（V_1 主波向下）。

（二）食道心电图及食道电生理检查

（1）心动过速时，体表心电图不能清楚地辨认P'，无法了解P'波与QRS波群之间的关系。此时食道导联心电图有重要参考价值。在食道导联上多能清楚地辨认出P'波，如有房室分离，且心室率快于心房率，可确诊室性心动过速（图21-2-7）。

（2）宽QRS波群心动过速如随着心房起搏周期逐渐缩短，产生1∶1下传的心室夺获，即宽QRS波群变为窄QRS波群，应考虑此心动过速为室性心动过速。如果心房起搏使心率增快，但无QRS波群形态改变，仍为宽QRS波群时，应考虑室上速伴室内差异传导。

（3）宽QRS波群心动过速在食道心电图显示2∶1室房逆传时，可排除房室折返性心动过速，但不能排除房室结内折返性心动过速伴室内差异性传导及室性心动过速。

（三）心内电生理

90%的室性心动过速利用心电图能得到明确的诊断，对于少数根据心电图不能明确诊断时，心内电生理检查不仅能明确诊断，而且能明确室性心动过速的性质，并做进一步处理。心内电生理检查主要通过观察以下指标鉴别宽QRS波群心动过速。

1. 心动过速的室房关系

（1）宽QRS波群心动过速发作时有房室分离或房室阻滞几乎全见于室性心动过速。只有极少数房室结内折返性心动过速表现为向心房侧的阻滞，在合并束支传导阻滞时易与室性心动过速混淆，在诊断室性心动过速时应排除这种可能。

（2）室性心动过速时大约25%的患者室房传导呈1∶1，此时需根据H-V间期、希浦系统激动顺序及心房刺激进一步鉴别。

2. H-V 间期

（1）宽QRS波群心动过速时的H-V间期≥窦性心律时的H-V间期，见于室上性心动过速伴室内差异性传导、束支折返性室性心动过速。可排除逆向性房室折返性心动过速及起源于心肌的室性心动过速，如特发性室性心动过速。宽QRS波群心动过速时的H-V间期<窦性心律时的H-V间期，支持室性心动过速诊断。

（2）宽QRS波群心动过速时的H-V间期≤0（即希氏束电位与QRS波群起点相同或晚于QRS波群起点），见于逆向型房室折返性心动过速和起源于心肌的室性心动过速。可排除室上性心动过速伴室内差异性传导及束支折返性室性心动过速。

（3）宽QRS波群心动过速时V波前记录不到希氏束电位，支持室性心动过速的诊断。在做诊断时，应首先排除记录的位置不正常，若记录中有室上性搏动，并在这些搏动时记录到明确的希氏束电位，则证明电极位置无误；此外，适当地选择滤波频率，也可能记录到埋藏在V波中的H波。

3. 希浦系统激动顺序

（1）希氏束激动早于右束支，见于室上性心动过速伴室内差异性传导和左束支传导阻滞型束支折返性室性心动过速。如存在房室分离或室房传导阻滞，则支持束支折返性心动过速。如室房传导 1 ∶ 1 关系，应进一步检查，若心动过速希氏束激动较右束支电位的提前量（HB-RB）≥窦性心律时的提前量，支持室上性心动过速伴室内差异性传导；在左束支传导阻滞型束支折返性心动过速的 HB-RB ≤窦性心律时的 HB-RB。

（2）希氏束激动较右束支落后，见于逆向型房室折返性心动过速，右束支传导阻滞型束支折返性室性心动过速和起源于心肌的室性心动过速。如存在房室分离或室房传导阻滞，则可排除逆向型房室折返性心动过速。此时如左束支电位晚于希氏束激动，则诊断为束支折返性室性心动过速；如左束支电位早于希氏束激动，支持起源于心肌的室性心动过速。另外，束支折返性室性心动过速时，V-V 间期随 H-H 间期变化而变化，而起源于心肌的室性心动过速，H-H 间期随 V-V 间期变化而变化。

4. 宽 QRS 波群心动过速时心房刺激

（1）心动过速发作时以快于心动过速的频率起搏心房，如心房起搏能夺获心室，使心动过速加速，但 QRS 波群形态无改变，可确诊为室上性心动过速。如心房起搏使心动过速加速且把 QRS 波群形态变成窦性心律时的窄 QRS 波群，应考虑室性心动过速；如心房起搏时，心室率及 QRS 形态无改变，则支持室性心动过速诊断。因为室性心动过速的心室激动可使房室传导系统产生隐匿性传导，阻滞心房起搏。

（2）心动过速时期前收缩刺激出现窄 QRS 波群支持室性心动过速诊断。

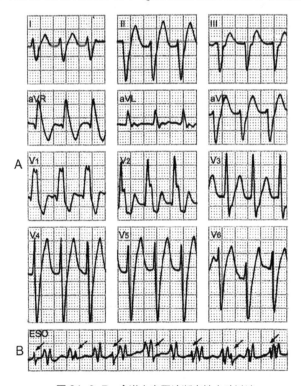

图 21-2-7　食道心电图诊断室性心动过速

A：常规心电图房室分离不明确；B：食道心电图可见明显房室分离，箭头示 P 波。

三、根据鉴别诊断流程图的鉴别

目前宽QRS波群心动过速的诊断多采用诊断流程图的方式。1991年Brugada等提出了四步法（图21-2-8A）及补充的三步法（图21-2-8B）鉴别室性心动过速与室上性心动过速：①胸前导联QRS波群无RS型；②在胸导联R-S间期＞0.1s；③房室分离；④V$_1$、V$_6$导联图形特点（图21-2-9），右束支传导阻滞图形时其V$_1$导联呈单向、双向波，呈R、RS或RSr'型，左束支传导阻滞图形时其V$_1$导联R波＞30ms，RS＞60ms或S波有切迹，V$_6$导联呈QS或QR型。上述四条支持室性心动过速诊断。

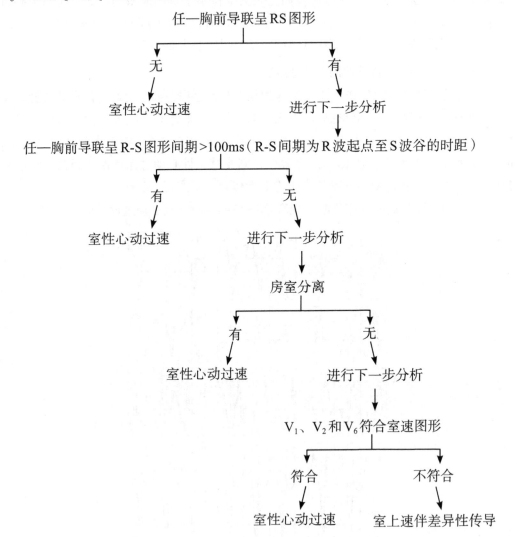

A

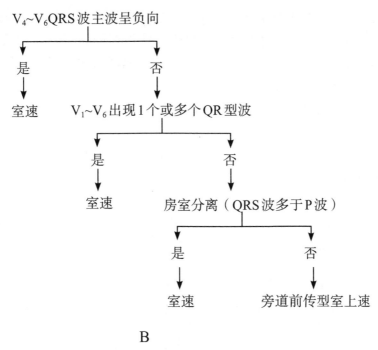

图 21-2-8　宽 QRS 波群心动过速的 Brugada 诊断流程

A：Brugada 四步流程；B：Brugada 三步流程。

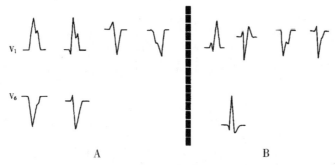

图 21-2-9　室性异位激动与室内差异传导的心电图形态特点

A 为室性异位心搏，V_1 导联呈 Rr' 型、rS 型、r 波肥大，S 波降支出现切迹，V_6 导联呈 QS 型、rS 型；B 为室上性心搏合并室内差传，V_1 导联呈 rSR' 型、rSr' 型三相波、rS 型、r 波窄小，s 波升支出现切迹，V_6 导联呈 qRs 型。

　　2007 年 Vereckei 等又提出四步法新流程图鉴别诊断宽 QRS 波群心动过速。该流程图用于节律规整的宽 QRS 波群心动过速。他们分析了 287 例患者的 453 次单形性宽 QRS 波群心动过速，并与电生理结果作对比分析，提出新四步法（图 21-2-10）。第一步是否存在房室分离，如果存在则诊断室性心动过速（VT）；第二步观察 aVR 导联是否初始就是 R 波，在 aVR 导联 QRS 波群呈 R 形或 RS 形诊断诊断室性心动过速，如果呈 qR 型不能诊断室性心动过速；第三步 QRS 波群是否符合束支传导阻滞或分支传导阻滞图形，如不符合则诊断室性心动过速；第四步测量心室初始激动速度（V_i）与终末激动速度（V_t）之比，$V_i/V_t \leqslant 1$ 诊断为室性心动过速。V_i 是心室初始除极或激动传导 0.04s 时的振幅值

（mV），而Vt是心室终末除极或激动前0.04s时振幅值（mV）。测量V_i、Vt值必须选择心室激动QRS波群起点与终点清晰可认的导联。同步多导联心电图，可选QRS波群起点及终点明确的某一导联，从此点划直线以确定多导联的起点、终点；选择QRS波群呈双相或多相波的导联，其R波要高，S波又深的导联。以选择胸导联为主，多选用V_3导联，再次之为V_2。个别也可选用肢体导联；V_i和Vt值取绝对值，不分正负（图21-2-11、图21-2-12）。

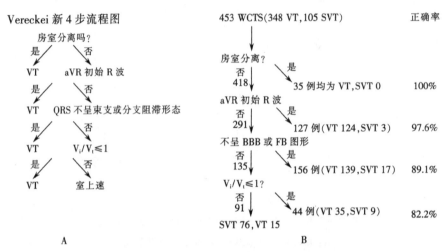

Vereckei 新 4 步流程图

房室分离吗？
是／　＼否
VT　　aVR 初始 R 波
　是／　＼否
　VT　　QRS 不呈束支或分支阻滞形态
　　是／　＼否
　　VT　　$V_i/V_t \leqslant 1$
　　　是／　＼否
　　　VT　　室上速

A

453 WCTS(348 VT,105 SVT)　　　　正确率

房室分离？
否　＼是
418　　　35 例均为 VT,SVT 0　　100%
aVR 初始 R 波
否　＼是
291　　127 例(VT 124,SVT 3)　　97.6%
不呈 BBB 或 FB 图形
否　＼是
135　　156 例(VT 139,SVT 17)　89.1%
$V_i/V_t \leqslant 1$?
否　＼是
91　　　44 例(VT 35,SVT 9)　　82.2%
SVT 76,VT 15

B

图 21-2-10　Vereckei 新四步法（A）及其诊断室性心动过速的正确率（B）

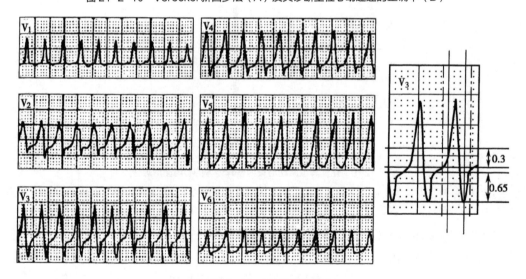

图 21-2-11　Vi/Vt 测量方法

Vi=0.3mV，Vt=0.65mV；Vi/Vt < 1，诊断为室性心动过速。

　　测量方法，从QRS波群始点后移0.04s处测其电压绝对值为Vi；从QRS波群终点前移0.04s处测其电压绝对值为Vt，Vi/Vt ≥ 1为室上性心动过速，Vi/Vt ≤ 1为室性心动过速。

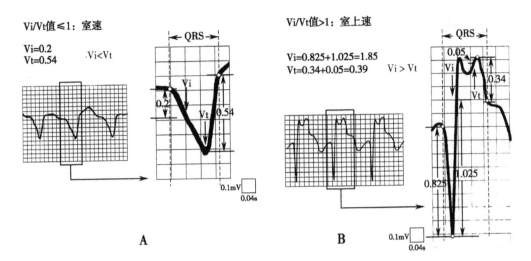

图 21-2-12　Vi/Vt 测量方法示意图

A：与室上速伴室内差异传导；B：V_1、V_6 导联图形特点；C：胸导联 R-S 间期的测量。

在2007年诊断流程的基础上，2008年Vereckei进一步大胆创新，提出了aVR单导联鉴别宽QRS波群心动过速的新流程（图21-2-13）。aVR单导联鉴别宽QRS波群心动过速的4步新流程内容简单、易记：①QRS波群起始为R波时诊断室性心动过速，否则进入第二步；②QRS波群起始为r或q波的时限＞0.04s为室性心动过速，否则进入第三步；③以QRS波群为主波时，起始部分有顿挫为室性心动过速，否则进入第四步；④QRS波群的Vi/Vt≤1为室性心动过速，Vi/Vt＞1为室上性心动过速。

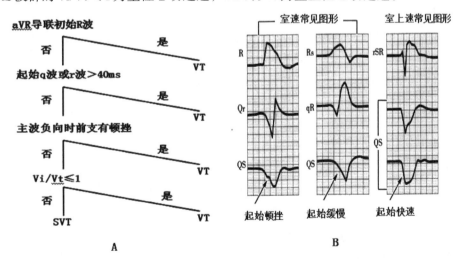

图 21-2-13　aVR 单导联诊断宽 QRS 波心动过速的新流程

A：单一 aVR 导联诊断流程；B：呈宽 QRS 波心动过速的室速或室上速 aVR 导联的波形特征。

四、其他鉴别诊断方法

（一）Jastyzebski 记分系统诊断室性心动过速

2015年波兰学者Jastyzebski介绍一种新的心电图记分法以协助判断是否为室性心动过速。经过大组病例对比研究发现，此记分法比目前沿用的方法有更高的特异性（99.6%），方法如下。

1. 室性心动过速记分共 7 项心电图特征

（1）V_1导联R波。

（2）V_1/V_2导联起始r波＞0.04s。

（3）V_1导联S波有切迹。

（4）aVR导联起始为R波。

（5）Ⅱ导联R波达峰时约≥0.05s。

（6）全部胸导联均无RS波。

（7）房室分离。

2. 记分标准

除房室分离记2分外，其余每项记1分（图21-2-14）。

3. 结果

（1）记分≥1分诊断室性心动过速的总正确性为83%，而aVR导联法仅为70%，Brugada法则为81%。

（2）记分≥3分者，在室性心动过速组中占66%，其特异性（99.6%）高于其他诊断流程。

（3）记分≥4分者在室性心动过速组中占33%，其诊断室性心动过速特异性达100%。

（二）D12V16 流程

该流程最早是由Nagi等提出，后经研究并验证的一种新的鉴别宽QRS波心动过速为室速的流程（图21-2-15），简单且有较高的特异度与阳性预测值。具体流程是：第一步：若四个导联（Ⅰ、Ⅱ、V_1和V_6）主波方向为负向（R/S<1），则考虑室性心动过速（图21-2-16）。若无，则进行下一步；第二步：若4个导联至少有3个导联主波方向为负向，则诊断为室速（图21-2-17）。若无，则进行下一步；第三步：若4个导联，至少有2个导联主波方向为负向（必须包括Ⅰ或V_6导联），则诊断为室速（图21-2-18）。若以上3步都没有满足，则诊断假设为室上速伴差传。

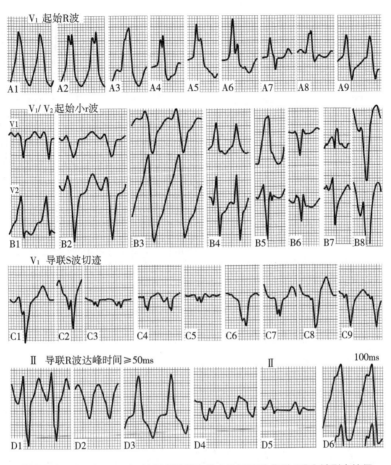

图 21-2-14　Jastyzebski 记分诊断室性心动过速的典型 QRS 波形态特征

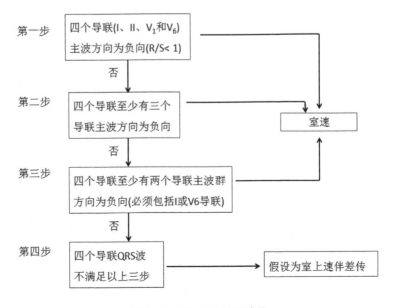

图 21-2-15　D12V16 流程

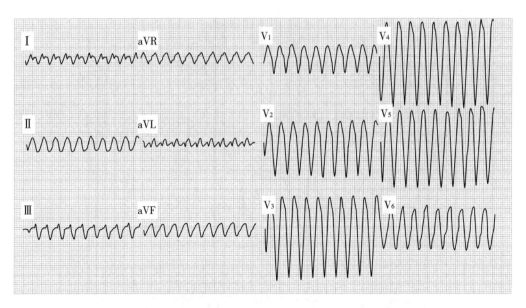

图 21-2-16   D12V16 流程

一例 4 个导联（Ⅰ、Ⅱ、V₁ 和 V₆）主波方向均为负向（步骤 1）；这个发现诊断室性心动过速的特异性为 100%。

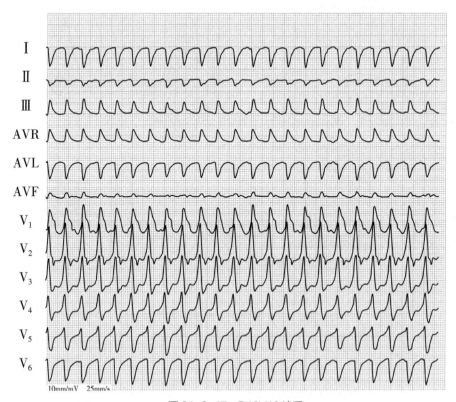

图 21-2-17   D12V16 流程

4 个导联（Ⅰ、Ⅱ、V₁ 和 V₆）有 3 个导联主波方向为负向，提示为室性心动过速。

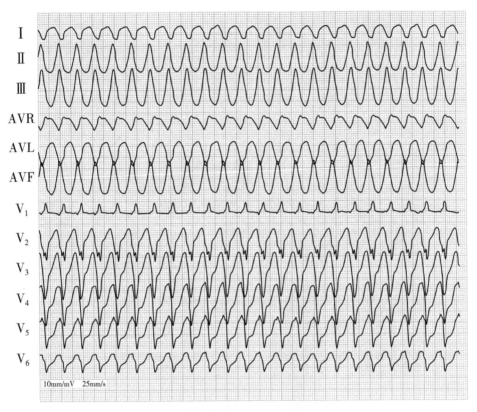

图 21-2-18　D12V16 流程

一例 4 个导联（Ⅰ、Ⅱ、V₁ 和 V₆）有 2 个导联主波方向均为负向，包括 Ⅰ 导联和或 V₆ 导联。

（三）宽 QRS 波群心动过速肢体导联诊断法

肢导联新流程法对 WCT 诊断 VT 的敏感性 96.9%、特异性 91.6%、准确性 95.3%，方法只涉及心电图中肢体导联，故称为肢导联新流程（图 21-2-19，图 21-2-20）。具体方法如下：①aVR 导联单项 R 波；②Ⅰ、Ⅱ、Ⅲ 导联主波方向均为负（QS、Qr、rS、Qrs、qrS、rSr' 等）；③肢体导联两极分化，即所有下壁导联为极性相同的单向 QRS 波（QS 或 R），同时其他肢体导联中有 2 ~ 3 个导联出现和下壁导联相反的单向 QRS 波（QS 或 R）。

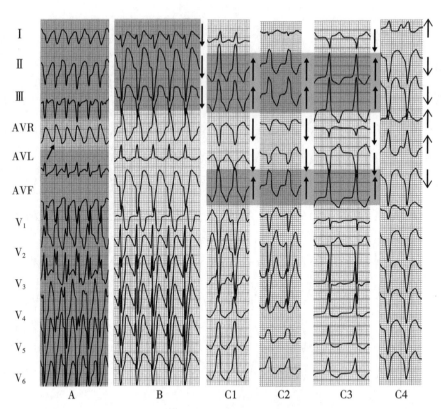

图 21-2-19　肢体导联诊断法诊断室性心动过速

aVR 导联单项 R 波（A）；Ⅰ、Ⅱ、Ⅲ导联均主波方向为负，即 QS、Qr、rS、Qrs、qrS、rSr' 等（A、B）；肢体导联两极分化（OQL），即所有下壁导联为极性相同的单向 QRS 波群（QS 或 R），同时其他肢体导联中 2～3 个导联出现和下壁导联相反的单向 QRS 波群（QS 或 R）（C1～C4）。

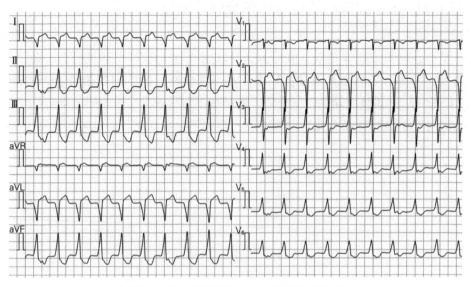

图 21-2-20　肢体导联诊断法诊断室性心动过速

肢体导联中，Ⅱ、Ⅲ、aVF 导联正向（正单向），Ⅰ、aVR、aVL 导联负向（负单向）（引自《实用心电学杂志》，2019）。

（四）其他鉴别诊断表

宽 QRS 波群心动过速的鉴别诊断，主要是室性心动过速与室上性心动过速伴室内差异性传导的鉴别（表21-2-1）和室性心动过速与心房颤动伴房室旁路前传、心房颤动伴室内差异性传导的鉴别（表21-2-2）。

表21-2-1 室性心动过速与室上性心动过速伴室内差异性传导的鉴别

有关资料	诊断价值
临床症状	无帮助
临床病史	
冠心病伴或不伴心梗史	室性心动过速
心梗后首次发作心动过速	室性心动过速
心肌病伴或不伴心力衰竭	室性心动过速
体检检查	
有房室分离	室性心动过速
血压高低	无帮助
心率	无帮助
心电图	
QRS 波群时限 > 0.16s	室性心动过速
QRS 波群时限 < 0.16s	无帮助
心电轴左偏	提示室性心动过速
心电轴右偏或正常	无帮助
胸前导联（$V_1 \sim V_6$）	
均呈正向同向性	室性心动过速或左后旁道前传
均呈负向同向性	室性心动过速
房室分离	室性心动过速
无房室分离	无帮助
利多卡因静注有效	提示室性心动过速

表21-2-2 心房颤动伴房室旁道前传、心房颤动伴室内差异性传导及室性心动过速的鉴别诊断

鉴别要点	预激并发心房颤动	室性心动过速	心房颤动并发室内差异性传导
病史	自幼可有反复心动过速发作史	多有器质性心脏病	多有器质性心脏病或甲状腺功能亢进史
血流动力学	一般尚可	常合并心力衰竭	与病因和心室率有关
心室率	多 > 200 次 /min	多 < 200 次 /min	多 > 200 ~ 150 次 /min
心电图			
P 波	消失	房室分离或无 P 波	消失

续表

鉴别要点	预激并发心房颤动	室性心动过速	心房颤动并发室内差异性传导
QRS 波群	形态变异大，可见预激波	形态基本相同	宽大 QRS 波群多发生在长 R-R 间期之后，出现越早，畸形越明显，可呈蝉联现象，90%V$_1$ 呈 rsR'
R-R 间期	显著不等	轻度不等	显著不等
发作前后	呈预激征	可见相同的室性期前收缩	无预激征
对洋地黄反应	心室率增快（易发生心室颤动）	无效（或出现毒性反应）	心室率减慢，宽大 QRS 波群减少

最后应该指出，任何一种心电图鉴别指标都有其局限性，仅仅是准确率、敏感性、特异性上互有高低，应该对各项指标做综合判断。对于心电图这一技术，牢记 Braunwald E. 的看法是很有必要的：心脏病学家必须是现有的、强有力的、新的诊断和治疗工具的主人，而不是它们的奴隶。

（王福军　向芝青　甘　泉）

第 22 章

心电图特殊波形

第1节 Brugada 波

Brugada 波是指在 $V_1 \sim V_3$ 导联出现 J 波、ST 段抬高和（或）T 波倒置，类似于右束支传导阻滞的心电图改变。

一、概述

Brugada 波患者伴发室性心动过速、心室颤动或猝死，称为 Brugada 综合征。他是一种常染色体显性遗传性疾病，与 SCN5A 序列外显子 28 突变有关，该综合征心脏结构无明显异常。自 1991 年西班牙 Brugada 兄弟首次报道以来，已经引起广泛重视。Brugada 综合征主要累及青壮年（20 ~ 50 岁）的男性患者（男：女为 10 ： 1），多数患者平素健康，猝死常为首发症状。在亚洲男性中发生率高，我国病例也非少见。Brugada 波是诊断 Brugada 综合征的主要条件，主要心电图异常表现为：$V_1 \sim V_3$ 导联 ST 段抬高，T 波倒置，伴有或不伴有类似右束支传导阻滞图形。Brugada 波患者心电图的改变具有间歇性、多变性和隐匿性等特点。多年来学术界根据心电图特征将 Brugada 波分为 3 型。近年来，Take 等在原来 1、2、3 型的基础上提出了一种新型的 Brugada 波，称为 0 型。

二、心电图特征

心电图特征如图 22-1-1 所示。

1. 0 型 Brugada 波

ST 段呈穹窿形抬高，J 波或 ST 段抬高至少 0.2mV，紧随其后的 T 波无倒置或呈浅倒置。

2. 1 型 Brugada 波

与 0 型相似，J 波或 ST 段呈下斜型抬高，抬高的幅度 ≥ 0.2mV，其间常无等电位线，不同之处在于紧跟其后的 T 波是倒置的。

3. 2 型 Brugada 波

ST 段呈马鞍形抬高，J 波幅度 ≥ 0.2mV，抬高的 ST 段位于基线上方，幅度 ≥ 0.1mV，其后为正向或正负双向的 T 波。此型 Brugada 波的 ST 段抬高幅度相对高而称为高马鞍形。

4. 3 型 Brugada 波

也称低马鞍形，其心电图与 2 型 Brugada 波一样，不同的是 ST 段的抬高幅度低，多数 < 0.1mV 而形成低马鞍形。

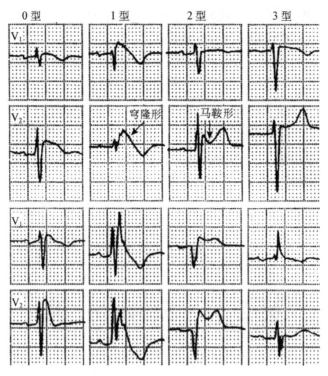

图 22-1-1 传统的 1～3 型与 0 型 Brugada 波（引自郭继鸿）

三、发生机制

（一）J 波和 ST 段抬高的发生机制

心室复极早期，因为 SCN5A 基因的突变或错位导致内向钠电流（I_{Na}）减少和瞬间外向钾电流（I_k）增多，使得心室外膜与内膜之间 I_{to} 的电位差明显增大，而且其增大差值逐渐减少，因此，先产生 J 点和 ST 段的明显抬高，后逐渐下降，直至与倒置的 T 波融合，形成 Brugada 波特征性的 ST 段改变。

（二）右胸导联的 ST 段特征性心电图改变的机制

右心室基底部的心外膜与心内膜之间的 I_{to} 电位差最明显，远远高于右心室心尖部和左心室，所以其特征性的心电图改变仅出现在右胸前导联 V_1～V_3 导联。

（三）类右束支阻滞的发生机制

Brugada 波时可出现类右束支传导阻滞的改变，可能与右束支传导明显慢于左束支有关，因而出现典型或不典型的右束支传导阻滞。

（四）心室颤动和心脏性猝死的发生机制

适时的期前收缩可促进 2 相折返的产生，与触发机制有关，也与跨壁的复极离散度增大有关。当心脏某一局部内外膜离子流和电位差明显增大时，可引起临近部位的2相折返。连续快速的2相折返即导致心室颤动。

四、临床意义

1型Brugada波具有较强的诊断意义，是诊断Brugada综合征的主要条件。而2型、3型Brugada波即使明确存在也不能作为Brugada综合征的诊断条件，需诱发出1型Brugada波才具有诊断意义。0型Brugada波的提出以及与1型Brugada波之间的自发转换，提示患者存在严重的复极异常与不稳定，随时可能引发恶性室性心律失常。加上近年有学者证实的Brugada综合征患者心室除极波的增宽、伴有碎裂电位等，这些将成为该综合征患者猝死预警的新指标。

第 2 节　Epsilon 波

Epsilon波是QRS波群终末部分与T波之间的延迟除极波，它是致心律失常性右室心肌病一个特异性较强的心电学指标，并且具有重要的病因学诊断价值。

一、概述

1977年Fontaine首次报道致心律失常性右室发育不良，它是一种遗传性心肌疾病，右心室心肌被脂肪浸润及纤维组织所替代，致使右心室弥漫性扩张、室壁变薄变形、肌小梁排列紊乱、收缩运动减弱，疾病发展到晚期，左心室也可受累，最终导致右心室或双心室衰竭，预后恶劣，年病死率达2.5%。本病好发于中青年及运动员，发病年龄12～50岁，80%病例在40岁之前发病，常以室性心动过速起病，是年轻人猝死的常见原因。

二、心电图特征

（一）Epsilon 波的形态

表现为不规则的向上或向下的小棘波，或呈凹缺状，或呈碎裂状或梳齿状的低电位信号，持续时间可长可短。不同时间，同一导联Epsilon波形态、极性可略有差异（图22-2-1）。

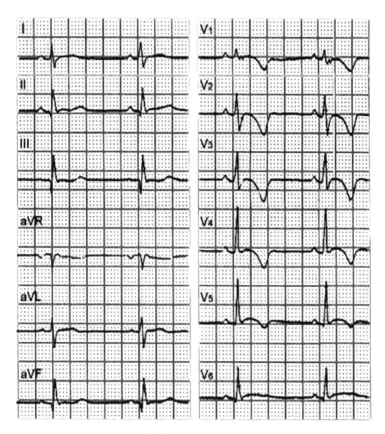

图 22-2-1　Epsilon 波（V₁ 导联）

右心室心肌病患者的常规十二导联心电图，V₁ 导联 QRS 终末部可见 Epsilon 波，V₁～V₆ 导联 ST-T 改变。

（二）Epsilon 波的位置

Epsilon 波可见于 QRS 波群终末与 T 波之间的任何位置，表现为：①Epsilon 波位于 QRS 波群的终末，是 QRS 波群的组成部分，与 QRS 波群融为一体，密不可分（图 22-2-2）；②Epsilon 波位于 S 波终末向后的延伸；③Epsilon 波紧挨 QRS 波群终末，但清晰可分，甚至可见微小的等电位线；④Epsilon 波孤立地存在于 QRS 波群与 T 波之间的 ST 段上；⑤Epsilon 波在 ST 段的终末与 T 波起点之间；⑥在同一次心电图中，不同导联 Epsilon 波所处位置的先后可有不同，可相差 0.02～0.04s 或更长。

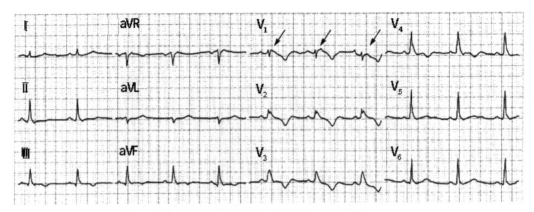

图 22-2-2 Epsilon 波（V$_1$～V$_3$ 导联）

患者男性，43 岁，反复晕厥 5 年，心电图示 V$_1$～V$_3$ 导联可见 Epsilon 波（箭头示），心脏 MRI 显示右心室室壁瘤和脂肪浸润，临床诊断 ARVC。

（三）Epsilon 波分布导联

Epsilon 波多见于右胸导联，也可见于下壁导联。左胸导联则表现为 R 波降支有微小挫折，偶见于所有 12 导联。

三、发生机制

Epsilon 波的发生机制是右心室部分心肌被脂肪组织包绕导致其最后除极所致。由于这些心肌细胞传导缓慢的程度不同，所以 Epsilon 波可位于 QRS 波群终末与 T 波之间的任何部位。

四、临床意义

Epsilon 波是致心律失常性右室心肌病的特征性心电图表现。但其发生率一般为 30% 左右，右胸导联心电图和 Fontaine 双极胸导联心电图可提高检出率（有报道可达 66.6%）。有时后壁、右室心肌梗死以及其他右室受累的疾病也可记录到 Epsilon 波。

第 3 节 碎裂 QRS 波群

碎裂 QRS 波群是指在常规 12 导联心电图（filterrang，0.15～100Hz；Ac filter，60Hz，25mm·s，10mm/mv）中新出现或已经存在不同形态的 QRS 波群三相波（RSR′型）或多相波，并排除了完全性或不完全性束支传导阻滞。近年研究发现，宽 QRS 波群的碎裂也并非少见。

一、概述

长期以来人们对碎裂QRS波群认识不清，对于QRS波群增宽并且伴有顿挫，又不具备左右束支阻滞的图形诊断为不定型室内阻滞。1992年对碎裂QRS波群提出了新观点，即除外左右束支阻滞而QRS波群呈RSR'的患者，其核素及超声扫描证实心室局限性运动异常，则RSR'是心肌瘢痕的标志。新近研究发现碎裂QRS波群不仅是心肌瘢痕的标志，而且有特殊的临床意义和重要的使用价值，是临床心电学的一个全新的概念。

二、心电图特征

（一）窄碎裂 QRS 波群的心电图特征

（1）不同形态的QRS波群三相波或多相波，伴或不伴有Q波（图22-3-1，图22-3-2）。

（2）在冠状动脉供血区域对应的2个或2个以上的导联出现额外的R波（R'）或者R波或S波的多个顿挫或切迹形成，S波切迹多数发生在S波底部。

（3）除外完全性（QRS ≥ 0.12s）或不完全性束支传导阻滞及室内传导阻滞。

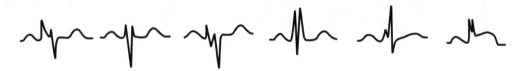

图 22-3-1　窄碎裂 QRS 波群的不同表现形式

RSR'型　　rSr'型　　rSR'型　　S波切型　　R波切迹　　碎裂 QRS 波群

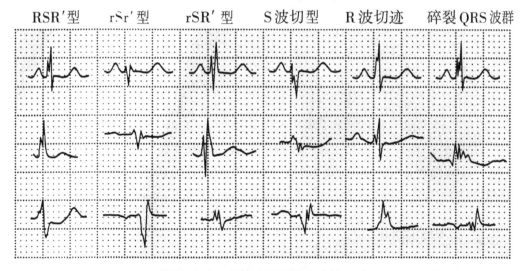

图 22-3-2　碎裂 QRS 波群的多种表现形式

（二）宽碎裂 QRS 波群的心电图特征

（1）若为束支传导阻滞等宽QRS波群（QRS ≥ 0.12s），R波或S波 > 2个切迹（图22-3-3，图22-3-4）。

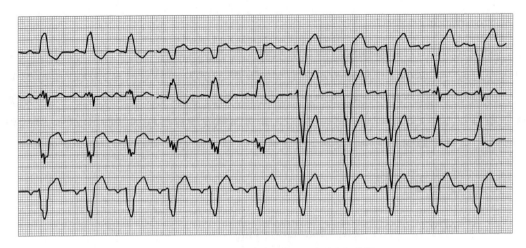

图 22-3-3　左束支传导阻滞伴碎裂 QRS 波群

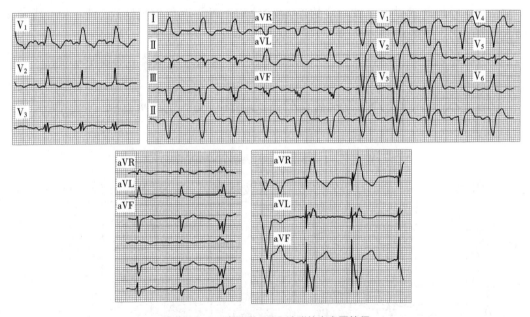

图 22-3-4　宽碎裂 QRS 波群的心电图特征

（2）若为碎裂室性期前宽 QRS 波群复合波（室性期前收缩），R 波只有 2 个切迹，需满足连续 2 个及 2 个以上导联出现 QRS 波群上 2 个切迹间隔＞0.04s。

三、发生机制

（1）心肌纤维化、瘢痕：心肌纤维化瘢痕所致传导异常，使心肌在去极化的过程中，激动的过程和方向发生改变。

（2）梗死区及梗死区周围阻滞。

（3）多灶性梗死。

（4）局部心肌的功能异常：如细胞间阻抗的变化；又如 Brugada 综合征患者由于

SCN5A基因突变，使得心肌Na$^+$电流减少，它不仅使动作电位1期的切迹加深，还使动作电位0期去极化的速度和幅度降低，从而使得局部心肌的传导发生延迟，导致碎裂QRS波群。

四、临床意义

碎裂QRS波群是心肌梗死心肌瘢痕的标志，是高危心肌梗死患者预警的指标。碎裂QRS波群是冠心病患者心肌瘢痕的指标，利用常规心电图在2个或2个以上相邻导联出现碎裂QRS波群可推测心肌瘢痕位置。预测心肌瘢痕的敏感性、特异性、阴性预测价值分别是86%、89%、93%。有报告，对998例冠心病梗死患者随访5.5年，有碎裂QRS波群组的死亡人数93例，发生率34%，而无碎裂QRS波群组的死亡人数188例，发生率26%。经过生存曲线的分析，有碎裂QRS波群者比无碎裂QRS波群者的全因死亡率更高，更具危险性，其绝对值高出8.2%，相对值高出39.7%。多变量因素的分析结果也表明，碎裂QRS波群阳性是心脏事件的独立预测性较强的因素，其对高危患者的预警作用也明显强于运动试验时出现的心电图复极异常，ST-T改变，U波改变等指标。

有报道，在Q波心肌梗死的患者中，有碎裂QRS波群的患者与无碎裂QRS波群者相比，其再发SCD等心脏事件的风险高出2倍多。另有研究表明，在急性心肌梗死后48h内出现碎裂QRS波群，其病死率明显高于对照组。

有学者随访伴宽QRS波群复合波的879例患者，提示宽碎裂QRS波群也是心肌瘢痕的指标，其敏感性、特异性、阳性预测值、阴性预测值分别是87%、93%、92%、88%。

碎裂QRS波群是非缺血性心肌病发生心律失常事件和病死率的预警指标。Michael等研究105例非缺血性心肌病患者的心律失常事件和全因死率，他们均接受ICD作为一级和二级预防，其中54例有碎裂QRS波群（51%），平均随访约22个月，碎裂QRS波群组29例（53%）患者接受ICD治疗（P＜0.01）。碎裂QRS波群组ICD治疗的复合终点事件也明显高于无碎裂QRS波组群。碎裂QRS波群组病死率为24%，无碎裂QRS波群组病死率为14%。

碎裂QRS波群是诊断致心律失常性右室心肌病的重要指标之一。Peters等明确提出碎裂QRS波群是诊断致心律失常性右室心肌病的重要指标。研究纳入360例患者，结果85%的患者检出碎裂QRS波群，对照组只有4%患者出现碎裂QRS波群。致心律失常性右室心肌病患者的心电图指标包括：QRS波群时限增宽、Epsilon波、S波升支增宽、心室晚电位等，几乎所有这些指标都可合并在典型的碎裂QRS波群中。

碎裂QRS波群是Brugada综合征猝死预警的新指标。Brugada综合征患者心电图中常可检出碎裂QRS波群，碎裂QRS波群是发生自发性心室颤动的重要标志。Morita等分析的115例Brugada综合征患者中有43%心电图中记录到碎裂QRS波群。115例中有13例心室颤动存活者，28例以晕厥为主要表现，71例为无症状者。结果碎裂QRS波群检出率在心室颤动组为85%（11/13），晕厥组为50%（14/28），无症状组34%（25/74）。

第 4 节　Niagara 瀑布样 T 波

Niagara（尼加拉）瀑布样 T 波是巨大倒置而不对称、常有顿挫的一种形态特异的 T 波改变，酷似美国与加拿大边界的世界上最大的 Niagara 大瀑布而得名。

一、心电图特征

Niagara 瀑布样 T 波心电图特征如下：①T 波巨大倒置，倒置 T 波的振幅多数大于 1.0mV，部分可达 2.0mV 以上。常出现在 V$_3$~V$_6$ 导联，也可出现在肢体导联，而在 aVR、V$_1$ 导联可能存在宽而直立的 T 波（图 22-4-1）；②巨大倒置 T 波的基底部宽阔，两支明显不对称，前支或后支向外膨出或向内凹陷使 T 波不光滑，有切迹部及顶部圆钝；③巨大 T 波演变迅速，持续数日后多自行消失；④Q-T 间期或 Q-Tc 显著延长，常延长 20% 以上，最长可达 0.70~0.95s；⑤U 波增高，其振幅常大于 0.15mV；⑥大多不伴有 ST 段偏移及异常 Q 波；⑦常伴有快速性室性心律失常。

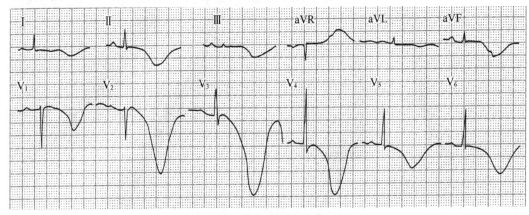

图 22-4-1　Niagara 瀑布样 T 波

T 波巨大倒置，Q-T 间期或 Q-Tc 显著延长。

二、发生机制

交感神经过度兴奋释放大量儿茶酚胺刺激下丘脑星状交感神经节造成心肌损伤及心外膜冠状动脉痉挛引起急性心肌缺血，使心室肌复极过程明显受到影响而出现巨大 T 波倒置及 Q-T 间期延长。

三、临床意义

常见于脑血管意外，颅脑损伤、脑肿瘤、阿-斯综合征发作后、伴发交感神经过度兴奋的一些疾病，如各种急腹症、神经外科手术后、肺动脉栓塞、二尖瓣膜脱垂。

出现Niagara瀑布样T波者，死亡率增加22%。如出现于脑血管意外者，则提示出血量大或梗死面积大，预后不良。

第 5 节　Lambda 波

Lambda波是一个心室除极和复极均有异常，在Ⅱ、Ⅲ、aVF导联出现ST段下斜型抬高伴T波倒置，因形态类似于希腊字母"λ"而得名。

一、概述

Lambda波曾经被认为是不典型的Brugada波，然而无论心电图表现、临床特征或者分子生物学的检查结果，均说明其有明确的不同于Brugada综合征的独立特征，故 λ 波被作为一个独立的能识别高危患者的心电图标志提了出来。Lambda波患者易发生心脏猝死。

二、心电图特征

Lambda波心电图改变包括下列特征：①下壁（Ⅱ、Ⅲ、aVF）导联出现ST段下斜型抬高伴T波倒置；②QRS-ST复合波上升支的终末部及降支均有切迹，并与下斜型的ST段压低及移行倒置的T波组合在一起，十分类似希腊字母"λ"（Lambda）形态（图22-5-1）；③左胸导联ST呈镜像改变，表现为ST段压低；④可出现恶性室性心律失常。

三、发生机制

Lambda波发生机制尚不清楚，属于原发性心电离子通道缺陷疾病，可能与SCN5A基因突变有关。此外，心脏"迷走风暴"与"交感风暴"也是患者发生心源性猝死及恶性室性心律失常的机制之一。

四、临床意义

Lambda波是一个与心源性猝死相关的心电波形，已成为独立的识别猝死高危的心电图标志。

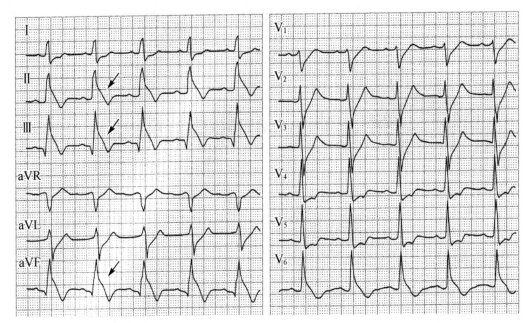

图 22-5-1　Ⅱ、Ⅲ、aVF 及 V₆ 导联出现 Lambda 波（箭头所示）

第 6 节　巨 R 波

巨 R 波是指抬高的 ST 段与 R 波下降支融合为一体，致 R 波时限增宽、振幅增高的心电图改变。

一、概述

巨 R 波是急性大面积心肌缺血（急性心肌梗死、变异型心绞痛、冠状动脉球囊扩张阻塞时）数秒至数分钟的极早期形成的以 R 波时限增宽、振幅增高为主要特点的一组心电图改变。

二、心电图特征

巨 R 波的心电图具有下列特征。

（1）QRS 波群与 ST-T 融合在一起，ST 段呈尖峰状抬高或下斜，J 点消失。R 波下降支与 ST 段融合浑然成一斜线下降，致使 QRS 波群，ST 段与 T 波形成单个三角形，呈峰尖边直底宽的宽波，难以辨认各波段的交界，酷似巨 R 波（图 22-6-1）。

（2）巨 R 波常出现在 ST 段抬高最明显的导联。

（3）出现巨R波时，S波减少，且ST段抬高与S波减小成正比，凡ST段抬高最显著的导联S波减小也最明显甚或消失，但在一系列心电图改变中，QRS波群起始向量不变。

（4）QRS波群本身时限可略增宽，Q-T间期亦可相应轻微延长。

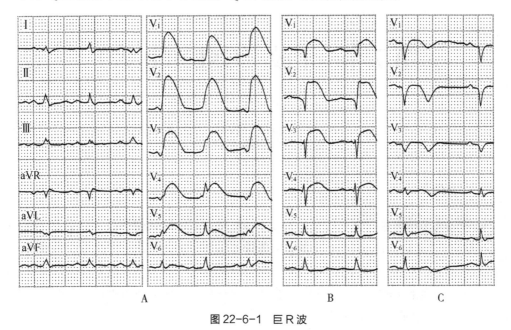

图 22-6-1　巨 R 波

A：胸痛发作时，$V_1 \sim V_3$ 导联出现巨 R 波；B、C：呈典型心肌梗死心电图改变。

三、发生机制

（一）缺血周围阻滞

心肌梗死超急期，急性损伤使心肌组织传导缓慢，除极过程通过损伤区减慢，致使心室除极终末激动延迟。此种传导延迟现象称为缺血周围阻滞，适时描记心电图可记录到巨R波。巨R波的R波增高，可能是由于终末心室除极向量不再被远侧健康部位心室肌较早的除极向量所平衡或抵消所致。巨R波形出现的QRS波增宽主要是R波降支与ST-T融合酷似"R波"致使QRS波群增宽。

（二）梗死周围阻滞

巨R波ST段抬高常发生在梗死性Q波出现以前阶段。但有时还可发生急性心肌梗死的充分发展期，即在异常梗死性Q波出现之后，这是由于梗死周围阻滞，多由于坏死心肌周围存活的心肌激动延缓，由心内膜向心外膜通过迂回途径缓慢除极形成。

四、临床意义

巨R波是急性大面积心肌缺血极早期的特征性心电图改变，正确及时识别对于早期干预、拯救濒死心肌具有重要意义。巨R波易误诊为室内传导障碍及室性心律失常。重症颅脑损伤及电击伤等也可出现巨R波。

第7节　J波（Osborn波）

心电图上QRS波群急转为ST段的交点称这J点。J点从基线明显偏移成具有一定振幅和时限的波，叫J波，又称Osborn波，呈圆顶状或驼峰状。

一、概述

J波曾经有多种名称，如驼峰征、晚发δ波、J点波、电流损伤波、低温波、Osborn波等，其中J波和Osborn波应用最多、最普遍。临床上J波主要见于低温、高钙血症及神经源性、特发性和缺血性J波等。当并无引起J波的其他原因存在时，称为特发性J波。特发性J波与一般性J波形态、特征没有差异。特发性心室颤动患者可以出现明显的J波，当伴发室性心动过速或心室颤动时可出现特发性J波。

二、心电图特征

J波的心电图表现有：①J波起始于R波降支部分，呈尖峰-圆顶状；②J波有频率依赖性，心率慢时明显，心率快时可以消失；③J波幅度变异较大，高时可达数毫伏；④J波形态多样化，不同机制可产生不同形态的J波；⑤J波常见于Ⅱ、$V_1 \sim V_6$导联；⑥低温情况下J波发生率高，体温在30℃以下时J波明显增大；⑦V_1、aVR导联J波多为负向，其余导联多为正向，V_1导联为正向J波时，又像局限性右束支传导阻滞图形（图22-7-1）。

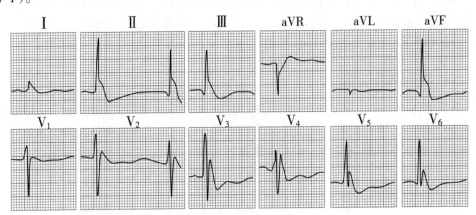

图22-7-1　低温患者心电图表现多数导联出现明显J波（箭头所示）

三、发生机制

M细胞和心外膜细胞动作电位的尖峰圆顶形和1、2相之间的切迹变得更明显，与心电图J波一致。高钙血症出现的J波可能是心内膜下心肌动作电位2相时程较心外膜下心肌显著缩短所致。中枢神经及外周神经系统病变产生J波的机制尚不清楚，有人认为是交感神经系统功能障碍所致。

无明确原因的J波叫特发性J波。特发性J波患者可发生快速室性心律失常，原因不清，有人认为与遗传因素或自主神经系统异常有关；也可能是由于自主神经平衡失调，引起心室各部位心肌细胞电生理特性改变，产生激动折返诱发心律失常。

四、临床意义

心电图上J波与心律失常的关系应当引起重视。低温引起的J波常有其他心电图改变，如窦性心动过缓、QRS波群时间延长、T波宽大、Q-T间期延长、快速性心律失常、房室传导阻滞及室内束支传导阻滞等。高钙血症和神经系统疾病引起的J波，一般不伴有快速的心律失常。严重的心肌缺血也可引起明显的J波，表明心肌复极离散，心电极不稳定，易发生恶性室性心律失常（图22-7-2）。

特发性J波几乎都伴有致命性室性心律失常，主要有多形性室性心动过速及心室颤动。

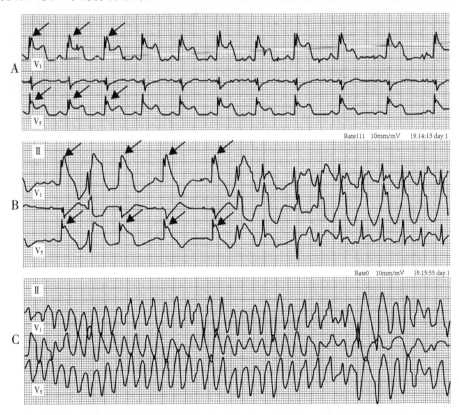

图 22-7-2　在明显的缺血性 J 波（箭头所示）伴 ST 段抬高后（A）发生了室速（B）、室颤（C）

第8节　Wolff 波

当室性心动过速的起源点位于左房室沟靠侧壁部位的心外膜下心肌时，室性心动过速激动发出后在心室的除极速度较慢，而形成 QRS 波群起始部的一个速率缓慢而有顿挫的波，因其在室内的传导方向与左心室侧壁旁路参与的逆向型房室折返性心动过速时心室激动顺序完全相同，波形与 δ 波极像，被称为 Wolff 波。

一、心电图特征

典型心电图同左心室侧壁旁路参与的逆向型房室折返性心动过速。V₁导联常见房室分离现象支持激动起源于左房室沟壁的心外膜（图22-8-1）。

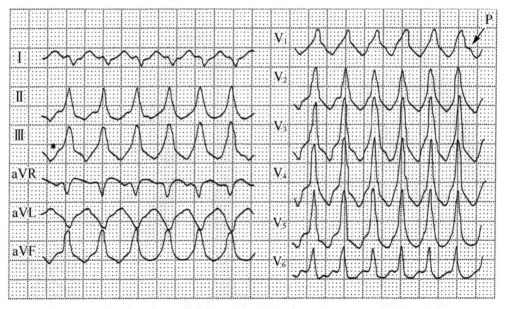

图 22-8-1　室性心动过速

＊为 Wolff 波，V₁ 导联可见房室分离。

二、发生机制

室性激动来自左房室沟壁的心外膜，位置接近左心室侧壁旁路下传的位置，心室除极激动传导方向类似左心室侧壁旁路参与的预激综合征，只是心室激动不经房室结逆传心房，所形成的心动过速没有心房和房室结参与，出现完全性房室分离现象。

三、临床意义

临床主要用于宽 QRS 波群心动过速的鉴别诊断，特别注意预激波与 Wolff 波的鉴别，因为有预激波宽QRS波群心动过速为折返性室上性心动过速，而有Wolff波的宽QRS波群心动过速为室性心动过速，两者发生机制不同，治疗原则和用药也不同，对指导射频消融的位置更具有特殊意义。

第 9 节 圆顶尖角型 T 波

圆顶尖角型T波是指心电图上T波前半部呈圆顶型，T波的后半部呈尖角型。

一、心电图特征

圆顶尖角型T波常出现在$V_2 \sim V_4$导联，尤其是V_3导联或V_{3R}导联，特征性的T波呈现双峰，第一峰呈圆顶状，第二峰呈尖角状并高于第一峰，第二峰上升支始于第一峰下降支早期。（图22-9-1，图22-9-2）。

二、发生机制

先天性心脏病患者存在左向右分流时，右心室负荷增大，可引起右心室肥厚。右心室负荷的增大也影响到心室复极的T波。T波的第一峰为左心室复极波，因左心室位于左后方，T波向量向右、向前，投影在右胸导联轴的正侧，但T向量振幅不大，出现第一峰圆顶波。右室肥大产生的T向量向右、向前，且增大，因而继第一峰之后出现第二峰T波，因右室复极时间并无明显延长，而产生时限不增宽的尖角型T波。

三、临床意义

圆顶尖角型T波多见于室间隔缺损者，有时也见于房间隔缺损者。手术修补或封堵术后，圆顶尖角型T波可消失。这种特殊的T波易误诊为未下传的房性期前收缩，应注意鉴别。

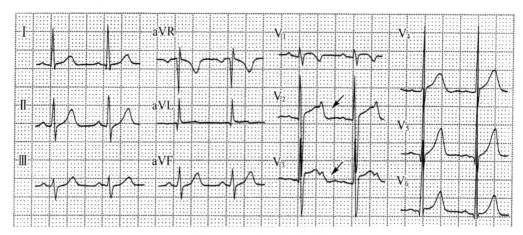

图 22-9-1　圆顶尖角型 T 波

先天性心脏病患者，窦性心律，心率 100 次 /min，V₂、V₃ 导联出现圆顶尖角型 T 波。

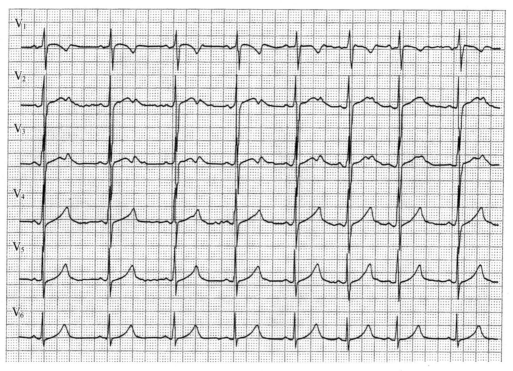

图 22-9-2　圆顶尖角型 T 波

先天性心脏病患者胸导联心电图：窦性心律不齐，心率 70 次 /min 左右，V₂、V₃ 导联出现圆顶尖角型 T 波。

第10节　左前降支T波（Wellens T波征）

左前降支T波（Wellens T波征）是指心绞痛发作后，心电图胸导联发现持续性T波对称深倒置或双向T波改变及演变的特征性T波。

一、概述

1982年Wellens首次将以反复发作严重心绞痛而即刻心电图正常，缓解期发生T波改变，即胸闷症状与心电图变化分离为特征者称为Wellens T波征，又称为左前降支T波征。属于高危不稳定型心绞痛，如果不及时处理极易发展成急性广泛前壁心肌梗死，因左前降支近端严重狭窄（＞50%）所致。2009年ACC/AHA/HRS颁发的《心电图标准化与解析指南》将上述T波改变归入"心肌缺血/梗死后T波改变"着重强调了T波改变预示前降支严重闭塞的重要意义。

二、心电图特征

左前降支T波心电图在胸前导联，以V$_2$~V$_3$导联为主，有时可以扩展为V$_1$~V$_5$，T波呈持续性的对称性深倒置（图22-10-1）或正负双向（图22-10-2），倒置或双向的T波在数小时至数周（通常为2~4周）内可以恢复直立；无ST段移位或轻度偏移（＜0.1mV）；无异常Q波或R波振幅下降或消失；当心绞痛再次发作后，可以重复出现。

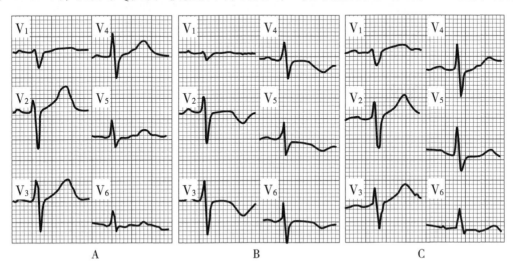

图22-10-1　Wellens T波征

A：患者胸痛发作时，V$_1$~V$_6$导联T波正常；B：胸痛发作后，V$_2$~V$_6$导联T波倒置；C：胸痛发作后3周T波恢复正常（引自陈琪）。

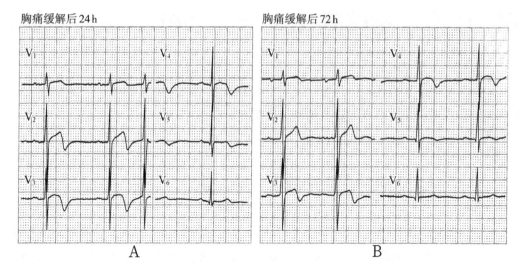

图 22-10-2　Wellens T 波征

A 图为患者胸痛缓解 24h，V_2 导联 T 波双向，$V_3 \sim V_5$ 导联 T 波倒置；B 图为胸痛缓解后 72h，V_2 导联恢复正常，
V_3 导联变双向，$V_4 \sim V_5$ 导联倒置幅度变浅。

三、发生机制

左前降支T波征发生的机制尚不十分清楚，可能为：①心肌顿抑或心肌冬眠或心肌水肿：急性严重心肌缺血得到再灌注的顿抑、心肌水肿或慢性缺血的冬眠心肌的不同恢复过程中反应在心电图的相应T波改变，即左心室前壁心肌缺血严重时，可引起T波特征性改变，而T波的演变则反映了缺血区顿抑、心肌水肿或冬眠心肌功能的恢复情况。②心肌梗死的特殊类型：心肌损伤、坏死的深度浅而不足以引起QRS波群及ST段像ST段抬高型心肌梗死那样的动态演变过程，只能够引起T波的特征性演变。

四、临床意义

左前降支T波征（Wellens T 波征）可识别高危前降支严重狭窄的患者，是尽早行冠脉介入或外科手术的指征，患者禁忌做运动试验或其他心肌负荷试验。

第 11 节　De Winter ST-T 改变

2008 年 De Winter 等首先报道了一种 ST 段不抬高，但与左前降支近段闭塞相关的心肌梗死超急性期心电图表现模式，即在左前降支近段发生次全或完全闭塞时伴发的持续性ST段压低（≥0.1mV）和T波持续性对称高尖的心电图改变。这种ST-T改变的特征及临床意义，很快被学术界专家认可。

一、心电图特征

De Winter ST-T 改变的心电图特征如下：①$V_1 \sim V_6$导联J点下移＞0.1mV，ST段上斜型下移；②胸导联T波高尖并对称；③这种ST段压低和T波改变可持续60～90min，一般不演变为ST段抬高，少部分可演变为ST段抬高；④其他心电图改变还可有：aVR导联J点抬高＞0.05mV，下壁导联的ST段中度压低，QRS波群时限正常或轻度延长（图22-11-1A）。

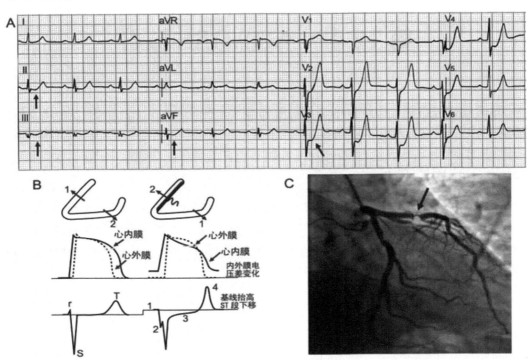

图 22-11-1　De Winter ST-T 改变的心电图及示意图

A：$V_1 \sim V_6$导联ST段上斜型下移，胸导联T波高耸，并对称；B：发生机制示意图；C：冠脉造影示左前降支次全闭塞。

二、发生机制

前降支次全或完全闭塞可致严重心内膜下缺血，而严重的心内膜下缺血可引起基线抬高，ST段相对下移。另外，心内膜和心外膜电位差的变化也能形成ST段的下移，而且缺血引起心肌传导延迟时还能引起QRS波群的切迹（图22-11-1B）。至于为何在左前降支次全或完全闭塞时不产生ST段抬高的心电图变化，推测可能是反复心肌缺血，心脏各冠状动脉之间形成广泛的侧支循环所致。

三、临床意义

De Winter ST-T改变临床并非少见，有报道在1 890例急性前壁心肌梗死后直接经皮冠状动脉介入的患者中发现35例有该特征的心电图，约占2%。冠状动脉造影证实患者前降支近段有次全或完全闭塞，常伴有侧支循环，不伴左主干病变（图22-11-1C）。这种患者属于高危急性冠脉综合征，是急诊行经皮冠状动脉介入治疗的指征，临床需要高度重视。

第12节　窄高QRS波群

窄高QRS波群综合征是指QRS波群时间短于正常，而下壁、左胸前导联出现R波振幅异常增高伴非特异性ST-T改变。

一、心电图特征

窄高QRS波群综合征的心电图QRS波群变窄，时间短于正常，55～85ms，均值84～94ms；R波振幅异常升高，起始上升支异常陡峭，尤其下壁和左胸导联明显（图22-12-1）；同一导联的非特异性ST-T改变具有多变性，在心率改变或运动时，ST-T的偏移方向和幅度均有变化。

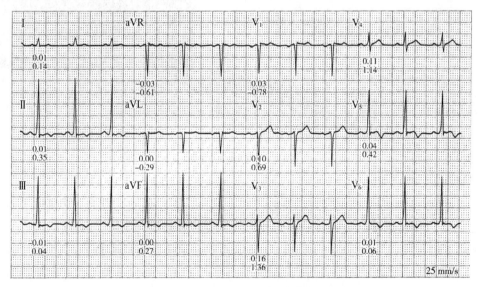

图22-12-1　窄高QRS波群

窦性心律，心率94次/min，QRS波群时限80ms，Ⅱ、Ⅲ、aVF、V₅、V₆导联的R波上升支异常陡峭，振幅非常高，同时伴有非特异性的T波倒置。

二、发生机制

发生机制不明，可能与下列因素有关：①离子通道改变：钠通道功能增强，致0期上升速度加快，幅度增大，心室除极速度加快；②心肌细胞之间联系增强：心肌细胞间缝隙连接的传导速度加快或密度增大导致细胞间联系增强，除极速度加快；③希浦系分布的改变：浦肯野纤维数量增加或蒲肯野纤维穿越心室壁程度增加（人体正常心脏蒲肯野纤维穿越心室壁厚度仅有整个心室壁的1/3，在一定条件下浦肯野纤维可穿越左室中层心肌更深），从而导致跨壁传导时间的缩短和QRS波群时限变短；④早复极，高交感状态等；⑤复极的改变可能直接反映传导速度和方向的改变，或者与压力/张力改变导致的重构有关。

三、临床意义

目前研究证实窄而高的QRS波群对致死性心律失常具有预测价值，有可能成为预测心脏事件的新指标。部分有早复极表现的病例确实存在QRS波群变窄和R波振幅增加。随访发现，特发性室颤更常发生于存在早复极的患者中。

第13节　钩　形　R　波

钩形R波是指心电图下壁肢体导联R波升支或顶峰出现明显的切迹，使R波如钩状，伴或不伴右束支传导阻滞。

一、概述

早在20世纪50年代，有学者发现继发孔型房间隔缺损患者心电图下壁肢体导联R波升支或顶峰出现明显的切迹，使R波如钩状，伴或不伴右束支传导阻滞，因而形象地将其称为"钩形R波"。

二、心电图特征

继发孔型房间隔缺损患者钩形R波的心电图特点（图22-13-1）有：①出现的导联主要见于Ⅱ、Ⅲ、aVF，也可出现于单个导联，或2~3个导联同时出现；②切迹出现的时间在QRS波群起始0.08s内，R波的升支或顶峰；③切迹使R波的升支或顶峰呈钩形；④钩形R波并非不完全性或完全性右束支传导阻滞的一部分，其可以单独出现，也可与之共存；⑤切迹的消失常在房间隔修补术后早期（10~15d）消失（占35.1%），一般早于不完全性右束支传导阻滞图形的消失。

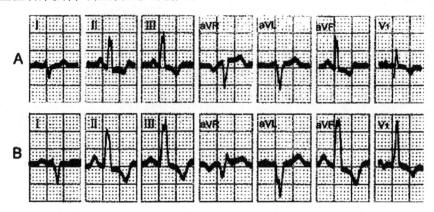

图 22-13-1　继发孔型房间隔缺损患者心电图 Ⅱ、Ⅲ、aVF 导联 "钩形 R 波"

A：患者女，11 岁，V₁ 导联呈不完全性右束支传导阻滞；B：患者女，44 岁，V₁ 导联 R 波高大呈完全性右束支传
导阻滞。

三、发生机制

钩形 R 波产生机制目前不清楚，可能与先天性心脏病患者心腔压力、容量负荷过度及解剖位置相对改变有关，当缺损修补好后早期钩形 R 波可随之消失。

四、临床意义

钩形 R 波对于早期发现临床不典型的继发孔房型间隔缺损患者具有一定的临床意义，但仍需超声心动图等影像学检查确诊。Joseph 报道，继发孔型房间隔缺损患者 "钩形 R 波" 的发生率约为 73.1%，左向右分流大时发生率增加。2～3 个导联同时出现，或伴有不完全性右束支传导阻滞时，其诊断的敏感性和特异性较高（97.2%）。

第 14 节　尖峰头盔征

尖峰头盔征是指心电图呈圆顶—尖峰图形，看起来像德国士兵的尖峰头盔的一种心电图形态。

一、心电图特征

尖峰头盔状图形常出现在下壁导联，也可出现在胸导联表现为明显的 ST 段抬高，但伴随 QRS 波群前基线的向上偏移（图 22-14-1），形态类似于德国军人的尖峰头盔呈

圆顶—尖峰图形。

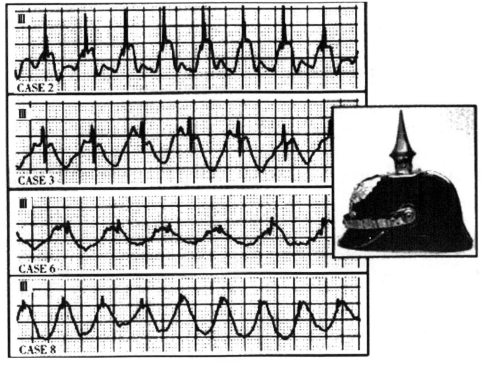

图 22-14-1

左图呈现尖峰头盔图形的代表性心电图。右图为德国军人的尖峰头盔。注意心电图 Ⅲ 导联图形与尖峰头盔形状相似。

二、发生机制

尖峰头盔状心电图图形形成的确切机制不明，多数观察认为与横膈运动有关。某些病理状态偶可引起横膈的重复收缩并与心动周期相一致。有关这种脉动式的横膈运动的假设机制包括左心室下壁直接刺激横膈或通过左侧膈神经触发左侧横膈。这种横膈收缩可致 ST 段改变，这最常见于下壁导联。解释假性 ST 段抬高的可能机制是由于邻近的相关脉动血流或胸腔或腹腔内压力急剧升高导致的皮肤重复拉伸所致。

三、临床意义

这种尖峰头盔征是新近提出的一种新的独特的、表面上呈 ST 段抬高心肌梗死表现的图形，而这种图形的出现与危重疾病及非常高的住院死亡危险性相关。

文献报告的 8 例患者中，有 6 例在记录到尖峰头盔状图形后的 1 ~ 10d 死亡，相应的死亡率为 75%，只有 2 例出院，但都很虚弱。8 例患者中的 7 例在记录心电图时行气管插管及机械通气治疗，8 例中有 4 例证实有胸腔或腹腔内游离气体、液体或机械插管及引流。

第15节　心电图 aVR 征

一、心电图特征

正常心电图上 aVR 导联的 QRS 波群绝大多数呈 QS 型，亦可呈 rS、rSr 或 QR 型，但 R 波高度通常不超过 0.3mV。在儿童和右室肥大、左前分支传导阻滞及完全性右束支传导阻滞患者，aVR 导联的 R 波振幅则可＞0.3mV。aVR 征的心电图特征：成人在无室内传导阻滞及右室肥大的情况下，aVR 导联 QRS 波群呈 qR 型，R 波振幅＞0.3mV 或 R/q＞0.7（图 22-15-1）。

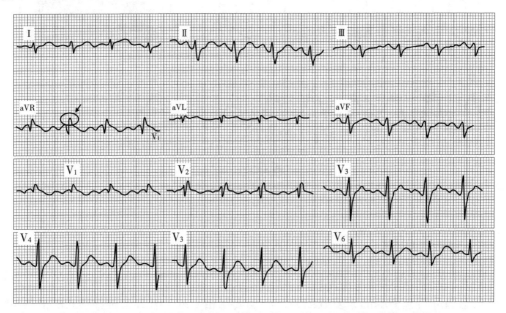

图 22-15-1　具有 aVR 征图形（箭头所示）的 21 岁男性猝死幸存者心电图

二、发生机制

目前，aVR 征的发生机制尚未明确。aVR 导联主要反映心脏右上部如右心室流出道与室间隔基底部的电活动，当 aVR 导联 QRS 波群呈 qR 型，R 波振幅＞0.3mV 或 R/q＞0.7 时，表明心室流出道与室间隔基底部的电激动延迟，左右心室之间的电活动离散性增加，导致 2 相折返，从而发生恶性心律失常。

三、临床意义

aVR 征很可能是一种与不明原因晕厥，尤其是恶性心律失常相关的新的心电学预测指标。目前主要在下列疾病中进行了研究。

（一）在 Brugada 综合征中的预测价值

BadaiBigi 等对 24 例自发或经普鲁卡因胺诱发出至少两个右胸导联出现 I 型 Brugada 波的患者（其中 10 例有晕厥病史，3 例为猝死幸存者），进行了 50 个月随访，观察 aVR 征在预测其发生致命性心律失常中的价值。结果发现，随访过程中发生致命性心律失常患者的 aVR 导联 R 波振幅（0.35mV）和 R/q 比值（1.2）明显大于未发生者（0.1mV，$P=0.01$；0.2，$P=0.02$）；aVR 导联 R 波振幅 ≥ 0.3mV 预测致命性心律失常的灵敏度和特异性分别为 82.7% 和 85.3%，aVR 导联 R/q 比值 ≥ 0.75 预测致命性心律失常的灵敏度和特异性分别为 80.9% 和 83.7%；87% 的 aVR 征阳性患者发生致命性心律失常，而 aVR 征阴性者仅 27% 发生致命性心律失常。Lizotte 等亦发现，易发生致命性心律失常的 SCN5A 突变的 Brugada 综合征 H558R 为 AA 者的 aVR 征显著高于不易发生致命性心律失常的 SCN5A 突变的 Brugada 综合征（H558R 为 GG 者）患者。但也有持反对意见者，Janttila 等对 200 例 Brugada 综合征进行病例对照研究，发现有症状者的 aVR 征并不比无症状患者高。

（二）在特发性室颤中的预测价值

国内学者在法国完成的一项病例对照研究表明，aVR 征可能与特发性室颤有关。该研究入选 133 例特发性室颤患者，对照组为 214 例年龄、性别和运动强度均与之相匹配的身体健康的医务人员。结果显示，aVR 征在前者的检出率为 9.8%，远远高于后者（0.85%，$P < 0.01$）。

（三）在肥厚型心肌病中的预测价值

Watson 等对 18 例具有高危因素的肥厚型心肌病患者进行程序电刺激，其中 8 例患者可由多形性室速蜕变为室颤（A 组），10 例未诱发致命性心律失常（B 组）。通过心电图比较发现，A 组患者 aVR 导联振幅高于 B 组（$P < 0.01$），推测 aVR 征可能是预测肥厚型心肌病患者发生致命性心律失常的指标。

（四）在抗精神病药过量中的预测价值

目前已知抗精神病药，尤其是三环类抗抑郁药服用过量可致晕厥，甚至猝死。其机制是致命性心律失常的发生。Liebelt 等观察到 79 例 24h 内服用三环类抗抑郁药中毒的患者中发生癫痫或致命性心律失常者的心电图 aVR 导联 R 波振幅（0.44mV）和 R/q 比值（1.4）显著大于未发生（0.18mV，$P < 0.001$；0.5，$P < 0.001$），其预测的阴性预测值和阳性预测值分别为 92% 和 46%。因此，他们认为 aVR 征是唯一一个心电图中能够预测三环类抗抑郁药中毒患者发生癫痫或致命性心律失常的指标。

aVR 征与致命性心律失常的关系已引起学术界的关注，但其确切发生机制、人群检出率和远期预后等问题尚未明确。

第16节 同源性心室分离

一、概述

同源性心室分离，即为单源性心室分离，是指室上性激动经左右束支下传分别使左右心室除极产生二个互不相关的QRS波群，形成一种特殊的心室分离。

二、心电图特征

体表心电图上表现为极度增宽畸形的QRS波群。心腔内心电图记录证实为两个单独成分所组成的QRS波群（图22-16-1）。

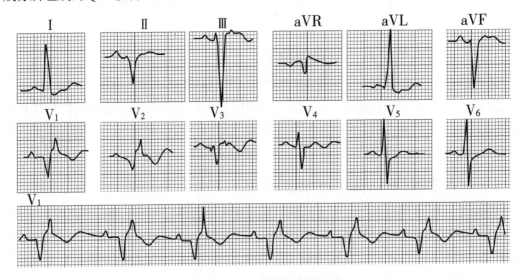

图 22-16-1 同源性心室分离

窦性心律，心率60次/min，QRS波群极度增宽而畸形，时间达0.26s，QRS波群终末部有一酷似P'波的特殊波形。

三、发生机制

同源性心室分离是由于心室内多部位广泛病变，阻碍心肌传导系统及心室肌的电传导所致的左右心室分别除极。

四、临床意义

同源性心室分离见于严重的弥漫性心肌病变患者，是心室多部位起搏治疗的指征。

第 17 节　室性期前收缩的丑征

心电图室性期前收缩的宽大畸形 QRS 波群中出现明显的顿挫或平段，当顿挫或平段持续时间＞40ms 时称为室性期前收缩的丑征。

一、心电图特征

心电图室性期前收缩的 QRS 波群出现顿挫或平段时，先经 QRS 波群顿挫的最低点画一条水平线，在顿挫的起点、止点各画一条垂线，当 2 条垂线间的距离＞1mm，即代表时限＞40ms 时，为丑征阳性（图 22-17-1）。如果室性期前收缩的 QRS 波群中存在一个平段，其相应的时限＞40ms 时，亦为室性期前收缩的丑征阳性（图 22-17-2）。

二、发生机制

室性期前收缩的丑征的发生机制：心肌局部瘢痕除极时间延迟；心室长时间的超负荷可造成心肌细胞间的缝隙连接系统的病变，使室性激动原本相对传导较慢的程度加重，室内激动时间延长；左心室不同区域收缩的不同步性加剧，向量叠加形成较宽的顿挫甚至平段。

三、临床意义

室性期前收缩的丑征提示心肌存在大量心肌瘢痕组织；左心室体积增大，左心室收缩不同步，左心室局部心肌运动减弱甚至消失，左心室功能较差；室性期前收缩的丑征出现在平板运动试验中提示心室收缩功能障碍；Marriott 将丑征阳性作为判断室性激动的依据。

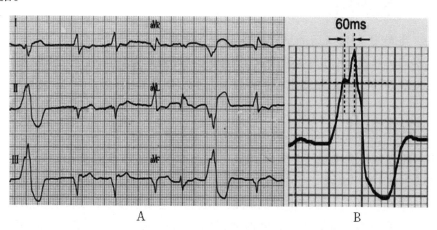

图 22-17-1　室性期前收缩丑征

A：丑征的各型表现；B：丑征的测量方法。

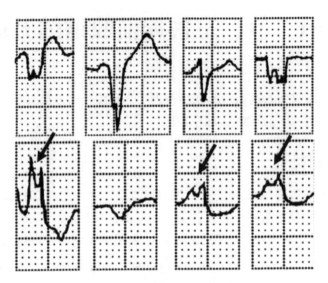

图22-17-2　室性期前收缩的丑征阳性

第18节　ST段"驼峰征"

　　心电图运动试验的心电图改变包括ST段的压低、抬高，U波倒置等，其中最常见的ST段改变则为"驼峰征"。以往的研究认为ST段改变是心房复极波所致，是运动试验假阳性的一种心电图改变。但近年来研究认为："驼峰征"ST段改变是左心室舒张功能受损的一种表现。

一、心电图特征

　　ST段"驼峰征"是指运动试验中，部分导联出现ST段双向性改变（图22-18-1），其近端为驼峰样抬高，随后ST段压低，故将这一现象称为"驼峰征"，最常见于Ⅱ、Ⅲ、aVF、V_1和V_6导联。运动试验中，驼峰征常与PQ段压低相伴随。

二、发生机制

　　心房的除极和复极形成了P波和Ta波。一般情况下，Ta波融合在QRS波群和ST段中，不产生ST段的异常改变。但是，当某种因素影响了心房的除极和复极时，使心房复极的Ta波落在ST段上，将可能引起ST段的改变。运动试验中，交感神经活性的增强，使心房的除极和复极时间发生一定的改变，Ta波与ST段的重叠恰好形成驼峰样。另有观点认为，心室肌后负荷增加时，通过心肌张力变化的作用，使心肌细胞的钠电流和钙内流增强，正是这种动态平衡的变化导致ST的特征性改变。

三、临床意义

以往认为运动试验中ST段的"驼峰征"是因心房复极波引起的改变，属于正常的生理过程，因而在运动试中常被认为是一种假阳性表现。但也可能是临床的特殊病理状态时伴发（如高血压）。高血压患者，静息心电图能见到ST段的"驼峰征"，而运动后"驼峰征"可加重，这可能与运动后收缩期左室后负荷增加有关。新近的研究发现，运动试验中出现驼峰征的患者，经超声心动图检测常可发现患者的E/E'比值和TDI指标均异常，提示存在舒张功能不全，因而研究者提出运动中ST段的"驼峰征"有可能成为舒张功能不全的独立预测指标。

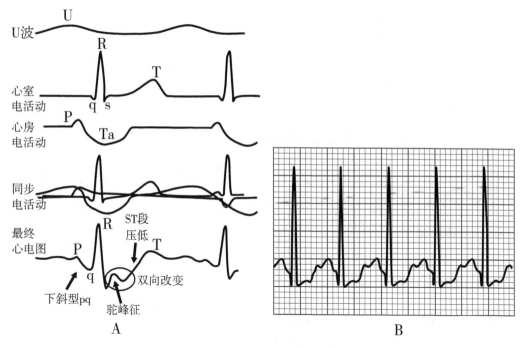

图 22-18-1　ST段"驼峰征"

A：驼峰征形成的示意图；B：驼峰征心电图表现。

第19节　右心室扩张心电图三联征

因超声心动图能测量心室腔大小，直观解剖形态的改变等，心电图诊断左、右心室扩张与肥厚的作用不大。但晚近，有学者提出心力衰竭患者伴左束支传导阻滞时，当患者同时存在右心室扩张或心功能障碍时可能出现3个心电图表现，已引起学术界极大兴趣。

一、概述

心力衰竭伴左束支传导阻滞的发生率并非少见，近年的资料表明，伴左束支传导阻滞的心力衰竭患者对双室再同步化（CRT）治疗有良好反应，已成为心力衰竭患者进行CRT起搏治疗的Ⅰ类适应证。但也发现，此时患者如伴有右心室疾病时，CRT的疗效将不理想。因此，左束支传导阻滞伴心力衰竭患者，同时又有心电图右心室病变心电图三联征时，将预示对CRT的治疗反应差。所以反应右心室增大、扩张、右心室功能不良的心电图三联征已被充分重视。

二、心电图特征

心力衰竭伴左束支传导阻滞患者，同时存在右心室功能不良时，心电图可出现三种表现：①肢体导联低电压；②aVR导联存在向上的终末向量，即有R波出现；③V_5导联R波与S波的比值≤1（图22-19-1A）。

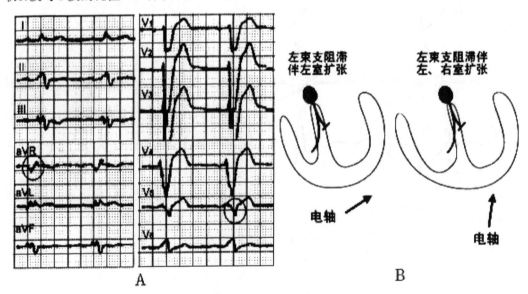

图22-19-1　右室扩张心电图三联征

A：右室扩张时的心电图新三联征；B：发生机制示意图。

三、发生机制

左束支传导阻滞时，QRS波群的额面电轴方向受左、右心室除极的双重影响。存在左束支传导阻滞，患者又存在左心室病变：扩张和功能不全时，则电轴左偏，而同时伴右心室扩张或功能障碍时，右心室的缓慢除极将和左心室除极缓慢与延迟相抵消，使额面电轴方向更加靠上（图 22-19-1B）。

当额面电轴更靠上时，将在 aVR 和 aVL 导联出现 QRS 终末除极，面向检测电极而产生 R 波。此外，当一帧双极导联心电图存在肢体导联低电压，而胸前导联 QRS 波群电压正常或增高的矛盾现象存在时，则说明心脏容量，尤其右心室容量明显增加（单极肢导无此现象），则可解释上述心电图三联征。

心力衰竭伴左束支传导阻滞患者的如同时伴右心室扩张及功能障碍时，则对 CRT 治疗反应差。因此，临床医生为心力衰竭伴左束支传导阻滞患者行 CRT 治疗前，可凭借心电图三联征筛查出同时有右心室扩张或功能不全者，可望进一步提高 CRT 治疗心力衰竭的反应率。

诊断右心室病变的心电图三联征不仅提高了心电图诊断右心室病变的能力，同时还存在着更深、更丰富的潜能。

第 20 节　Aslanger 征

由土耳其医生 Aslanger 等报道仅有单个 Ⅲ 导联的 ST 段抬高，而伴其他心电图改变的急性下壁心肌梗死心电图，这组特征心电图改变称为下壁心梗 Aslanger 征。

一、概述

曾经认为心电图诊断心肌梗死至少需要连续两个解剖相邻导联出现 ST 段抬高。近年来对这一概念提出了质疑。2020 年 4 月 Aslanger 等报道的一组急性下壁心肌梗死心电图仅有单个 Ⅲ 导联 ST 段抬高。

二、心电图特征

①Ⅲ 导联 ST 段抬高，Ⅱ 和 aVF 导联无 ST 段抬高；②V_4、V_5、V_6 导联 ST 段压低伴 T 波终末正向，V_2 导联无 ST 段压低；③V_1 导联的 ST 段抬高 > V_2 导联；④可伴 aVR 导联 ST 段抬高（图 22-20-1）。

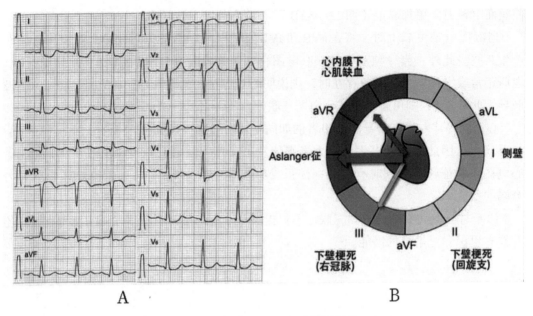

图 22-20-1　Aslanger 征及发生机制

A：Aslanger 征心电图；B：下壁心梗 ST 抬高向量（橙色）和心内膜下心肌缺血的 ST 向量（蓝色），以及综合向量指向右侧（红色），进一步投影到Ⅲ导联正侧，Ⅱ导联负侧，并与 aVF 导联垂直（引自《临床心电学杂志》，2020 年第 5 期）。

三、发生机制

Aslanger征的发生机制尚不明确。推测与广泛的心内膜下心肌缺血有关。此时下壁心梗的ST向量指向下、向右，其不仅局限在缺血区，还指向aVR导联，两个向量综合后指向右侧，几乎与aVF导联成直角，投影到Ⅲ导联和aVR导联的ST段抬高，Ⅰ和Ⅱ导联ST段压低，aVF导联的ST段呈等电位线。因ST向量背离侧胸部，使V4～V6导联出现ST段压低。

四、临床意义

Aslanger征表明急性动脉粥样硬化血栓形成事件，常导致急性下壁心肌梗死，尽管心电图未显示两个相邻导联ST段抬高，常有多血管病变与较高死亡率，心肌梗死面积大，病情重，患者短期和长期死亡风险高，临床医生可将其视为STEMI处理，尽快行急诊PCI治疗。

第 21 节　南非国旗征

Ⅰ、aVL、V_2导联非连续性ST段轻度抬高，Ⅲ导联ST段压低，是冠脉左前降支第一对角支（D1）急性闭塞或"高侧壁"心肌梗死的可靠征象，将此种心电图模式称为南非国旗征。

一、概述

高侧壁心肌梗死心电图改变有时很细微，单纯性或孤立性高侧壁ST段抬高型心肌梗死临床容易漏诊。南非国旗征心电图概念的提出，使该诊断变得容易。

二、心电图特征

①心电图ST段抬高：ST段抬高的导联为Ⅰ、aVL和V_2导联；②心电图ST段压低：ST段压低的导联为Ⅲ、aVF导联（图22-21-1）。

左心室高侧壁心肌的供血血管有前降支的第一对角支、中间支和回旋支的第一钝缘支。孤立性高侧壁心梗的罪犯血管有两种情况：①前降支的对角支，其可使心电图Ⅰ、aVL和V_2导联的ST段抬高，属于导联改变呈不连续的特殊性心梗；②孤立的第一对角支闭塞（50%）、前降支加第一对角支的闭塞性病变（20%），或回旋支第一钝缘支闭塞（10%）等。心电图表现为Ⅰ、aVL导联的ST段抬高。可见，前降支的对角支闭塞，才可使心电图表现为"南非国旗征"（图22-21-1C）。

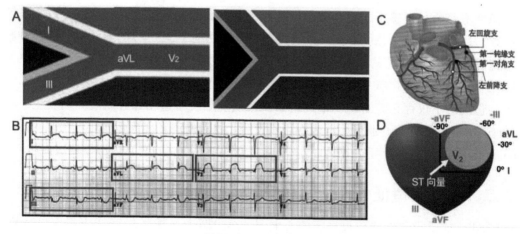

图 22-21-1　南非国旗征

南非国旗征提示高侧壁急性心肌梗死，心电图表现简单、易记：心电图ST段抬高的导联为Ⅰ、aVL和V_2导联；ST段压低的导联为Ⅲ、aVF导联。这些心电图改变可简单记忆为"3+2"，而这些导联的分布与南非国旗十分相像而得名（A、B），C、D为发生机制的解释（见正文）（引自《临床心电学杂志》，2020）。

三、发生机制

高侧壁心梗的ST向量指向腋下（即额面的0°～90°），其将影响5个导联的心电图。0°对应Ⅰ导联，–30°对应aVL导联，–60°对应者相当于aVF导联的镜像；–90°对应者相当于Ⅲ导联的镜像。V₂导联在额面的投影指向腋下，因此，V_2导联的图形常与aVL导联的图形相似。因此，从图22-21-1D十分容易理解心电图的"3+2"改变。应当强调，V_2导联的改变一定是其在额面上的投影，而不是在水平面的投影，因为同时在V_1和V_3导联并无同样的ST段偏移。

四、临床意义

可使更多心电图改变不十分明显的高侧壁心梗得到及时诊断与治疗；减少下壁心肌缺血的错误诊断，因此时的Ⅲ和aVF导联的ST段压低不是原发性缺血，而是高侧壁心肌缺血的镜像性改变，尤其当Ⅰ、aVL和V_2导联ST段抬高微弱时，更易漏诊。

第22节　Spodick 征

一、概述

急性心包炎是因感染性或非感染性病因引起的心包炎症状态。心包炎分成急性期（<3个月）、复发期（急性心包炎反复发作）及慢性期（>3个月）。约30%的急性心包炎患者首发后可能复发。患者的临床表现差异很大，可从无症状到危及生命。典型患者可因心包炎引起胸痛，而前倾体位能减轻胸痛程度。查体可闻及心包摩擦音。

心包炎时不仅存在着心包积液，还因积液或纤维素压迫相邻心肌表面而发生"心肌损伤"，还能使邻近心肌发生浅表性心肌炎等。这能使患者出现多种心电图改变。而Spodick征是心包炎患者可能出现的又一心电图改变，系Spodick于1974年首次描述。

二、心电图特征

Spodick征是指急性心包炎患者的心电图，至少两个导联存在TP段下斜>0.1mV，其在Ⅱ导联和胸前外侧导联最明显（图22-22-1）。Spodick将心包炎心电图分成四个阶段：①ST段抬高，PR段压低；②J点回落，T波低平；③T波倒置；④倒置T波恢复，心电图趋于正常。

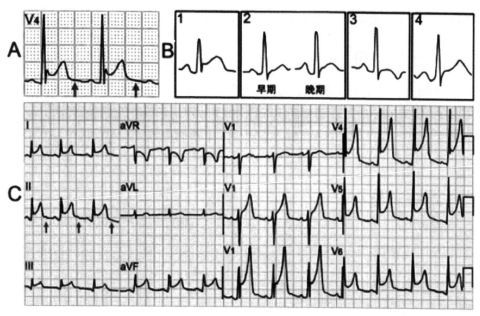

图 22-22-1　心包炎心电图

A：TP 段下斜示意图；B：心包炎心电图分期；C：1 例急性特发性心包炎患者的心电图：除 ST 段抬高幅度较大外，aVR 导联可见对应性 ST 段压低，Ⅱ 导联的 PR 段压低和 TP 段有明显下斜（箭头指示）（引自《临床心电学杂志》，2022 年）。

三、临床意义

急性心包炎患者常伴胸痛，其临床和心电图变化均与 STEMi 患者相似。心包心肌炎也可伴肌钙蛋白升高，使两者的鉴别更具挑战性。12 导联心电图是鉴别急性心包炎和 STEM 的重要方法。心电图 Spodick 征和 P-R 段压低的心电图改变只见于急性心包炎患者。使其在两者的鉴别中有重要价值。

第 23 节　"少女之吻"征

一、概述

"少女之吻"征是指房室结折返性心动过速发生，伴 2∶1 房室传导时，心电图上可见一逆行 P 波落在 T 波上形成 T 波切迹，构成的心电图形态酷似嘴唇的外形，有人称之为"少女之吻"。此时因心室率不快，易漏诊心动过速的诊断。"少女之吻"征意味着 QRS 波群中可能还融有另一同样的逆向房波，与 Bix 法则有异曲同工的作用。由此最终做出房室结折返性心动过速伴 2 ∶ 1 下传的诊断。

二、心电图特征

"少女之吻"征心电图表现为逆向 P 波落在心电图 T 波上的表现可伪似双峰 T 波（图 23-1-1A、B），同时还酷似双唇中的上唇（图 23-1-1A）；逆向 P 波时限很短，这是心房逆向激动时呈离心性，左右心房同时除极使逆向 P 波时限较短；可能同时存在心室率高出 1 倍的心 动过速，且心动过速伴心室率快时，可形成宽 QRS 波群心动过速。

三、临床意义

房室结折返性心动过速发作时，心房的逆向激动可形成逆向 P 波，因心房的逆向激动呈离心性，心房下部先激动，然后再向左右心房同时扩布，故逆向 P 波的时限较短；"少女之吻"征存在时，此时患者的心律应诊为房室结折返性心动过速，发生了向心室 2 ∶ 1 传导的一种特殊情况。

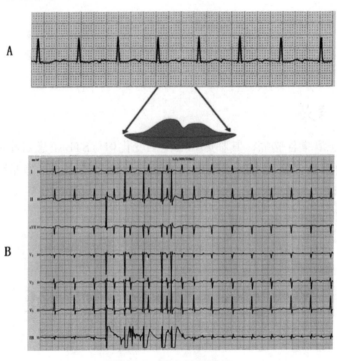

图 22-23-1 "少女之吻"征

患者女性，46 岁，因反复胸闷、心悸 20 年，再发 4d 入院。临床诊断：心律失常，阵发性室上性心动过速。A 为患者心动过速发作时 II 导联心电图：未见窦性 P 波，QRS 波形态正常，心室率约为 94 次 / 分，T 波终末可见一向下顿挫波，考虑为逆行 P 波，形成 T 波切迹，外形酷似嘴唇即"少女之吻"。B 为食道心房调搏检查片段：在窦性心律基础上，以 S1S2 法反扫至 600/310ms 时 S2R 间期突然跳跃延长 60ms（图略）同时诱发心动过速，心动过速图形同图 A，由食管（EB）导联清楚可见 QRS 波群中融合另一同样逆行 P 波，心房率为 188 次 / 分，房室呈 2 ∶ 1 传导。心电图诊断：房室结双径路，阵发性慢-快型房室结折返性心动过速伴 2 ∶ 1 房室传导

（王福军   向芝青   罗丹）

第 23 章

心脏电交替

第1节 概　述

一、概念

心脏电交替现象是指来自同源节律的心电波、段的形态、振幅、方向或间期的长短出现交替性变化。

心脏电交替是一种少见的心电图异常。任何导联上波幅相差≥0.1mV即可诊断为心脏电交替。最常见的是2∶1电交替，3∶1、4∶1、5∶2、5∶3电交替少见。心电阶梯现象是一种波形渐大渐小的周期性改变，是心脏电交替的特殊类型。

根据心电图上波、段、间期出现的先后顺序，可细分为：①P波电交替；②P-R电交替；③QRS波群电交替；④ST段电交替；⑤T波电交替；⑥U波电交替；⑦Q-T间期电交替。根据心电图上同一个导联出现电交替波、段的多少，可分为：①单纯性电交替，即出现单个波、段的电交替；②复合性电交替，即出现两种以上的波或段的电交替；③全心电交替，即多种的波或段出现电交替。此外，在心动过速时发生的电交替，称之为心动过速性电交替。

在诊断心脏电交替之前，必须首先排除因机器采样点频率过低（256点/s），供电器电源、电压不稳定，呼吸周期变化，基线上下漂移，自动减半电压等心外因素和多种伪差。也必须排除多源性心律失常。

二、心脏电交替分型

（一）按心电图表现分型

1. 电交替型

可分为P波、Ta波、P-R段、QRS波群、J波、ST段、T波、U波各波段出现形态或振幅的交替性改变，而不伴有节律和频率的变化。可分为：①完全型，亦称全交替型最常见的是2∶1电交替；②不完全型，亦称单纯型电交替，只有一个波或段的电交替；③复杂型，发生其他心电图变化时伴随的心电交替和心律失常出现的电交替，如心房扑动F波电交替、房性心动过速时伴发QRS波群电交替等。

2. 电阶梯型

其波形和振幅呈阶梯型渐变的周期性改变。主要分为渐低型、渐高型、扭转型、双重型。

3. 电交替与电阶梯并存型

在临床少见。

（二）按心肌细胞的除极波和复极波分型

1. 除极波电交替

除极波电交替是指心房除极 P 波电交替和心室除极 QRS 波群电交替。

2. 复极波电交替

复极波电交替是指心房复极 Ta 波，心室复极 ST 段、T 波、U 波电交替。

第 2 节　各类心脏电交替

一、P 波电交替

　　P 波形态、方向、振幅或时间的交替性改变，称为 P 波电交替。包括窦性 P 波、房性 P′波、房室交接性 P⁻波、室性逆行 P⁻波、心房扑动的 F 波。P 波电交替的诊断条件必须同时具备以下几条：①P（P′、P⁻或 F 波起自同一起源点；②心房节律匀齐或基本匀齐；③P 波发生形态、方向、振幅或时间的交替性变化；④除外多源性房性节律、房性融合波和各种伪差。

（一）心电图表现

1. 窦性 P 波电交替

（1）P 波为窦性，其形态、振幅或时间呈交替性改变。

（2）两种 P 波的形态必须都是窦性的。

（3）两种形态 P 波的额面电轴指向相似，无显著的改变。

（4）P-P 间距匀齐或基本匀齐，P-R 间期固定（图 23-2-1，图 23-2-2）。

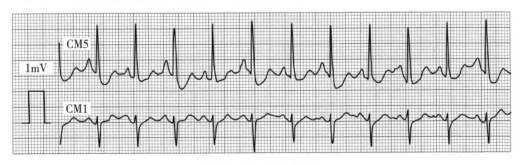

图 23-2-1　P 波电交替

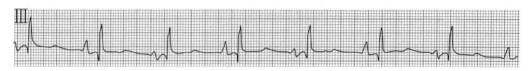

图 23-2-2　P 波电交替

2. 房性 P' 波电交替

（1）P'波为房性，其形态、振幅或时间呈交替性改变。

（2）房性频率100～250次/min。

（3）两种P'波形态必须都是同一房性节律。

（4）P'-P'间距匀齐，P'-R间期固定（图23-2-3）。

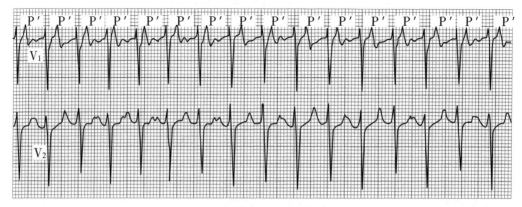

图 23-2-3　房性 P' 波电交替

3. 心房扑动时 F 波电交替

（1）F波形态、振幅或时间呈交替改变。

（2）F波频率250 ～ 350次/min。

（3）房室传导比例≥3 ： 1才能显示F波的交替性变化。

（4）F-F间距匀齐，F-R间期固定或不固定。

4. 逆行 P⁻ 波电交替

（1）交接性或室性节律的逆行P⁻呈交替性改变，与室房传导的多径路有关。

（2）R-R间距匀齐或有轻度不规则。

（3）两种逆行P⁻电交替伴有R-P⁻间期呈长短交替变化。

5. P 波心电阶梯现象

（1）P波起源于窦房结、心房或房室交接区。

（2）P波形态和振幅呈渐大渐小周期性交替。

（3）每4～6次心搏为一周期，呈心电阶梯样改变。

（二）发生机制

P波电交替的产生的机制尚不明确，有几种解释：①交替性心房内传导阻滞；②交替性心房内差异性传导；③心房肌缺血，影响心房肌细胞膜离子转运功能，使动作电位形态发生交替性改变；④心房扑动的F波电交替可能与心房折返过程折返途径的交替性改变有关，⑤房室交接性心律、室性逸搏心律逆行P的电交替与逆向性双径路传导有关。

（三）临床意义

多见于器质性心脏病，如心房肌缺血、心房梗死、心房压力增高和（或）扩张时。心房肌广泛纤维化及炎症影响。

二、P-R 电交替

P-R电交替包括P-R段电交替和P-R间期电交替。

（一）心电图表现

1.P-R 段电交替

（1）在同一心房节律时，P-R段方向、振幅发生交替性改变。

（2）表现为P-R段上抬程度轻重交替，或P-R段上抬与正常交替；P-R段下移程度轻重交替，或P-R段下移与正常交替；P-R段上移与下移交替。

2. P-R 间期长短交替

（1）在同一心房节律时，P-R间期的时间发生交替性改变。

（2）表现为正常范围P-R间期长短交替；短P-R间期、正常P-R间期交替；P-R间期均延长，呈长短交替（图23-2-4）。

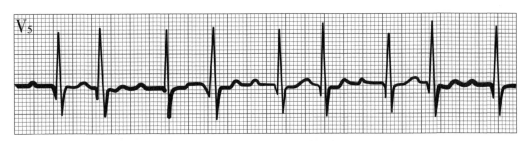

图 23-2-4　P-R 间期长短交替

（二）发生机制

P-R段抬高与下移电交替，可能与心房梗死、心房损伤或严重缺血有关；P-R间期长短交替，与房室结双径路交替传导、交替性预激综合征、裂隙现象、多平面阻滞等有关。

（三）临床意义

急性心肌梗死病例中，如P-R段上抬或下移电交替，高度提示心房梗死的存在。P-R间期长短交替，结合病史及其他心电图改变判断临床意义。

三、QRS波群电交替

在心电图上具有单一心脏节律和R-R间距匀齐或基本匀齐时，QRS波群形态、方向、振幅和时间的交替性改变，称为QRS波群电交替，可分为窦性、房性、房室交接性和室性QRS波群电交替。

（一）心电图表现

1. QRS波群时间长短交替及QRS波群形态电交替

（1）正常QRS波群与增宽的QRS波群交替，见于交替性预激、交替性束支传导阻滞或交替性分支传导阻滞。

（2）宽QRS波群电交替，见于交替性左右束支传导阻滞，完全性与不完全性预激、室性心动过速电交替等（图23-2-5）。

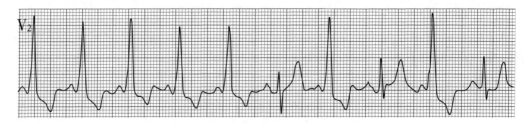

图 23-2-5   QRS波时间长短交替及QRS波形态电交替

2. QRS波电轴交替

（1）正常QRS波群电轴与电轴左、右偏交替，见于心包炎、交替性左前分支阻滞或交替性左后分支阻滞。

（2）QRS波群电轴左偏或右偏交替，见于左前分支传导阻滞与左后分支传导阻滞交替。

3. QRS波群振幅电交替

（1）QRS波群幅大小发生交替性变化。

（2）QRS波群时间正常，波形宽度无变化（图23-2-6、图23-2-7）。

4. QRS波群心电阶梯现象

（1）源性节律，多为窦性节律。

（2）QRS波群振幅由渐大到渐小，再由渐小到渐大地周期性变化。

（3）每4~8次心搏为一个变化周期。

（4）无心外因素参与（图23-2-8）。

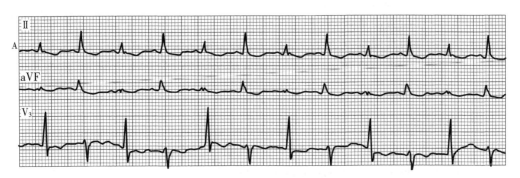

图 23-2-6　QRS 波幅电交替

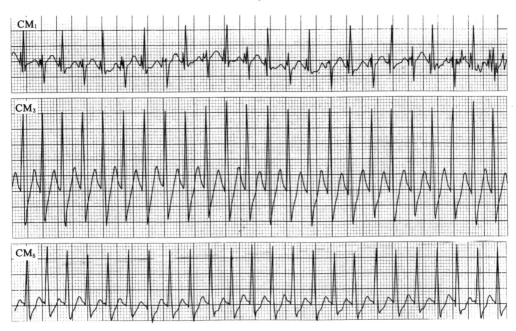

图 23-2-7　心动过速时 QRS 波幅电交替

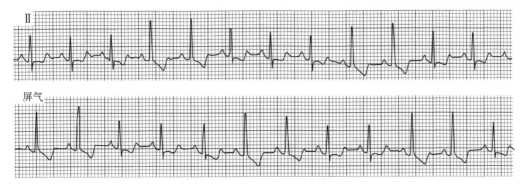

图 23-2-8　QRS 波群心电阶梯现象

（二）发生机制

QRS 波群电交替发生机制尚不十分明确，可能与下列因素有关：①心包炎时，心脏在心包腔内周期性运动，导致心电向量交替性改变；②急性心肌缺血、损伤或梗死时，缺血区域心肌的除极化过程发生交替性改变；③心室内交替性束支阻滞或交替性分支阻滞引起QRS波群形态、电轴和QRS波群时间的交替性改变；④交替性预激引起QRS波群形态交替性改变。

（三）临床意义

QRS波群电交替见于大量心包积液、心包填塞、心肌缺血、损伤等。快速性心律失常伴发的电交替，患者可无严重心肌病变；缓慢性心律失常伴发的电交替，多认为心肌有严重病变，且预后较差。

四、ST段电交替

在单一心脏节律时，ST段抬高与下降、延长与缩短的交替性改变，称为ST段电交替。

（一）心电图表现

1. ST段抬高电交替

（1）ST段正常与抬高呈电交替。

（2）ST段均上抬，上抬程度轻重电交替（图23-2-9）。

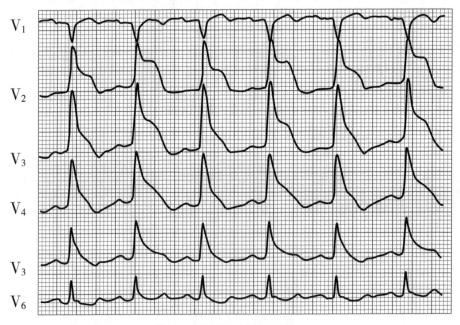

图 23-2-9　ST段抬高电交替

2. ST段下移电交替

（1）ST段正常与ST段下移电交替。

（2）ST段均呈水平型，下斜型或上斜型下移，下移的程度轻重交替（图23-2-10）。

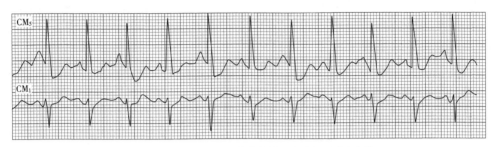

图 23-2-10　ST 段下移电交替，同时有 P 波电交替

3. ST 段长短电交替

单纯 ST 段长短交替变化极少见，可能合并存在于 Q-T 间期电交替中（图 23-2-11）。

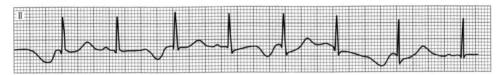

图 23-2-11　ST 段长短电交替，同时有直立 T 波与倒置 T 波交替、Q-T 间期电交替

（二）发生机制

急性心肌缺血、损伤、急性心包炎、心肌炎、心脏术前发生的 ST 段抬高与下移的电交替，与心肌损伤引起心室肌复极交替性异常有关。电解质紊乱所致的 ST 段长短电交替，是动作电位 2 相长短交替引起。

（三）临床意义

ST 段上抬电交替见于变异型心绞痛发作时、急性心肌梗死超急性损伤期。心肌损伤的程度愈重，电交替现象愈明显。ST 段下移电交替见于心肌缺血、炎症等。ST 段电交替患者室性心律失常发生率高，有引起猝死的危险性。

五、T 波电交替

在单一心脏节律时，心电图上 T 波形态、振幅、方向和时间的交替性改变，称为 T 波电交替。心脏基本节律可以是窦性、房性、房室交接性或室性，也可见于心室起搏心律。

（一）心电图表现

1. T 波直立电交替

（1）T 波均直立，伴振幅大小交替性变化。

（2）伴有 Q-Tc 间期延长，增加心室电不稳定的倾向。

2. T 波倒置电交替

（1）同一导联 T 波均倒置，特别在左胸前导联有巨大倒置 T 波。

（2）倒置T波深浅交替性改变，伴有Q-Tc延长（图23-2-12，图23-2-13）。

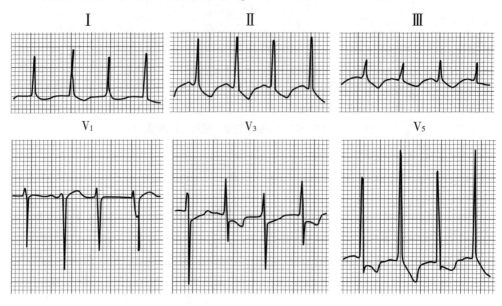

图23-2-12　T波倒置电交替

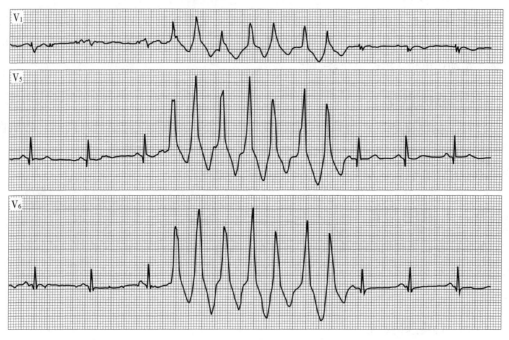

图23-2-13　室性心动过速的T波倒置电交替，同时有QRS波群电交替

3. T波方向电交替

直立T波与倒置T波交替，仅见于部分导联，另一些导联可无电交替（图23-2-11）。

4. T波的心电阶梯现象

（1）T波形态、振幅周期性渐大或渐小交替。

（2）T波形态也可由直立逐渐倒置，或由倒置逐渐直立地周期性变化。

（3）每4～6次心搏为一个周期，T波呈阶梯改变。

（二）发生机制

不同病因引的T波电交替发生机制有所不同。缺血性T波电交替有多种学说：有人认为是心室肌复极过程中发生了交替性振荡电流引起的。再灌注时发生的T波电交替则是早期后除极伴2∶1传出阻滞。也有学者认为与低钙有关，低钙影响了细胞钙离子转运，使动作电位2位相发生交替性改变，ST段和T波出现电交替。

低钾血症引起的T波电交替是钾离子流的交替性改变，产生了T波的电交替现象，补钾以后T波电交替消失。长QT综合征伴发的T波电交替，心室复极的离散度增大，易于发生恶性心律失常。刺激心脏交感神经可引T波电交替，交感神经递质释放突然失调也可引起。

（三）临床意义

T波电交替主要见于器质性心脏病患者，并可发生严重心律失常。T波电交替也可见于电解质紊乱及某些药物（如胺碘酮）所致心室复极延缓时。缓慢心率时，T波电交替往往是危险的信号，特别是原有心脏病的患者。长QT综合征患者也会出现T波电交替现象。脑血管意外、经皮冠状动脉成形术以及冠状动脉旁路移植术中也发现了T波电交替现象。

六、Q-T 间期电交替

在单一心脏节律时，心电图上Q-T间期长短交替性改变，称为Q-T间期电交替。基本心电可以是窦性、房性、房室交接性或室性，常与T波电交替并存。

（一）心电图表现

（1）QT间期缩短：Q-T间期均缩短，但缩短的程度长短交替。

（2）正常Q-T间期：Q-T间期正常或在正常范围内，而呈长短交替。

（3）正常Q-T间期与长Q-T间期交替

（4）Q-T间期延长：Q-T间期均延长，延长的程度长短交替（图23-2-11）。

（二）发生机制

动作电位交替改变主要发生在2相和3相。2相长短交替，ST段长短交替引起Q-T间期电交替；3相长短交替引起T波与Q-T间期电交替。

（三）临床意义

Q-T间期电交替见于低钙血症、低钾血症、脑血管意外、急性心肌损伤等，常易并发严重心律失常。

七、U 波电交替

在单一心脏节律中，U波伴有波形、方向或振幅的交替性变化，即称为U波电交替。

（一）心电图表现

1. U 波直立

在同一导联上U波均直立，直立U波呈大小交替（图23-2-14）。

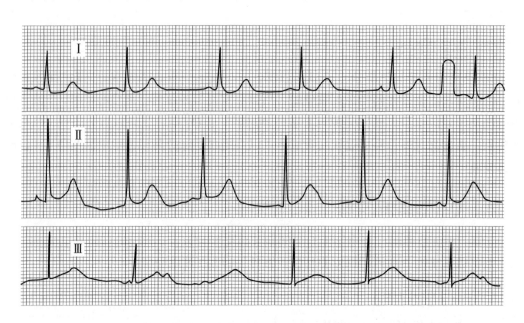

图 23-2-14　U 波电交替，直立 U 波呈大小交替

2. U 波倒置

在同一导联上U波均倒置，其倒置U波深浅交替。

3. U 波方向

U波直立与倒置发生交替性改变（图23-2-15）。

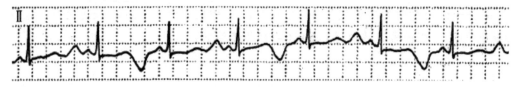

图 23-2-15　U 波电交替，U 波直立与倒置发生交替性改变

（二）机制

U 波电交替是心室肌细胞复极的终末部分交替性改变，常与心搏出量大小和血压高低的交替性变化有关，即与机械-电反馈有关。

（三）临床意义

可见于低钾、低镁、低钙以及低氯性碱中毒。在心力衰竭患者期前收缩后观察到 U 波电交替，可作为左心衰竭的标志之一。有作者认为巨大 U 波伴电交替是心肌兴奋性增高的表现，常是严重心律失常的前奏。

（王福军　甘　泉　田君华）

第 24 章

起搏心电图

第1节 概　述

　　起搏心电图是指患者置入人工心脏起搏器后的心电图。患者置入人工心脏起搏器后，其心电图不同于一般正常人体表心电图，它由患者的自主心律与起搏器心律共同构成。分析起搏心电图必须首先确定患者自身的主导心律，存在的心律失常。在分析自主心律基础上，分析起搏心电图来判断起搏器的功能是否正常。在分析起搏心电图时还应该了解，不同类型的起搏器有其特殊的基本工作模式，同一类型起搏器也可程控为不同的工作模式，而同一种工作模式又可设置不同的工作参数。起搏器类型不同、功能不同、参数不同，会有相应的起搏心电图特征，这些构成了起搏心电图的复杂性及多变性。

一、起搏器的基本概念

（一）心脏起搏系统的构成

　　心脏起搏系统由脉冲发生器、导线和电极构成（图24-1-1）。

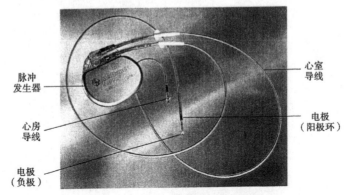

图24-1-1　心脏起搏系统的构成

1.脉冲发生器

　　即通常所说的起搏器，是起搏系统的中心，包括电子元件、电池和导线连接部分，其外壳由钛合金制成，电池多采用锂-碘电池。脉冲发生器埋置在胸大肌前方的皮下组织中。

2.导线和电极

　　电极导线的顶部及体部有起搏和感知的金属电极，负责起搏器的起搏和感知功能，电极导线经周围静脉植入，放置在相应心腔，紧贴心内膜，其尾部与脉冲发生器连接孔相连。其中电极有单极和双极之分。

　　（1）单极电极：指顶端仅有一个电极组成作为负极，脉冲发生器的外壳作为正极，由此组成了一个大环路，在体表心电图上形成较大的起搏脉冲信号（图24-1-2A）。

（2）双极电极：是指负极和正极均在电极导线上，负极通常位于电极导线的顶端，其后约1cm为正极，由此构成较小、较短的环路，产生较小的起搏脉冲信号，有时不易辨认（图24-1-2B）。

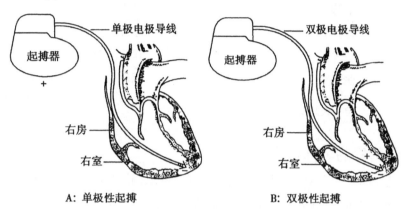

图 24-1-2　起搏回路示意图

由导线和电极将脉冲发生器与心脏连接，是起搏系统中的关键元件，其具有双向传导功能：①将起搏器发放的电脉冲传递给心脏用于起搏；②接收心脏自身的心电信号传回起搏器以备感知。

电极固定分为被动固定和主动固定两种，被动固定是将电极导线的顶端嵌顿在肌小梁中，最常用的是翼状电极，其次为凸缘状、螺旋状电极（图24-1-3）；主动固定将电极导线顶端的螺钉、挂钩或螺旋旋入心肌组织，最常用的是可伸缩的螺旋电极。常用的激素缓释电极则可降低起搏阈值、提高对自身P波和QRS波群的感知灵敏度，延长起搏器的使用寿命。

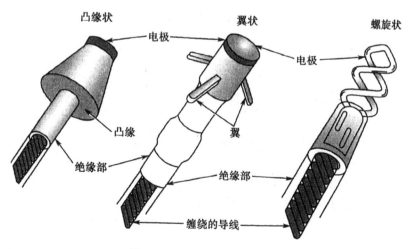

图 24-1-3　被动固定的各种电极

（二）起搏器的功能特点及分代

根据起搏器功能和特点可将人工心脏起搏器分成四代（表24-1-1）。

表24-1-1　人工心脏起搏器的分代及功能

分代	名称	时间	基本功能
第一代	固律型	1958 年	起搏
第二代	按需型	1967 年	起搏、感知
第三代	生理性	1978 年	起搏、感知、各种生理功能
第四代	自动化起搏器	1994 年	起搏、感知、各种生理功能、自动化功能

（三）起搏器的名称与代码

随着心脏起搏器的类型不断拓展，起搏器的功能日趋复杂，为便于从事心脏起搏工作的医生和其他人员互相交流，在国际心电图会议和心脏起搏会议上先后制定出起搏方式和起搏名称的三位字母和五位字母代码。目前通用的是1987年国际心电图会议和心脏起搏会议制定的起搏器代码（表24-1-2）。

表24-1-2　起搏器代码序号和字母含义

第1位 起搏心腔	第2位 感知心腔	第3位 感知后反应方式	第4位 程控功能	第5位 抗快速心律失常功能
O 无	O 无	O 无	O 无	略
A 心房	A 心房	I 抑制	P 简单程控	
V 心室	V 心室	T 触发	M 多项程控	
D 心房 + 心室	D 心房 + 心室	D 双重（I +T）	C 遥测	
S 心房或心室	S 心房或心室	-	R 频率调整	

了解和记忆起搏器代码的意义非常重要，例如AAI起搏器代表该起搏器起搏的是心房，感知的是自身心房信号，自身心房信号被感知后抑制起搏器发放一次脉冲。双腔起搏器起搏的是心房及心室，感知的是自身心房及心室信号，自身心房及心室信号被感知后抑制或触发起搏器发放一次脉冲。VVIR起搏器起搏的是心室，感知的是自身心室信号，自身心室信号被感知后抑制起搏器发放一次脉冲。此外，该起搏器尚有频率适应性起搏功能。

（四）人工心脏起搏器的类型及特点

1. 固定频率型起搏器

非程控固定频率起搏器，电极置于心房或心室，起搏器只能按照规定的频率发放脉冲刺激，无感知功能，起搏脉冲发放时只要脱离了自身节律的心房波或心室波的不应期，均可起搏心房或心室，常与自身节律竞争形成并行心律特征的心电图改变，有引起室性心动过速或心室颤动的危险性，临床上早已停止使用。

2. 按需型单腔起搏器

无自身心搏出现时，起搏器按照所设计的周期发放脉冲。自身心搏夺获心室或心房时，起搏器被抑制，并重新安排脉冲发放周期，临床上常见的按需型起搏器有 VVI 和 AAI 起搏器（图 24-1-4A、图 24-1-4B）。

3. 双腔起搏器（DDD 起搏器）

双腔起搏器为房室顺序起搏，比较符合生理要求，适应范围广，除心房颤动、心房扑动外，植入起搏器的患者均可使用双腔起搏器。双腔起搏器具有心房起搏、心房感知、心室起搏、心室感知等功能，程控参数较多，起搏功能复杂，双腔起搏器心电图的特点是集 AAI、VVI、VDD 及 VAT 和 DVI 起搏之功能于一体（图 24-1-4C、图 24-1-4D）。

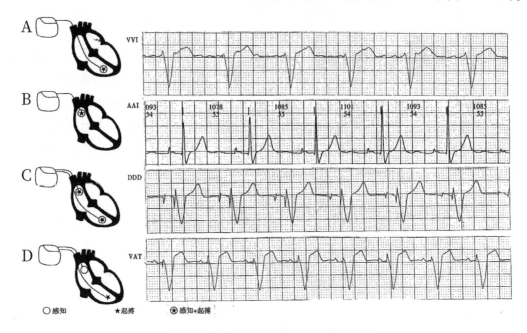

图 24-1-4　单腔和双腔起搏器功能示意图

本图为单腔（VVI、AAI）和双腔（DDD）起搏器的起搏与感知功能示意图，以及相应的起搏心电图。图 D 中 VAT 是双腔起搏器表现的一种工作模式，即植入 DDD 或 VDD 起搏器的患者自身心房率（窦率）正常，房室结传导功能较差时的工作模式，自身心房 P 波被感知后，经起搏器下传引起心室起搏。

4. 三腔起搏器

有左心房+右心房+右心室的双房单室三腔起搏用于治疗和预防心房颤动，还有右心房+右心室+左心室的单房双室三腔起搏，用于治疗顽固性心力衰竭。

5. 四腔起搏器

双心房+双心室起搏，治疗心力衰竭伴阵发性心房颤动。

6. 频率应答式起搏器（AAIR、VVIR、DDDR）

利用各种传感技术，感知人体工作运动负荷，运用窦房结功能以外的生理生化指标变化来调节频率，以满足人体新陈代谢的需要，提高患者运动耐受量。

7. 抗心动过速起搏器

适用于阵发性室上性心动过速，在射频消融术广泛应用的今天，抗心动过速起搏器已不被选择。

8. 植入式心脏电复律除颤器

心源性猝死多发生于院外，多数为心室颤动，植入式自动复律除颤器可监测心室颤动的发生并自动放电进行除颤，可有效地预防心室颤动引起的猝死。

（五）磁铁试验

磁铁试验是指在记录心电图的同时，将磁铁放置在起搏器植入处皮肤的表面，起搏器内的舌簧开关被磁铁吸开后，起搏器转换为 AOO、VOO、DOO 工作模式，发放固定的频率。磁铁频率随起搏器的种类、型号的不同而不同。一般起搏器出厂时，起搏器的频率都已设置好了，一般为 80 ～ 100 次/min，不能程控更改，但可打开或关闭。磁铁试验可对起搏器的性能、工作状态进行检测，可观察刚植入的起搏电极有无脱位，可判断起搏器电能损耗情况，可终止起搏器介导性心动过速及起搏器频率奔放现象。磁铁试验心电图特征为：①起搏脉冲按固定频率发放，不受自身节律影响；②起搏脉冲可以夺获心房、心室引发相应的 P 波或 QRS 波群（图 24-1-5）。

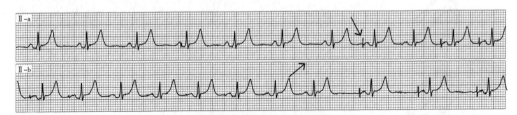

图 24-1-5　磁铁试验心电图

患者男性，59 岁。植入 AAI 起搏器 6 年。窦性频率 70 次/min。在起搏部位放置磁铁（上行箭头处），则显示出磁铁频率 90 次/min（与出厂时设置一致）。磁铁移去后（下行箭头处），呈 AAI 起搏频率 60 次/min。

二、安装永久起搏器的适应证

心电衰竭、心电紊乱、部分非心电性心脏病是当今起搏器治疗适应证的三大方面。

（一）心电衰竭疾病

即患者有严重的缓慢性心律失常，起搏器植入后应用较高的起搏频率补充或替代过缓的自主心律。

（1）病态窦房结综合征：①明显的窦性心动过缓，心率低于 40 次/min；②窦房传导阻滞或窦性停搏（大于3s以上）；③慢-快综合征（伴大于3s的长R-R间期）。

（2）二度Ⅱ型至三度房室传导阻滞。

（3）不全三分支传导阻滞或间歇性双束支传导阻滞（左、右束支传导阻滞间歇出现）。

（二）心电紊乱疾病

例如预防和治疗心房颤动，预防和治疗恶性室性心律失常。

（三）非心电性心脏病

例如起搏器治疗肥厚型梗阻性心肌病、神经介导性晕厥、顽固性心力衰竭。

三、起搏器的起搏功能与心电图

（一）起搏回路及起搏信号

起搏系统能将起搏器发放的起搏脉冲通过导线及电极传至所接触的心肌而发挥起搏心脏的作用。起搏时，电流由起搏电极（阴性）流向无关电极（阳性）。起搏时可以以单腔或双腔两种形式起搏，并以不同方式组成起搏回路。起搏信号是人工起搏器发放的电刺激脉冲，也称为脉冲信号，它代表起搏器发放一定能量的刺激脉冲。脉冲宽度0.4~0.5ms，在心电图上表现为一个直上直下陡直的电位偏转，有人将之称为钉样标记。

刺激信号的幅度与两个电极间的距离成正比关系。双极起搏时，正负两极间距离小，刺激信号较低，有时在某些导联上几乎看不见（图24-1-6），分析时必须要注意，必要时提高电压；而单级起搏时正负两极之间距离大，刺激信号较大，有时还呈双向（图24-1-7）。刺激信号的另一特点是不同导联记录的刺激信号幅度高低有一定的差异。这与起搏电脉冲方向在心电图导联轴上的投影不同有关。

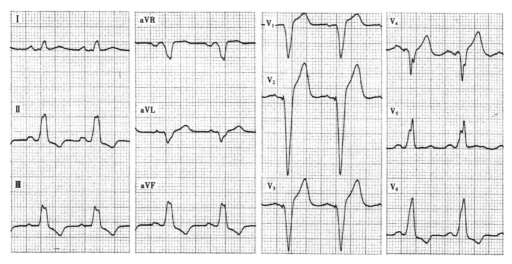

图 24-1-6　双极电极起搏心电图

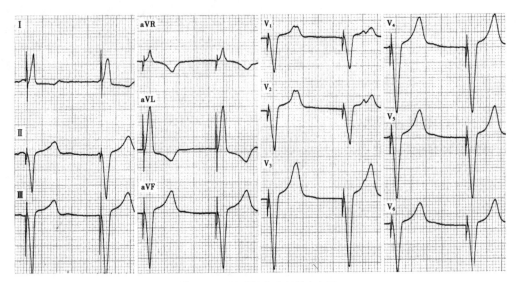

图 24-1-7　单极电极起搏心电图

（二）起搏阈值与起搏安全度

1. 起搏阈值

能够持续有效起搏心脏的最低能量称为起搏阈值，其单位为伏或毫安。起搏阈值分为急性（植入手术中测定）及慢性（随访时体外测定）两种。影响阈值的因素很多，包括很多生理因素（睡眠、进食等）及病理因素缺血、炎症、局部水肿、药物等。

2. 起搏安全度

为保证起搏的有效性、安全性，起搏器的实际起搏电压常为起搏阈值的2~3倍，称起搏的安全度。

（三）起搏间期与起搏逸搏间期

自身的心电活动（P波或QRS波群）与其后的起搏信号之间的间期为起搏逸搏间期，2次连续的起搏信号间的间期为起搏间期（图24-1-8）。多数情况下起搏间期与逸搏间期是相等的，对有滞后功能的起搏器启用滞后功能时，起搏逸搏间期比起搏间期长。滞后功能是起搏器的一种特殊功能，其目的是：①是为了鼓励更多自身节律下传；②节约电能。

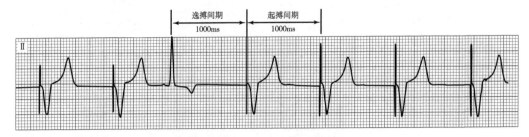

图 24-1-8　起搏间期与逸搏间期

四、起搏器感知功能与心电图

（一）感知与感知回路

感知功能是指起搏器对一定幅度的自身心电活动能够检测出，并能做出相应的反映，常见的是自身的心电信号感知后抑制起搏器发放一次脉冲，并引起起搏器节律重整。感知回路的正负极与起搏回路一样，双极电极感知电场小，骨骼肌的电信号不易被误感知，而单极电极感知电场大，容易发生肌电的误感知。

（二）起搏器的节律重整

自身心电活动出现并被起搏器感知后，起搏器将发生一次节律重整，即以自身心电活动为起点，以原有的起搏间期发放下一次的起搏脉冲，即为起搏器节律重整（图24-1-9），凡是心电图上自身心电活动能够引起起搏器节律重整的说明该起搏器的感知功能正常。如果起搏器有滞后功能该起搏器节律重整后的逸搏间期大于起搏间期（图24-1-10）。

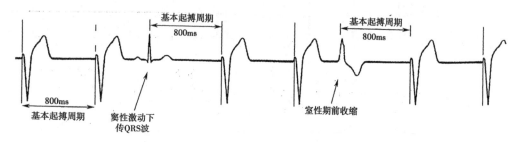

图 24-1-9　自身节律下传后起搏节律重整（无滞后功能）

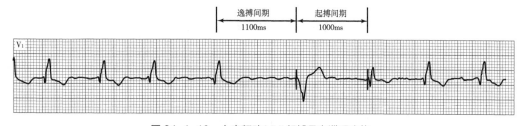

图 24-1-10　心房颤动 VVI 起搏具有滞后功能

（三）感知灵敏度和感知安全度

感知灵敏度是指感知器能够感知自身心电活动的最低幅度，常以毫伏（mV）为单位。例如灵敏度为2mV时，则2mV或2mV以上的自身心电活动能被感知器感知。感知灵敏度可以调整和程控。可以看出，感知灵敏度的数值越小，感知灵敏度就越高。自身心电活动幅度的实际值与起搏器感知灵敏度的比值称为感知安全度。例如自身心电活动（P波或QRS波群）振幅为2mV，而感知灵敏度设在0.5mV，此时感知安全度为（2mV/0.5mV）×100%=400%。一般感知安全度在200%～300%以上。

（四）感知功能不良与调整

起搏心电图中，每次自身心电活动出现后都能引起起搏节律重整时，则可诊断起搏器感知功能正常，反之诊断为感知功能不良。感知功能不良是一个十分严重的情况，常可引起竞争性心脏起搏，引发快速性室性或房性心律失常，严重时可以致命。感知功能不良能够通过提高感知灵敏度来纠正。提高感知灵敏度实际是将灵敏度数值下调，例如原来灵敏度为 1.5mV，调整为 1.0mV 或 0.5mV，感知灵敏度提高了，感知功能可恢复正常（图 24-1-11）。当患者的自身心律正常存在，且频率明显高于起搏器基本起搏频率时，起搏节律会因接连而来的自身心电活动而发生不断重整，结果心电图只显示自身心电活动，而不出现起搏信号和起搏心律。记录到这种起搏心电图时说明：①自身心电活动频率高于起搏频率，起搏器暂不起搏；②起搏器感知功能正常。此时起搏心电图只能诊断"未见起搏器信号"，而不能诊断"未见起搏器工作"，因为起搏器的感知功能一直持续存在。

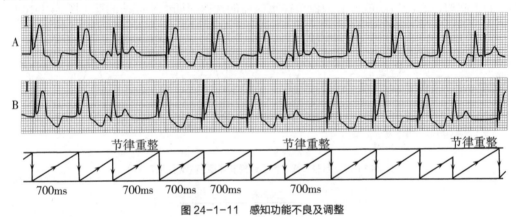

图 24-1-11   感知功能不良及调整

A. 自身 QRS 波群出现后未能引起起搏器节律重整，其后的起搏信号照常发出，系感知功能不良引起；B. 将感知灵敏度从 3.5mV 调到 2.0mV，感知灵敏度提高后，感知功能正常，表现在自身 QRS 波群出现后，起搏器节律发生重整（引自郭继鸿）。

第 2 节   AAI 起搏心电图

AAI 起搏器是指心房起搏、心房感知型起搏器，起搏器感知自身 P（P'）波后的反应方式是抑制心房起搏脉冲的发放。AAI 起搏是一种生理性起搏。AAI 的起搏部位为右房的右心耳部，起搏脉冲激动心房后再经房室结下传激动心室，整个过程与窦性心律时心脏除极顺序类似，其充分保持了正常的房室同步性，因而属于生理性起搏。但由于临床应用的适应证和技术要求都较高，因此临床实际应用的数量远比 VVI 少。

一、AAI 起搏的部位

AAI起搏电极导线经锁骨下静脉或头静脉等为入路，进入上腔静脉，到右心房后，被动性嵌在右心耳前壁的梳状肌中，X线下电极导线呈J形，顶端电极与心房肌紧密接触而有效地起搏心房（图24-2-1）。

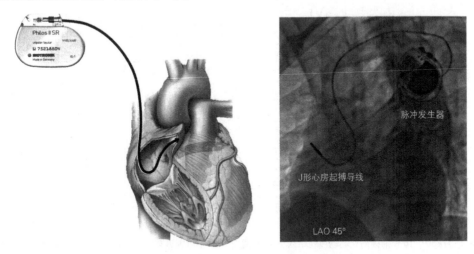

图 24-2-1　AAI 起搏器示意图及 X 线影像图

二、AAI 起搏器的适应证

AAI起搏器指的是心房起搏、心房感知抑制型单腔心房起搏方式，又称心房按需起搏。其植入的适应证是严重的窦性心动过缓、窦性停搏、窦房传导阻滞、颈动脉窦过敏引起的黑矇、眩晕等症状，但必须房室传导功能正常。若有房室传导阻滞（间歇的或完全的）或潜在的房室传导阻滞（如H-V间期＞55ms，房室结的文氏点在130次/min以下，或双束支或不完全性三分支传导阻滞的心电图表现等）以及心房颤动或扑动时，植入AAI起搏器是不适宜的。在一些病态窦房结综合征患者中（尤其是老年人），其房室结功能也常有潜在病变，或在起搏器植入后随年龄增长出现房室交接区及室内的传导障碍（图24-2-2），因此，目前对病态窦房结综合征的患者，大多选用双腔起搏器。

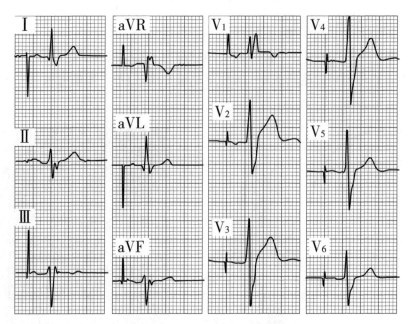

图 24-2-2　AAI 起搏伴室内传导阻滞

患者男性，78 岁。10 年前因窦性心动过缓植入 AAI 起搏器，10 年后因患肺癌，检查时发现出现右束支及左前分支传导阻滞。

三、AAI 起搏器的计时周期

（一）起搏间期

起搏间期是指在无自身心律的情况下，出现连续两个心房起搏信号的时距。与起搏间期相对应的是起搏频率，两者为同一个概念，只是名称不同而已。起搏频率（次/min）＝ 60000ms（1h ＝ 60000ms）÷ 起搏间期（ms），例如起搏间期为 1000ms，那么起搏频率为 60000ms ÷ 1000ms ＝ 60 次/min。

（二）逸搏间期

逸搏间期是指心房起搏信号与前一个自身 P 波之间的时距，即自身 P 波起始到下一个相邻起搏信号之间的时距。如果起搏器没有滞后功能或未打开滞后功能，那么起搏间期等于逸搏间期。在大多数 AAI 起搏心电图上，逸搏间期多长于自动起搏间期，此时的逸搏间期由两部分组成：其一为基础起搏间期，其二是滞后间期。滞后间期是在起搏间期的基础上延长的时间间期（图 24-2-3）。也可将逸搏间期换算成频率并以该形式表现在起搏器参数中，称为滞后频率。其目的是给更多的自身心律下传的机会。

根据患者的具体情况及临床需要可以人为地程控起搏间期和逸搏间期，可将起搏器设为负性频率滞后或正性频率滞后。设置为负性频率滞后时，逸搏间期长于基础起搏间期。反之，正性频率滞后时，逸搏间期短于基础起搏间期。临床设置多为负性频率滞后。

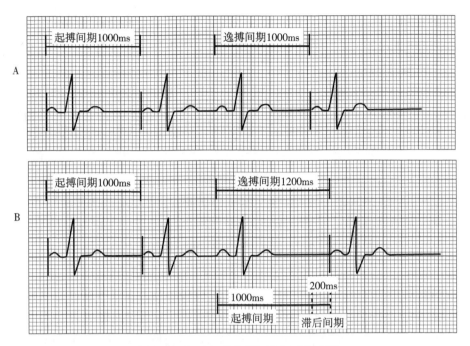

图 24-2-3　AAI 起搏频率滞后功能示意图

A：AAI 起搏无滞后功能；B：AAI 起搏具有负性频率滞后功能。

（三）心房不应期

心房不应期指在发放一次电脉冲后或感知一次自身 P 波后感知线路关闭，不感知任何心电信号的间期，通常为 300 ～ 500ms（图 24-2-4）。心房不应期的设置是为了防止感知起搏脉冲本身及自身 QRS 波群。

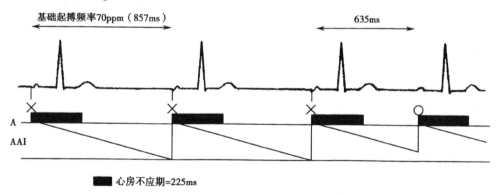

图 24-2-4　AAI 起搏心房不应期示意图

（四）磁铁频率

磁铁频率是指进行磁铁试验时起搏器频率。进行磁铁试验时，AAI 起搏器的起搏模式多为 AOO（图 24-2-5）。磁铁频率试验的方法很简单，在记录心电图的同时，将磁铁放置在起搏器植入部位的皮肤上，在心电图上观察起搏模式和起搏频率的变化。磁铁频率试验的作用包括：①显示起搏功能；②测试电池状态，磁铁频率随起搏器的种类、型号的不同而不同。在起搏器出厂时，起搏器的磁铁频率都已设置好，一般为 80 ~ 100 次/min，不能程控更改。

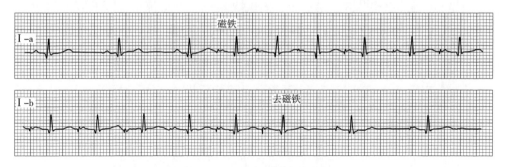

图 24-2-5　AAI 起搏器磁铁试验

放置磁铁，磁铁频率 100 次/min，移出磁铁恢复原来频率。

心电图鉴别要点：磁铁频率心电图鉴别诊断比较容易，在没有明确磁铁接触史时，最需要与频率适应性起搏心电图鉴别：①磁铁频率心电图起搏频率表现为突然增快，突然恢复到原有起搏频率的变化特点；而频率适应性起搏心电图有起搏频率逐渐增快，逐渐减慢的特点；②磁铁频率时，有感知不良（固律型起搏）的心电图表现，而频率适应性起搏心电图则不会出现这种改变。

四、AAI 起搏器正常心电图表现

（一）起搏功能

当窦性停搏或者窦性心动过缓时，此时 AAI 起搏器按照设置的一定周期、电压、脉宽发放心房刺激脉冲使心房除极，然后沿正常房室交接区下传激动心室，其心房起搏功能可通过心电图上起搏信号以及其后相应的 P' 波来判定（图 24-2-6）。

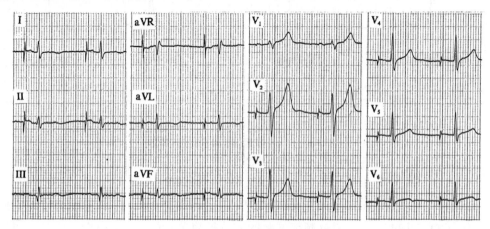

图 24-2-6　AAI 起搏心电图

右心耳部位起搏，心电图示：心房脉冲信号后 P' 波形态与窦性 P 波近似。

（二）感知功能

AAI 起搏器不仅具有起搏心房的功能，并且具有感知自身 P 波的功能，感知后的反应方式是抑制心房起搏脉冲的发放，AAI 起搏器的感知功能是通过心房起搏功能来间接反映的，例如当自身 P 波出现时，心房电极即感知了 P 波，抑制了心房起搏脉冲的发放，并以自身 P 波为起点，将起搏间期的时距向后顺延，也就是说起搏器的节律发生了一次节律的重整，当某一段时间内窦性频率超过基础起搏频率时，起搏器的脉冲发放可被完全抑制（图 24-2-7），而表现为相对"静止状态"。

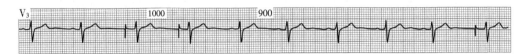

图 24-2-7　AAI 起搏心电图

窦性频率大于 60 次 /min 为自身下传，小于 60 次 /min 为心房起搏。

（三）心电图表现

（1）在心房起搏脉冲信号之后出现一个形态异常的 P' 波。

（2）因大部分起搏电极位于右房上部（右心耳），故波形酷似窦性 P 波。在 Ⅰ 、Ⅱ 、aVF、$V_3 \sim V_5$ 导联 P' 波直立，aVR 导联 P' 波倒置。

（3）P'-R 间期与自身窦性 P-R 间期相同，一般在 0.12 ～ 0.20s。

（4）P' 波下传的 QRS-T 形态呈室上型，或与自身下传的 QRS-T 相同。

（5）窦性频率超过起搏频率后，出现窦性的 P-QRS-T 波群，起搏心律的 P'-QRS-T 波群被抑制。与窦性心律竞争者可见真性或假性房性融合波（图 24-2-8）。

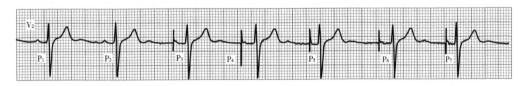

图 24-2-8　AAI 起搏房性融合波

P_1、P_2 为正常窦性 P 波；P_3、P_4、P_6 为正常心房起搏的 P' 波；P_5 为假性房性融合波；P_7 形态介于窦性 P 波与正常心房起搏的 P' 波之间为房性融合波。

真性房性融合波是窦性激动或自身心房激动与 AAI 起搏器心房电极同时或略有先后激动心房不同部位，在心房内相互融合，形成融合波，两者根据除极心房面积的不同，可以形成不同程度的房性融合波。假性房性融合波是心房完全由窦性或自身房性激动除极，形成为自身 P 波形态，AAI 起搏器心房起搏脉冲正好落在自身 P 波中，成为一次无效的起搏信号。

五、AAI 起搏器异常心电图表现

（一）起搏功能障碍

可表现为间歇性或持续性心房起搏停止，心电图可表现为起搏间期长于基础起搏间期或逸搏间期。此种情况有时可见于 AAI 起搏器电池耗竭的患者（图 24-2-9）。

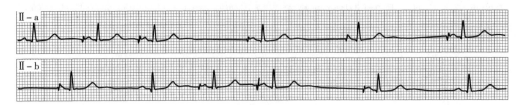

图 24-2-9　AAI 起搏器电池耗竭心电图

患者女性，63 岁。8 年前植入 AAI 起搏器，现主诉头晕、胸闷。原基础起搏频率 68 次 /min，现可见大部分起搏频率减慢为 42 次 /min。

（二）感知功能障碍

可分为感知不良（感知低下）和感知过度（超感知）。

1. 感知不良（感知低下）

可分为间歇性及持续性感知不良，指对自身正常 P 波不能感知，仍按自身的基础起搏间期发放起搏脉冲。当 AAI 起搏器感知不良时，其起搏节律不受正常心律的抑制，不发生起搏节律的重整，而按设置的频率发放脉冲刺激（图 24-2-10）。当起搏频率高于窦性心律时，可使窦性心律完全被抑制。当起搏频率等于或低于窦性心律时，可存在两个并行节律点，并形成多种形式的相互干扰。感知不良的原因主要是起搏器的感知灵敏度设置不合适和心内电信号的振幅和/或斜率不够高，因为 P 波的振幅较 QRS 群波群低得多。因此，临床上 AAI 起搏器感知不良较 VVI 起搏器多见。

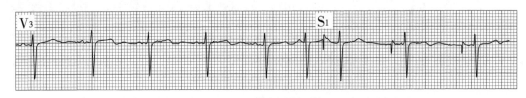

图 24-2-10　AAI 起搏感知功能不足

患者女性，78 岁。因窦性心动过缓植入 AAI 起搏器，基础起搏频率 65 次 /min，可见第一个心房起搏信号 S_1 对自身房早 P' 波不感知，未发生起搏节律重整。

2. 感知过度（超感知）

指 AAI 起搏器对振幅较低或不应该感知的信号发生感知，例如对 QRS 波群、T 波、肌电信号等，在心电图上可见起搏周期延长（图 24-2-11）。由于 P 波振幅低，AAI 起搏器的感知灵敏度通常设置得较 VVI 高。

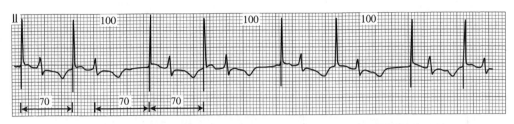

图 24-2-11　AAI 起搏器感知过度导致交叉感知 QRS 波群引起起搏周期短、长交替出现

第 3 节　VVI 起搏心电图

VVI 起搏是指心室起搏、心室感知抑制型的一种单腔起搏模式。虽然 VVI 起搏属于按需起搏方式，但由于只对心室进行起搏和感知而造成心房和心室不同步，并且通常大多选择的电极植入部位为右心室心尖部，使得心室激动收缩顺序也异常而造成左、右心室激动不同步，所以是一种非生理性起搏模式。

一、VVI 起搏心电图基础

心室起搏的心电图表现为在起搏信号后紧跟着一个起搏脉冲引起的心室除极的 QRS 波群，QRS 波群宽大畸形与 T 波方向相反。起搏信号代表脉冲发生器发放脉冲电流。QRS 波群形态取决于心室起搏的部位。右心室起搏常用部位是右心室心尖部。

（一）右心室心尖部起搏

电极置于右心室心尖部，右心室心尖部肌小梁丰富，可使用被动电极（即传统的翼状电极），固定简单，脱位率低，为临床上常用的传统起搏部位。

右心室心尖部起搏时，起搏脉冲由心尖向室间隔逆行传导，引起心室内电激动和收缩顺序异常，左心室激动明显延迟，双心室同步性丧失，室间隔和心尖部出现不协调收缩，对血流动力学产生一定的影响。

由于右心室心尖部起搏时心肌除极的顺序异常，可呈左束支阻滞图形。由于电极在右心室内位置不同，电轴可随电极的位置而变化，一般电轴左偏（−90°～−30°）。右心室起搏图形与电极在心腔内的位置及心电生理变异有关，右心室起搏图形大致分两种：①电轴左偏，Ⅰ 导联主波向上，Ⅱ、Ⅲ、aVF 导联主波向下，V_1、V_2 导联主波向下，V_5、V_6 导联主波向上，与左束支传导阻滞图形相同；②Ⅰ 导联主波向上，Ⅱ、Ⅲ、aVF 导联主波向下，胸前导联主波向下，QRS 波群宽大畸形，T 波与主波相反（图 24-3-1）。经有关学者观察右心室起搏后，起搏图形以胸前导联主波均向下较为多见。

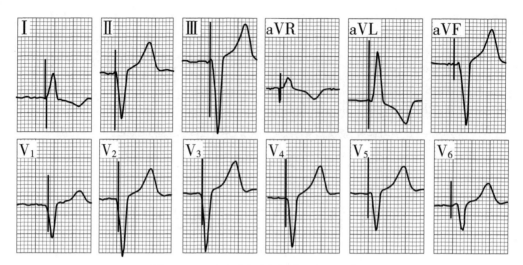

图 24-3-1　右心室心尖部起搏 12 导联心电图

（二）右心室流出道起搏

右心室流出道所用的电极不同于一般右心室起搏所用的翼状电极。右心室流出道起搏所用的电极为一种特制的电极，这种电极必须用定位器将电极送入右心室流出道，然后将电极向室间隔方向进行固定。

右心室流出道起搏的优点：右心室流出道起搏接近希氏束，起搏冲动能通过室间隔，同时向双侧心室传导，基本保持了心室激动的生理顺序和左、右心室的同步收缩。与右心室心尖部相比，右心室流出道起搏能获得较好的血流动力学效果。

右心室流出道起搏的心电图特点：①额面 QRS 电轴正常或右偏；②QRS 波群宽大畸形呈左束支传导阻滞图形；③Ⅱ、Ⅲ、aVF 导联 QRS 波群主波均向上（图 24-3-2）。

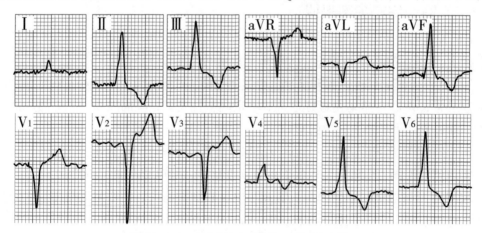

图 24-3-2　右心室流出道起搏 12 导联心电图

（三）融合波及假性融合波

心室起搏频率与自身心率接近或相等时，自身下传冲动和起搏器的刺激同时或几乎同时激动心室，亦即心室一部分被自主节律所激动，另一部分则被心室刺激所激动（起搏器），两种冲动各激动心室的一部分，即形成融合波。根据两者除极心室面积大小不同，可形成不同程度的室性融合波。

假性融合波是心脏接受自身冲动刺激除极完毕后，但心肌除极的信号未能立即通过导线反馈于起搏器内而抑制脉冲输出，此时起搏器也发出了脉冲，这一脉冲落在心室不应期，无效的起搏脉冲在体表心电图上与 QRS 波群相重叠，但 QRS 波群的形态并没有改变，实际上心肌内只有一个窦性起搏点。这意味着融合只发生在心电图记录纸上，而不发生在心腔内（图 24-3-3）。

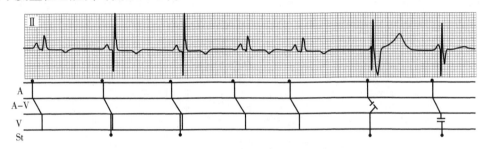

图 24-3-3　VVI 起搏真性室性融合波及假性室性融合波

梯形图表明 R_2、R_3 为假性室性融合波；R_7 为真性室性融合波；R_6 为完全起搏。

（四）"正常化"及"趋向正常化"室性融合波

正常情况下，右心室心尖部起搏时，起搏后呈左束支传导阻滞图形。但在完全性右束支传导阻滞患者中，有时可见起搏-夺获的室性融合波形态变窄，形成"正常化"或"趋向正常化"室性融合波（图 24-3-4）。其机理是原有右束支传导阻滞患者，正常窦性激动只能沿左束支下传使左心室除极，在左心室除极过程中，位于右心室的电极也发出脉冲，此时两侧心室同时或几乎同时进行除极，心室除极与正常情况除极相似，QRS 波群形态变为"正常"或"趋向正常"。

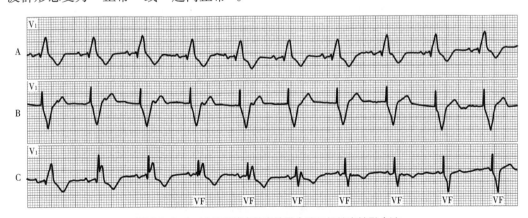

图 24-3-4　VVI 起搏真性室性融合波及假性室性融合波

为同次不连续记录。A：为自身心律下传的右束支阻滞图形；B：为 VVI 起搏图形；C：为部分"正常化"或"趋向正常化"室性融合波（VF）。

二、VVI 起搏器适应证及禁忌证

（一）VVI 起搏器的适应证

VVI 起搏器适用的范围相对还是广的，凡是缓慢性心律失常都可适用，例如窦房结功能的病变、房室传导阻滞等，如果经济条件允许，上述情况最好植入双腔起搏器，这样可以使房室分离现象消失，保持房室同步收缩。其实 VVI 起搏器最佳的适应证应该为快速心房颤动或房扑合并长间期的患者，此种患者在临床治疗上常有矛盾，提高心率的药物有恶化快速心律失常的潜在危险，而抗心动过速的药物又有心动过速终止后心率进一步抑制而恶化病情之虞，所以以 VVI 起搏器是最佳选择（图 24-3-5）。

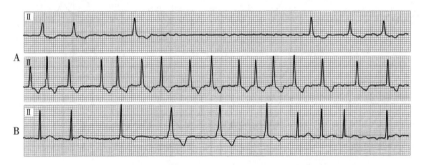

图 24-3-5　心房颤动，慢－快综合征植入 VVI 起搏器

患者男性，78 岁。临床诊断：病态窦房结综合征。A：为动态心电图记录，基本心律为心房颤动，24h 总心搏 12 784 次，平均心率 88 次 /min，最快心率 133 次 /min，最慢 35 次 /min，24h 大于 2s 的 R-R 间期 383 次，最长 3.58s；B：动态心电图明确诊断后植入 VVI 起搏器（电极植入右心室流出道、双极起搏）。

（二）VVI 起搏器的禁忌证

①心功能差需要心房发挥作用者；②有室房逆传反复心律者（图 24-3-6）；③经临时起搏器证实有起搏器逆传或起搏器综合征，或起搏后动脉压下降＞20mmHg 者。

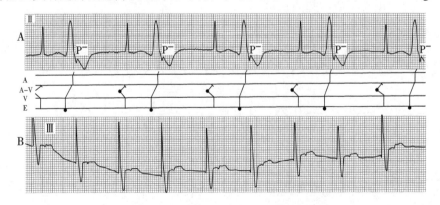

图 24-3-6　室性期前收缩二联律伴反复搏动

患者女性，49 岁。因病态窦房结综合征导致阿-斯综合征发作，经抢救后植入临时起搏器。图 A：术前描记心电图：房室交接性逸搏与室早形成二联律，每个室性早搏后有逆向 P⁻ 波，其 R-P⁻ 间期 0.20s；图 B：植入临时起搏器呈 1：1 室房逆传。

三、VVI 起搏器的计时周期

(一) 起搏间期

起搏间期是指起搏器以心室按需 (VVI) 方式工作时,连续两个刺激信号间的时距。

(二) 逸搏间期

逸搏间期是指刺激信号与其前的自身心室搏动之间的时距,逸搏间期应当自被感知的 QRS 波群初始部测之其后的那个刺激信号 (图 24-3-7)。理论上自动起搏间期应等于逸搏间期。但在实际的心电图上,逸搏间期略长于基础起搏间期,这是因为起搏器的感知并非发生在 QRS 波群的起始部。另一个因素是激动到达感知电极所在部位心肌需要一定的时间。

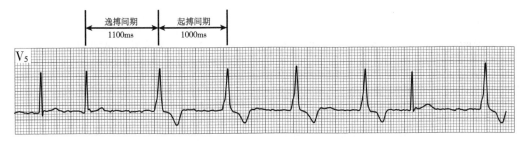

图 24-3-7　VVI 起搏器起搏间期及逸搏间期

(三) 频率滞后

频率滞后是一个可控程的参数,其意是受自身 QRS 波群抑制的按需心室起搏器重新开始发放脉冲时的临界频率,要比它连续发放刺激脉冲的频率低一些。换言之,起搏器的逸搏间期长于起搏间期。例如设定起搏器的基础频率为 60 次/min,滞后频率为 50 次/min,那么起搏器一旦被抑制,它在自身心律高于 50 次/min 之前将不释放出刺激脉冲,仅当自身心律降至 50 次/min 以下时,才开始以 60 次/min 的频率进行起搏。这是每分钟 10 次搏动的滞后。频率滞后这个特征的好处是允许患者的自身心率在起搏器发放刺激脉冲之前有较长的变化余地,从而使更多的自身心律下传。如果起搏器的逸搏间期长于基础起搏间期,称为负性频率滞后 (图 24-3-8);短于起搏间期称为正性滞后;等于起搏间期为无滞后。滞后频率或间期可程控。

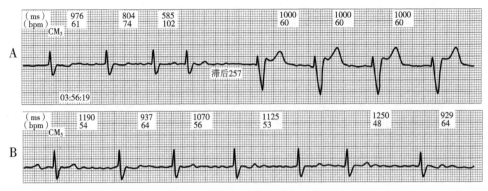

图 24-3-8　VVI 起搏器负性频率滞后

A：心房颤动合并长间期，起搏器滞后时间 257ms（1257～1000ms）。B：高于滞后频率 47 次 /min，低于起搏频率
60 次 /min 的自身心律均下传心室（起搏功能正常）。

（四）不应期

不应期又称心室不应期或反拗期。脉冲发生器在发放一次脉冲后或在感知一次自身心律的 QRS 波群后，感知放大器关闭，不感知任何心电信号的间期，不应期范围通常设置为 300ms 左右（图 24-3-9）。不应期的设置是为了防止感知起搏脉冲本身，起搏的极化电位以及 T 波。

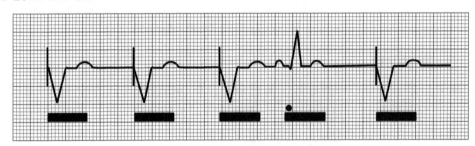

图 24-3-9　VVI 起搏器心室不应期示意图

（五）磁铁频率

磁铁频率是指进行磁铁试验时起搏器的起搏频率，此时的起搏模式为 VOO。磁铁频率试验的作用包括：①显示起搏功能；②测试电池状态。绝大多数起搏器从磁铁放置到磁铁移开期间、起搏器均以磁铁频率起搏。个别起搏器则仅有前数个间期为磁铁频率，此后尽管磁铁仍然放在脉冲发生器上，但起搏器仍以基础起搏频率工作，在这种情况下做磁铁试验时，应在心电图开始记录后，再将磁铁放在脉冲起搏器上，才能准确捕捉到磁铁频率。常见的磁铁频率为 100 次 /min（图 24-3-10）。

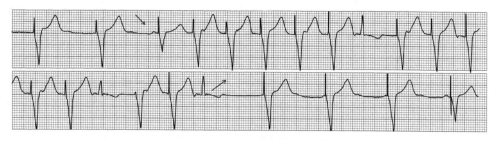

图 24-3-10　VVI 起搏器磁铁试验

患者男性，72 岁。植入 VVI 起搏器，起搏频率 60 次 /min，在起搏部位放置磁铁则显示出磁铁频率 100 次 /min（上行箭头处）磁铁频率内有快的自身 QRS 波群，形成假性室性融合波，磁铁移去后（下行箭头处），起搏器频率又恢复基础起搏频率 60 次 /min。

四、VVI 起搏器正常心电图表现

（一）起搏功能

VVI 起搏器的起搏功能是指不论出现何种心律失常，只要引起长 R-R 间期，起搏器可按照自身设置的频率发出脉冲刺激，其后有相应宽大畸形 QRS 波群，可通过起搏脉冲信号后有无宽大畸形 QRS 波群来判断刺激是否夺获心室。当自身心律与起搏心律频率相近时便会形成不同程度的室性融合波（图 24-3-11）。

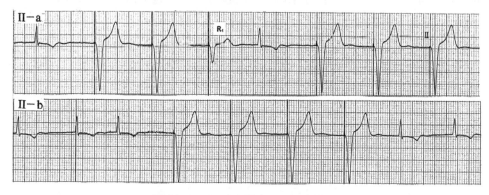

图 24-3-11　心房颤动 VVI 起搏心电图

患者男性，90 岁。动态心电图为心房颤动合并长 R-R 间期，最长 4.8s，大于 3s 的 R-R 间期 21 次。Ⅱ导联连续记录：基本心律心房颤动，可见自身下传的 QRS 波群呈室上性，相对延迟的 QRS 波群宽大畸形，前有钉样起搏信号。上行 R_4 为室性融合波。

（二）感知功能

VVI 起搏器的感知功能是通过起搏功能来间接反映的，例如当心室夺获或出现异位 QRS 波（房性期前收缩、室性期前收缩）时，心室电极即感知 QRS 波群，抑制心室起搏脉冲的发放，并以自身 QRS 波群为起点，以起搏间期的时距向后顺延。称为起搏器节律重整。如自身心室率连续超过设置的起搏频率时，起搏器可处于连续的感知和节律重整状态，心电图上暂时表现为"静止状态"（图 24-3-12）。另外，起搏器有滞后功能时，出现自身 QRS 波群下传时，起搏脉冲向后顺延的时距以逸搏间期为准，而不以起搏间期为准。如自身心室率慢于起搏频率，心室则完全由起搏器控制，那么感知功能是否正常难以判断。

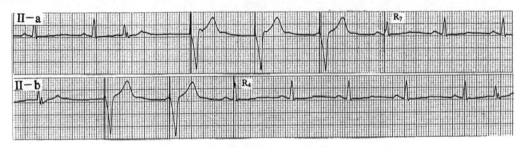

图 24-3-12　房室交接区期前收缩代偿间期触发 VVI 起搏

患者男性，78 岁。动态心电图为窦性心动过缓、窦性停搏，最长 5.2s，植入 VVI 起搏器，可见在房室交接区期前收缩代偿间期后出现心室脉冲发放，上行 R_7 为真性融合波，下行 R_4 为假性融合波。下行最后 5 个 QRS 波群频率大于低限频率，起搏器被抑制。

五、VVI 起搏器异常心电图表现

（一）起搏功能障碍

起搏功能障碍主要表现为不起搏或间歇性起搏，亦即起搏信号不能按时发放或不能有效地夺获心室（图 24-3-13）。心电图表现为仅有起搏信号，但其后无 QRS 波群，或起搏脉冲后虽有 QRS 波群，但其起搏间期长于基础设置的起搏间期或逸搏间期。起搏功能障碍可见电池耗竭（图 24-3-14）、电极脱位、电极导线断裂以及电极导线与起搏器插口松动等。

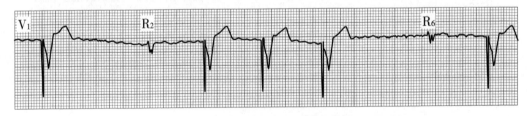

图 24-3-13　VVI 起搏器间歇不起搏

患者男性，78 岁。植入 VVI 起搏器 8 年，V_1 导联可见心房颤动，VVI 起搏信号间歇发放，R_2、R_6 为过缓的自主室性逸搏。

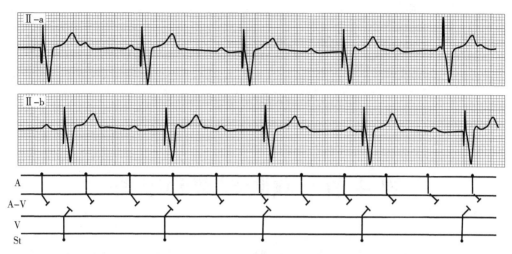

图 24-3-14　VVI 起搏器电池耗竭心电图

患者女性，53 岁。因三度房室传导阻滞，植入 VVI 起搏器 9 年。起搏频率由原来 60 次 /min 下降至目前 42 次 /min。

（二）感知功能障碍

感知功能障碍可分为感知不足和感知过度。

1. 感知不足

感知不足指起搏器对心脏自身发出的 QRS 波群（或室性期前收缩）不能感知，仍按设置的基础起搏频率发放起搏脉冲（图 24-3-15），多由起搏器感知值设置不当，或电极导线发生故障等情况引起。

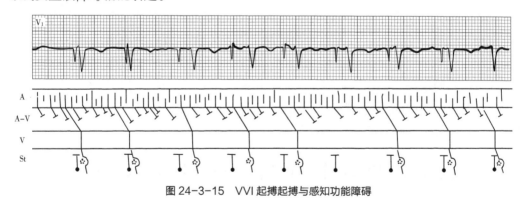

图 24-3-15　VVI 起搏起搏与感知功能障碍

V_1 导联梯形图显示：QRS 波群均由心房颤动波下传，R-R 不等，起搏与感知功能障碍。

2. 感知过度

当起搏器感知灵敏度过高或体内外信号过强时，可被心室电极误感知，可以抑制 VVI 起搏器起搏脉冲的发放，表现为起搏的暂停或起搏间期延长（图 24-3-16）。多见于 T 波或肌电干扰的感知过度。感知过度大部分可通过体外程控解决。

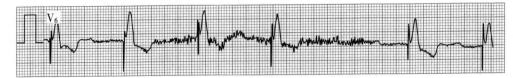

图 24-3-16　VVI 起搏肌电干扰致过度感知

第 4 节　双腔起搏心电图

双腔起搏器（DDD）具有心房、心室感知，心房、心室起搏的功能，为房室顺序的生理性起搏。与单腔心室起搏器（VVI）相比，双腔起搏器具有更多的生理功能。双腔起搏器随着自身心率，P-R 间期变化，自动以 AAI、VAT、VDD、DDD、DDI 及皆被抑制的不同起搏形式进行工作。无论起搏形式如何变化，但它始终保持良好的房室同步性，维持最佳的血流动力学效应。为防止过快心房率经心房线路感知后下传心室导致过快心室率，可呈文氏型或 2∶1 传导。部分双腔起搏器还具有模式转换功能、睡眠功能、心室管理功能、自动阈值夺获、频率平滑及 A-V 间期自动调整等特殊功能。

一、双腔起搏器的植入

双腔起搏器由脉冲发生器（起搏器）、心房和心室起搏电极导线各一根组成。其中心房电极导线植入右心耳，心室电极导线植入右室心尖部或右室流出道。右心耳有丰富的梳状肌，右室心尖部有丰富的肌小梁，因此电极导线容易稳定地、被动地固定在上述部位。双腔起搏器的植入相当于一个心房和心室单腔起搏器分别植入过程的总和，植入后电极导线的尾部分别与脉冲发生器的心房（上）和心室（下）连接孔相连。起搏器植入在右侧或左侧胸前区锁骨下的皮下组织。

二、双腔起搏器的计时周期及各种不应期（图 24-4-1）

（一）下限频率

下限频率为程控的基本频率，即起搏器连续发放脉冲之间的最长周期。

（二）上限频率

双腔起搏器具有感知心房激动的功能，当感知过快的心房率或外界信号时，通过起搏器下传心室，可引起心动过速，且药物治疗无效。为此设置了上限频率。当心房率以 1∶1 下传心室超过上限频率时，起搏器便出现文氏型传导或 2∶1 传导，使心室率保持在这个极限水平以下，不致过快。

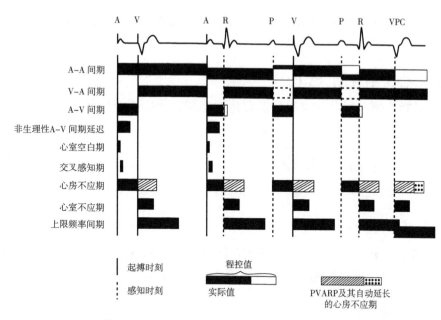

图 24-4-1　双腔起搏器的计时周期及各种不应期

（三）A-V 间期

A-V 间期亦称房室延迟。房室延迟反映心脏房室收缩的生理特性，通常房室延迟为 0.14～0.20s 时，房室顺序收缩的协调功能和血流动力学效果最好。房室延迟始于心房起搏或感知心房搏动后至心室起搏，其数值可通过程控仪调节，需根据患者心房率、房室传导功能和起搏方式而具体选择。

1. 起搏器的 A-V 间期（PAV）

心房起搏、心室起搏时，心房脉冲与心室脉冲的间距称起搏的 A-V 间期。

2. 感知的 A-V 间期（SAV）

起搏器感知自身心房波至心室起搏脉冲信号的间期称感知的 A-V 间期。房室间期设置的原则：在心房脉冲无传出阻滞时，起搏的 A-V 间期设置一般较感知的 A-V 间期长 0.03～0.05s，两者相差不超过 0.10s。

（四）心房逸搏周期

心房逸搏周期又称 V-A 间期，指心室激动（心室起搏或自搏）至下一次预置的心房输出脉冲之间的间期。V-A 间期取决于下限频率（V-V 间期）和 A-V 间期，V-A 间期＝（V-V 间期）－（A-V 间期）。

（五）心室后心房不应期（PVARP）

PVARP 是指感知心室信号或发出心室脉冲后，心房感知电路暂时关闭的一段间期，可以程控调节，其功能是防止误感知由心室逆传至心房 P⁻波而引起的心动过速。

（六）总心房不应期（TARP）

TARP 为 A-V 间期 + 心室后心房不应期，通常设置在 0.4s 左右，此期间心房不发生感知。

（七）心室不应期（VRP）

VRP 是指心室起搏脉冲发放后或起搏器感知自身 QRS 波群后，心室不发生感知的一段时间。

（八）心室空白期（VBP）

VBP 是指心房脉冲发生后心室感知电路内设置的 0.01 ~ 0.06s 的空白期。

（九）安全起搏

安全起搏是指心室感知心房脉冲后 0.11s 内发放的心室脉冲。安全起搏的房室延迟（A-V 间期）小于房室顺序起搏的房室延迟（A-V 间期）。

（十）磁铁试验

双腔起搏器磁铁试验时，起搏模式为 DOO（图 24-4-2），磁铁试验的作用包括：①显示起搏功能；②测试电池状态。

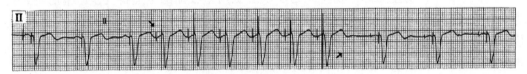

图 24-4-2　磁铁试验心电图

患者男性，69 岁。植入双腔起搏器 4 年。R_1 呈 DDD 工作模式，R_2、R_3 呈 VAT 工作模式。在起搏部位放置磁铁（箭头处），则显示出磁铁频率为 100 次 /min。移去磁铁（箭头处），起搏器恢复基础起搏频率 60 次 /min。

三、双腔起搏器的基本功能

双腔起搏器基本功能具有起搏功能、感知功能、传导功能。

（一）起搏功能

一般情况下，双腔起搏器的心房和心室均以基础频率（低限频率常为 60 次 /min）起搏，而心室起搏则存在最高起搏频率（上限频率，常为 120 次 /min）。感知或起搏的心房波与心室起搏之间存在着约定或相应的房室间期。例如当自身心房频率低于下限频率时，心房起搏脉冲可按低限频率发放脉冲使心房除极，此时是否心室起搏则决定于自身 P-R 间期与人为设置的 A-V 间期的数值，P-R 间期短则自身 QRS 波群下传，A-V 间期短则心室起搏。

（二）感知功能

双腔起搏器有两个感知器，分别感知心房及心室自身除极产生的心房、心室波。其中心房感知器的功能更为重要，发生感知不良或超感知都会产生严重的功能障碍。

（三）传导功能

植入双腔起搏器后，就好比人为植入了一个房室结，具有房室的传导功能，心房电活动可沿起搏器下传心室。例如三度房室传导阻滞的患者植入VVI起搏器，只能起搏心室，心房和心室仍是阻滞型的房室脱节。而植入双腔起搏器，可使窦性P波1：1下传，呈心房感知心室起搏的VAT方式，使"三度房室传导阻滞"消失，保持了心房和心室收缩的协调性（图24-4-3）。

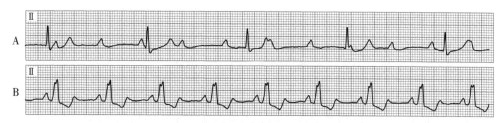

图24-4-3　双腔起搏器类房室结样的房室传导功能

A：三度房室传导阻滞时，窦性P波不能沿房室结下传；B：植入双腔起搏器后，每个窦性P波均可经起搏器下传，三度房室传导阻滞消失。

另外植入的双腔起搏器可能成为房室之间的第二条传导径路。因此当心室起搏发生室房（V-A）传导时，逆行P⁻波可被具有心房感知功能的双腔起搏器所感知，再经程控的A-V延迟触发心室起搏，又产生逆传P⁻波，如此周而复始，形成起搏器介导性心动过速（PMT）（图24-4-4、图24-4-5）。起搏器介导性心动过速形成的条件：①心脏自身传导系统存在室房逆向传导；②起搏器具有心房感知和心室触发功能；③逆传时间长于心室后心房不应期；④期前收缩、心房不感知、心房失夺获、肌电干扰是诱发PMT的重要因素。

处理方法：双腔起搏器具有心室后心房不应期的程控功能，将PVARP延长至大于V-P⁻间期，使P⁻波落入不应期，可使PMT终止。

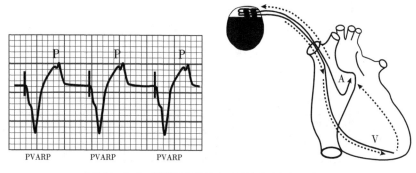

图24-4-4　起搏器介导性心动过速发生机制示意图

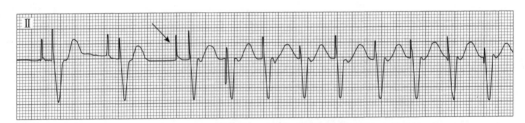

图 24-4-5　双腔起搏器心房不起搏致介导性心动过速

四、双腔起搏器类房室结传导功能的心电图表现

（一）双腔起搏器类房室结传导的工作模式

1. 1 ∶ 1 房室传导

当室上性激动（窦性或房性）的频率位于起搏器设置的上下限之间，起搏器可将室上性的激动 1 ∶ 1 下传引起心室起搏，称为 VAT 工作模式。

2. 文氏型房室传导

当室上性激动（窦性或房性）频率高于上限跟踪频率，心房激动间期又长于起搏器设置的总心房不应期，则出现文氏型房室传导（图 24-4-6）。

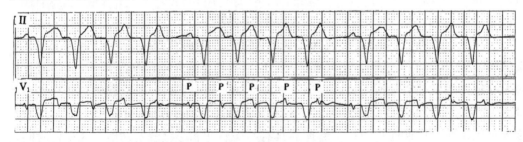

图 24-4-6　双腔起搏器呈文氏型传导（5 ∶ 4）

患者男性，61 岁。5 年前因三度房室传导阻滞植入双腔起搏器。参数设置：下限频率 60 次 /min，上限频率 110 次 /min，A-V 间期 200ms，心室后心房不应期 250ms。因咳嗽、咳痰 3 日伴高烧 39℃。门诊以肺部感染收入院。Ⅱ、V₁ 导联同步记录：P 波顺发频率 120 次 /min，呈心房感知心室起搏的 VAT 工作模式，可见 P-V 间期逐渐延长发生 QRS 波群脱落，呈 5 ∶ 4 传导显示周期性变化。

3. 2 ∶ 1 房室传导

当室上性激动进一步增快，心房波的间期短于起搏器心房总不应期，但其频率又低于起搏器自动模式转换频率时，则表现为 2 ∶ 1 房室传导（图 24-4-7）通过上述两种传导方式，其心室率则降至上下限之间。

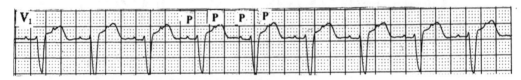

图 24-4-7　双腔起搏器呈 2 ∶ 1 传导

4. 自动模式转换

当自身心房率超过起搏器模式转换频率时，起搏器可发生自动模式的转换，可使心房跟踪方式转换成非跟踪方式，即从双腔起搏模式转换成 VVI 模式（图 24-4-8），当快速房性心律失常终止时，又可转为 DDD 工作模式。

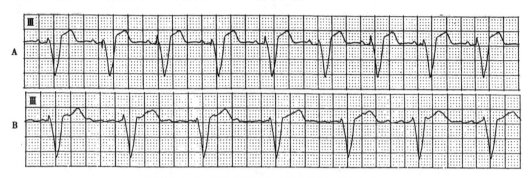

图 24-4-8　双腔起搏器自动模式转换功能心电图

患者男性，70 岁。植入双腔起搏器。下限频率 60 次 /min，上限频率 110 次 /min，A-V 间期 200ms。A：窦性心律时呈 VAT 工作模式；B：房颤时转为 VVI 工作模式。

（二）双腔起搏器类房室结传导功能的其他心电图表现

当双腔起搏器发放心房起搏脉冲或心房感知器感知到一定幅度的自身心房波之后，马上就会触发双腔起搏器的 A-V 间期，心房激动则沿起搏器下传，A-V 间期结束时触发心室起搏脉冲发放而起搏心室。可以被感知的心房波包括：①规律的窦性 P 波；②各种房性激动如房早、房速、房扑及快而不规律的心房颤动波；③房室结依赖的折返性心动过速的逆传 P⁻ 波（起搏器介导性心动过速的逆传 P⁻ 波，预激或双径路引起的室上速逆传 P⁻ 波）；④除感知心房波外感知有一定幅度的起搏器外高频信号，包括肌电位、外界的电磁信号等。

1. 心房颤动伴快速心室起搏

患者基本心律为心房颤动时，心房感知器不适当感知了心房颤动的 f 波并触发 A-V 间期引起心室起搏，出现心房颤动伴起搏间期不规则的心室起搏（图 24-4-9）。

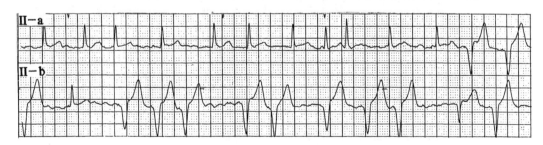

图 24-4-9　双腔起搏快速心房颤动伴心室不规则起搏

心房颤动时部分 f 波被心房电极感知触发不规则心室起搏，频率 60～130 次 /min。

2. 心房扑动伴快速心室起搏

患者基本心律为心房扑动，心房感知器不适当地感知了心房扑动的F波，并触发A-V间期引起心室起搏，出现心房扑动伴不规则的心室起搏（图24-4-10）。

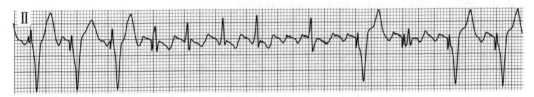

图 24-4-10　双腔起搏心房扑动伴不规则心室起搏

五、双腔起搏器常见的几种工作模式

双腔起搏器可根据自身心房率或心室率及P-R间期的动态变化可转换为多种工作模式，最常见为以下几种工作模式。

（一）房室起搏皆被抑制工作模式

1. 患者自身心律特点

房室呈1 : 1传导，心房率高于起搏器下限频率，自身的P-R间期短于设置的A-V间期。

2. 起搏心电图特征

房室呈正常窦性下传图形，心房心室未见起搏（图24-4-11）。

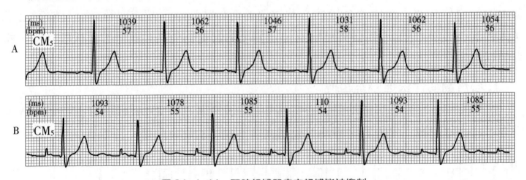

图 24-4-11　双腔起搏器房室起搏皆被抑制

患者女性，73岁，因窦性心动过缓、窦房传导阻滞伴完全性右束支阻滞，植入双腔起搏器。起搏参数：下限频率55次/min，上限频率110次/min、A-V间期0.21s。A：当自身频率快于低限频率、P-R间期短于A-V，房室起搏皆被抑制；B：夜间心率变慢时转为AAI工作模式（心室为右束支传导阻滞型）。

（二）心房起搏和心房感知的 AAI 工作模式

1. 患者自身心律特点

自身心房率低于起搏器下限频率，房室传导功能正常。

2. 起搏心电图特征

可见心房起搏和心房感知，心室波自身下传，呈 AAI 的工作模式（图 24-4-12）。

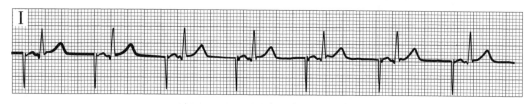

图 24-4-12　双腔起搏呈 AAI 工作模式

双腔起搏器设置参数：下限频率 70 次 /min，上限频率 110 次 /min，A-V 间期 0.20s，当自身心率低于下限频率，P-R 间期短于 A-V 间期时呈 AAI 工作模式。

3. 单、双腔心脏起搏器 AAI 工作方式的鉴别

双腔起搏器呈 AAI 工作模式时与单腔心房起搏的 AAI 图形仅在一份图上无法鉴别，但在以下情况时可以鉴别：①发现心室起搏脉冲及夺获心室的证据，双腔起搏器以 AAI 模式工作时，可在一次房性期前收缩发生后跟随一个经起搏器下传的心室除极波；②对室性期前收缩的反应：双腔起搏器以 AAI 模式工作时室性期前收缩发生后可被心室感知器感知，起搏器以 V-A 间期或 A-A 间期重整起搏节律，心电图表现为室性期前收缩后，心房起搏的脉冲发放间期与经房室结下传时的窄 QRS 波群时的 V-A 间期或 A-A 间期一致，而单腔心房起搏器 AAI 工作模式时对室性期前收缩的发生无反应（图 24-4-13）；③磁铁试验时双腔起搏以 AAI 工作模式时，可出现磁铁频率的房室顺序起搏信号。而单腔心房 AAI 起搏时，磁铁试验时呈磁铁频率的 AAI 工作模式。

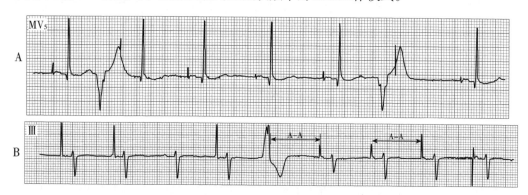

图 24-4-13　单、双腔起搏器 AAI 工作模式对室性期前收缩的不同反应

A：单腔心房起搏时对室早的发生无反应。B：双腔起搏呈 AAI 工作模式时，发生室性期前收缩后起搏器以 A-A 间期重整起搏节律。

（三）心房感知和心室起搏的 VAT 工作模式

1. 患者自身心律特点

自身心房率在起搏器低限频率与高限频率之间，P-R 间期长于设置的 A-V 间期。

2. 起搏心电图特征

可见窦性P波后继以起搏的QRS波群，呈1∶1频率跟踪方式（图24-4-14）。

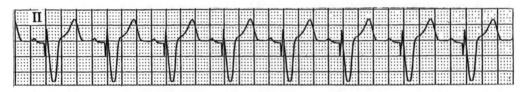

图 24-4-14　双腔起搏器呈 VAT 工作模式

患者男性，68岁。因三度房室阻滞，植入双腔起搏器。下限频率60次/min，上限频率120次/min，A-V间期180ms。因窦性频率位于上、下限频率之间，呈VAT工作模式，使三度房室阻滞消失，保持了心房和心室收缩的协调性。

（四）心房感知和起搏、心室感知和起搏的 DDD 工作模式

1. 患者自身心率特点

自主心房率及心室率比下限频率低，P-R间期长于设置的A-V间期。

2. 起搏心电图特征

可见心房、心室顺序起搏（图24-4-15）。但当自身心率及P-R间期发生变化时，可转化为上述其他工作模式，特殊情况下还能转化为AOO、VVI、VOO、DVI等工作模式。

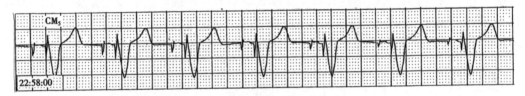

图 24-4-15　双腔起搏器呈房室顺序工作模式

六、双腔起搏器异常心电图表现

（一）起搏功能异常的心电图表现

双腔起搏功能异常包括心房、心室或心房和心室两者发生起搏障碍，可表现为间歇性或持续的无效起搏，心电图表现为起搏频率下降或起搏脉冲后无相应的心房波或心室波（图24-4-16、图24-4-17），特别当无效心室起搏发生频繁时，患者则有头晕、胸闷、晕厥等相应临床症状，应尽快查明原因，给予解决，特别是对起搏器高度依赖的患者有更为重要的临床意义。

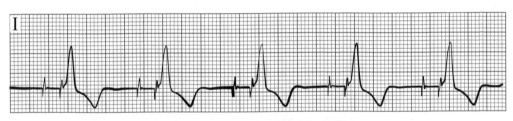

图 24-4-16　双腔起搏器心房不起搏

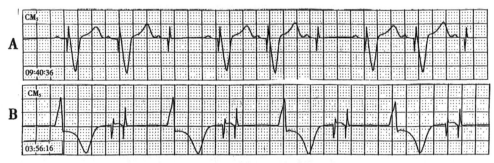

图 24-4-17　双腔起搏器间歇性心室起搏障碍

A：双腔起搏器呈 VAT 工作模式，间歇性（3 ∶ 1）心室起搏障碍；B：呈房室顺序起搏，心室完全不起搏，起搏频率下降为 36 次 /min，出现自身过缓的室性逸搏心律，频率 42 次 /min。

（二）感知功能异常的心电图表现

1. 感知不良

双腔起搏器的感知不良可以发生在心房或心室，或两者同时发生，感知不良可以持续出现也可以间歇发生。心电图表现为对自身正常的 P 波或 QRS 波群不能感知，起搏器仍按基础起搏频率发放脉冲（图 24-4-18），易引起竞争性心律失常。感知功能异常多数可通过体外程控仪改变起搏器感知灵敏度来解决。

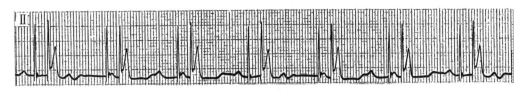

图 24-4-18　双腔起搏器心房感知不良

心房电极对窦性 P 波不感知，则按设置的低限频率 60 次 /min 发放心房起搏脉冲，起搏信号与前面 P 波距离较近时则形成房内干扰，心房起搏信号后无心房除极波（1、4、7 个心房起搏脉冲后无心房波）。

2. 感知过度

起搏器对不应该感知到的信号发生感知时称感知过度。引起感知过度的来源分为外源性及内源性两种。前者包括交流电、电磁信号和静电磁场信号等，后者包括肌电信号、T 波、心电的交叉感知等。心电图有两种表现：①心房感知器超感知后，经 A-V 间期触发心室起搏（未出现文氏 2 ∶ 1 及自动模式转化功能）；②感知过度可对起搏功能产生抑制。可出现心房电极对心室 QRS 波群的交叉感知，使起搏频率变慢或出现房室起搏功能被完全抑制，严重者可持续6～10s（图24-4-19），对患者生命有一定的危险性，应引起临床高度重视，以便及时给予解决。

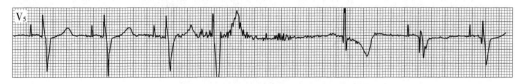

图 24-4-19　双腔起搏器心室过度感知

患者女性，76岁。临床诊断：冠心病，病态窦房结综合征。植入双腔起搏器5年。左上肢运动引起外源性肌电干扰波，抑制了心房、心室起搏，出现了2s的长间歇。

（三）电池耗竭的心电图表现

双腔起搏器电池耗竭时输出能量降低，因输出能量降低起搏功能可首先出现障碍。为了保证有效起搏，起搏器会自动增大起搏脉宽而代偿输出能量下降。电池耗竭进一步发展时，起搏器的磁铁频率和起搏频率随之降低。电池耗竭到一定水平时，心房电极自动关闭，起搏模式可自动转变为VVI起搏模式，以保证心室有效起搏，之后VVI起搏频率再逐渐下降（图24-4-20）。

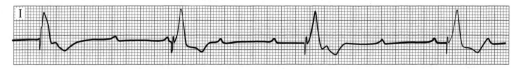

图 24-4-20　双腔起搏器电池耗竭转为 VVI 起搏工作模式频率骤降（30～32 次 /min）

（贾邢倩　甘　泉　王福军）

附　录

附录 1　常用心电学名词术语

0 相	phase=0
1 相	phase=1
2 相	phase=2
2 ：1 房室传导阻滞	2 ：1 AV block
3 相	phase=3
3 相阻滞	phase=3 block
4 相	phase=4
4 相阻滞	phase=4 block
PR 段	PR segment
P-R 间期	P-R interval
P 波	P wave
QRS-T 夹角	QRS-T angle
QRS 波群	QRS complex
R-on-T 现象	R-on-T phenomenon
ST 段	ST segment
ST 段凹型抬高	ST concave-upwardelevation
ST 段弓型（上凸型）抬高	ST convex-upwardelevation
ST 段平坦型（水平型）压低	ST horizontaldepression
ST 段上斜型压低	ST upward-slopingdepression
ST 段抬高	ST elevation
ST 段下斜型压低	ST downward-slopingdepression
ST 段压低	ST depression
T 波	T wave
T 波倒置	T waveincersion
U 波	U wave
V_1 导联 P 波终末电势	P_{v1} terminalforce，$Ptfv_1$

A

阿什曼现象	Ashman phenomenon
按需型起搏	demand pacing

B

保护阻滞型，传入阻滞	protective or entrance block
变速	ramp
标准导联	standard lead
并行（平行）搏动（收缩）	parasystole
并行心律（平行心律）	parasystolic rhythm
病态窦房结综合征	sick sinus syndrome，SSS
不均匀传导	innomogemeous conduction
不应期	refractory period

C

蝉联	linking
超常期	supernormal period
超常应激	supernormal excitability
超速	overdrive
成串	train
成串期前收缩	train premature beat
程序刺激（程控刺激）	programmed electric stimulation，PES
迟延后除极	delayed after-depolarization
持续性室性心动过速	sustained ventricular tachycardia
除极	depolarization
触发活动	triggered pacing
传出阻滞	exit block
传导阻滞	conduction block
次极限量	submaximal

D

大折返	macro-reentry
代偿性间歇	compensative pause
单极导联	unipolar lead
单向阻滞	unnidirectional block
单形性	monomorphic
导联	lead
递减性传导	decremental conduction
递增起搏	incremental pacing

电极	electrode
电偶	dipole
电生理检查	electrophysiologic study，EPS
电穴	sink
电张调整	electrotonic modulation
电轴右偏	right axis deviation
电轴左偏	left axis deviation
动态心电图	ambulatory electrocardiogram，AECG
动作电位	action potential
窦房传导	sino-atrial conduction
窦房结	sinus node
窦房阻滞	sinoatrial block
窦性	sinus
窦性静止	sinus arrest
短P-R综合征	Lown-Ganong-Levinesyndrome，LGL
短阵快速	burst
多极	multistage
多形性	polymorphic
夺获	capture

E

额面	frontal plane
二度房室传导阻滞	Second drgee AV block
二联律	bigeminal rhythm

F

反复性搏动	reciprocal beat
房性	atrial
房室结	atrioventricular node，A-V node
房室结内加速传导	enhanced A-V nodalconduction，EAVC
房室结折返	intra A-V nodalreentry
房室折返	atrioventricular retry
非持续性室性心动过速	unsustained ventricular tachycardia
肥厚、肥大	hypertrophy
分支	fascicles

分支节律	fascicular rhythm
负荷试验	stress test
复极	repolarization

G

干扰	intreference
高电压	high voltage
高度房室传导阻滞	high grade AV block
梗死周围阻滞	peyi-infarction block
功能不应期	functional refractory period

H

横面	transverse plane
后电位	after potential
坏死	necrosis

J

极化	polarization
加速性交接区心律	accelerated junctional rhythm，AJR
加速的室性自搏心律	accelerated idio-ventricular rhythm
加压单极肢体导联	augmented unipolar limb lead
交接区性（交接性）	junctional
节律重整	resetting
结间束	internodal bundles
静息电位	resting potential
绝对不应期	absolute refractory period

K

空隙现象	gap phenomenon
跨膜电位	transmembrane potential

L

劳损	strain
"类本位屈折"	intrinsicoid deflection
离子流	ion current

离子通道   ion channel

M

慢-快综合征   brady-tachyarrhythmiasyndrome，BTS

莫氏Ⅰ型阻滞   Mobitztype Ⅰ block

莫氏Ⅱ型阻滞   Mobitztype Ⅱ block

N

逆传   retrograde conduction

逆钟向   counter clock wise

扭转型室性心动过速   torsade de pointes，TDP

O

偶联间期（配对间期）   coupling interval

P

旁路（附加径路）   accessory pathays (connections)

频率反应式起搏器   rate responsive pacemaker

浦肯野纤维   Purkinje fiber

Q

期前刺激（早搏刺激）   extrastimulus

期前收缩（过早搏动）   premature beat

期外收缩   extrasystole

起搏（调搏）   pacing

起搏阈值   pacing threshold

起始向量   initial vector

缺血   ischemia

R

容积导电   volume conducIton

融合波   fusion beat

S

三度房室传导阻滞   three drgee AV block

三个连续期前收缩	trilex premature beat
三联律	trigeminal rhythm
三支阻滞	trifascicular block
矢面	sagittal plane
室壁内阻滞	parietal block
室内差异传导	intraventricular aberration
室内传导阻滞	intraventricular block
室性	ventricular
室上性	supraventricular
束支	branch bundles
束支传导阻滞	bundle branch block，BBB
双侧束支传导阻滞	bilateral bundle branchblock，BBBB
双极导联	bipolar lead
双支阻滞	bifascicular block
顺传	orthodox condution
顺钟向	clockwise
碎裂电位	fragmental potential
损伤	injury

T

踏板运动试验	treadmill exercisetest
踏车运动试验	ergometer exercise test
特发性室性心动过速	idiopathic ventricular tachycardia
脱节	dissociation

W

外向离子流	outward current
完全性房室传导阻滞	complete AV block
晚电位	late potential
韦金斯基（魏登斯基）效应	Wedensky effect
韦金斯基（魏登斯基）易化作用	Wedensky faciliation
伪差	artefacts
文氏现象	Wenckebach phenomenon
无干电极	indifferent electrode

X

希氏束	His bundle
相对不应期	relative refractory period
向量	vector
向量环	vector loop
向量环运行	inscription of vector loop
小折返	micro-reentry
心电轴	cardiac electric axis
心电图	electrocardiogram，ECG
心电图描记	electrocardiogram，electrocardiography
心动过缓	bradycardia
心动过速	tachycardia
心房扑动	atrial flutter，AF
心房颤动	atrial fibrillation，AF
心律失常	arrhythmia
胸导联（心前导联）	chest lead，precordial
心室复极差力，心室阶差	ventricular gradient
心室停搏（心室停顿）	ventricular standstill，asystole

Y

一度房室传导阻滞	first drgee AV block
易损期	vulnerable period
逸搏	escape beat
逸搏心律	escape rhythm
隐匿性传导	concealed conduction
优先传导	preferential conduction
游走性节律点	wandering pacemaker
有效不应期	effective refractory period
预激综合征	preexcitation syndyome
运动试验	exercise test

Z

早期复极	early repolarization
早期后除极	early after-depolarization
折返运动	reentryasy

阵发性	paroxysmal
肢体导联	limb lead
滞后	hysteresis
中隔支阻滞	septal fascicular block，SFH
中心电端	central electric terminal
终末向量	teminal vector
终止带	termination zone
自发性舒张期除极	spontaneous diastolic depolarization
自律性	automaticity
纵行分离	longitutional dissociation
阻抚	impedance
左后支传导阻滞（左后半阻滞）	left posterior hemiblock，LPH
左前支传导阻滞（左前半阻滞）	left anterior hemiblock，LAH

附录2　如何阅读、分析并做出心电图诊断

当一位开始独立做心电图诊断的医生面临一帧心电图时，往往不知从何着手来进行阅读和分析，方能比较全面、正确地列举出它的主要特征，做出心电图诊断。现介绍一些有关经验，以供参考。

必要的器材：首先须选购一个小的双脚规（即分规），选购时应注意下列几点：①长度宜在10cm左右。过长的分规，既不便携带又使用笨拙，过短者（例如分规"脚"长不到6 ～ 7 cm时）则在分开双脚进行某些心律测量时——例如并行心律等，便会感到双脚间的距离不符所需；②双脚的分合枢纽必须适当灵活，以单手能轻松地将双脚分、合为适度。枢纽过紧者，使用时极为不便；过松者双脚间的距离不易保持固定，影响测量的准确性。因此，双脚规枢纽松紧适度是十分重要的；③双脚的脚端应当尖细，在合拢时应并齐，不要长短不一。对双脚规应设法保护好尖端，使它既便于携带，又不易受折损。

其次，还应置备一具放大镜。因为要辨明心电图上某些细小错折，查明有无小的r或p波，以及ST段压低的确切程度，有时须借助放大镜方能精确无误。对放大镜没有特殊要求，一般也不需随身携带。

阅读及分析的步骤

（一）总的阅读

在详细测量和分析以前，应对心电图依次自导联Ⅰ、Ⅱ、Ⅲ、aVR、aVL、aVF及各心前导联（自V_1至V_6）做一总阅读。这主要是为了查明下列问题：①各导联的心电图是否标记正确？②导联中是否有装贴倒置的错误？实际上若在总的阅读时，注意了QRS波群前后的P波及T波，便不难辨认，因为P-R间期较Q-T间期短得多；③导联是否有错接的情况？在本书中就曾提到，在描记心电图时偶有将左右两上肢的导联线颠倒联接（以及其他错联）的情况。若左右上肢导联线接错，自肢导联心电图看去，便酷似"右位心"。但应了解，临床上"右位心"并不是常见的心血管畸形；相反，反导联线接错却是常有的事。所以当出现上述情况时，首先应考虑的是导联线是否有错联的问题，不应贸然做出"右位心"的诊断。对于有这种怀疑的情况以及疑有其他导联线错误的心电图宜与临床医生联系，重复一次心电图描记；④各导联中是否有伪差？如虽有伪差但不致影响正确的诊断时，便只需在心电图报告的最后注明有哪种伪差。若很多导联中都有伪差，以致影响心电图的正确分析及判断时，也应与临床医生联系，重复描记心电图。

（二）必要的测量及分析

在阅读本书中"正常心电图"一章后，就能了解心电图上的 P-R 间期、QRS 波群时间、Q-T 间期、P-P 间隔、R-R 间隔以及若干导联上的波幅所代表的电压高低，都可能有诊断意义。因此在对一帧心电图进行总的阅读后，便应进行一些必要的测量。在常规工作中至少须测定以下几个数值：①P-R 间期；②P-P（或 R-R）间隔，并据以推算出心房及心室的搏动率；③Q-T 间期：在进行 Q-T 间期的测定时，应注意避免把 U 波包括在内。一般须在若干个 QRS 波群及 T 波终末点都较清楚的导联中，用分规进行测定，所测出的相同的 Q-T 间期的时间，方能代表此心电图的确切 Q-T 间期；④心电轴的测定：一般都自导联 I 及导联 III 中以 R 波的高度减去 q 或 / 及 S 波的深度，得出导联 I 及 III 的绝对值（正或负值），再据这数值分别在导联 I 及 III 的轴的相应点上，做垂直线。自两线相交点与零点划一直线，再依据本书中所附"心电轴计算图"计算出心电轴来。目前为了方便，不同人员曾依据同理做出表格，在测定好导联 I 及 III 的绝对值后，即可自表中查出心电轴的度数。本书后面即附有这类表格，以备查用。但编者们认为初学者仍应不时练习如何自"心电轴计算图"中自行求算心电轴，以期得到对心电轴如何求得的一些概念。至于上述的 P-R 间期，心率，Q-T 间期等的正常范围，均可自本书附录中查得。

（三）心律的判断

分析心电图的第一个重要步骤，就是判断这帧心电图的基本心律（或主导心律）。为了做到这一点，首先需在各导联中观察有无 P 波及 P 波的形状。如 P 波形状正常，顺序出现，则系存在着窦性心律。即使心电图中还有其他有关表现，如传导的异常（过缓或过速），异位搏动的存在等仍应判断其基本心律是"窦性心律"。若看不出 P 波，则应自各导联，特别是 II、III、aVF 及 V₁ 导联中观察是否有心房颤动中特有的"f"波及心房扑动中特有的 F 波，从而判断其基本心律已不是窦性心律而是心房颤动或心房扑动。此外，P 波的形状对心律的判断也极为重要，如果顺序出现"逆行型"P 波，而没有定时出现的正常 P 波，则应考虑心房的激动是否由心房以下的激动点控制着的，而判断是否为房室交接区性心律等。关于异位心律及其他心律失常等的诊断的要点可参考本书相关章节，不在这里讲述。但有两点特别值得提出：①为了避免忽视异位搏动，不应以判断出基本心律为满足。应在各导联中比较其每一组 P 波、T 波及 QRS 波群，若在同一导联中发现 P 波或 QRS 波群形态异常时，即应加以注意。虽然有些病例因呼吸动作引起心房或心室有一定的差别，但这类差别一般都不很大，且随呼吸周期而变动，不影响基本心律的判断；②心电图学工作者在描记心电图时，若发现较少见的心律失常时，应即时选择一个或几个 P 波（正常形态或异常形态者）明显的导联进行较长时间的记录。因为有些重要意义的心律失常仅仅阵发性地出现，若不即时记录下来，即使有机会重复检查，也难再描记到这类心律失常。此外，另一些较隐晦的心律失常（如并行心律等），往往仅在对一长系列的 P 波、T 波及 QRS 波群进行分析测量后，方能判断其确切性质。对心电图描记者反复强调这点是很重要的。

（四）各导联图形的阅读及综合分析

在进行了前两节所述的两个步骤以后，便应对各个导联的P波、T波及QRS波群进行仔细的阅读，查明各个波的形状、时间、电压幅度是否在正常范围以内，然后将各导联的特点进行综合分析。这两步都很重要。仅以ST段为例，例如休息时ST_I ST_{II}或ST_{v5}下降达0.05mV或以上都足以说明本例心电图不正常。同样在导联aVL或aVF中，如果QRS波群基本向上而且R波电压在0.5mV（一般是5小格）以上，则在这些导联中ST段的压低，也应受到同样的重视。在aVR导联中，轻度的ST段压低尚属正常，但ST_{aVR}如抬高至0.05mV或以上则为不正常心电图。以上仅就ST段的某些改变来说明问题，其他各波的形状、时间、大小等改变也分别具有意义。心电图工作中仅在阅读了较大量的心电图的实践后，方能逐步做到不需核查书中所列的正常值，便能正确地判断某个导联中那些图形或波幅是否正常。

自各导联中分别地阅读和分析，虽然有助于判断心电图中是否有不正常之处，但一般还不足以对一份心电图做出面的评价。这便需要把各导联的图形进行综合性分析，对于肢体导联心电图，心电图医生们首先应在心目中对六轴系统有个深刻的概念，而后再考虑P波、T波及QRS波群是心房、心室除极、复极的向量环在额面这6个轴上的投影。心前导联心电图则大致是心房、心室除极与复极的向量环在横面上各导联轴上的投影。目前我们仍借助综合向量环投影的概念来理解各导联的心电图图形。有了这个"向量概念"及"导联轴概念"就容易把各导联心电图中一些异常处，综合成一完整的诊断。也有助于了解为什么有些导联心电图上的改变那么受到重视，而同样的改变出现在另一些导联上便没有什么意义。过去基于不同概念形成的6个肢体导联轴，自−30°的aVL导联，每隔30°形成一个轴，直至+120°的导联Ⅲ（其中包括-aVR为+30°），这恰好包括大多数正常人及患者的主要P、QRS及T的心电向量。但很清楚，占−30°的aVL导联及+120°的Ⅲ导联分别是这个总计包括150°的扇形范围的左上沿及右下沿。因此，这两个导联的改变往往不如Ⅰ、−aVR、Ⅱ、aVF这些导联轴上的更为有意义。举例说明：很多成年人P、QRS、T向量环是在+30°左右、上下，与导联Ⅲ的轴（+120°）近于垂直。因而，在很多情况下，即使导联Ⅲ上QRS波群及T波是双向或浅倒置的，也没有什么重要的临床意义。但是在其他情况下，如QRS及T的综合向量是右偏的，与导联Ⅲ的轴大致平行，则该导联上的QRS波群或T波改变，也成为重要的临床依据，不容忽视。对待处于另一"边缘"的aVL导联，也应采取类似的考虑。同样，目前也借助于向量环投影在横面轴上的概念来理解V_1至V_6导联心电图。由于不同的向量分别着重表现在$V_1 \sim V_2$或$V_5 \sim V_6$导联轴上，因此对V_1及V_6却不能像对待肢体导联的导联Ⅲ及aVL那样，认为是"边缘"导联了。

上述对各导联心电图图形的阅读、分析及综合性考虑的步骤是做好心电图诊断的关键。当前我们既方便地借助于综合向量投影的概念来理解各导联心电图的改变，又应了解临床心电图截至目前，仍未能脱离"经验性科学"的范畴。因此对于这过去数十年来经国内、外大量作者累积总结出的"正常范围，正常值"是应予牢记的。

（五）系统并重点地写出心电图特征

通过以上各步骤，对一份心电图已经具备了全面的了解，再依据学习过心电图学的知识，便应能做出较正确的心电图诊断了。如何把上述各步骤中所看到的特征及根据这些特征得出的诊断，简明扼要地写出一份完整的心电图报告，以供临床医生参考，必须预先考虑好将要做出的心电图诊断。这样，才可能有的放矢地写出各导联的特征，而避免罗列一些与诊断无关的繁琐细节。为了系统地描述出重要特征，可以根据心电图医生的习惯及描写上的方便，或先写出肢体导联上的特征，然后再写出心前导联上看出的特点。另一个方便的办法是先写出肢体导联及心前导联中P波特征，以后写出有关QRS波群的改变，最后描述ST段及T波的特点。这两种方法各有优缺点，在比较熟练地掌握了书写心电图报告以后，往往为了使报告简明扼要，可以综合使用。但在开始练习写报告时，为了避免将一些对诊断有关的特征忽略过去，应先建立好一套有顺序的描述方法。以后随着经验的不断丰富，便可采取一些较灵活的方式来扼要地写出全部重要的特征。

六、结合临床资料进行心电图诊断

心电图医生在写出上一项"心电图特征"时，实际上对心电图诊断已经思考，对诊断已有一定的想法了。这一段便是要求心电图医生务必要在写出诊断前，先对临床情况有一定的了解，方才会写出更正确、对临床医生更有帮助的诊断来。写心电图的诊断，也应有一定的顺序，才更为明了易读。为此，应注意下列三点。

1. 应进一步结合临床资料来考虑好心电图诊断

若干心电图学者认为，既然心电图仅能一般地反映心房、心室除极及复极的程序，而很少能直接反映出心脏病的性质，因此严格地说来，只能诊断出心律的种类，心电轴是否左或右偏，以及心电图是否正常等，而不应做更多的推测，以免错误。这种态度固然似乎是很科学、严谨的，但在目前往往不足以满足临床医生的需要。在目前阶段，当所有临床医生还都不很熟练地掌握心电图学时，临床心电图医生便需做好心电图学与临床工作之间的桥梁作用。此外，心电图学医生，若不与临床资料结合考虑，有时也做不出正确的心电图诊断。

那么，怎样与临床资料结合来进行心电图诊断呢？首先应如前所述地对心电图本身进行仔细地阅读和分析，其次，应尽可能地详细了解临床情况，进行恰如其分的联系；既不应贸然做出过多的临床判断，也不要忽视临床资料，而孤立地看待心电图，做出一些不符合实际情况的诊断。例如，一例心电图，有电压偏低，多数导联的T波都很平坦或浅倒置。临床方面则是心脏普遍增大，搏动较弱，尚不能鉴别是心包炎或心肌炎。

这时，自上述的心电图特征中实际上也难于鉴别这两种情况。在写心电图诊断时，便切忌因看到心电图申请单上写"心包炎？""心肌炎？"，就在心电图诊断上写："心电图不正常，符合慢性心包炎（或心肌炎）。"这样依据不充分的心电图资料，来互相"附合"，很容易导致临床上的错误诊断。又如在一位心脏没有杂音，临床上怀疑冠心病的老年患者中，若 V_1 导联中出现宽达 0.10s 的 M 形 QRS 波群，即使 R′ 电压很高，也不应贸然诊断为"右心室肥厚"。在这种情况下，实际上更应该考虑到的诊断是"不完全性右束支传导阻滞"。在另一些情况下，如心电图诊断确有把握，即使临床医生尚未考虑到这种诊断或诊断错误时，也应及时提出自心电图上看出的可靠依据，供临床医生参考。例如，急性心肌梗塞、急性肺源性心脏病、急性心包积液等都有很典型的心电图图形，这时，即使临床医生未考虑到相应的诊断，心电图医生不应忽视心电图上的典型改变，应及时提出有关的诊断意见。

2. 与过去的心电图资料进行联系

正像临床诊断工作一样，除了注意患者当前的症状、体格检查及化验结果以外，绝不容忽视过去的病史以及诊断检查资料一样，在心电图诊断中也不应孤立地看待当前这一次的心电图。凡是过去做过心电图检查的，必须设法得到那些资料，并仔细阅读那些心电图，看出目前的心电图与过去的有哪些异同之处，以及变化的过程。这样，对本次心电图便能更有把握地进行诊断。因此务求能得到过去的全部心电图资料，在诊断本次心电图以前，应按时间顺序地整理好过去的资料，系统地先详阅一遍，而后与本次心电图进行联系对比。这样做出的心电图诊断必然更为准确，更有意义。在写心电图的诊断报告时，也应着重指出与前一次的异同之处，结合临床情况，阐明这些改变的意义，以供临床医生参考。我们曾看到不少初学者忽视这点，而更愿意独立地自本次心电图改变做出诊断。这种做法显然是不够正确的。

3. 写心电图诊断宜有固定的顺序及规格

我们的建议是：①先写出有关心律方面的诊断，并应首先写基本（或主导）心律，然后附加其他有关心律方面的诊断；②如测得心电轴有明显的右或左偏，则应写出。但如心电轴正常或只有轻度的左或右偏，对临床诊断没有参考意义时，则可免去此项；③心电图诊断一般将心电图分为正常，大致正常（正常范围），可疑及不正常四类。一般说来，初学者凡经过正确的理论学习及一个短时期的实践后，多不难将正常心电图与不正常的区别开来。惟有时在划分属于大致正常或可疑两个范围时，则感到界线比较难掌握。但经过一般练习后，就能逐步正确地掌握各类心电图的诊断范围。在分类以后属于"可疑"或"不正常"的心电图，应尽可能地结合临床资料，写出"可疑"，为什么问题"不正常"的心电图是那些性质的不正常。举例来说，如一例早期风湿性心脏病患者，其心电图呈现心率为 75 次 /min 的窦性心律，自肢体或心前导联中都看不出有异常之处，心电轴为 +30°。则诊断可以简单地写为：①窦性心律；②正常心电图。另一例服用洋地黄的高血压、动脉硬化性心脏病患者心力衰竭时的心电图便可能更复杂些，如：①窦性心动过缓合并双侧束支传导阻滞、完全性右束支传导阻滞及左前支传导阻滞；②心电轴左偏（-50°）；③心电图不正常，左心室肥厚及劳损（？），慢性冠状动脉供血不足（？），部分ST-T改变可能由于洋地黄影响。上面举两个病例的心电图诊断，固然前一例极为简单，后一例较复杂，但注意其内容，则这两个诊断都同样是符合前述的规格和顺序的。

在诊断报告的最后，为了进一步明确诊断或帮助临床医生了解病情的进展，必要时可以根据心电图的性质提出下一次追随检查心电图的大致日期，或指出应加做的导联，以供医生参考并填写心电图申请单。此外，心电图中若发现有伪差，在报告中也应加以说明。若伪差不大，则只需在"心电图特征"一项的最后指明。若伪差显著到足以影响正确的诊断，则不宜勉强写诊断报告，而应及时与临床医生联系，尽早再次描记心电图，而后再写报告。

附录 3　浙江省数字化常规心电图诊断书写规范（试用版）

引自《心电与循环》2015 年第 34 卷第 1 期

一、以形态改变为主的心电图诊断书写要求

（一）正常心电图基本参数

（1）必须保证心电图的波形及参数都正确无误，若计算机自动测量参数有偏差，应予以纠正。

（2）统一使用计算机测量单位，时间为毫秒（ms），振幅为毫伏（mV）。

（3）正常 QRS 心电轴在 $-30°$ ～ $+90°$ 。

（4）窦性 P-P 间期互差 $<160ms$ 。

（二）QRS 心电轴偏移

（1）QRS 心电轴左偏：$-30°$ ～ $-90°$ ，Ⅰ QRS 主波向上，Ⅲ QRS 主波向下。

（2）QRS 心电轴右偏：$+90°$ ～ $+180°$ ，Ⅰ QRS 主波向下，Ⅲ QRS 主波向上。

（3）QRS 心电轴极度右偏：$+180°$ ～ $+270°$ （$-90°$ ～ $-180°$ ），Ⅰ QRS、Ⅲ QRS 主波均向下（$S_ⅠS_ⅡS_Ⅲ$ 现象：Ⅰ、Ⅱ、Ⅲ R/S 均<1）。

（三）心脏转位

（1）逆钟向转位：V_1～V_3R/S 均$\geqslant1$。

（2）顺钟向转位：V_5～V_6R/S 均$\leqslant1$。

（四）QRS 波群低电压

（1）肢体导联：各肢体导联 QRS 波群电压绝对值$<0.5mV$。

（2）胸导联：各胸导联 QRS 波群电压绝对值$<1.0mV$。

（3）左胸导联：V_5、V_6、QRS 波群电压绝对值$<1.0mV$。

（4）全导联：符合上述（1）、（2）两条标准。

（五）短 P-R 间期

（1）只要有 1 个导联的 P-R 间期达到 120ms 就不下此诊断。

（2）P-R间期＜120ms，QRS波群形态异常，应分别诊断。例：短P-R间期，完全性右束支传导阻滞。

（六）ST 段改变

（1）确定等电位线：计算机自动测量时：等电位以QRS波群起点为基准点，以此点做整张心电图波形的基准线，此线为等电位线。做人工判读时，通常以TP段作为基准线。心率快时，如TP段不明显，则以PR段作为基准线。若基线不稳，TP段不明显时，则以两个相邻QRS波群起点的连线作为参考基准线。

（2）ST段的测量：应从J点后60～80ms处作一水平线，根据此基准线确定有无ST段移位。ST段抬高时应自基线上缘测量至ST段上缘，ST段压低时应从基线下缘测量至ST段下缘。

（3）ST段抬高：应描述ST段抬高的导联、形态及幅度。例：弓背向上型、上斜型（伴J点抬高）、下斜型、单向曲线型、巨R型、墓碑型、马鞍型、凹面向上型等。正常人ST段抬高：在肢体导联≤0.1mV，V_1～V_3≤0.3mV，V_4～V_6≤0.1mV。以J点上移为特征的ST段抬高，若无明确病因时可提示心室早复极波。例：窦性心律、前侧壁导联J点上移型ST段抬高，提示心室早复极波。如ST段呈弓背向上型、单向曲线型、墓碑型、巨R型抬高，可诊断为"XX壁导联ST段呈XXX型抬高（建议不用损伤型），请结合临床"，以判断ST段临床意义。

（4）ST段压低：应描述ST段压低的导联、形态及幅度。ST段压低的各种类型以R波垂直线与ST段延长段的夹角计算：大于90°为下斜型，等于90°为水平型，小于90°为上斜型。建议ST段的压低不作定性解释，可根据自身经验提出参考意见。建议用水平型、下斜型、上斜型等，不做缺血型、近似缺血型描述。例：下壁导联ST段呈水平型压低0.1mV。

（5）ST段延长、缩短：当ST段时间≥160ms时，称为ST段延长；当ST段时间＜50ms时，称为ST段缩短。

（七）T 波改变

（1）正常T波的形态：以R波为主的导联T波应直立，其顶端圆滑不高耸，前肢上升缓慢，后肢下降较陡，振幅≥同导联R波的1/10。下壁导联QRS波群以R波为主时，如Ⅱ导联T波正常，Ⅲ导联T波可以低平、双向或倒置，T_{aVF}波可以低平，但不能倒置。V_1～V_2的T波如为直立，其后V_3～V_6的T波不能出现倒置；V_1～V_2的T波如倒置且倒置深度递减，V_3的T波可低平，V_4～V_6的T波均不能出现低平、倒置。

（2）如果T波形态不符合以上特征及变化规律，均视为T波改变。

（3）T波高尖，基底部窄，对称，呈帐篷样，应结合病史，提示符合高钾血症心电图表现。

（4）T波高耸对称，伴Q-T间期延长，且同时伴有胸痛者，应结合临床，提示符合超急性期心肌梗死心电图表现。

（5）测量T波的高度或倒置的深度时，应以等电位线为基准。

（八）Q-T 间期

（1）T波的终点应以T波下降肢的延长线与等电位线交接点计算。测量Q-T间期时，应自QRS波群的起点至T波的终点，不包含U波。如T波、U波融合，无法区分T波终点时，建议描述为Q-T（U）间期。

（2）Q-T间期与心率有关，Q-T间期延长应标注正常Q-T间期的上限值。使用校正后的Q-T间期，即Q-Tc，Q-Tc校正公式（bazett公式）：$QT/\sqrt{R\text{-}R}$（即心室率60/min时的Q-T间期）

（九）U 波

（1）正常U波应与正常T波方向一致，小于同导联T波的1/2和（或）≤0.25mV。如同导联T波直立，U波倒置为异常。

（2）U波明显增高，伴T波低平、Q-T间期延长及T波、U波融合时，应结合临床，提示或符合低钾血症心电图表现。

（十）房室肥大

（1）左心房扩大：具有引起左心房扩大的病因；P波时限≥120ms、双峰间距≥40ms，Ptf_{V1}<-0.04mm·s，不做二尖瓣型P波的诊断，可做P波增宽、双峰等描述性诊断，例：P波增宽，提示左心房扩大。

（2）左心室肥大：具有引起左心室肥大的病因；QRS波群时限略增宽（100～120ms）；QRS波群心电轴左偏（+30°～-30°）；符合左心室肥大的标准越多，诊断准确率越高。在没有相关病史时R_{V5}或R_{V6}≥2.5mV、$R_{V5}+S_{V1}$≥4.0mV（女性≥3.5mV）或R_I+S_{III}≥2.5mV时，诊断为左心室高电压，在诊断为左心室肥大或左心室高电压时应加注电压测值。如同时出现ST段、T波改变时建议诊断为伴ST段、T波改变，不直接诊断伴劳损。

（3）右心房扩大：具有引起右心房扩大的病因；肢体导联P波振幅≥0.25mV，胸导联P波振幅≥0.15mV。肢体导联QRS波群低电压时，P波振幅大于同导联1/2R，不做肺型P波诊断，可做P波高尖描述性诊断。例：P波高尖，提示右心房扩大。

（4）右心室肥大：具有引起右心室肥大的病因；具有心电图的相关特征：①V1呈R型、Rs型、qR型、rsR'型（R'波不粗钝），RV1≥1.0mV或RV1+SV5≥1.5mV；②顺钟向转位合并QRS波群心电轴≥+110°；③aVRR/Q＞1或R波振幅≥0.5mV。右心室肥大时，仅出现V_1、V_2 T波倒置不要诊断合并ST段、T波改变，只有同时合并其他导联ST段压低、T波改变时方做诊断。单纯顺钟向转位合并QRS波群心电轴右偏，在无确切引起右心室肥大疾病史时，如要考虑右心室肥大，应先做描述性诊断，再做提示性诊断。例：窦性心律，QRS波群心电轴右偏（+115°），顺钟向转位，提示右心室肥大。

（5）双心室肥大：可出现正常心电图、单侧心室肥大、双侧心室肥大，以实际心电图表现进行诊断。

（十一）心肌梗死（建议怀疑心肌梗死时，应进行18导联心电图检查）

1.心肌梗死的分期

经典的分期方法：

（1）超急性期：历时数分钟至数小时，心电图表现为T波高耸，部分出现ST段呈斜直型抬高。

（2）急性期：历时数小时至数天，相应导联出现ST段抬高及病理性Q波。

（3）演变期（亚急性期）：历时数周至数月不等，首先出现ST段下降，随后T波也逐渐下降至倒置，病理性Q波持续存在。

（4）陈旧期：心肌梗死发生数周至数月后，病理性Q波始终存在，ST段、T波基本恢复正常，当合并室壁瘤形成时，ST段可持续抬高。

近几年临床上推荐采用以下方法进行分期。①急性期：发病1个月内。期间可见心电图多种变化，如见ST段已下降，伴T波深倒置，可诊断为急性心肌梗死演变期。急性期可分为3个亚期：a.超急性期（T波改变期）；b.进展期或急性早期；c.确定期（Q波及非Q波期）。超急性期指心肌梗死症状发生后T波高尖，而尚未出现ST段抬高或压低。出现ST段抬高或压低则为进展期。确定期是指Q波出现后或ST段演变稳定或恢复到基线后。②亚急性期：发病1～3个月。③陈旧性期：发病3个月后（或根据实际情况）。

2.心肌梗死的定位

根据病理性Q波所在导联定位（建议ST段抬高型参照此方法定位）：①高侧壁：Ⅰ、aVL；②下壁：Ⅱ、Ⅲ、aVF；③前间壁：V_1、V_2（V_3）；④前壁：（V_2）、V_3、V_4（V_5）；⑤前侧壁：（V_4）、V_5、V_6（V_7）；⑥正后壁：V_7～V_9。在下壁心肌梗死时，如V_1出现R/S＞1，ST段压低时应加做V_7～V_9；⑦广泛前壁：V_1～V_6（Ⅰ、aVL）；⑧右心室：V_1～V_{4R}以ST段抬高为标准，不要以Q波做为诊断标准，如出现$ST_Ⅲ$抬高＞$ST_Ⅱ$，必须加做右胸导联。

3.心房梗死

在心室梗死的基础上，若出现PR段抬高或降低，P波增宽畸形并呈动态改变，则提示有心房梗死。

4. 室壁瘤

既往有心肌梗死病史，在梗死部位出现 ST 段持续抬高 ≥ 3 个月者，可考虑室壁瘤形成（需要结合心电图动态变化、心脏超声检查及临床症状，排除心肌再梗死可能）。例：窦性心律；$V_3 \sim V_5$ 异常 Q 波伴 ST 段弓背抬高 0.2mV 及 T 波倒置，符合陈旧性前壁心肌梗死伴室壁瘤形成心电图表现。

（十二）右位心

（1）镜像右位心者应在先做一份标准 12 导联心电图后，再做一份右胸导联心电图，同时将左、右手电极互换，以免遗漏伴随诊断。右侧导联心电图必须重标导联，并标明左、右手反接。

（2）复杂先天性心脏病患者，伴心房反位、房室连接不一致等也可以有类似右位心的心电图表现，建议先做描述性诊断，再做右位心样心电图改变诊断。

二、以节律改变（心律失常）为主的心电图诊断书写要求

（一）心律失常诊断书写基本要求

（1）在窦性心律时，出现各种激动起源异常的心律失常，只要有窦性激动且能 1 ∶ 1 下传心室，心电图报告中的心率应以窦性频率计算，当合并其他异位心律失常时应分别注明窦性及异位节律的频率。例：窦性心律（70次/min），短阵房性心动过速（120次/min）。

（2）窦性心动过速（>100次/min），伴窦性心律不齐时，P-P 间期互差值 ≥ 160ms。

（3）窦性心律伴以传导阻滞形式存在时，心电图报告中的心率以心室率计算，但必须在窦性心律的诊断中填上窦性频率。例：窦性心律（90次/min），二度Ⅰ型房室传导阻滞；窦性心律（84次/min），二度Ⅱ型窦房传导阻滞。

（4）不完全性干扰性房室分离时，心电图报告中的心率以心室率计算，但必须在窦性心律及异位心律的诊断中注明各自频率。

（二）激动起源异常

1. 期前收缩

（1）频发：10s 心电图中出现 3 次及以上期前收缩。

（2）成对：早搏连续 2 次出现。

（3）二、三联律：心电图中出现 3 组及以上可诊断。

（4）房性期前收缩未下传的诊断统一书写为：房性期前收缩未下传。

（5）期前收缩出现在两个窦性搏动之间，无代偿间歇，诊断应书写为：间位性期前收缩。

（6）期前收缩伴有反复搏动的以期前收缩的起源点命名，如房性期前收缩伴反复搏动、室性期前收缩伴反复搏动等。

（7）窦性期前收缩：当窦性节律匀齐时出现提早的窦性激动，其后呈等周期代偿间歇，可以诊断为窦性期前收缩，若存在窦性节律不齐时，则窦性期前收缩不予诊断。

2. 心动过速

（1）异位激动连续出现3个及以上心搏。

（2）房性心动过速以心房率计算，可对其传导形式做描述。例：短阵房性心动过速伴不规则房室传导，短阵房性心动过速伴房室文氏型传导，短阵房性心动过速呈3：2房室传导。

（3）心动过速持续时间较长的，应进行分类。如：①阵发性心动过速：多属折返性质；②非阵发性心动过速（自主性心动过速或加速性逸搏心律），为自律性增高性质所致，多表现为与窦性心律竞争出现。

3. 心房扑动、颤动

（1）心房扑动、颤动的区别应以Ⅱ或V$_1$心房波为标准，注意快速心房率匀齐与否。

（2）心房扑动时应写明房室传导关系。

（3）心房颤动时，当R-R间期≥1.5s时必须描述为长R-R间期。

（4）心房颤动时同一份心电图中有≥3次连续等长（≥1.5s）的长R-R间期出现，可提示二度房室传导阻滞。

（5）心房颤动伴快速心室率：是指平均心室率＞100次/min。

（6）心房颤动伴缓慢心室率：是指平均心室率＜50次/min。

4. 窦性心律游走

（1）窦房结内游走：窦性P波直立导联，P波形态随着频率的减慢而低平、或正负双向，但不能出现P波倒置。书写格式为：窦性心律/窦性心动过缓/窦性心动过速伴窦房结游走。

（2）窦房结至心房游走心律：窦性P波直立导联，P波形态随着频率减慢低平及倒置。书写格式为：窦房结至心房游走心律。

（三）激动传导异常

1. 窦房传导阻滞

在体表心电图中，一度窦房传导阻滞无法诊断，三度窦房传导阻滞与窦性停搏不能鉴别，只做二度窦房传导阻滞的诊断。

（1）二度Ⅰ型窦房传导阻滞：①应注意与呼吸性窦性心律不齐相鉴别；②一定要满足2个或以上文氏周期才可诊断。

（2）二度Ⅱ型窦房传导阻滞：①长P-P间期为短P-P间期的2倍；②在窦性心律不齐

时，长P-P间期相对固定，并且是平均基本心律的整倍数；③如有房室交接性逸搏或室性逸搏出现，可以干扰窦性P波出现（即窦性P波重叠在逸搏QRS-T波群中），但一般不打乱窦性节律。

（3）高度窦房传导阻滞：①原则上可作高度窦房传导阻滞的诊断；②如长P-P间期为短P-P间期的3倍或以上，且没有出现逸搏干扰窦性P波规律的现象；③如存在窦性心律不齐时，出现不等长的长P-P间期可直接诊断窦性停搏，如为等长的长P-P间期，则首先考虑窦房传导阻滞；④窦性停搏（不采用"窦性静止"的名称）：出现长P-P间期，排除显著窦性心动过缓伴不齐及二度以上窦房传导阻滞后可诊断为窦性停搏。

2. 房室传导阻滞

（1）一度房室传导阻滞：①根据窦性频率判断P-R间期异常：心率≤70次/min，P-R间期高限200ms；心率71～90次/min，P-R间期高限190ms；心率91～110次/min，P-R间期高限190ms；心率111～130次/min，P-R间期高限170ms；②成人P-R间期≥210ms，可诊断一度房室传导阻滞；③同一患者在心率相近时两次心电图比较，P-R间期互差≥40ms，可诊断为一度房室传导阻滞（即使此延长的P-R间期未达到该心率的正常高限值）。

（2）二度房室传导阻滞：无论下传的P-R间期是正常或延长，只要有1个P波非干扰性下传受阻致QRS波群脱落者，均称为二度房室传导阻滞，它包括二度Ⅰ型及Ⅱ型阻滞：①二度房室传导阻滞只限于脱落1次QRS波群；②二度Ⅰ型房室传导阻滞：又称为房室文氏现象，表现为P-R间期逐搏延长，直至QRS波群脱落出现长R-R间期，周而复始（至少持续两组文氏周期）；③二度Ⅱ型房室传导阻滞：发生QRS波群脱落之前和之后的所有下传的P-R间期是固定的，可正常或延长；④全程呈2∶1房室传导时，诊断为二度房室传导阻滞，房室呈2∶1传导。

（3）高度房室传导阻滞：心电图连续出现两个P波非干扰性下传受阻时，即可诊断为高度房室传导阻滞。

（4）三度（完全性）房室传导阻滞：①诊断标准。a.窦性心律伴三度房室传导阻滞具备以下3个条件，诊断更可靠：P-R间期长短不一，存在完全性房室分离，即P波与QRS波群无关；P波频率≤135次/min；逸搏的R-R间期≥2个P-P间期或频率足够慢(＜50次/min)，P波落在应激期内而未能下传。b.心房扑动伴三度房室传导阻滞：F-F间期相等；R-R间期相等（结合心室率快慢及临床表现）；F-R间期不等。c.心房颤动伴三度房室传导阻滞：确定基本节律为心房颤动；R-R间期相等，频率在逸搏范围内。②三度房室传导阻滞时的书写格式建议如下：窦性心律（75次/min）（或心房扑动，或心房颤动伴缓慢的心室率），三度房室传导阻滞，房室交接性逸搏心律伴完全性右束支传导阻滞/室性逸搏心律（40次/min）。③三度房室传导阻滞时，逸搏可以存在逆向室房传导而出现心房夺获，并也可出现室房传导延迟或文氏现象，诊断时应描述为：窦性心律（75次/min），三度房室传导阻滞，房室交接性逸搏心律或室性逸搏心律（40次/min）伴心房夺获（或室房逆传），或伴逆传文氏现象等。

（5）心室停搏：大于3s的长R-R间期。

3. 房室分离

（1）房室分离的定义：指心房、心室的激动分别由各自固定的节律点控制，包括干扰性及阻滞性两种性质的房室分离。

（2）房室分离的分类：①完全性房室分离，心房、心室的激动分别由各自固定的节律点控制，没有夺获现象；②不完全性房室分离，心房、心室的激动分别由各自固定的节律点控制，但有夺获现象。

（3）房室分离时的束支传导阻滞：①完全性房室分离时，若异位节律点伴束支传导阻滞，则束支传导阻滞或差异性传导建议作为异位节律点的伴随诊断。例：窦性心律（70次/min），非阵发性房室交接性心动过速伴完全性右束支传导阻滞，完全性干扰性房室分离；②不完全性房室分离时，束支传导阻滞在两种节律点中都出现，建议将束支传导阻滞作为独立诊断，如仅出现在异位节律点中束支传导阻滞建议只作为伴随诊断。例：窦性心律（70次/min），非阵发性房室交接性心动过速（90次/min），不完全性干扰性房室分离，完全性右束支传导阻滞。

（4）房室分离的心电图表现及书写规范：①窦性频率过度缓慢，下一级起搏点被动出现逸搏。例：窦性心动过缓伴不齐（52次/min），房室交接性逸搏及逸搏心律（58次/min），不完全性干扰性房室分离；②异位节律心动过速与窦性心律形成干扰分离。例：窦性心律（75次/min），非阵发性房室交接性心动过速（90次/min），不完全性干扰性房室分离或完全性干扰性房室分离。

4. 束支传导阻滞

（1）左束支传导阻滞：①左束支传导阻滞时，不再做分支传导阻滞的诊断；当QRS波群心电轴左偏小于-45°，直接诊断QRS波群心电轴左偏。②完全性左束支传导阻滞：a.V_1、V_2、QRS波群呈rS型或QS型，V_5、V_6呈R型，R波错折；b.Ⅰ、aVLQRS波群可呈R型，Ⅱ、Ⅲ、aVF可呈rS型，QRS心电轴可正常或左偏；c.QRS时限≥120ms，部分达160ms左右；d.ST段、T波方向多数与QRS波群主波方向相反，呈继发性改变。③当Ⅰ、aVL、V_5、V_6、QRS波群均呈R型，但R波不粗钝，不要轻易做不完全性左束支传导阻滞的诊断。只有在出现上述导联QRS波群呈R型，且R波粗钝，但QRS时限＜120ms时才诊断为不完全性左束支传导阻滞。

（2）右束支传导阻滞：①完全性右束支传导阻滞。a.V_1QRS波群呈rsR′、R型或M型，ST段压低，T波倒置；b.其他导联终末S波或R波宽钝、错折；c.QRS波群时限≥120ms，QRS波群心电轴正常或轻度右偏。②不完全性右束支传导阻滞：除了上述心电图表现外，其QRS波群时限＜120ms，且V_1的R′波应＞R波，如果R′＜R波时可加做V_{3R}，以做鉴别。③完全性右束支传导阻滞时出现继发性ST段、T波改变只限于V_1～V_3，如其他胸导联出现ST段、T波改变，应做诊断及描写（建议书写为ST段改变、T

波改变）。④完全性右束支传导阻滞合并右心室肥大的诊断标准：a.有引起右心室肥大的相关病因；b.QRS波群心电轴右偏（≥+110°）；c.V_R>1.5mV；d.V_5R/S<1。

（3）左前分支传导阻滞：①左前分支传导阻滞的心电图在肢体导联上必须符合：a.Ⅱ、Ⅲ、aVF呈rS型，$S_Ⅲ$>$S_Ⅱ$；b.Ⅰ、aVL呈qR型（或R型），R_{aVL}>$R_Ⅰ$；c.QRS波群心电轴左偏≤-45°。②当符合以上a+b条件，QRS心电轴左偏在-30°～ -45°时可提示左前分支传导阻滞。

（4）右束支传导阻滞合并左前分支传导阻滞：①ⅠS波粗顿，深度<R波；②Ⅱ、Ⅲ、aVF可出现rSr'波，但r'波以粗顿为主，$S_Ⅲ$>$S_Ⅱ$；③aVR可呈QR型，R波粗顿；④QRS波群心电轴-45°～ -90°；⑤QRS波群时限≥120ms。

（5）左后分支传导阻滞：原则上不做此诊断。

（6）非特异性心室内阻滞：QRS波群时限增宽（≥120ms），形态不符合左、右束支传导阻滞特征者。

（7）房室传导阻滞合并束支或分支传导阻滞：诊断顺序应房室传导阻滞的诊断在前，束支传导阻滞在后。例：窦性心律（75次/min），二度Ⅱ型房室传导阻滞，完全性右束支传导阻滞；窦性心律（75次/min），二度Ⅱ型房室传导阻滞，完全性右束支传导阻滞，左前分支传导阻滞。

5. 心室预激

（1）诊断统一书写为心室预激（本书作者不赞成这一观点，主张诊断预激综合征）。

（2）心室预激的分型根据QRS波群主波方向而定：①A型：V_1～V_6均向上；②B型：V_1～V_2向下，V_4～V_6向上；③C型：V_1～V_2向上，V_4～V_6向下。

（3）推荐根据QRS波群形态判断旁道位置：①V_1R/S≥1：左侧；②V_1起始呈Q（q）波：右侧；③V_1R/S<1时，观察Ⅰ、aVL，如Ⅰ、aVL呈R型，则旁道位于右侧，如Ⅰ、aVL出现q或S波，则旁道位于左侧。

（4）间歇性心室预激须与舒张晚期室性期前收缩伴心室融合波群相鉴别。

（四）起搏器心电图

1. 起搏器心电图的诊断顺序

（1）自身心律（当无自身心律时，将起搏心律提前至第1条）。

（2）自身心律失常及其他异常心电图改变。

（3）若心电图可确定是"单腔起搏器"或"双腔起搏器"，则建议使用：单/双/三腔起搏器，呈AAI，VVI，VAT等不同起搏模式。如一幅心电图连续出现3次或以上单/双/三腔同时起搏时，才可写单/双/三腔起搏心律。例1：窦性心动过缓伴不齐（59次/min），频发室性期前收缩，双腔起搏器，AAI工作模式（60次/min），起搏器心电图未见异常。例2：心房颤动，完全性右束支传导阻滞，单腔起搏器，呈VVI工作模式（60次/min），间歇性起搏功能不良。例3：窦性心律，双腔起搏器，呈VAT工作模式，起搏器心电图未见异常。例4：窦性心律，左心房扩大，三腔起搏器，呈VAT工作模式，起搏器心电图未见异常。例5：双腔起搏心律，呈房室顺序起搏，起搏器心电图未见异常。

（4）若心电图不能确定，则不必去推断是"单腔起搏器"或"双腔起搏器"，可根据心电图表现直接诊断书写为：心房起搏心律/心室起搏心律，呈AAI，VVI，VAT等不同起搏模式。例1：心房起搏心律，呈AAI工作模式（80次/min），伴频率应答，起搏器心电图未见异常。例2：窦性心律，心室起搏心律，呈VAT工作模式，部分A-V间期明显延迟，建议起搏器程控。

（5）当起搏器心电图出现特殊现象，又不明确是否正常时，可在描述性诊断后建议起搏器程控。

附录4　心电图危急值标准

心电图危急值是指可导致严重的血流动力学变生化甚至危及患者生命的心电图改变。心电图医生发现心电图危急值后应立即告知主管医生，使患者能在第一时间接受有效的治疗，并登记患者基本信息、危急值内容、报告时间及主管医生姓名或工号，根据情况也可将相关情况告知患者和（或）家属。

（1）长R-R间期≥3.0s；心房颤动时R-R间期≥5.0s。

（2）心动过缓平均心室率＜35次/min（儿童≤40次/min，婴儿≤50次/min）。

（3）首次发现的三度房室传导阻滞，或三度房室传导阻滞时平均心室率＜40次/min。

（4）Q-T间期明显延长伴R-on-T室性期前收缩。

（5）室性心动过速心室率≥150次/min，持续≥30s。

（6）尖端扭转型室性心动过速，多形性室性心动过速。

（7）心室扑动、心室颤动。

（8）室上性心动过速心室率≥230次/min。

（9）心房颤动、心房扑动平均心室率≥180次/min。

（10）心房颤动伴心室预激最短R-R间期＜250ms。

（11）首次发现的符合急性心肌梗死的心电图改变（肢体导联、$V_4 \sim V_6$ ST段抬高≥0.1mV，$V_1 \sim V_3$抬高＞0.3mV）以及陈旧性心肌梗死后再次梗死的心电图改变（陈旧性心肌梗死ST段回落后再次抬高伴急性胸痛，排除室壁瘤，或提示超急性期心肌梗死的心电图改变）。

（12）符合变异性心绞痛的心电图改变（ST段一过性呈弓背向上型、巨R波等抬高）。

（13）符合Wellens T波征、De Winter ST-T改变的心电图特征改变者。

（14）提示严重高钾血症或低钾血症心电图改变。

（15）严重的起搏器动能障碍的心电图。

附录 5　自 R-R 间期推算心率及 Q-T 时限表

RR (s)	心率 (次/分)	QT (s) 男	QT (s) 女	RR (s)	心率 (次/分)	QT (s) 男	QT (s) 女	RR (s)	心率 (次/分)	QT (s) 男	QT (s) 女	RR (s)	心率 (次/分)	QT (s) 男	QT (s) 女
0.30	200	0.24	0.25	0.60	100	0.34	0.35	0.90	67	0.41	0.43	1.20	50	0.47	0.51
0.32	187	0.25	0.26	0.62	97	0.34	0.36	0.92	65	0.42	0.44	1.22	49	0.48	0.51
0.34	176	0.26	0.27	0.64	94	0.35	0.37	0.94	64	0.42	0.45	1.24	48	0.48	0.51
0.36	167	0.26	0.28	0.66	91	0.35	0.38	0.96	63	0.42	0.45	1.26	48	0.49	0.51
0.38	158	0.27	0.28	0.68	88	0.36	0.39	0.98	61	0.43	0.46	1.28	47	0.49	0.52
0.40	150	0.27	0.29	0.70	86	0.36	0.39	1.00	60	0.43	0.46	1.30	46	0.49	0.53
0.42	143	0.28	0.30	0.72	83	0.37	0.40	1.02	59	0.44	0.46	1.32	45	0.50	0.53
0.44	136	0.29	0.30	0.74	81	0.37	0.41	1.04	58	0.44	0.47	1.34	45	0.50	0.54
0.46	130	0.29	0.31	0.76	79	0.38	0.41	1.06	56	0.45	0.47	1.36	44	0.51	0.54
0.48	125	0.30	0.32	0.78	77	0.38	0.41	1.08	55	0.45	0.47	1.38	43	0.51	0.54
0.50	120	0.31	0.32	0.80	75	0.39	0.41	1.10	54	0.46	0.49	1.40	43	0.51	0.55
0.52	115	0.31	0.33	0.82	73	0.39	0.41	1.12	53	0.46	0.49	1.42	42	0.52	0.55
0.54	111	0.32	0.34	0.84	71	0.40	0.42	1.14	52	0.47	0.49	1.44	41	0.52	0.56
0.56	107	0.32	0.34	0.86	70	0.40	0.42	1.16	51	0.47	0.50	1.46	41	0.53	0.56
0.58	103	0.33	0.35	0.88	68	0.41	0.42	1.18	50	0.47	0.50	1.48	40	0.53	0.57

附录 6　正常 P-R 间期最高限度表

年龄	心率 (/min) <70	70 ~ 90	91 ~ 110	110 ~ 130	>130
成年人（高大）	0.21	0.20	0.19	0.18	0.17
成年人（瘦小）	0.20	0.19	0.18	0.17	0.16
14~17 岁	0.19	0.18	0.17	0.16	0.15
7~13 岁	0.18	0.17	0.16	0.15	0.14
1.5~6 岁	0.17	0.165	0.155	0.145	0.135
0~1.5 岁	0.16	0.15	0.145	0.135	0.125

附录 7　不同年龄儿童 P 波、T 波及 QRS 波群额面平均电轴

年龄	P			QRS			T		
	平均值	最小值	最大值	平均值	最小值	最大值	平均值	最小值	最大值
出生 ~1d	60	-30	90	137	-75	190	77	-10	180
1~30d	58	0	90	116	-5	190	37	-10	130
1~6 个月	56	30	90	72	35	135	44	0	90
7~12 个月	55	30	75	64	30	135	39	-30	90
2~5 岁	50	-30	75	63	0	110	35	-10	90
6~12 岁	47	-30	75	66	-15	120	38	-20	70
3~16 岁	54	0	90	66	-15	110	41	30	90

附录 8　平均额面 QRS 波群电轴数值及分类

年龄	正常值	异常值	描述
成人	−30°~ 90°	<−30°	左偏
		−30°~45°	中度左偏
		−45°~ −90°	显著左偏
		90°~ 120°	中度右偏
		120°~180°	显著右偏
8~16 岁	0°~ 120°	>120°	右偏
5~8 岁	0°~ 140°	>140°	右偏
		<0°	左偏
1~5 岁	5°~ 100°	>100°	右偏
1 月 ~1 岁	10°~ 120°	>120°	右偏
		10°~ −90°	左偏
新生儿	30°~ 190°	−190°~ −90°	显著右偏
		30°~ −90°	左偏

附录9 不同心率时 Q-T 间期的正常值图

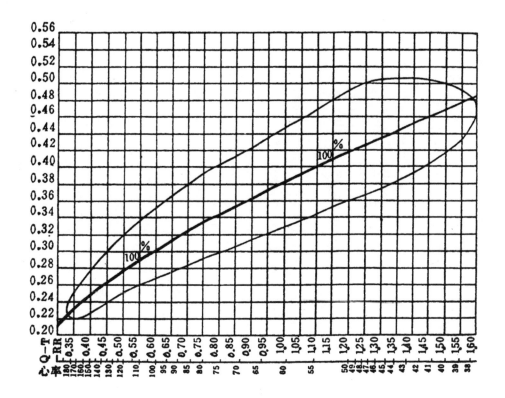

图中注有 100% 的粗线代表平均值，其上下方的曲线表示一般的最高及最低范围，Q-T 间期及 R-R 间隔的单位为百分之一秒，心率单位为次 /min。

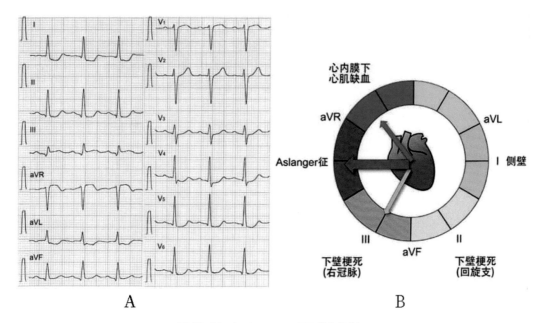

图 22-20-1　Aslanger 征及发生机制

A：Aslanger 征心电图；B：下壁心梗 ST 抬高向量（橙色）和心内膜下心肌缺血的 ST 向量（蓝色），以及综合向量指向右侧（红色），进一步投影到Ⅲ导联正侧，Ⅱ导联负侧，并与 aVF 导联垂直（引自《临床心电学杂志》，2020 年第 5 期）。

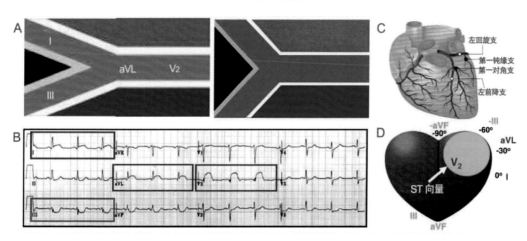

图 22-21-1　南非国旗征

南非国旗征提示高侧壁急性心肌梗死，心电图表现简单、易记：心电图 ST 段抬高的导联为Ⅰ、aVL 和 V$_2$ 导联；ST 段压低的导联为Ⅲ、aVF 导联。这些心电图改变可简单记忆为"3+2"，而这些导联的分布与南非国旗十分相像而得名（A、B），C、D 为发生机制的解释（见正文）（引自《临床心电学杂志》，2020）。

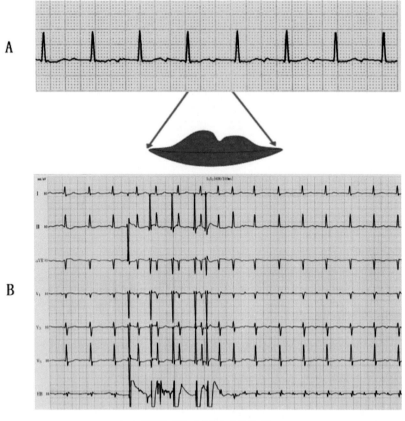

图 22-23-1 "少女之吻"征

患者女性，46 岁，因反复胸闷、心悸 20 年，再发 4d 入院。临床诊断：心律失常，阵发性室上性心动过速。A 为患者心动过速发作时 Ⅱ 导联心电图：未见窦性 P 波，QRS 波形态正常，心室率约为 94 次 / 分，T 波终末可见一向下顿挫波，考虑为逆行 P 波，形成 T 波切迹，外形酷似嘴唇即 "少女之吻"。B 为食道心房调搏检查片段：在窦性心律基础上，以 S1S2 法反扫至 600/310ms 时 S2R 间期突然跳跃延长 60ms（图略）同时诱发心动过速，心动过速图形同图 A，由食管（EB）导联清楚可见 QRS 波群中融合另一同样逆行 P 波，心房率为 188 次 / 分，房室呈 2 ：1 传导。心电图诊断：房室结双径路，阵发性慢-快型房室结折返性心动过速伴 2 ：1 房室传导

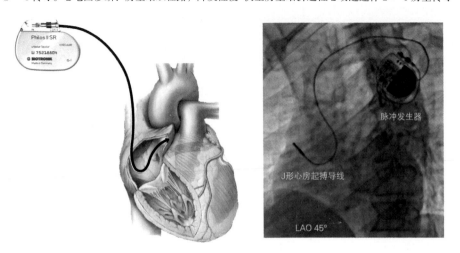

图 24-2-1　AAI 起搏器示意图及 X 线影像图